临床护理一本通

普通外科临床护理

主　审　郭　明

主　编　丁淑贞　吴　冰

副主编　吴建华　陈正女　王　涛　马丽梅

编　者（按姓氏笔画排序）：

丁淑贞　于　冰　马　慧　马丽梅　王　京

王　涛　王丽莹　王建荣　吴　冰　吴建华

宋　杰　张　军　张　彤　张晓霞　李　岩

李　硕　邱　欣　宫　颖　徐丽萍　秦秀宝

中国协和医科大学出版社

图书在版编目（CIP）数据

普通外科临床护理 / 丁淑贞，吴冰主编. —北京：中国协和医科大学出版社，2016.4

（临床护理一本通）

ISBN 978-7-5679-0520-7

Ⅰ. ①普… Ⅱ. ①丁… ②吴… Ⅲ. ①外科学-护理学 Ⅳ. ①R473.6

中国版本图书馆 CIP 数据核字（2016）第 044666 号

临床护理一本通

普通外科临床护理

主　　编：丁淑贞　吴　冰

责任编辑：吴桂梅　孙阳鹏

出版发行：中国协和医科大学出版社

（北京东单三条九号　邮编 100730　电话 65260431）

网　　址：www. pumcp. com

经　　销：新华书店总店北京发行所

印　　刷：北京玺诚印务有限公司

开　　本：710×1000　1/16 开

印　　张：36. 25

字　　数：550 千字

版　　次：2016 年 10 月第 1 版

印　　次：2017 年 12 月第 2 次印刷

定　　价：86. 00 元

ISBN 978-7-5679-0520-7

前　言

护理学是将自然科学与社会科学紧密联系起来的为人类健康服务的综合性应用学科。随着医学科学的迅速发展和医学模式的转变，医学理论和诊疗技术不断更新，护理学科领域发生了很大的变化。“临床护理一本通”旨在为临床护理人员提供最新的专业理论和专业指导，帮助护理人员熟练掌握基本理论知识和临床护理技能，提高护理质量，是对各专科临床护理实践及技能给予指导的专业参考书。

普通外科是外科系统最大的专科，近年来发展迅猛，因此其护理知识与要求也应随之相应地提高和完善。为了促进广大普通外科医务人员在临床工作中更好地认识、了解普通外科的疾病，普及和更新普通外科的临床及护理知识，从而满足普通外科专业人员以及广大基层医务工作者的需要，结合临床经验，我们编写了《普通外科临床护理》。

本书基本包括普通外科专业的常见疾病和多发疾病，具体讲述相关疾病概述、临床表现、辅助检查、治疗原则、护理评估、护理诊断、护理措施及健康教育等内容，语言简洁，内容丰富，侧重实用性和可操作性，力求详尽准确。

本书适合普通外科及相关专业广大医生及护理人员使用。

由于时间仓促，编者经验水平有限，不足之处在所难免，恳请读者批评指正。

编　者

2016 年 1 月

目 录

第一章　水、电解质、酸碱平衡失调患者的护理

第一节　水、钠代谢失调

一、等渗性缺水

等渗性缺水又称为“急性缺水”、“混合性缺水”，是指细胞外液水分急剧丢失但不伴有钠离子浓度的变化，包括细胞外液丢失于体外（经过体表与体腔），以及细胞外液丢失于体腔之中而不再参与循环。常由于血液或细胞外液的同步迅速丢失，不出现细胞外液中钠离子浓度和渗透压的变化，多合并循环低血容量、甚至休克的表现。

常见病因包括：①胃肠道消化液的急性丢失，如大量呕吐、腹泻、肠瘘等。②体腔或软组织内大量液体渗出，如肠梗阻、急性腹膜或胸膜炎症、大面积烧伤、严重软组织感染（蜂窝织炎）。

【临床表现】

1. 患者有尿少、厌食、恶心、乏力等症状，但口渴并不明显；还可表现为舌干燥、眼球下陷、皮肤弹性差。

2. 当体液在短期内迅速丢失达体重的5%，即丧失细胞外液总量的25%时，患者可出现脉搏细数、肢端湿冷、血压不稳或下降等血容量不足的表现；体液继续丢失达体重的6%～7%时，即可休克。常伴有代谢性酸中毒，若患者大量丢失胃液，则可伴发低氯、低钾性碱中毒。

【辅助检查】

1. 血常规

血液浓缩红细胞计数，血红蛋白、血细胞比容均增高。

2. 尿检

尿钠减少或正常，尿比重增加。

3. 血清钠和血浆晶体渗透压

血清钠水平正常（135～145mmol/L），血浆晶体渗透压正常。

【治疗原则】

1. 尽可能去除或控制病因，减少丢失。

2. 补充等渗液体、平衡盐溶液或生理盐水。

3. 补液量=细胞外液缺失量+每日生理需要量（约2000ml），参考计算公式为：细胞外液缺失量（L）=血细胞比容上升值/血细胞比容正常值×体重（kg）×0.25。

4. 肾功能障碍或大量快速补液患者应警惕“高氯性酸中毒”。

5. 尿量恢复≥40ml/h后应适时补钾。

【护理评估】

1. 健康史

(1) 年龄

老年人常伴有多种慢性病和各类药物服用史，且老年人器官功能逐步衰退、新陈代谢减慢，对疾病所致内循环失衡的代偿能力相对较弱，易诱发等渗性缺水。

(2) 体重

评估体重变化，若在短期内迅速减轻，多提示有水钠缺失。

(3) 生活习惯

包括近期饮食、液体摄入及运动等情况，以评估水钠缺失的原因。

(4) 既往史

有无引起等渗性缺水的常见疾病，如呕吐、消化道梗阻、消化道瘘或大面积烧伤等。

2. 身体状况

(1) 局部

①有无皮肤弹性下降：用手轻捏手背或前臂皮肤，松开后不能立即恢复原状，即表示皮肤弹性下降；若轻捏皮肤、松开后持续20～30秒再恢复原状者，常提示严重体液不足。②口腔内颊黏膜或齿龈线区出现干燥，提示有体液不足。

(2) 全身

①生命体征：有无心率加快、脉搏细数、血压不稳或降低等血容量不足的表现。②神经症状：包括患者的清醒程度及有无乏力表现。若患者神志淡漠，常提示严重体液不足。③出入水量：入水量包括经胃肠道和非胃肠道摄入的液体，如饮食、管饲和静脉输液量等。出水量包括呕吐物、汗液、尿液、粪便及从呼吸道、创面引流和蒸发的液体量等。尿量是反映微循环灌注的重要指标。尿比重的变化对临床判断系肾衰竭或体液缺乏所致的少尿有重要参考价值。

3. 心理-社会状况

评估患者和家属对疾病及其伴随症状的认识程度、心理反应和承受能力。

【护理诊断】

1. 体液不足

与大量呕吐、肠梗阻、腹膜炎、大面积烧伤等原因致体液急性丧失有关。

2. 有受伤害的危险

与意识障碍、低血压有关。

【护理措施】

1. 去除病因

采取有效预防措施或遵医嘱积极处理原发疾病，以减少体液的丢失。

2. 维持充足的体液量，实施液体疗法

对已发生缺水的患者，依其生理状况和各项实验室检查结果，遵医嘱及时补充液体。补液时严格遵循定量、定性和定时的原则。

(1) 定量：包括生理需要量、已经损失量和继续损失量3部分。①生理需要量：每日生理需水量的简易计算方法：体重的第一个10kg×100ml/(kg·d) +体重的第2个10kg×50ml/(kg·d) +其余体重×20ml/(kg·d)。对于65岁以上或心脏疾病患者，实际补液量应少于上述计算所得量；婴儿及儿童的体液量与体重之比高于成人，故每公斤体重所需水量也较大。此外，还应补给每日需要水分2000ml、氯化钠4.5g；在血容量补充使尿量达40ml/h后开始补钾。②已经损失量：或称累积失衡量，指在制定补液计划前估计已经丢失的体液量。一般将估计量分2日补足。③继续损失量：或称额外损失量，包括外在性和内在性失液。外在性失液应按不同部位消化液中所含电解质的特点，尽可能等量和等质的补充。内在性失液，如腹（胸）腔内积液、胃肠道积液等，虽症状严重但并不出现体重减轻，故补液量必须根据病情变化估计。此外，体温每升高1℃，将自皮肤丧失低渗液3~5ml/kg，成人体温达40℃时，需多补充600~1000ml液体；中度出汗丧失500~1000ml体液（含钠1.25~2.5g）；出汗湿透一套衣裤时约丧失体液1000ml；气管切开者每日经呼吸道蒸发的水分为800~1200ml。

（2）定性：等渗性缺水时应补充等渗盐溶液。

（3）定时：每日及单位时间内的补液量及速度取决于体液丧失的量、速度及脏器功能状态。若各脏器代偿功能良好，应按先快后慢的原则进行分配，即第一个8小时补充总量的1/2，剩余1/2总量在后18个小时内均匀输入。

3. 准确记录液体出入量

准确记录每次饮食、饮水量和静脉补液量、大小便量、呕吐和引流液等。准确记录24小时出入水量可供临床医师参考，以及时调整补液方案。

4. 疗效观察

补液过程中，护士必须密切观察治疗效果、注意不良反应。①精神状态：如萎靡、嗜睡等症状的改善情况；②缺水征象：如皮肤弹性下降、眼窝内陷等表现的恢复程度；③生命体征：如血压、脉搏、体温的改善情况；④辅助检查：如尿量和尿比重等尿常规检查、血常规检查、血清电解质和肝肾功能等血生化检查、中心静脉压等指标的变化趋势。

5. 监测血压

定时监测血压，告知血压偏低或不稳定者在改变体位时动作宜慢，以免因直立性低血压或眩晕而跌倒受伤。

6. 建立安全的活动模式

为了减少患者受伤的危险，应与患者及家属共同制定活动的时间、量及形式，如患者除在床上主动活动外，也可由他人协助在床上作被动运动。根据患者肌张力的改善程度，逐步调整活动内容、时间、形式和幅度，以免长期卧床致失用性肌萎缩。

7. 加强安全防护措施

(1) 移去环境中的危险物品，减少意外受伤的可能。

(2) 对定向力差及意识障碍者，建立安全保护措施，如加床栏保护、适当约束及加强监护等，以免发生意外。

【健康教育】

有大量呕吐、大面积烧伤等易致等渗性缺水者，及早就诊和治疗。

二、低渗性缺水

低渗性缺水又称为“慢性或继发性缺水”、“低钠血症”，是指细胞外液水、钠离子同时丧失，但钠离子丢失的比例高于水分的丢失。细胞外液因钠离子浓度降低而导致渗透压下降，因此患者往往脱水也没有明显的渴感，但因为细胞外液低渗，水分向细胞内转移，容易造成细胞水肿，特别是脑细胞水肿，甚至致命。

【临床表现】

根据缺钠程度将低渗性缺水分为 3 度：

1. 轻度缺钠

血清 Na^+ 130~135mmol/L 或缺 Na^+ 0.5g/kg 体重。患者感乏力、头昏、手足麻木，但无口渴感。尿量正常或稍多，尿钠、氯减少，尿比重低。

2. 中度缺钠

血清 Na^+ 120~130mmol/L 或缺 Na^+ 0.5~0.75g/kg 体重。除上述症状外，还有厌食、恶心、呕吐、视物模糊、直立性晕厥、脉搏细弱、血压下降。尿少，尿中几乎不含钠和氯。

3. 重度缺钠

血清 Na^+<120mmol/L 或缺 Na^+ 0.75~1.25g/kg 体重。除有上述中度缺钠症状外，还有肌肉痉挛性抽搐、表情淡漠、木僵乃至昏迷，常伴有严重休克、少尿或无尿，血尿素氮升高。

【辅助检查】

1. 尿检

尿 Na^+、Cl^- 显著降低，尿比重<1.010。

2. 血常规

血液浓缩，红细胞计数、血红蛋白、血细胞比容及血尿素氮（BUN）均升高。

3. 血清钠及血浆晶体渗透压

血清钠<135mmol/L，血浆晶体渗透压降低，多低于280 mOsm/L。

【治疗原则】

1. 原发病的治疗

积极去除或控制原发疾病。

2. 轻度或中度低钠血症的治疗

首选等渗盐水纠正，按临床分度经验性补充累积缺失钠量及液体量并补充每日生理需要量。

3. 重度低钠血症的治疗

可选用高渗盐水（3%～5%）并结合胶体溶液，迅速恢复机体有效循环血量。

4. 长期严重营养不良，低蛋白血症患者的治疗

宜同时补充血浆蛋白。

5. 补钠量计算

①经验法：补钠量（g）= 估计丢失钠程度（g/kg 体重）×体重（kg）。②公式法：补钠量（g）= ［142mmol/L-实测血清钠（mmol/L）］×体重（kg）×0.6（女性×0.5）。③一般首日补钠量控制在累计损失量的 1/3～1/2，并加上当日生理需要量。

6. 补钠的治疗

初期目标水平宜使血清钠维持于 130～135mmol/L，速度不宜过快，血钠上升速度不超过 12～15mmol/L（即平均血清钠上升速度为 0.5～1mmol/L），切忌高钠血症致细胞缺水。

【护理评估】

1. 健康史

评估患者的一般状况，了解患者的年龄、性别、体重、体型（胖瘦）及有无重要脏器的疾病等；评估导致体液失衡的病因与类型。

2. 身体状况

评估患者是否经常感到软弱、疲乏、头晕、手足麻木，但口渴不明显，是否经常有恶心、呕吐、直立性晕厥。当患者缺钠进一步加重时，可出现血压下降，尿少或无尿等循环衰竭症状。

3. 心理-社会状况

（1）评估患者对体液失衡的心理反应。

（2）评估患者及家属对疾病方面的知识掌握与了解的程度。

【护理诊断】

1. 体液不足

与长期大量呕吐、胃肠减压等原因致慢性体液丧失有关。

2. 有受伤的危险

与意识障碍、低血压有关。

【护理措施】

遵医嘱补充等渗或高渗盐水以维持充足的体液量，以纠正细胞外液的低渗状态及血容量不足。其他护理措施参见“等渗性缺水”。

【健康教育】

1. 高温环境作业者和进行高强度体育活动者出汗较多时，应及时补充水分且宜饮用含盐饮料。

2. 有进食困难、呕吐、腹泻和出血等易导致体液失衡症状者应及早就诊和治疗。

三、高渗性缺水

高渗性缺水又称为“原发性缺水”、“高钠血症”，是指细胞外液水分和钠离子同时损失，且水分的丢失比例高于钠离子的丢失。细胞外液因钠离子浓度的升高而导致渗透压升高，因此患者常有明显的渴感。但由于细胞外液高渗，细胞内水分向细胞外转移，容易造成细胞膜及细胞器皱缩损伤、功能障碍。

【临床表现】

根据缺水程度一般将高渗性缺水分为3度：

1. 轻度缺水

口渴为主，无其他症状，缺水量占体重的2%~4%。

2. 中度缺水

表现为极度口渴、乏力、眼窝明显凹陷、唇舌干燥、皮肤弹性差、心率加快、尿少、尿比重增加（>1.025）。缺水量占体重的4%~6%。

3. 重度缺水

除有上述症状外，可出现烦躁、谵妄、昏迷等脑功能障碍症状，血压下降乃至休克，少尿乃至无尿，以及氮质血症等。缺水量占体重的6%以上。

【辅助检查】

1. 尿常规

尿比重升高（>1.030）。

2. 血常规

外周血红细胞计数，血红蛋白含量及血细胞比容轻度升高。

3. 血清钠及血浆晶体渗透压

血清钠>150mmol/L，血浆晶体渗透压>320mOsm/L。

【治疗原则】

1. 补充水分

用等渗或低渗溶液（5%葡萄糖注射液或0.45%氯化钠注射液）。

2. 累积失液量计算

①经验法：补液量（L）=体重（kg）×缺水量占体重的百分数。②公式法：补液量（ml）=（实测血清钠-142）（mmol/L）×体重（kg）×4（女性×3）。

3. 补液

补液同时应注意监测血钠水平，并在血清钠恢复正常水平后适当补钠，尿量≥40ml后应同时补钾。

4. 纠正高钠

纠正高钠不宜过快，血钠水平应在48~72小时内逐渐恢复正常，以避免细胞外液渗透压急剧降低导致急性脑水肿。

【护理评估】

1. 健康史

评估患者的一般状况，了解患者的年龄、性别、体重、体型（胖瘦）及有无重要脏器的疾病等；评估导致体液失衡的病因与类型。

2. 身体状况

评估患者是否有轻度缺水、中度缺水或者重度缺水的症状。

3. 心理-社会状况

（1）评估患者对体液失衡的心理反应。

（2）评估患者及家属对疾病方面的知识掌握与了解的程度。

【护理诊断】

1. 体液不足

与高热、大汗等有关。

2. 口腔黏膜改变

与体液不足、口腔黏膜干燥有关。

3. 有受伤害的危险

与意识障碍有关。

【护理措施】

1. 维持充足的体液量

鼓励患者饮水或遵医嘱经静脉输注非电解质溶液。注意补液时先适当给予葡萄糖溶液，再给予晶体溶液。因高渗性缺水者也有缺钠，只是因缺水更多致血液浓缩，才使血清钠浓度相对升高。故在输液过程中，应观察血清钠含量的动态变化，必要时适当补钠，避免低钠血症。其他补液护理参见“等渗性缺水”。

2. 做好口腔护理

对于不能饮水者，鼓励患者漱口，必要时润唇。

3. 监测血压

定时监测血压，告知血压偏低或不稳定者在改变体位时动作宜慢，以免因直立性低血压或眩晕而跌倒受伤。

4. 建立安全的活动模式

为了减少患者受伤的危险，应与患者及家属共同制定活动的时间、量及形式，如患者除在床上主动活动外，也可由他人协助在床上作被动运动。根据患者肌张力的改善程度，逐步调整活动内容、时间、形式和幅度，以免长期卧床致失用性肌萎缩。

5. 加强安全防护措施

（1）移去环境中的危险物品，减少意外受伤的可能。

（2）对定向力差及意识障碍者，建立安全保护措施，如加床栏保护、适当约束及加强监护等，以免发生意外。

【健康教育】

1. 高温环境作业者和进行高强度体育活动者出汗较多时，应及时补充水分且宜饮用含盐饮料。

2. 有进食困难、呕吐、腹泻和出血等易导致体液失衡症状者应及早就诊和治疗。

四、水中毒

水中毒是指机体摄水量超过排水量，水潴留体内致血浆渗透压下降和循环血量增多，又称稀释性低钠血症，较少见。

常见病因有：①肾功能不全，排尿能力下降；②各种原因引起抗利尿激素（ADH）分泌过多；③机体摄水过多或静脉补液过多。

【临床表现】

按起病的急、缓分为两类。

1. 急性水中毒

因脑细胞肿胀和脑组织水肿可致颅内压增高，引起神经、精神症状，如：头痛、躁动、谵妄、惊厥，甚至昏迷，严重者发生脑疝。

2. 慢性水中毒

多被原发病的症状所掩盖。可出现软弱无力、恶心、呕吐、嗜睡、体重增加、皮肤苍白等症状，一般无凹陷性水肿。

【辅助检查】

血红细胞计数、血红蛋白量、血细胞比容、血浆蛋白量及血浆渗透压均降低，平均红细胞容积增加，平均血红蛋白浓度降低。

【治疗原则】

立即停止水分摄入。轻者在机体排出多余的水分后，水中毒即可解除。严重者需用利尿剂以促进水排出。一般可用渗透性利尿剂，如20%甘露醇250ml快速（20分钟内）静脉滴注；也可静脉注射袢利尿剂，如呋塞米（速尿）。

【护理评估】

1. 健康史

评估患者的一般状况，了解患者的年龄、性别、体重、体型（胖瘦）及有无重要脏器的疾病等；评估导致体液失衡的病因与类型。

2. 身体状况

分为急性和慢性两种，急性以脑细胞水肿症状最为突出，患者可有头痛、意识不清、嗜睡、躁动、昏迷等颅内压增高症状；慢性有乏力、恶心、呕吐、嗜睡等。

3. 心理-社会状况

（1）评估患者对体液失衡的心理反应。

（2）评估患者及家属对疾病方面的知识掌握与了解的程度。

【护理诊断】

1. 体液过多

与水分摄入过多、排出不足或脏器功能不全有关。

2. 有受伤害的危险

与意识障碍有关。

3. 潜在并发症

肺水肿、颅内压增高、脑疝。

【护理措施】

1. 纠正体液量过多

（1）去除病因和诱因：①停止可能继续增加体液量的各种治疗，如应用大量低渗液或清水洗胃、灌肠等；②对易引起 ADH 分泌过多的高危患者，如疼痛、失血、休克、创伤、大手术或急性肾功能不全者，严格按治疗计划补充液体，切忌过量和过速。

（2）相应治疗的护理：①严格控制水的摄入量，每日限制摄水量在700~1000ml 以下；②对重症水中毒者，遵医嘱给予高渗溶液，如 5%氯化钠溶液等，以迅速改善体液的低渗状态和减轻脑细胞肿胀；同时注意观察病情的动态变化和尿量；③对需经透析治疗以排出体内过多水分的患者予以透析护理。

2. 监测血压

定时监测血压，告知血压偏低或不稳定者在改变体位时动作宜慢，以免因直立性低血压或眩晕而跌倒受伤。

3. 建立安全的活动模式

为了减少患者受伤的危险，应与患者及家属共同制定活动的时间、量及形式，如患者除在床上主动活动外，也可由他人协助在床上作被动运动。根据患者肌张力的改善程度，逐步调整活动内容、时间、形式和幅度，以免长期卧床致失用性肌萎缩。

4. 加强安全防护措施

①移去环境中的危险物品，减少意外受伤的可能。②对定向力差及意识障碍者，建立安全保护措施，如加床栏保护、适当约束及加强监护等，以免发生意外。

5. 加强观察

严密观察病情变化，及时评估脑水肿或肺水肿进展程度。

【健康教育】

1. 高温环境作业者和进行高强度体育活动者出汗较多时，应及时补充水分且宜饮用含盐饮料。

2. 有进食困难、呕吐、腹泻和出血等易导致体液失衡症状者应及早就诊和治疗。

第二节　其他电解质代谢失调

一、钾代谢失调

（一）低钾血症

血清钾浓度低于3.5mmol/L。

【临床表现】

1. 肌无力

首先见于四肢，伴腱反射减弱或消失，发展可累及躯干，影响呼吸及吞咽。

2. 消化道功能障碍

出现腹胀、恶心、呕吐、肠鸣音减弱或消失等肠麻痹症状。

3. 心脏功能异常

心肌兴奋性增强，传导异常，引起心悸、（室性）心律失常、室颤。

4. 代谢性碱中毒

引起细胞外液 H^+ 浓度下降和反常性酸性尿。这两方面的作用使患者发生低钾性碱中毒，可出现头晕、躁动、昏迷、面部及四肢抽动、手足搐搦、口周及手足麻木等碱中毒症状。

【辅助检查】

1. 实验室检查

①血清钾<3.5mmol/L即可确诊。②血气pH值升高，碱剩余（BE）增加，CO_2CP升高，尿pH值呈酸性。③尿钾<20mmol/L多提示胃肠道失钾，尿钾>20mmol/L多提示肾脏失钾。

2. 心电图检查

心电图表现为T波降低、变宽、双相或倒置，ST段降低，QT间隙延长，出现u波。

【治疗原则】

1. 补钾

一般尽量口服或经胃肠管饲补充。若胃肠不能利用或急危重者可静脉输液补钾。

2. 静脉补钾

外周静脉输液钾浓度宜≤0.3%，中心静脉输液钾浓度可酌情增加，但即使是严重低钾血症，补充氯化钾溶液的速度亦应≤1.5g/h（20mmol/h）。

3. 长期严重低钾血症

补钾，输液早期宜选用林格液或生理盐水，尽量避免输注葡萄糖及碱性液体，一般血清钾每上升1mmol/L需补钾约200mmol。

4. 必须坚持见尿补钾

注意保持尿量≥30ml/h。

【护理评估】

1. 健康史

评估有无导致K^+代谢紊乱的各类诱因，如长期禁食、肾衰竭、酸碱代谢紊乱等；有无手术、创伤史；有无周期性钾代谢紊乱的发作史、既往史和家族史。

2. 身体状况

评估有无神经-肌肉兴奋性降低、消化道功能障碍、心脏功能异常和代谢性碱中毒等症状。

3. 心理-社会状况

严重低钾血症患者常会伴恶心、呕吐、肌无力症状，甚至会因呼吸肌无力导致呼吸困难，应评估患者是否经常处于恐惧与焦虑中。应了解到患者病情加重时，家属的恐惧、焦虑心理也同时增加。

【护理诊断】

1. 活动无耐力

与低钾血症致肌无力有关。

2. 有受伤害的危险

与软弱无力和意识障碍有关。

【护理措施】

1. 病情观察

监测患者心率、心律、心电图及意识状况。

2. 减少钾丢失

遵医嘱予以镇吐、止泻等治疗，以减少钾继续丢失。

3. 恢复血清钾水平，遵医嘱补钾

其原则是：①尽量口服补钾：遵医嘱予以10%氯化钾或枸橼酸钾溶液口服。鼓励患者多进食肉类、牛奶、香蕉、橘子汁、番茄汁等含钾丰富的食物。②见尿补钾：静脉补钾前先了解肾功能，因肾功能不良可影响钾离子排出。每小时尿量大于40ml或每日尿量大于500ml方可补钾。③控制补液中钾浓度：静脉补液中钾浓度不宜超过40mmol/L（相当于氯化钾3g）；禁止静脉直接推注氯化钾，以免血钾突然升高致心脏骤停。④速度勿快：溶液应缓慢滴注，补钾速度不宜超过20mmol/h。⑤总量限制、严密监测：定时监测血钾浓度，及时调整每日补钾总量。一般每日补钾40～80mmol，以每克氯化钾等于13.4mmol钾计算，每日补氯化钾3～6g。此外，因低钾血症常伴碱中毒，而补给的氯化钾中的Cl^-有助于减轻碱中毒。同时，Cl^-缺乏会影响肾的保钾能力，故输入氯化钾还可增强肾的保钾能力。

4. 监测血压

定时监测血压，告知血压偏低或不稳定者在改变体位时动作宜慢，以免因直立性低血压或眩晕而跌倒受伤。

5. 建立安全的活动模式

为了防止患者受伤的危险，应与患者及家属共同制定活动的时间、量及形式，如患者除在床上主动活动外，也可由他人协助在床上作被动运动。根据患者肌张力的改善程度，逐步调整活动内容、时间、形式和幅度，以免长期卧床致失用性肌萎缩。

6. 加强安全防护措施

①移去环境中的危险物品，减少意外受伤的可能。②对定向力差及意识障碍者，建立安全保护措施，如加床栏保护、适当约束及加强监护等，以免发生意外。

7. 心理支持

对清醒的患者作好心理护理。严重低钾血症患者常会伴恶心、呕吐、肌无力症状，甚至会因呼吸肌无力导致呼吸困难，患者常处于恐惧与焦虑中。刚入院的患者往往因对疾病知识的缺乏，床旁的监护设备、抢救物品更加重了其心理压力。尤其初到陌生的环境，对疾病的不了解，更增加了患者的无助与恐惧等。因此，护士要根据患者文化程度的不同和每一位患者的不同心理状态，向患者及其家属作好耐心的解释工作。

【健康教育】

长时间禁食者、长期控制饮食摄入者或近期有呕吐、腹泻、胃肠道引流者，应及时补钾，以防发生低钾血症。

（二）高钾血症

血清钾浓度高于5.5mmol/L。

【临床表现】

1. 神经肌肉症状

血钾轻度升高，仅有四肢乏力、手足感觉异常、肌肉酸痛。当血清钾>7.0mmol/L时，可出现松弛性瘫痪，先累及躯干，后波及四肢，最后累及呼吸肌，出现呼吸困难。

2. 心血管症状

血钾升高主要使心肌的应激性下降，当血钾>7.0mmol/L时，可出现心率缓慢、传导阻滞等心律失常。严重时出现心室颤动、心脏骤停，其症状常与肾衰竭同时存在。

【辅助检查】

1. 实验室检查

血清钾>5.5mmol/L即可确诊。

2. 心电图检查

心电图早期改变为T波高尖，P波下降；当血清钾>8.0mmol/L时，P波消失，QRS波增宽，QT间期延长，严重时出现房室传导阻滞、心室颤动。但碱中毒常掩盖高钾血症和心电图改变，高镁血症可产生类似高钾血症的心电图改变，判断时要予以注意。

【治疗原则】

1. 病因治疗

寻找和去除引起高血钾的原因，积极治疗原发病。

2. 禁钾

立即停用一切含钾药物和溶液；避免进食含钾量高的食物。

3. 降低血钾

（1）促进钾进入细胞内：高渗（25%）葡萄糖溶液+胰岛素（3～4g 葡萄糖：1U 胰岛素）；升高血 pH 值：5% $NaHCO_3$ 溶液 150～250ml 静脉输注。

（2）清除细胞外液中钾离子：阳离子交换树脂：口服或保留灌肠，40g，3～4 次/日，配合 20%甘露醇或山梨醇导泻。血液透析或腹膜透析。

4. 紧急对抗心律失常

（1）10%氯化钙 20～30ml 加入 5%葡萄糖注射液中静脉滴注。

（2）10%葡萄糖酸钙 20ml 静脉缓推，必要时重复。

（3）紧急状态下氯化钙效果优于葡萄糖酸钙，但应注意静脉滴注，切忌直接静脉推注。

【护理评估】

1. 健康史

评估有无导致 K^+代谢紊乱的各类诱因，如长期禁食、肾衰竭、酸碱代谢紊乱等；有无手术、创伤史；有无周期性钾代谢紊乱的发作史、既往史和家族史。

2. 身体状况

评估患者是否有乏力、手足麻木和感觉异常、腱反射消失症状，严重时呼吸困难和软瘫。此症状可使微循环血管收缩，导致皮肤苍白、湿冷、血压改变（早期升高、晚期下降）。高钾血症抑制心肌，可造成心搏缓慢和心律失常，严重者可致心脏骤停。

3. 心理-社会状况

由于疾病长期的折磨，多数患者情绪低沉，压抑感较重。评估患者和家属是否因对疾病缺乏相关认识，有沮丧的情绪。

【护理诊断】

1. 活动无耐力

与高钾血症导致的肌肉无力、软瘫有关。

2. 潜在并发症

心律失常、心脏骤停。

【护理措施】

1. 恢复血清钾水平

（1）指导患者停用含钾药物，避免进食含钾量高的食物。

（2）遵医嘱用药以对抗心律失常及降低血钾水平。

（3）透析患者做好透析护理。

2. 并发症的预防和急救

（1）在加强对患者生命体征观察的同时，严密监测患者的血钾、心率、心律、心电图。

（2）一旦发生心律失常应立即通知医师，积极协助治疗；若出现心脏骤停，立即行心脑肺复苏。

【健康教育】

告知肾功能减退及长期使用保钾利尿剂的患者，应限制含钾食物和药物的摄入，并定期复诊，监测血钾浓度，以防发生高钾血症。

二、钙代谢失调

（一）低钙血症

血清钙浓度低于 2.25mmol/L。可发生于甲状腺功能低下、低镁血症、出血坏死性胰腺炎、慢性肾衰竭、严重创伤、挤压伤、坏死性筋膜炎、烧伤和败血性休克时。

【临床表现】

主要在神经肌肉方面，表现为深肌腱反射亢进、Chvostek 征（低钙击面征）阳性（即打击面部肌肉致面肌痉挛）、骨骼肌和腹部痛性痉挛、手痉挛以及少数患者可有惊厥。高血钙在心电图上可表现为 Q-T 间期延长。

【辅助检查】

血清钙<2.0mmol/L；部分患者可伴血清甲状旁腺素低于正常。

【治疗原则】

1. 病因治疗

处理原发病，补充钙剂。

2. 药物治疗

（1）为缓解症状，可给予 10% 葡萄糖酸钙 10～20ml 或 5%氯化钙 10ml 静脉注射；必要时 8～12 小时后重复注射。

（2）需要长期治疗者可口服钙剂和维生素 D，以逐步减少静脉补钙量。

3. 纠正碱中毒

纠正同时存在的碱中毒有利于提高血清离子钙浓度。

【护理评估】

1. 健康史

评估有无导致 Ca^{2+} 代谢紊乱的各类诱因，如钙过度流失，摄入或吸收过少，孕期和哺乳期需要量增加而补充不足。

2. 身体状况

评估患者是否表现为易激动、口周和指（趾）尖麻木及针刺感、手足抽搐、肌疼痛、腱反射亢进，以及 Chvostek 征阳性。

3. 心理-社会状况

低钙血症患者的肌肉强直性痉挛，会引起疼痛和焦虑，应评估患者是否经常处于恐惧和焦虑中，评估患者及其家属对疾病方面的知识掌握及了解程度。

【护理诊断】

有受伤的危险

与低钙血症所致手足抽搐有关。

【护理措施】

1. 监测血清钙

了解血清钙的动态变化，一旦发现血清钙低于正常值，及时通知医师。

2. 防止窒息

严重的低血钙会累及呼吸肌，应加强呼吸频率和节律的观察，做好气管切开的准备。

3. 遵医嘱补钙

静脉输注钙剂速度宜慢，以免引起血压过低或心律失常；避免局部渗漏。口服补钙患者指导其正确补充钙剂和维生素 D。

4. 监测血压

定时监测血压，告知血压偏低或不稳定者在改变体位时动作宜慢，以免因直立性低血压或眩晕而跌倒受伤。

5. 建立安全的活动模式

为了减少患者受伤的危险，应与患者及家属共同制定活动的时间、量及形式，如患者除在床上主动活动外，也可由他人协助在床上作被动运动。根据患者肌张力的改善程度，逐步调整活动内容、时间、形式和幅度，以免长期卧床致失用性肌萎缩。

6. 加强安全防护措施

（1）移去环境中的危险物品，减少意外受伤的可能。

（2）对定向力差及意识障碍者，建立安全保护措施，如加床栏保护、适当约束及加强监护等，以免发生意外。

【健康教育】

指导患者正确补充钙和维生素 D 的方法及告知其重要性，忽略或盲目补充钙和维生素 D 都对人的健康不利。

（二）高钙血症

血清钙浓度高于 2.75mmol/L。可发生于甲状旁腺功能亢进、癌症骨转移、甲状旁腺激素突然释放、维生素 D 中毒、甲状腺功能亢进症、类肉瘤症等。

【临床表现】

高钙血症主要表现为便秘和多尿。初期患者可出现疲乏、食欲减退、恶心、呕吐、体重下降等。随血钙浓度进一步升高可出现头痛、背部和四肢疼痛、口渴、多尿等，甚至出现室性期前收缩和自发性室性节律。

【辅助检查】

血清钙>2.75mmol/L；血清甲状旁腺素明显升高；部分患者可伴尿钙增加。

【治疗原则】

1. 病因治疗

处理原发病，促进钙排泄。

2. 药物治疗

通过给予低钙饮食、补液、应用乙二胺四乙酸（EDTA）、类固醇和硫酸钠等措施降低血清钙浓度。

3. 手术治疗

甲状旁腺功能亢进者须接受手术治疗，切除腺瘤或增生的腺组织即可治愈。

【护理评估】

1. 健康史

评估有无导致 Ca^{2+} 代谢紊乱的各类诱因，如甲状旁腺功能亢进，长期卧床、骨转移性癌等疾病导致的骨骼释放，静脉输入过多、食入过多维生素D使钙的摄取及吸收增加；肾功能不全引起的钙排泄减少。

2. 身体状况

评估患者有无神经肌肉应激性减退、疲倦、乏力、泌尿系结石、骨质疏松、口渴及多尿的症状。

3. 心理-社会状况

（1）高钙血症患者应鼓励下床活动，以防骨质脱钙。

（2）鼓励摄取足够的水分，以防发生脱水。

（3）评估患者及其家属对疾病方面的知识掌握及了解的程度。

【护理诊断】

便秘

与高钙血症有关。

【护理措施】

1. 病情监测

监测血清钙的动态变化。

2. 补液护理

遵医嘱补液，指导患者采取低钙饮食、多饮水降低血清钙水平。

3. 排便护理

鼓励患者多食粗纤维食物，以利排便；便秘严重者，给予导泻或灌肠。

【健康教育】

重点在于正确掌握补充钙和维生素 D 的重要性和方法，鼓励患者多食粗纤维食物，保证排便通畅。

三、镁代谢失调

（一）低镁血症

血清镁浓度低于 0.75mmol/L。本疾病主要因饮食中摄取不足、小肠吸收不良或胃肠道丢失过多（如肠瘘、使用泻药或鼻胃管吸引）而发生，也可因尿中镁丢失过多、慢性酒精中毒、醛固酮过多和高血钙而致。在急性胰腺炎、糖尿病性酸中毒、烧伤或长期完全胃肠外营养的患者，如镁补充不足，偶尔也可发生低镁血症。

【临床表现】

与低钙血症相似，表现为神经系统及肌肉功能亢进。患者精神紧张、易激动、烦躁不安、眼球震颤、手足抽搐及 Chvostek 征阳性，可伴高血压、心动过速、记忆力减退、精神错乱和定向障碍等。由于血清镁浓度与镁缺乏症状并非成平行关系，在排除或纠正钙缺乏后，对症状未改善者应注意是否存在镁缺乏。

【辅助检查】

1. 实验室检查

血清镁低于正常水平，常伴血清钾和钙的缺乏。

2. 心电图检查

心电图示 Q-T 间期延长。

3. 镁负荷试验

试验阳性。正常人在静脉输注氯化镁或硫酸镁 0.25mmol/L 后，注入量的 90%很快从尿中排出；而镁缺乏者的尿镁很少，注入量的 40%~80%被保留于体内。

【治疗原则】

1. 症状轻者口服镁剂。严重者经静脉输注含硫酸镁的溶液，但避免过量和过速，以防急性镁中毒和心脏骤停。

2. 完全纠正镁缺乏需要较长时间，故症状消失后应继续补充镁剂 1~3 周。

3. 治疗低镁血症应兼顾补钾和补钙。

【护理评估】

1. 健康史

评估有无导致 Mg^{2+} 代谢紊乱的各类诱因，如饮食中摄取不足、小肠吸收不良，急性胰腺炎或长期完全胃肠外营养的患者、镁补充不足。

2. 身体状况

评估患者是否表现为神经、肌系统功能亢进，还可伴高血压、心动过速、记忆力减退、精神错乱和定向障碍等症状。

3. 心理-社会状况

低镁血症患者的神经系统及肌肉功能亢进，容易引起精神紧张、激动或烦躁不安，评估患者及其家属对疾病方面的知识掌握及了解的程度。

【护理诊断】

舒适受损

与低镁血症有关。

【护理措施】

1. 加强监测

了解血清镁的动态变化趋势，一旦发现血清镁异常，及时通知医师。

2. 遵医嘱补镁

静脉滴注或肌内注射镁剂。肌内注射时应作深部注射，并经常更换注射部位，以防局部形成硬结而影响疗效。补镁过程中密切观察有无呼吸抑制、血压下降、腱反射减弱等镁中毒征象。

3. 心理护理

因完全纠正镁缺乏需较长时间，再加之低镁血症所致的神经系统和肌肉功能亢进，患者易出现精神紧张及激动，故应加强鼓励和安慰，帮助患者调整情绪，正确面对疾病。

【健康教育】

完全纠正镁缺乏需要较长的时间，应兼顾补钾和补钙，帮助患者调整情绪，加强鼓励和安慰，以免加重其精神负担对健康不利。

（二）高镁血症

血清镁浓度高于1.25mmol/L。该疾病常发生于有肾脏疾患的患者中，在外科患者中比较罕见，可在低血容量性休克时发生，此时镁从细胞中释出，因此对有肾脏疾患的患者，要密切监测血镁水平。

【临床表现】

主要表现为中枢和周围神经传导障碍。患者易感疲乏、肌软弱无力、腱反射消失、血压下降等。严重者可发生呼吸肌麻痹、昏迷，甚至心脏骤停。

【辅助检查】

1. 实验室检查

血清镁高于正常水平，常伴血清钾升高。

2. 心电图检查

心电图改变与高钾血症相似，可见P-R间期延长，QRS波增宽和T波增高。

【治疗原则】

1. 立即停用镁剂。
2. 静脉缓慢推注2.5~5mmol/L葡萄糖酸钙或氯化钙。
3. 同时纠正酸中毒、补充血容量。
4. 必要时行透析治疗。

【护理评估】

1. 健康史

评估有无导致Mg^{2+}代谢紊乱的各类诱因，如肾脏疾病的患者出现低血容量性休克时，镁从细胞中释出。

2. 身体状况

评估患者有无中枢和周围神经传导障碍、肌软弱无力、腱反射消失、血压下降，甚至发生呼吸肌麻痹的症状。

3. 心理-社会状况

高镁血症患者易感疲乏、肌肉无力，重者可发生呼吸肌麻痹，甚至心脏骤停，应嘱患者减少活动，以防跌倒，家属要加强看管和护理，了解和掌握有关疾病方面的知识。

【护理诊断】

舒适受损

与高镁血症有关。

【护理措施】

1. 加强监测

了解血清镁的动态变化趋势，一旦发现血清镁异常，及时通知医师。

2. 遵医嘱用药

静脉缓慢推注钙剂，以对抗镁对心脏和肌肉功能的抑制作用；必要时行透析治疗。

【健康教育】

告知肾功能减退的患者定期监测血镁浓度，以防发生高镁血症。

四、磷代谢失调

（一）低磷血症

血清无机磷浓度低于 0.96mmol/L。饮食摄入不足（尤其是嗜酒者）、甲状旁腺功能亢进和服用抗酸剂时可能伴发低磷血症。常发生于完全胃肠外营养的患者中。

【临床表现】

患者表现为困倦、易疲劳、无力、惊厥，甚至死亡。低磷血症还可使红细胞溶解，从而影响氧向组织内的转运，白细胞的吞噬功能在低血磷时也常被抑制。

【辅助检查】

血清无机磷低于正常，常伴血清钙升高。

【治疗原则】

能进食者用口服法补磷。在完全胃肠外营养的患者中，每给予 4.2kJ 热量就必须给予 20～40mmol 的磷酸二氢钾。

【护理评估】

1. 健康史

评估有无导致 P^{2+} 代谢紊乱的各类诱因，如重度营养不良、饮食摄入不足，评估患者有无嗜酒的爱好等。

2. 身体状况

评估患者是否缺乏特异性。是否有头晕、厌食、肌无力等神经肌肉症状。重者是否有抽搐、精神错乱、昏迷，甚至呼吸肌无力而危及生命的症状。

3. 心理-社会状况

低磷血症患者意识淡漠、呼吸困难、肢体疼痛，甚至呼吸骤停，应评估患者是否经常处于恐惧中，评估患者及其家属对疾病方面的知识掌握及了解的程度。

【护理诊断】

舒适受损

与低磷血症有关。

【护理措施】

1. 了解血清无机磷的动态变化，一旦发现血清磷低于正常值，及时通知医师并遵医嘱补磷。
2. 长期禁食者，每日经静脉补充磷 10mmol 预防低磷血症。

【健康教育】

告知完全胃肠外营养的患者定期监测血磷浓度，以防发生低磷血症。

（二）高磷血症

血清无机磷浓度高于 1. 62mmol/L。本疾病大部分在严重肾疾病、外伤后或组织分解代谢明显增强时发生，极少有发生在食物中磷摄入过多。高磷血症常常没有症状。

【临床表现】

临床表现不典型，主要出现低钙血症的一系列临床症状。

【辅助检查】

血清无机磷高于正常，常伴血清钙降低。

【治疗原则】

1. 病因治疗

一经诊断，应积极处理病因，利尿以加快磷的排出。

2. 药物治疗

服用能与磷结合的抗酸剂，如氢氧化铝凝胶；同时针对低钙血症进行处理。

3. 透析治疗

急性肾衰竭，必要时用透析治疗。

4. 手术治疗

对于严重甲旁亢患者，可采用甲状旁腺切除加自体移植术。

【护理评估】

1. 健康史

评估有无导致 P^{2+} 代谢紊乱的各类诱因，如有无严重肾疾病及甲状旁腺功能亢进。

2. 身体状况

评估患者是否表现为易激动、手足抽搐、肌肉疼痛、腱反射亢进以及 Chvostek 征阳性。

3. 心理-社会状况

高磷血症患者主要有低钙血症的一系列症状，患者的肌肉强直性痉挛可引起疼痛和焦虑，评估患者及其家属对疾病知识的掌握及了解程度。

【护理诊断】

舒适受损

与高磷血症有关。

【护理措施】

高磷血症的防治措施主要包括限制磷摄入和促进磷排出。限制磷摄入的主要手段是低磷饮食，如使用磷相结合剂。

【健康教育】

告知患者高磷血症的危害性，限磷饮食及遵医嘱服药的重要性。

第三节　酸碱平衡紊乱

一、代谢性酸中毒

代谢性酸中毒是临床最常见的酸碱平衡失调，是因体内酸性物质积聚或产生过多，或 HCO_3^- 丢失过多所致。

【临床表现】

1. 酸中毒较轻时无特殊表现。乳酸中毒时，因脑组织参与乳酸的产生，使中枢化学感受器直接受刺激，呼吸代偿出现较早。表现为通气增加，呼吸深而有力。

2. 酸中毒加重时周围血管扩张、口唇樱红、软弱、呼吸深而有力、头晕、头痛、恶心、呕吐。

【辅助检查】

1. 血清电解质

可伴血清钾升高。

2. 动脉血气分析

血气分析标准碳酸氢盐（SB）<22mmol/L，实际碳酸氢盐（AB）< 22mmol/L；碱剩余（BE）<-3mmol/L，CO_2 分压<4.66kPa。

【治疗原则】

病因治疗为主，药物纠正为辅。在某些情况下，尤其是当阴离子间隙增大的情况下，就需要服用碱性药物，要使血浆碳酸氢钠浓度恢复正常所需的碳酸氢钠的量可按下法估算出：正常的碳酸氢钠浓度值减去此时的实际浓度乘以人体总水量估计值的一半。这是一个实用经验公式，在实际工作中，使用足量碳酸氢钠使其血浓度恢复正常并不都是明智的，最好先使其升高 5mmol/L，宁酸勿碱，因为偏碱时氧气不易从血红蛋白上解离下来。然后再重新估价临床情况，由于使用碳酸氢钠时输入大量钠，可能引起容量过多，亦可能使酸中毒矫枉过正。因此需注意边治疗边监测，并注意补钾补钙。

对酸中毒的长期处理必须给患者提供适量的碱，既可用碳酸氢钠片口服以补充，也可用控制饮食中碱量的办法。在所有患者中，都必须尽量减少慢性酸中毒患者碳酸氢钠丢失的幅度。

【护理评估】

1. 健康史

评估患者的病史：①酸性代谢产物产生过多：如休克，循环衰竭，高热，糖尿病性酮症酸中毒，长期饥饿；②碳酸根离子排出太多：如腹泻，长期呕吐，肠瘘，胆瘘，胰瘘，大面积烧伤；③酸性代谢产物在体内潴留：如急、慢性肾衰竭。

2. 身体状况

（1）评估患者有无乏力、眩晕、头痛、嗜睡、感觉迟钝或烦躁不安的症状，严重者可出现神志不清、甚至昏迷。尿少或无尿。

（2）评估患者有无呼吸深而快、严重时减弱的症状。酮症酸中毒时，呼气中带有酮味。心率快、血压偏低，对称性肌张力减退，腱反射减弱或消失。

3. 心理-社会状况

由于疾病影响心肺功能，呼吸频率增加，患者可能产生恐惧和焦虑心理。另外，乏力和眩晕又可加重患者的不适感觉。应了解患者及其家属有无紧张、焦虑和恐惧的心理，及其对治疗和预后的认识程度。

【护理诊断】

1. 低效性呼吸型态

与呼吸性酸中毒导致哮喘，呼吸困难有关。

2. 口腔黏膜受损

与代谢性酸中毒致呼吸深快有关。

3. 活动无耐力

与肌肉无力，反射降低有关。

4. 体液不足

与呕吐、腹泻有关。

5. 有受伤害的危险

与代谢性碱中毒所致意识障碍有关。

6. 潜在并发症

高钾血症、代谢性碱中毒。

【护理措施】

1. 口腔护理

指导患者养成良好的卫生习惯，经常用漱口液清洁口腔，避免口腔黏膜干燥、损伤。

2. 并发症的观察与护理

在纠正代谢性酸中毒时，加强对患者生命体征、动脉血气分析和血电解质指标动态变化趋势的监测，及时发现相应的并发症：①应用碳酸氢钠过量可致代谢性碱中毒，表现为呼吸浅、慢，脉搏不规则及手足抽搐。②代谢性酸中毒未及时纠正可致高钾血症，表现为神志淡漠、感觉异常、乏力、四肢软瘫等，严重者可出现心脏骤停。一旦发现上述并发症，及时通知医师，并配合治疗。

3. 监测血压

定时监测血压，告知血压偏低或不稳定者在改变体位时动作宜慢，以免因直立性低血压或眩晕而跌倒受伤。

4. 建立安全的活动模式

为了减少患者受伤的危险，应与患者及家属共同制定活动的时间、量及形式，如患者除在床上主动活动外，也可由他人协助在床上做被动运动。根据患者肌张力的改善程度，逐步调整活动内容、时间、形式和幅度，以免长期卧床致失用性肌萎缩。

5. 加强安全防护措施

（1）移去环境中的危险物品，减少意外受伤的可能。

（2）对定向力差及意识障碍者，建立安全保护措施，如加床栏保护、适当约束及加强监护等，以免发生意外。

【健康教育】

1. 高度重视易导致酸碱代谢平衡紊乱的原发疾病和诱因的治疗。
2. 发生呕吐、腹泻、高热者应及时就诊。

二、代谢性碱中毒

代谢性碱中毒是因体内 H^+ 丢失或 HCO_3^- 增多所致。

【临床表现】

症状不明显，发展缓慢。逐渐呈现口周和四肢麻木、抽搐或神经肌肉应激性增强。严重者可表现为意识模糊、谵妄、木僵、昏迷甚至死亡。氧离曲线左移，组织缺氧，特别是脑部血管收缩、脑组织缺氧。

【辅助检查】

1. 动脉血气分析

血气分析 SB>26mmol/L，AB>26mmol/L，BE>3mmol/L。CO_2 分压>5.99kPa 无呼吸代偿或并发呼吸性酸中毒；CO_2 分压<4.66kPa 并发呼吸性碱中毒，即混合型呼吸性及代谢性碱中毒。pH>7.45 无呼吸代偿，可并发呼吸性碱中毒；pH 为 7.35～7.45 完全呼吸代偿；pH<7.35 只有原发性呼吸性酸中毒。

2. 血清电解质

可伴血清钾、氯降低。

【治疗原则】

1. 碱中毒的纠正不宜过速，一般不要求完全纠正，关键在于积极治疗原发病，解除病因。

2. 胃液丧失所致的代谢性碱中毒，可输入等渗盐水或葡萄糖盐水，以纠正低氯性碱中毒。

3. 代谢性碱中毒者多伴有低钾血症，在尿量超过40ml/h后，给予氯化钾。

4. 严重代谢性碱中毒者（pH>7.65，血浆HCO_3^-为45~50mmol/L），可应用稀释的盐酸溶液或盐酸精氨酸溶液，以尽快排出过多的HCO_3^-，每4~6小时重复监测血气分析及血电解质，根据监测结果调整治疗方案。

【护理评估】

1. 健康史

评估患者的病史，如幽门梗阻伴随持续性呕吐或长期胃液引流，长期使用利尿剂致低钾低氯碱中毒。

2. 身体状况

评估患者有无头晕、躁动、谵妄及昏迷的症状。该患者呼吸浅而慢，可有阵发性呼吸暂停。游离钙减少可出现骨骼肌无力、手足搐搦及腱反射亢进。

3. 心理-社会状况

该疾病的患者容易激动、烦躁不安，注意预防沟通障碍，了解患者及其有无恐惧心理及其对治疗和预后的认识程度。

【护理诊断】

1. 低效性呼吸型态

与呼吸困难有关。

2. 活动无耐力

与肌肉无力有关。

3. 有受伤害的危险

与代谢性碱中毒致意识障碍及手足抽搐有关。

4. 潜在并发症

低钾血症、低钙血症。

【护理措施】

1. 监测血压

定时监测血压，告知血压偏低或不稳定者在改变体位时动作宜慢，以免因直立性低血压或眩晕而跌倒受伤。

2. 遵医嘱用药并加强监测

（1）定期监测患者的生命体征、意识状况、动脉血气分析及血清电解质等。

（2）盐酸溶液经中心静脉滴入，应注意滴速，以免造成溶血等不良反应。

（3）盐酸精氨酸溶液可致高钾血症，故使用时需密切监测心电图和血清钾变化。

（4）遵医嘱正确应用含钙、钾药物。

3. 建立安全的活动模式

为了减少患者受伤的危险，应与患者及家属共同制定活动的时间、量及形式，如患者除在床上主动活动外，也可由他人协助在床上做被动运动。根据患者肌张力的改善程度，逐步调整活动内容、时间、形式和幅度，以免长期卧床致失用性肌萎缩。

4. 加强安全防护措施

（1）移去环境中的危险物品，减少意外受伤的可能。

（2）对定向力差及意识障碍者，建立安全保护措施，如加床栏保护、适当约束及加强监护等，以免发生意外。

【健康教育】

参见“代谢性酸中毒”的相关内容。

三、呼吸性酸中毒

呼吸性酸中毒是指肺泡通气及换气功能减弱，不能充分排出体内生成的 CO_2 以致血液中 $PaCO_2$ 增高引起的高碳酸血症。

【临床表现】

主要表现为缺氧、低氯血症。随着 CO_2 分压不断增高，会呈现 CO_2 对中枢的抑制和使脑血管扩张、颅内压增高的表现：如谵妄、不安、颤抖、头痛、视盘水肿；待 CO_2 分压升高到 10.67kPa 时，则呈现木僵和昏迷。

【辅助检查】

动脉血气分析表示为 CO_2 分压升高，pH 降低。AB 升高，AB 因受 CO_2 分压明显升高的影响，故 AB>SB。慢性呼吸性酸中毒经肾代偿后血浆 HCO_3^- 浓度升高，故 SB 和全血缓冲碱（BB）均增高，BE 值增大。急性呼吸性酸中毒因肾来不及代偿，故 SB、BB 和 BE 值基本正常。

【治疗原则】

积极治疗原发病，改善患者通气，如解除呼吸道梗阻、使用呼吸兴奋剂等，必要时行气管插管或气管切开辅助呼吸。若因呼吸机使用不当致呼吸性酸中毒，应调整呼吸机参数，促使潴留体内的 CO_2 排出并纠正缺氧，一般将吸入氧浓度调节在 60%～70%。酸中毒较重者，适当使用氨丁三醇（THAM），既可增加 HCO_3^- 浓度，也可降低 $PaCO_2$。

【护理评估】

1. 健康史

评估导致患者产生呼吸性酸中毒的各种致肺换气过度的病因，如外科感染、发热、休克、颅脑疾患、中枢神经系统药物中毒及不适当的使用人工呼吸器等。

2. 身体状况

评估患者是否常有头晕、胸闷、表情淡漠、面色苍白、甚至昏迷的表现。患者换气速率及深度增加，间以叹息样呼吸。有低钙引起的手足搐搦及肌腱反射亢进。

3. 心理-社会状况

该疾病由于可影响患者心肺功能，造成患者呼吸困难和乏力，易引起患者焦虑和不安的情绪，评估患者及其家属对疾病知识的掌握和了解程度。

【护理诊断】

1. 低效性呼吸型态

与呼吸中枢受抑制、呼吸道梗阻、呼吸机管理不当有关。

2. 活动无耐力

与乏力、呼吸困难有关。

3. 心输出量降低

与心律失常、低血压有关。

4. 焦虑

与呼吸困难及意识程度降低有关。

5. 潜在性损伤

与意识程度降低有关。

【护理措施】

1. 加强观察

（1）持续监测呼吸频率、深度、呼吸肌运动情况及评估呼吸困难的程度，以便及时处理。

（2）定时监测生命体征、动脉血气分析及血清电解质。

（3）使用氨丁三醇时，若剂量过大、注射过快可抑制呼吸，同时因生成碳酸氢盐，经肾排出可加重肾脏负担，应加强观察。

2. 改善患者通气状况

（1）解除呼吸道梗阻、调节呼吸机参数、协助医师行气管插管或气管切开。

（2）低流量吸氧。高浓度吸氧可减弱呼吸中枢对缺氧的敏感性，从而抑制呼吸；长期提供高浓度氧可出现呼吸性碱中毒。

【健康教育】

参见“代谢性酸中毒”的相关内容。

四、呼吸性碱中毒

呼吸性碱中毒是指由于肺泡通气过度，体内 CO_2 排出过多致 $PaCO_2$ 降低而引起的低碳酸血症。

【临床表现】

临床表现有四肢无力、手足痉挛、Chvostek 征阳性。急性过度通气伴有呼吸性碱中毒，也可能是细菌性败血症的一个早期征象。

【辅助检查】

动脉血气分析表现为 pH 升高，代偿后可正常；CO_2 分压降低；氧分压降低；HCO_3^- 浓度代偿性降低，一般不致低于 15mmol/L。

【治疗原则】

1. 积极治疗原发病的同时对症治疗。

2. 慢性呼吸性碱中毒不需治疗。

3. 对急性呼吸衰竭患者，应积极处理原发疾病，可用纸袋罩住口鼻呼吸，增加呼吸道无效腔，减少 CO_2 的呼出和丧失；或让患者吸入含 5% CO_2 的氧气，从而增加血液 $PaCO_2$。

4. 呼吸机管理不当致通气过度者，应调整呼吸机参数；精神性通气过度者，可用镇静剂。

5. 必要时静脉注射葡萄糖酸钙。

【护理评估】

1. 健康史

评估各种影响呼吸功能、引起肺通气不足的病因，如颈部血肿压迫，呼吸道异物，阻塞性肺部疾病，胸部创伤或手术，有机磷中毒等。

2. 身体状况

评估患者是否有全身乏力、嗜睡、气促、发绀、头痛、胸闷、呼吸困难的症状。严重患者可有精神、神志改变，血压下降，甚至昏迷。

3. 心理-社会状况

焦虑、恐惧、过度紧张可导致呼吸性碱中毒、神经肌肉的应激性增加等症状，又可加重其精神紧张如控制无效可形成恶性循环。评估患者及其家属有无焦虑、恐惧的心理及其对该疾病的知识掌握及了解程度。

【护理诊断】

1. 焦虑

与感觉异常，肌肉震颤有关。

2. 低效型呼吸型态

与呼吸过快过深有关。

3. 有受伤的可能

与中枢神经系统功能异常及神经肌肉应激增加有关。

【护理措施】

1. 维持正常的气体交换型态

（1）遵医嘱积极控制原发病，以消除导致呼吸性碱中毒的危险因素。

（2）定时监测并记录患者的生命体征、出入量、意识状态、动脉血气分析结果等。

（3）指导患者深呼吸、放慢呼吸频率，教会患者使用纸袋呼吸的方法。

2. 监测血压

定时监测血压，告知血压偏低或不稳定者在改变体位时动作宜慢，以免因直立性低血压或眩晕而跌倒受伤。

3. 建立安全的活动模式

为了减少患者受伤的危险，应与患者及家属共同制定活动的时间、量及形式，如患者除在床上主动活动外，也可由他人协助在床上作被动运动。根据患者肌张力的改善程度，逐步调整活动内容、时间、形式和幅度，以免长期卧床致失用性肌萎缩。

4. 加强安全防护措施

（1）移去环境中的危险物品，减少意外受伤的可能。

（2）对定向力差及意识障碍者，建立安全保护措施，如加床栏保护、适当约束及加强监护等，以免发生意外。

【健康教育】

参见“代谢性酸中毒”的相关内容。

第二章 外科休克患者的护理

第一节 低血容量性休克

一、失血性休克

失血性休克是指各种原因致机体大量血液迅速流失于血管之外，引起循环血量减少而导致的有效循环血量与心排血量减少、组织灌注不足、细胞代谢紊乱和功能受损的病理生理过程。通常在失血超过总血量20%时，即发生休克。

失血性休克常见于严重外伤、大手术、消化性溃疡、食管曲张静脉破裂、妇产科疾病等所引起的出血。严重的体液丢失，如大面积烧伤、肠梗阻、剧烈吐泻等引起大量血浆或体液的丢失，导致有效循环血量的急剧减少，也可引发休克。

【临床表现】

1. 休克代偿期

表现为精神紧张或烦躁不安、皮肤和口唇苍白、手足湿冷、心率加快、脉压减小、呼吸浅快、尿量减少。

2. 休克抑制期

表现为神志淡漠、皮肤苍白、口唇及肢端发绀、四肢厥冷、脉搏细数、血压进行性下降、皮下浅表静脉萎陷、毛细血管充盈时间延长、尿量减少。

3. 休克末期

表现为意识模糊或昏迷，皮肤、结膜明显苍白发绀，四肢厥冷，脉搏触不清，血压测不到，浅表静脉严重萎陷，毛细血管充盈非常迟缓，少尿或无尿，常伴有反复出现的心律失常和重度代谢性酸中毒。

【临床分级】

根据机体的失血量，失血性休克可分为四级。

1. Ⅰ级

失血0~15%。无并发症，仅轻度心率加快；无血压、脉压及呼吸变化。

2. Ⅱ级

失血15%~30%。表现为心率加快（>100次/分）、呼吸加速、脉压下降、皮肤湿冷、毛细血管充盈延迟、轻度焦虑。

3. Ⅲ级

失血30%~40%。明显呼吸急促、心率加快、收缩压下降、少尿、明显意识改变。

4. Ⅳ级

失血>40%。明显心率加快、收缩压下降、脉压很小（或测不到舒张压）、少尿或无尿、意识状态受抑（或意识丧失）、皮肤苍白或湿冷。

【辅助检查】

1. 血压

早期收缩压可以正常或有所升高，但脉压减小，进入休克抑制期后血压进行性下降，收缩压多<90mmHg，脉压缩小。

2. 中心静脉压

下降，常低于5cmH$_2$O。

3. 尿量

减少，少于30ml/h。

4. 动脉血氧饱和度（SaO_2）

降低。

5. 容量

复苏后血红蛋白降低，血细胞比容<30%。而失液性休克补液后血红蛋白和血细胞比容无此变化。

【治疗原则】

1. 一般处理

（1）采用平卧位或头和躯干抬高20°~30°，下肢抬高15°~20°的体位。

（2）保持呼吸道通畅，吸氧。

（3）保持患者安静，保暖。

2. 迅速止血

（1）迅速控制明显的外出血。

（2）对肝、脾破裂及大血管损伤所致的内出血应尽快手术止血。

（3）对消化道大出血针对病因采取紧急止血措施。

3. 迅速建立静脉通道，积极扩充血容量

（1）根据临床表现和监测结果估计不同程度休克时有效循环血量的丧失量，参考表 2-1。

（2）休克的扩容总量应大于所估计的有效循环血量的丧失量。

（3）扩容开始时输入速度应该较快，最初半小时内，对轻中度休克者应给予 1000~1500ml，重度休克者给予 2000~2500ml，以后根据患者情况和血压、中心静脉压及尿量等监测结果判断扩容效果并调整输入速度，参考表 2-2。

（4）扩容以胶体为主，紧急时也可先用高渗盐水（7.5%或 3%氯化钠注射液）暂时替代，估计失血量>20%则应输红细胞或全血。

表 2-1　脉搏血压变化与失血量的临床估计

类型	脉搏	血压	估计失血量（成人）
轻度休克	<100 次/分，有力	收缩压正常或下降，脉压缩小	<20%（<800ml）
中度休克	100~120 次/分	收缩压 70~90mmHg，脉压缩小	20%~40%（800~1600ml）
重度休克	脉搏细数或触不清	收缩压<70mmHg 或测不到	>40%（>1600ml）

表 2-2　CVP、血压变化与血容量的关系及处理原则

CVP	BP	原因	处理原则
低	低	血容量严重不足	积极扩容，充分补液
低	正常	血容量不足	适当扩容补液
高	低	血容量相对过多或心功能不全	强心、纠酸、利尿、扩血管
高	正常	容量血管过度收缩	扩血管，限制输液速度
正常	低	血容量不足或心功能不全	进行补液试验*

*补液试验：生理盐水 250ml 在 5~10 分钟内快速静脉输入，如果血压上升而中心静脉压不变，则提示血容量不足；如果血压不变而中心静脉压上升了 3~5cmH_2O，则提示心功能不全。

4. 建立有效的监测措施

（1）基本监测神志、脉率、呼吸频率、血压、中心静脉压、尿量。

（2）有条件时还应监测心输出量（CO）、心指数（CI）、心率（HR）、平均动脉压（MAP）、血氧饱和度（SaO_2）、周围血管阻力（SVR）、肺动脉压（PAP）和肺动脉楔压（PAWP）等。

（3）对于重度休克的患者还应监测心电图、血气分析、X 线胸片、

血液生化检查，以及血小板和凝血系统功能。

5. 纠正电解质和酸碱失衡

由于酸性环境有利于氧与血红蛋白解离，增加组织氧供，有助于休克复苏，因此，不是很严重的酸性环境无需积极纠正，且在机体获得充足血容量和微循环改善后，轻度酸中毒即可缓解。但重度休克在经扩容治疗后仍有严重的代谢性酸中毒者，需用碱性药物，常用5%碳酸氢钠。

6. 药物治疗

根据具体情况选择应用血管活性药物和强心药物。

【护理评估】

1. 健康史

了解引起休克的各种原因，如有无腹痛和发热；有无因严重烧伤、损伤或感染引起的大量失血和失液；患者受伤或发病后的救治情况。

2. 身体状况

（1）意识和表情：意识是反映休克的敏感指标。若患者呈兴奋、烦躁不安，或表情淡漠、意识模糊、反应迟钝，甚至昏迷，常提示存在不同程度的休克。

（2）生命体征：①血压：是最常用的监测指标，收缩压<90mmHg、脉压<20mmHg，提示休克；②脉搏：休克早期脉率增快，且出现在血压下降之前，因而是休克的早期诊断指标；休克加重时脉细弱。临床常根据脉率/收缩压（mmHg）计算休克指数；正常值约为0.58；≥1.0提示休克；>2.0提示严重休克，估计失血量>50%；③呼吸：呼吸急促、变浅、不规则，提示病情恶化；呼吸增至30次/分以上或8次/分以下，提示病情危重；④体温：多数休克患者体温偏低，但感染性休克患者可有高热。若体温突升至40℃以上或骤降至36℃以下，提示病情危重。

（3）外周循环状况：皮肤和口唇黏膜苍白、发绀、呈花斑状，四肢湿冷，提示休克。但感染性休克患者可表现为皮肤干燥潮红、手足温暖。

（4）尿量：可反映肾灌流情况，也是反映组织灌流情况最佳的定量指标。尿少通常是休克早期的表现；若患者尿量<25ml/h、尿比重增加，提示肾血管收缩或血容量不足；若血压正常而尿少、比重低，提示急性

肾衰竭。

（5）局部状况：了解患者有无骨骼、肌肉和皮肤、软组织损伤；有无局部出血及出血量；腹部损伤者有无腹膜刺激征和移动性浊音；后穹隆穿刺有无不凝血液。

3. 心理-社会状况

了解患者及家属有无紧张、焦虑或恐惧、心理承受能力及对治疗和预后的认识程度，了解引起其不良情绪反应的原因。

【护理诊断】

1. 体液不足

与大量失血、失液有关。

2. 气体交换受损

与微循环障碍、缺氧和呼吸型态改变有关。

3. 体温异常

与感染、组织灌注不良有关。

4. 有感染的危险

与免疫力降低、侵入性治疗有关。

5. 有受伤害的危险

与微循环障碍、烦躁不安、意识不清等有关。

【护理措施】

1. 补液护理

是纠正失血性休克的重要保证。补液的种类、量和速度是纠正休克的关键。应迅速建立两条以上静脉通路，快速补充平衡盐溶液，改善组织灌注。但目前认为对于存在活动性出血的患者，补液过多会稀释血液，影响机体内环境，破坏凝血机制，导致新形成的凝血块脱落，不利于止血。因此，出血未控制时，仅需将平均动脉压维持在50~60mmHg即可。

2. 观察病情变化

定时监测脉搏、呼吸、血压及CVP变化，观察患者的意识、面唇色泽、肢端皮肤颜色及温度。患者意识变化可反映脑组织灌流情况，皮肤色泽、温度可反映体表灌注情况。若患者从烦躁转为平静，淡漠迟钝转为对答自如、口唇红润、肢体转暖，提示休克好转。

3. 维持正常体温

（1）监测体温：每4小时1次，密切观察其变化。

（2）保暖：采用加盖棉被、毛毯和调节室温等措施进行保暖。切忌用热水袋、电热毯等方法提升患者体表温度，以免烫伤、皮肤血流扩张增加局部组织耗氧量而加重组织缺氧，引起重要内脏器官血流灌注进一步减少。

（3）降温：高热患者予以物理降温，必要时遵医嘱用药物降温。此外，注意病室内定时通风以调节室内湿度；及时更换被汗液浸湿的衣、被等，做好患者的皮肤护理，保持床单清洁、干燥。

（4）库存血的复温：失血性休克患者常需快速大量输血，但若输入低温保存的库存血易使其体温降低。故输血前（尤其冬季）应将库存血置于常温下复温后再输入。

4. 准确记录出入量

输液时，尤其在抢救过程中，应有专人准确记录输入液体的种类、数量、时间、速度等，并详细记录24小时出入量以作为后续治疗的依据。

5. 动态监测尿量与尿比重

留置尿管并测定每小时尿量和尿比重。若患者尿量>30ml/h，提示休克好转。

6. 改善组织灌注，促进气体正常交换

（1）取休克体位：休克体位有利于膈肌下移，促进肺扩张；增加肢体回心血量，改善重要器官血供。

（2）使用抗休克裤：抗休克裤充气后能在腹部和腿部加压，通过局部压迫作用不仅可以控制腹部和下肢出血；还可以促进血液回流，改善重要器官供血。休克纠正后，为避免气囊放气过快引起低血压，应由腹部开始缓慢放气，每15分钟量血压1次，若发现血压下降超过5mmHg，应停止放气并重新注气。

（3）维持有效的气体交换

1）改善缺氧：经鼻导管给氧，氧浓度为40%~50%，氧流量为6~8L/min，以提高肺静脉血氧浓度。严重呼吸困难者，协助医师行气管插管或气管切开，尽早用呼吸机辅助呼吸。

2）监测呼吸功能：密切观察患者的呼吸频率、节律、深浅度及面唇色泽变化，动态监测动脉血气，了解缺氧程度及呼吸功能。若患者出

现进行性呼吸困难、发绀、氧分压<60mmHg（8kPa），吸氧后无改善，则提示出现呼吸衰竭或 ARDS，应立即报告医师，积极做好抢救准备并协助抢救。

3）维持呼吸道通畅：神志淡漠或昏迷患者，头偏向一侧或置入通气管，以防舌后坠或呕吐物、气道分泌物等引起误吸。在病情允许的情况下，鼓励患者定时做深呼吸，协助叩背并鼓励有效咳嗽、排痰；气管插管或气管切开者及时吸痰；定时观察患者呼吸音变化，若发现肺部湿啰音或喉头痰鸣者，及时清除呼吸道分泌物，保持呼吸道通畅。协助患者定时做双上肢运动，促进肺扩张，改善缺氧状况。

7. 用药护理

（1）浓度和速度：使用血管活性药物应从低浓度、慢速度开始，并用心电监护仪每5~10分钟测1次血压，血压平稳后每15~30分钟测1次。根据血压调整药物浓度和泵注速度，以防血压骤升或骤降。

（2）严防药液外渗：若发现注射部位红肿、疼痛，应立即更换注射部位，并用0.25%普鲁卡因行局部封闭，以免皮下组织坏死。

（3）停药护理：血压平稳后，应逐渐降低药物浓度、减慢速度后撤除，以防突然停药引起不良反应。

（4）其他：有心功能不全的患者，遵医嘱给予毛花苷丙等增强心肌功能的药物。用药过程中，注意观察患者心率、心律及药物副作用。

8. 观察和防治感染

休克时机体处于应激状态，免疫功能下降，抵抗力减弱，容易继发感染。预防感染的措施：①严格按照无菌技术原则执行各项护理操作。②避免误吸所致肺部感染；必要时遵医嘱每日3次超声雾化吸入，以利痰液稀释和排出。③加强留置尿管的护理，预防泌尿系统感染。④有创面或伤口者，注意观察，及时更换敷料，保持创面或伤口清洁干燥。⑤遵医嘱合理应用抗生素。

9. 预防皮肤受损和意外受伤

①预防压疮：病情许可时，协助患者每2小时翻身、叩背1次，按摩受压部位皮肤以预防压疮。②适当约束：对于烦躁或神志不清的患者，应加床旁护栏以防坠床；输液肢体宜用夹板固定；必要时，四肢以约束带固定，避免患者将输液管道或引流管等拔出。

【健康教育】

1. 疾病预防

指导患者及家属加强自我保护，避免损伤或意外伤害。

2. 疾病知识

向患者及家属讲解各项治疗护理的必要性及疾病的转归过程；讲解意外损伤后的初步处理和自救知识。

3. 疾病康复

指导患者康复期应加强营养。若发生高热或感染应及时就诊。

二、创伤性休克

创伤性休克是由于严重的外伤或大手术造成血液或血浆丧失，并且由于胸部创伤的直接作用、血管活性物质的释放和神经-内分泌系统的反应进一步影响了心血管系统造成的休克。常见原因有：胸腹联合损伤、复杂性骨折、挤压伤、大面积撕裂伤等。

【临床特点】

1. 全血或血浆的丢失可加重损伤部位的内出血、渗出、水肿而致血容量减少。
2. 严重创伤容易感染，细菌及内毒素可加重休克。
3. 损伤组织坏死、分解可产生具有血管抑制作用的组胺、蛋白分解酶等炎性因子。
4. 多器官功能障碍综合征发生率较单纯低血容量性休克高。

【辅助检查】

1. 实验室检查

由于创伤性休克患者出现 DIC 的时间较早，应该加强此方面的监测；其他方面的实验室检查与失血性休克相同。

2. 影像学检查

有助于提供创伤和致伤机制的信息，有条件者应该尽可能完善此方面检查。

【治疗原则】

1. 恢复并保持呼吸道的通畅，提供足够的肺换气条件

（1）迅速清除呼吸道内的异物和分泌物。

（2）吸氧。

（3）积极处理胸部创伤，如堵塞开放性气胸的胸壁伤口，发生张力性气胸时应用胸腔穿刺或闭式引流降低胸腔内压力。

（4）必要时进行气管内插管或气管切开。

（5）根据条件和具体情况进行呼吸机辅助呼吸。

2. 补充有效循环血量和调整心血管系统的功能

（1）根据临床表现和监测结果估计不同程度休克时有效循环血量的丧失量。

（2）扩容首先采用电解质溶液，予以全血或浓缩红细胞。

（3）在发生多发性创伤、大面积挤压伤和严重的开放性创伤时，扩容总量应超过估计丧失量的1倍以上。

（4）当输入量达到估计丧失量的1.5倍时，如果血压仍不回升，应根据具体情况和监测结果选择应用血管活性药物。

3. 原发性创伤处理

积极处理引发休克的原发创伤。

4. 手术治疗

需手术治疗者，尽量在血压回升或稳定后进行。

5. 预防和治疗护理

（1）预防和治疗电解质和酸碱平衡失调。

（2）预防和治疗感染：①常规应用抗生素，并根据细菌培养和药敏结果进行调整。②必要时可以使用免疫制剂。③充分引流伤口。

（3）预防和治疗可能并发的多器官功能障碍综合征。

【护理评估】

参见“失血性休克”的相关内容。

【护理诊断】

参见“失血性休克”的相关内容。

【护理措施】

1. 心理支持

由于创伤性休克发病突然，患者缺乏心理准备，大多处于极度恐慌、不安的状态，甚至可能出现情绪休克。因此，在救护过程中，应理解并鼓励患者表达情绪，以通俗简练、亲切和蔼的语言鼓励及支持患者，并保持沉着冷静，有条不紊地组织抢救工作，树立患者的信心。

2. 妥善固定

现场急救中简单而有效地固定骨折部位是为了缓解疼痛，避免血管、神经的进一步损伤。不必强行将开放性骨折的断端复位，以免污染。

3. 镇痛护理

创伤后剧烈疼痛是患者的主要症状之一，可加重休克，应及时予以镇痛。休克患者的外周循环较差，肌内注射镇痛药的效果不理想，因此，可考虑经静脉注射。若患者存在呼吸障碍，则禁用吗啡。

4. 监测血糖

创伤性休克后部分患者因胰岛素抵抗而表现出高血糖症，从而导致严重的感染、多发性神经损伤、MODS，甚至死亡。因此，应严密监测患者血糖变化，遵医嘱及时予以胰岛素治疗。

其余护理措施参见“失血性休克”的相关内容。

【健康教育】

参见“失血性休克”的相关内容。

第二节　感染性休克

感染性休克主要是由于细菌及毒素作用引起，常见于严重胆道感染、急性化脓性腹膜炎、泌尿系统感染等。其主要致病菌是革兰阴性菌。根据血流动力学的改变可分为低动力型（低排高阻型）和高动力型（高排低阻型）。

【临床表现】

除原发疾病的临床表现外，多数患者有交感神经兴奋症状：神志尚清、烦躁、焦虑、神情紧张，面色和皮肤苍白，口唇和甲床轻度发绀，肢端湿冷；可有恶心、呕吐；心率加快，呼吸深而快，血压尚正常或偏低、脉压小；尿量减少。

随着休克发展，患者出现意识不清甚至昏迷、呼吸浅促、心音低钝、脉搏细数、表浅静脉萎陷；血压下降，收缩压降低至 10.6kPa（80mmHg）以下；原有高血压者，血压较基础水平降低 20%~30%，脉压小；皮肤发花；尿量更少、甚至无尿。

休克晚期可出现 DIC 和 MODS。

【辅助检查】

1. 血常规检查

白细胞计数大多增高，为（15~30）×10^9/L，中性粒细胞增多，伴核左移现象。血细胞比容和血红蛋白增高为血液浓缩的标志。并发 DIC 时，血小板进行性减少。

2. 病原学检查

①抗菌药物治疗前，常规进行血（其他体液、渗出物）和脓液培养（包括厌氧菌和真菌）；分离得致病菌后，做药敏试验。②鲎溶解物试验（LLT）有助于内毒素的检测。③其他：血乳酸含量测定，有助于微循环障碍和预后情况的判定。其他同于一般休克检查。

3. 影像学检查

有助于发现原发病灶和腔隙感染。

【治疗原则】

1. 控制感染

（1）早期应用广谱抗生素，而后根据细菌培养和药敏结果进行调整。

（2）及早处理原发感染病灶，彻底清除病变坏死的组织，充分引流。

（3）必要时可以应用免疫制剂以帮助恢复和维持免疫功能。

2. 扩充血容量

（1）以输入平衡盐溶液为主，配合以适量的胶体液、血浆或全血。

（2）根据病因和休克程度决定扩容总量。

（3）应根据具体情况及血压、中心静脉压和尿量等监测结果调整失液的量和速度。

3. 应用血管活性药物

在补足血容量、纠正酸中毒的基础上，通常需要使用一种或多种短效的拟肾上腺类药物如去甲肾上腺素、多巴胺和多巴酚丁胺等。经研究表明，去甲肾上腺素联合多巴酚丁胺在改善全身氧输送的同时还能纠正组织缺氧，对于感染性休克的疗效较佳。山莨菪碱或东莨菪碱、阿托品等对感染性休克的微循环改善更为安全有效。山莨菪碱，0.01~0.03mg/kg，每10~30分钟静注一次直至病情好转，一般6~8次。多巴胺或多巴酚丁胺20~40mg加入输液250ml中静脉滴注，能增加心排血量及降低外周阻力。若心功能有损害者可用毛花苷C治疗。

4. 纠正代谢性酸中毒

感染性休克中，代谢性酸中毒发生早而重，可在补充血容量的同时，从另一途径输注5%碳酸氢钠溶液200ml，以后再根据血气分析结果补充。

5. 肾上腺皮质激素的应用

临床上多主张糖皮质激素大剂量短期使用，如地塞米松1~3mg/kg，加入5%葡萄糖溶液中静脉滴注，一次滴完。一般只用1~2次。

【护理评估】

参见“失血性休克”的相关内容。

【护理诊断】

参见“失血性休克”的相关内容。

【护理措施】

1. 标本采集

已知局部感染灶者，采集局部分泌物或采用穿刺抽脓等方法进行细菌培养；全身脓毒血症者，在患者寒战、高热发作时采集血培养标本，以提高检出率。

2. 给氧

氧疗是感染性休克患者的重要措施，可减轻酸中毒，改善组织缺氧。应注意监测患者的血氧饱和度、末梢血液循环情况等，维持血氧饱和度≥92%。

其余护理措施参见“失血性休克”的相关内容。

【健康教育】

参见“失血性休克”的相关内容。

第三章　麻醉患者的护理

第一节　麻　醉　前

麻醉是指用药物或其他方法使患者的整体或局部暂时失去感觉，以达到无痛的目的，为手术治疗或其他医疗检查治疗提供条件。根据麻醉作用部位和所用药物的不同，麻醉分为以下几类：

（1）全身麻醉：简称全麻，指麻醉药经呼吸道吸入或静脉注射、肌内注射，产生中枢神经系统抑制，使患者意识消失而周身不感到疼痛。它包括吸入麻醉和静脉麻醉。

（2）局部麻醉：简称局麻，指将局麻药应用于身体局部，使身体某一部位的感觉神经传导功能暂时阻断，运动神经传导保持完好或有不同程度被阻滞，患者局部无痛而神志清醒。它包括表面麻醉、局部浸润麻醉、区域阻滞麻醉、神经及神经丛阻滞麻醉。

（3）椎管内麻醉：是将局部麻醉药物注入椎管内的某一腔隙，使部分脊神经的传导功能发生可逆性阻滞的麻醉方法。它包括蛛网膜下隙阻滞、硬脊膜外阻滞，其中硬脊膜外阻滞包括骶管阻滞。

（4）复合麻醉：是合并或配合使用不同药物或（和）方法施行麻醉的方法。它包括静吸复合麻醉、全麻与非全麻复合麻醉等。

（5）基础麻醉：是麻醉前使患者进入类似睡眠状态，以利于其后麻醉处理的方法。

【护理评估】

1. 健康史

（1）个人史：如特殊嗜好和药物成瘾史等。

（2）既往史：如有无中枢神经系统、心血管和呼吸系统等病史，有无静脉炎；评估有无颞下颌关节活动受限、下颌畸形或颈椎病等。若有高血压或甲状腺功能亢进症史，是否已得到有效控制。

（3）既往手术、麻醉史：手术类型、术中及术后情况、麻醉方法、麻醉药种类等。

（4）用药史：药名、剂量、方法、时间及用药后不良反应；有无麻醉药物或其他药物过敏史等。

（5）家族史：家族成员中有无过敏性疾病及其他疾病史。

2. 身体状况

（1）评估患者局部有无牙齿缺少或松动、是否有义齿。

（2）评估患者是否有意识和精神状态、生命体征的改变；有无营养不良、发热、脱水及体重降低的变化；有无皮肤、黏膜出血及水肿等征象。

3. 心理-社会状况

评估患者及家属对麻醉方式、麻醉前准备、麻醉中护理配合和麻醉后康复知识的了解和认识程度。了解患者是否存在焦虑或恐惧等不良情绪反应，了解其所担心的问题、家庭和单位对患者的身心支持程度等。

【护理诊断】

1. 焦虑与恐惧

与对手术室环境陌生，担心麻醉安全性和手术等有关。

2. 知识缺乏

缺乏有关麻醉前、麻醉后须注意和配合的知识。

3. 潜在并发症

特别要注意的是，呼吸道不受误切和呕吐的威胁。手术麻醉前，8~12 小时内禁食，4~6 小时内禁饮。

【护理措施】

1. 缓解焦虑和恐惧予以适当的心理护理

向患者及家属介绍麻醉师情况、麻醉方法、术中可能出现的意外、急救准备情况，术中可能出现麻醉的不适感及麻醉后常见并发症的原因、身心状况和预防，护理措施和配合方法等；针对其顾虑的问题作耐心解释。

2. 告知患者有关麻醉须知和配合方面的知识

（1）告知和签署麻醉同意书：术前，麻醉师应向患者和家属说明麻醉的方式、麻醉中和麻醉后可能出现的危险，征求其同意并签署麻醉同意书后方能实施麻醉。

（2）麻醉前用药：在术前30分钟给患者应用。

【健康教育】

1. 麻醉前向患者解释麻醉方法和手术进程，讲述麻醉操作的配合要点及麻醉后注意事项。

2. 提前1~3天访视患者，解答患者对麻醉的疑问，消除患者焦虑、紧张、害怕的心理。

第二节 全身麻醉

全身麻醉是目前临床上最常用的麻醉方法。全麻患者表现为神志消失，全身的痛觉丧失、遗忘、反射抑制和一定程度的肌肉松弛。它能满足全身各部位手术需要，较之局部和椎管阻滞麻醉，患者更舒适、安全。

【分类及常用麻醉药】

1. 吸入麻醉药

（1）一氧化二氮

弱麻醉药，常与其他全麻药物复合应用于麻醉的维持；对呼吸有轻度抑制作用，可使潮气量降低、呼吸频率加快。

（2）恩氟烷

麻醉效能较强，诱导速度较快，用于麻醉诱导和维持。对中枢神经系统和心肌收缩力有抑制作用，对外周血管有轻度舒张作用，可引起血压下降和反射性心率加快；对呼吸的抑制作用较强；可引起痉挛性EEG（脑电图）变化，有癫痫病史者应慎用。

（3）异氟烷

麻醉效能强，用于麻醉诱导和维持。易引起呛咳和屏气，常在静脉诱导后予以异氟烷吸入以维持麻醉。停药后苏醒较快。

(4) 七氟烷

麻醉效能较强，用于麻醉诱导和维持。对中枢神经系统有抑制作用，对脑血管有舒张作用，可导致颅内压升高。对呼吸的抑制作用较强，对呼吸道无刺激性。麻醉苏醒迅速，苏醒过程平稳。

(5) 地氟烷

麻醉效果较弱，用于麻醉诱导和维持。对呼吸道有轻度刺激作用，高浓度可引起呛咳、屏气和呼吸道分泌物增多，甚至喉痉挛。麻醉诱导和苏醒均非常迅速。

(6) 氟烷

麻醉作用强，能直接抑制心肌和阻滞交感神经节；有较强的扩张血管作用；主要不良反应有血压降低、心率减慢、心律失常及肝功能损害等；以阿托品作为麻醉前用药，禁与肾上腺素配伍用，禁用于肝功能异常者，适用于冠心病患者的麻醉。

2. 静脉麻醉

(1) 硫喷妥钠

超短效的巴比妥类静脉全麻药。小剂量注射即有镇静催眠作用，主要用于全麻诱导、短小手术麻醉、控制惊厥和小儿基础麻醉。禁用于哮喘、心、肺功能障碍及严重低血压患者。

(2) 氯胺酮

强镇痛静脉麻醉药。主要用于全麻诱导和小儿基础麻醉。主要不良反应有一过性呼吸暂停、幻觉、噩梦及精神症状，眼压和颅内压增高。癫痫、颅内压增高及缺血性心脏病患者应慎用。

(3) 丙泊酚

超短效静脉麻醉药，具有镇静、催眠和轻微镇痛作用。主要用于全麻静脉诱导与麻醉维持、门诊小手术和检查的麻醉及阻滞麻醉辅助药。老年人和术前循环功能不全者应减量。

3. 肌肉松弛药

简称肌松药，能阻断神经-肌肉传导功能而使肌肉松弛，无镇静、镇痛作用，是全麻时重要的辅助用药，分为两类。

（1）去极化肌松药

以琥珀胆碱为代表，起效快，肌肉松弛完全且短暂。临床主要用于全麻时气管内插管。不良反应有眼内压升高、颅内压升高、高血钾、心律失常等。

（2）非去极化肌松药

常用药物有泮库溴铵（潘可罗宁）、维库溴铵（万可罗宁）、阿曲库铵（卡肌宁）等。临床用于全麻诱导插管和术中维持肌肉松弛。重症肌无力者禁用，有哮喘史及过敏体质者慎用。

4. 麻醉性镇痛药

（1）安定类

具有镇静、催眠、抗焦虑及抗惊厥作用。用于静脉麻醉用药和麻醉辅助药，麻醉诱导。

（2）异丙嗪

具有良好的镇静和抗组胺作用，常与哌替啶合用，为麻醉前用药和麻醉辅助药。

（3）哌替啶

具有镇痛、催眠和解除平滑肌痉挛的作用。常作为麻醉前用药，可与异丙嗪等合用作为麻醉辅助用药。

（4）吗啡

为麻醉性镇痛剂，具有良好的镇静和镇痛作用，常作为麻醉前用药和麻醉辅助药，也可与催眠药和肌松药配伍进行全静脉麻醉。

（5）芬太尼

为人工合成的强镇痛药，作用强度为吗啡的75~125倍。大剂量用药后可出现呼吸抑制。常用于心血管手术者的麻醉。

【护理评估】

1. 麻醉前和麻醉中评估

（1）健康史

①一般资料：如年龄、性别、职业等；有无烟、酒等嗜好及药物成瘾史；②既往史：既往手术、麻醉史；近期有无呼吸道或肺部感染；有无影响完成气管内插管的因素，如颌关节活动受限、下颏畸形或颈椎病等；有无中枢神经系统、心血管和呼吸系统等病史；③用药史：目前用药情况及不良反应；有无过敏史；④其他：如婚育史、家族史等。

（2）身体状况

①局部：有无牙齿缺少或松动、是否有义齿；②全身：包括意识和精神状态、生命体征；有无营养不良、发热、脱水及体重减轻；有无皮肤、黏膜出血及水肿等征象。

（3）心理-社会状况

评估患者及家属对麻醉方式、麻醉前准备、麻醉中护理配合和麻醉后康复知识的了解程度；患者及家属是否存在焦虑或恐惧等不良情绪；患者及家属担心的问题，家庭和单位对患者的支持程度等。

2. 麻醉后评估

（1）术中情况

评估麻醉方式、麻醉药种类和用量；评估术中失血量、输血量和补液量；评估术中有无局麻药的全身中毒反应或呼吸心脏骤停等异常情况发生。

（2）术后情况

①身体状况：患者的意识状态、血压、心率和体温；心电图及血氧饱和度是否正常；基本生理反射是否存在；感觉是否恢复；有无麻醉后并发症征象等。

②心理-社会状况：患者对麻醉和术后不适（如恶心、呕吐、切口疼痛等）的认识，术后不适的情绪反应，其家庭和单位对患者的支持程度等。

【护理诊断】

1. 焦虑和恐惧

与对手术室环境陌生、担心麻醉安全性和手术等有关。

2. 知识缺乏

缺乏有关麻醉前和麻醉后须注意和配合的知识。

3. 疼痛

与手术、创伤和麻醉药物作用消失有关。

4. 有受伤害的危险

与患者麻醉后未完全清醒或感觉未完全恢复有关。

5. 潜在并发症

恶心呕吐、窒息、麻醉药过敏、麻醉意外、呼吸道梗阻、低氧血症、低血压、高血压、心律失常、心脏骤停、坠积性肺炎等。

【护理措施】

1. 防止意外伤害的护理

患者苏醒过程中常出现躁动不安或幻觉等，容易发生意外伤害。应注意适当防护，必要时加以约束，防止患者发生坠床、碰撞及不自觉地拔出输液或引流管等意外伤害。

2. 缓解疼痛的护理

（1）传统方法

护士按医嘱在患者需要时给予解热镇痛剂或肌注阿片类镇痛剂，如吗啡或哌替啶等。

（2）患者自控镇痛（PCA）

1）观察并记录镇痛效果：注意观察并记录应用镇痛药物后的效果，为有效调整镇痛方案和镇痛效果提供依据。

2）提供相关知识：①告知患者及家属镇痛药物的使用时间及剂量要求、镇痛泵应用及自我管理方法，教会其正确使用并保护镇痛装置。②告知患者翻身、活动时避免管道折叠、扭曲；妥善固定，防止脱管。

3）异常情况的观察和处理：若镇痛效果不佳或需要调整镇痛剂剂量，应及时与麻醉师联系；若遇脱管、断管等异常情况，应立即停用镇痛泵，同时请麻醉师会诊处理。

（3）并发症的观察、处理和护理

阿片类，尤其吗啡有抑制呼吸的作用；对应用此类药物的患者，应加强对生命体征的监测，尤其呼吸的频率和深度以及SpO_2的监测，警惕患者呼吸频率变慢。一旦出现呼吸抑制、心脏骤停等紧急情况，应立即报告医师，并积极配合抢救，同时请麻醉科医师会诊参与抢救。

3. 心理护理

为了缓解焦虑和恐惧心理，应向患者及家属介绍麻醉师情况、麻醉方法、术中可能出现的意外、急救准备情况，术中可能出现麻醉的不适感及麻醉后常见并发症的原因、身心状况和预防，护理措施和配合方法等；针对其顾虑的问题作耐心解释。

4. 告知患者有关麻醉须知和配合方面的知识

（1）告知和签署麻醉同意书

术前，麻醉师应向患者和家属说明麻醉的方式、麻醉中和麻醉后可能出现的危险，征求其同意并签署麻醉同意书后方能实施麻醉。

（2）麻醉前用药

在术前 30 分钟给患者应用。

5. 并发症的观察与处理

（1）恶心、呕吐

向患者及家属解释麻醉、手术后出现恶心和呕吐的原因，嘱患者放松情绪、深呼吸，以减轻紧张感。对呕吐频繁者，除保持胃肠减压通畅、及时吸除胃内潴留物外，必要时按医嘱予以格拉司琼（5-HT_3 受体阻断剂）经静脉或肌内注射，多能缓解。

（2）窒息

①完善术前胃肠道准备：成人择期手术前常规禁食 12 小时、禁饮 4 小时；小儿择期手术前常规禁食 4~8 小时、禁水 2~3 小时。

②术后体位：麻醉未清醒时取平卧位，头偏向一侧；麻醉清醒后，若无禁忌，可取斜坡卧位。

③清理口腔：一旦患者发生呕吐，立即清除口腔内的呕吐物，以免因口腔内残存物造成误吸。

（3）麻醉药过敏

术前对部分麻醉药品常规作皮肤试敏。一旦发生麻醉药过敏，应配合医生作抗过敏处理。

（4）麻醉意外

①麻醉物品和急救物品的准备：手术室护士应根据手术方式、麻醉类型和患者病情等准备麻醉物品、麻醉药品、抢救器械及药物等，保证一旦患者出现麻醉意外时抢救所需。

②加强观察：麻醉和手术过程中，麻醉师应随时观察患者的呼吸状态和生命体征。

（5）上呼吸道梗阻

①密切观察患者有无舌后坠、口腔内分泌物积聚、发绀或呼吸困难征象；②对舌后坠者应托起其下颌、将其头后仰，置入口咽或鼻咽通气管；③清除咽喉部分泌物和异物，解除梗阻；④对轻度喉头水肿者，可按医嘱经静脉注射皮质激素或雾化吸入肾上腺素；⑤对重症者，应配合医师立即行气管切开，做好相应护理。

(6) 下呼吸道梗阻

护理应注意：①及时清除呼吸道分泌物和吸入物；②注意观察患者有无呼吸困难、发绀；经常听诊肺部，注意有无肺部啰音、潮气量降低、气道阻力增高、心率增快和血压降低等下呼吸道梗阻的症状，若发现异常应及时报告医生并配合治疗；③注意避免患者因变换体位而引起气管导管扭折。

(7) 低氧血症

1）密切观察：观察患者的意识、生命体征和面色等，注意有无呼吸急促、发绀、烦躁不安、心动过速、心律失常、心律紊乱、血压升高等低氧血症征象。

2）监测血气分析结果：加强监测 SpO_2 和 PaO_2 的变化。

3）供氧和通气护理：若患者出现低氧血症，应予以有效吸氧；必要时配合医师行机械通气治疗和护理。

4）根据医嘱，针对病因和对症处理。

(8) 低血压

1）加强观察：密切观察患者的意识、血压、尿量、心电图及血气分析等变化；注意患者有无皮肤弹性差、少尿、代谢性酸中毒、心肌缺血及中枢神经功能障碍等表现。

2）调整麻醉深度，补充血容量：一旦发现患者低血压，应根据手术刺激的强度，调整麻醉深度，并根据失血量，快速补充血容量。

3）其他用药护理：患者血压骤降，经快速输血、输液仍不能纠正时，应及时按医嘱应用血管收缩药，以维持血压。因术中牵拉反射引起低血压者，应及时解除刺激，必要时静脉注射阿托品。

(9) 高血压

1）完善高血压患者的术前护理：对术前已存在高血压的患者，应完善其术前准备并有效控制高血压。

2）密切观察血压变化：随时观察患者的血压变化，舒张压高于100mmHg或收缩压高于基础值的30%时，应根据原因进行针对性处理，注意避免发生高血压危象。

3）用药护理：对因麻醉过浅或镇痛剂用量不足所致高血压者，可根据手术刺激程度调整麻醉深度和镇痛剂的用量；若为合并顽固性高血压，应按医嘱应用降压药和其他心血管药物。

（10）心律失常和心脏骤停

1）密切监测患者心律变化：注意患者有无心动过速、心率增快、心动过缓、心脏骤停及房性期前收缩等心律失常表现。一旦发现异常，应及时报告医师，并配合救治。

2）祛除诱因：①因麻醉过浅引起的窦性心动过速可通过适当加深麻醉得以缓解。②由低血容量、贫血及缺氧引起的心率增快，应针对病因，按医嘱补充血容量、输血和吸氧等。③对心、肺并发症引起的频发房性期前收缩患者，应按医嘱予以毛花苷 C（西地兰）治疗。④对因手术牵拉内脏或心眼反射引起的心动过缓、甚至心脏骤停，应立即停止手术，静注阿托品，并迅速施行心肺复苏术。

（11）坠积性肺炎

1）病因：①呕吐物反流及误吸导致肺损伤、肺水肿及肺不张等。②呼吸道梗阻使分泌物积聚。③气管插管刺激呼吸道分泌物增加。④血容量不足使分泌物较黏稠。⑤患者术后长期卧床或因伤口疼痛惧怕咳嗽，或因身体虚弱无力咳嗽等，致气道分泌物积聚。

2）预防、观察和护理措施包括：①保持呼吸道通畅：预防呕吐物反流及误吸所致的呼吸道梗阻。具体护理措施同第一节相关部分。②稀释痰液：按医嘱补充血容量，定时予以雾化吸入疗法等，以稀释痰液，降低患者排痰难度。③促进排痰：定时协助翻身、拍背，指导并鼓励患者正确咳嗽、咳痰。若患者自主咳嗽困难，可刺激其喉部促进被动咳嗽、咳痰。对痰液过多且黏稠、不易咳出者，可经口、鼻吸痰。④加强观察：密切观察患者生命体征及肺部体征等变化，定期监测血常规，注意有无坠积性肺炎的发生。⑤积极处理：一旦发生坠积性肺炎，应立即按医嘱及时、合理应用抗生素控制感染，同时予以吸氧、全身支持治疗。

【健康教育】

1. 麻醉前向患者解释麻醉方法和手术进程，讲述麻醉操作的配合要点及麻醉后注意事项。

2. 对术后仍然存在严重疼痛、需带自控镇痛泵出院的患者，教会其对镇痛泵的自我管理和护理。若出现镇痛泵脱落、断裂或阻塞者，及时就诊。

第三节 椎管内麻醉

一、硬脊膜外阻滞

硬脊膜外阻滞，又称硬膜外麻醉，是将局麻药注入硬脊膜外间隙，阻滞脊神经根，使其支配区域产生暂时性麻痹。与腰麻不同，硬脊膜外阻滞通常采用连续给药法，根据病情、手术范围和时间分次给药，使麻醉时间按手术需要延长。

【适应证与禁忌证】

1. 适应证

适用于除头部以外的任何部位的手术，最常用于横膈以下的各种腹部、腰部和下肢手术。

2. 禁忌证

对精神病或小儿等不合作患者，一般不采用椎管内麻醉。

（1）中枢神经系统疾病。

（2）休克。

（3）穿刺部位皮肤感染或全身脓毒症。

（4）脊柱外伤或结核，脊柱畸形穿刺困难者。

（5）急性心力衰竭或冠心病发作。

（6）严重腰背痛史、凝血机制障碍、明显腹内压增高。

【分类】

根据硬膜外阻滞部位的不同，可分为高位、中位、低位及骶管阻滞。

1. 高位阻滞

穿刺部位在 $C_5 \sim T_6$，适用于甲状腺、上肢或胸壁手术。

2. 中位阻滞

穿刺部位在 $T_6 \sim T_{12}$，适用于腹部手术。

3. 低位阻滞

穿刺部位在腰部各棘突间隙，适用于下肢及盆腔手术。

4. 骶管阻滞

经骶裂孔穿刺，适用于肛门、会阴部手术。

【常用麻醉药】

1. 利多卡因

常用浓度为1.5%~2%，起效时间5~8分钟，作用维持时间约1小时左右；成年人一次最大量为400mg。反复用药后易用出现快速耐药性。

2. 丁卡因

常用浓度为0.2%~0.33%，起效时间为10~20分钟，作用持续时间为1.5~2小时；成人一次最大用量为60mg。

3. 布比卡因

常用浓度为0.5%~0.75%，起效时间7~10分钟，作用维持时间2~3小时。

4. 其他

2%氯普鲁卡因、0.5%~0.75%罗哌卡因、左布比卡因0.5%~0.75%。

【护理评估】

1. 麻醉前和麻醉中的护理评估

（1）健康史

评估患者的年龄、性别、性格特征、职业和饮食习惯，了解近期有无上呼吸道或肺部感染，同时做以下资料的评估：①个人史。②既往史：有无中枢神经系统、心血管和呼吸系统等病史，有无凝血机制障碍；有无静脉炎；有无腰椎畸形、受损或腰椎间盘突出症；有无硬膜外麻醉禁忌证等；有无高血压及低血压史，是否已得到有效控制。③既往手术、麻醉史、用药史、过敏史和家庭史。

（2）身体状况

①局部：有无牙齿缺少或松动、是否安有义齿。腰部拟穿刺部位皮肤有无破损或感染病灶，脊柱有无畸形等。

②全身：有无血容量不足的现象，如皮肤弹性差或尿量减少等。有无皮肤、黏膜出血的表现，如牙龈出血或皮下淤斑等。有无心功能不全的表现。有无脑部和肺部疾患。高血压患者的血压控制情况。

(3) 心理-社会状况

评估硬脊膜外阻滞麻醉手术患者焦虑程度的影响，了解患者与家属对该麻醉方式的了解程度。

2. 麻醉后的护理评估

(1) 术中情况

评估麻醉方式、麻醉药种类和用量；术中失血量、输血量和补液量；术中，患者有无发生血压下降、恶心呕吐、心动过缓、心律失常、甚至呼吸、心脏骤停、全脊髓麻醉、局麻药中毒等并发症。

(2) 术后情况

①身体状况：评估患者的意识状态、血压、呼吸和心率；是否有肢体障碍；感觉是否恢复；有无头痛、尿潴留等麻醉后并发症征象；腰部穿刺部位有无异常渗血及感染等征象。

②心理-社会状况：评估患者对麻醉后不适，如头痛、尿潴留等的认识和情绪反应，家属对麻醉后相关知识的了解程度。

【护理诊断】

1. 疼痛

与手术创伤和麻醉药物作用消失有关。

2. 焦虑、恐惧

与患者对手术室环境陌生、担心麻醉安全性和手术等有关。

3. 潜在并发症

全脊髓麻醉、局麻药毒性反应、血压下降、呼吸抑制、恶心呕吐、神经损伤、硬膜外血肿、硬膜外脓肿等。

【护理措施】

1. 术中并发症的护理

(1) 全脊髓麻醉

1）避免麻药误注入蛛网膜下隙：严格按照操作规程施行硬膜外阻滞，穿刺时细致谨慎，导管置入硬膜外腔后回吸应无脑脊液，先采用试验剂量用药，确定未误入蛛网膜下隙后方能继续给药。

2）加强观察：麻醉过程中密切观察患者呼吸、血压、心率和意识改变，注意有无迅速出现的低血压、意识不清，呼吸困难，甚至呼吸、心脏停搏等全脊髓麻醉表现。

3）一旦发生全脊髓麻醉，应立即行面罩加压给氧，并积极配合医师紧急行心肺脑复苏术，同时加快输液速度，按医嘱给予升压药，维持循环功能。

（2）局麻药毒性反应

1）避免局麻药注入血管内：注药前必须先回抽确定无血液，防止药物误注入血管内。

2）控制药物用量：一次用药不超过限量或予以小剂量分次注射。

3）给予麻醉前用药：如地西泮或巴比妥类等。

4）药液内加入适量肾上腺素：局麻药内加入肾上腺素能使局部血管收缩，延缓局麻药的吸收，既能延长其作用时间，又能减轻局麻药的毒性反应，还能消除普鲁卡因和利多卡因等扩张血管的作用，减少创面渗血。

5）加强观察：密切观察患者的意识、生命体征、血压、心率等变化，注意有无嗜睡、眩晕、惊恐不安、定向障碍、寒战、意识不清、抽搐、惊厥、呼吸困难、血压下降、心率缓慢、甚至心搏和呼吸停止等全身毒性反应表现。

6）积极处理毒性反应：毒性反应一旦发生，应立即停止注药，予以吸氧。轻者可予地西泮 0.1~0.2mg/kg 10~20ml 静脉注射，以预防和控制抽搐发生；出现抽搐或惊厥者，可静脉注射 2.5%硫喷妥钠 1~2mg/kg 2~4ml；惊厥反复发作者，可静脉注入琥珀胆碱 1mg/kg 后，行气管插管及人工呼吸。对出现低血压者，可按医嘱予以升压药及输血、输液等措施维持血压。对心率缓慢者，予以缓慢静脉注入阿托品。一旦呼吸、心脏骤停，应立即行心肺脑复苏术。

（3）呼吸抑制

通过降低用药浓度，减轻对运动神经的阻滞，可以减轻局麻药对呼吸的抑制作用。

（4）血压下降

因交感神经被阻滞，阻力血管和容量血管扩张所致。尤其是上腹部手术时，因胸腰段交感神经阻滞范围较广，并可阻滞心交感神经引起心动过缓，更易发生低血压。一旦发生，加快输液速度，必要时静脉注射麻黄碱 10~15mg，以提升血压。

2. 术后并发症的护理

(1) 神经损伤

1）选择质地较柔软的导管：避免损伤脊神经根或脊髓。

2）加强观察：穿刺或置管过程中注意观察患者的感觉和运动功能变化，若出现电击样异感并向肢体放射，说明已触及神经。若异样感觉持续时间长，说明损伤严重，应放弃阻滞麻醉。

3）对症处理：对出现神经损伤征象者，一般予以对症治疗，数周或数月后可自愈。

(2) 硬膜外血肿

1）完善术前准备：术前纠正凝血功能障碍。对有凝血功能障碍或正在接受抗凝治疗者，禁用硬膜外阻滞。

2）加强观察：注意观察患者有无进行性肌力减退，甚至肌无力或截瘫表现。

3）尽早发现和处理：一旦发现血肿压迫征兆，应及时报告医师并作好手术准备，争取在血肿形成后 8 小时内进行椎板切开减压术，清除血肿、解除压迫。

(3) 硬膜外脓肿

1）预防感染：严格无菌操作，避免从感染部位穿刺。

2）加强观察：观察患者体温、脉搏、肌力及白细胞计数等变化，注意有无全身感染征象及肌无力或截瘫表现。

3）积极处理：一旦明确为硬膜外脓肿，应按医嘱应用大剂量抗生素，并积极做好手术准备，尽早行椎板切开引流术。

(4) 导管拔除困难或折断

因椎板、韧带及椎旁肌群强直致导管难以拔出，也见于置管技术不当、导管质地不良、拔管用力不当等情况。如遇到拔管困难，切忌使用暴力，可将患者置于原穿刺体位，热敷或在导管周围注射局麻药后再行拔出。若导管折断，无感染或无神经刺激症状者，可不取出，但应密切观察。

【健康教育】

1. 对术后需带自控镇痛泵（PCA）出院的患者，教会其对镇痛泵的自我管理。

2. 部分硬膜外阻滞后患者头痛或腰部疼痛患者，应注意休息短期能自行缓解。

3. 出院后出现肢体障碍，排泄困难患者应及时复诊。
4. 有出血倾向的患者注意背部穿刺点的观察。

二、蛛网膜下隙阻滞

蛛网膜下隙阻滞，又称腰麻，是将局麻药注入蛛网膜下隙，作用于脊神经前根和后根，产生不同程度的阻滞。

【适应证与禁忌证】

1. 适应证

腰麻适用于持续 2～3 小时以内的下腹部、盆腔、下肢和肛门会阴部手术，如阑尾切除术、疝修补术、痔切除术、肛瘘切除术及半月板摘除术等。

2. 禁忌证

对精神病或小儿等不合作患者，一般不采用腰麻。

（1）中枢神经系统疾病，如脑脊膜炎、颅内压增高等。

（2）休克。

（3）穿刺部位皮肤感染或全身脓毒症。

（4）脊柱外伤或结核。

（5）急性心力衰竭或冠心病发作。

（6）严重腰背痛史、凝血机制障碍、明显腹内压增高。

【常用麻醉药】

1. 普鲁卡因

常用于简单、短时手术，如刮宫术、环扎术等。

2. 布比卡因和丁卡因

常用于长时间手术，如膝关节、髋关节置换术或下肢血管手术等。

【护理评估】

1. 麻醉前和麻醉中的护理评估

（1）健康史

评估有无凝血机制障碍；评估有无心、脑肺部病史；评估有无腰椎畸形和腰麻禁忌证；评估有无高血压病史等。

（2）身体状况

评估局部和全身状况：穿刺部位皮肤有无破损及感染病灶；脊柱有无畸形等；有无血容量不足和出血倾向等现象。

（3）心理-社会状况

评估患者麻醉前焦虑程度的影响，了解患者与家属对该麻醉方式的了解程度。

2. 麻醉后的评估

（1）术中情况

评估麻醉方式、麻醉药种类和用量；术中失血量、输血量和补液量；术中患者有无发生血压下降、恶心呕吐、心动过缓、心律失常、甚至呼吸、心脏骤停、全脊髓麻醉、局麻药中毒等并发症。

（2）术后情况

1）身体状况：患者的意识状态、血压、呼吸和心率；是否有肢体障碍；感觉是否恢复；有无头痛、尿潴留等麻醉后并发症征象；腰部穿刺部位有无异常渗血及感染等征象。

2）心理-社会状况：评估患者对麻醉后不适，如头痛、尿潴留等的认识和情绪反应，家属对麻醉后相关知识的了解程度。

【护理诊断】

1. 焦虑和恐惧

与对手术室环境陌生、担心麻醉安全性和手术等有关。

2. 疼痛

与手术创伤和麻醉药物的作用消失有关。

3. 潜在并发症

血压下降、心率减慢、呼吸抑制、恶心呕吐、腰麻后头痛、尿潴留等。

【护理措施】

1. 预防术中并发症

（1）血压下降或心率减慢

1）完善患者的术前准备：对术前已存在高血压、低血压及血容量不足的患者，应完善其术前准备，有效控制血压，补足血容量。

2）加强观察：术中密切观察患者血压和心率变化，注意有无低血压和心动过缓出现。

3）调整麻醉深度，补充血容量：一旦发现患者低血压，应根据手术范围调整麻醉平面，对血压下降明显者，可先予以快速静脉补液以扩充血容量。

4）其他药物的应用：经上述处理无效者，可按医嘱静脉注射麻黄碱收缩血管，提升血压。对心动过缓者，可按医嘱给予阿托品。

（2）呼吸抑制

1）密切观察患者的呼吸、心率、血压和面色的变化等，注意有无呼吸抑制的表现。

2）若发现患者呼吸功能不全，应立即予以吸氧，同时采用面罩辅助呼吸。

3）一旦患者发生呼吸停止，应立即作气管内插管并人工呼吸。若出现呼吸心脏骤停，则应立即进行心肺脑复苏术。

（3）恶心、呕吐

1）麻醉前应用阿托品，以降低迷走神经兴奋性。

2）麻醉过程中密切观察患者有无恶心呕吐反应。

3）若发生呕吐，应积极寻找原因，并采取针对性治疗措施，如提升血压、吸氧、暂停腹腔内脏的牵拉等。也可按照医嘱予以氟哌利多或昂丹司琼（枢复宁）等药物进行预防和治疗。

2. 预防术后并发症

（1）腰麻后头痛

麻醉时采用细针穿刺；提高穿刺技术，避免反复多次穿刺；围手术期足量补液并预防脱水；腰麻术后常规采取去枕平卧4~6小时，以预防腰麻后头痛的发生；对发生头痛者，予以平卧休息，可按医嘱给予镇痛剂或安定类药物，或采取针灸、腹带捆绑腹部等。严重者可于硬膜外腔注入生理盐水或5%葡萄糖液。

（2）尿潴留

1）术前准备：解释术后易出现尿潴留的原因，指导患者练习床上排尿，并嘱术后一旦有尿意，应及时排尿。

2）促进排尿：鼓励术后患者及时床上排尿，若无禁忌，可协助其下床排尿，以避免膀胱过度充盈、导致尿潴留。

3）留置导尿管：若上述措施无效，应予以留置导尿管，解除尿潴留。

【健康教育】

少数腰麻后头痛患者在出院时仍未缓解时，无须过分焦虑，注意休息后能自行缓解。

第四节　局部麻醉

广义的局麻包括椎管内麻醉，但由于后者有其特殊性，故习惯于将其作为单独的麻醉方法。局麻是一种简便易行、安全有效、并发症较少的麻醉方法，患者意识清醒，适用于较表浅、局限的手术。实施局麻应熟悉周围神经解剖，掌握正确的操作技术，熟悉局麻药的药理特性，以避免毒性反应的发生。

【常用局麻药】

1. 普鲁卡因

弱效、短时效但却较为安全的常用局麻药。适用于局部浸润麻醉，不用于表面麻醉和硬膜外麻醉。成人一次限量1g。

2. 丁卡因

强效、长时效局麻药。适用于表面麻醉、神经阻滞、腰麻和硬膜外阻滞，不用于局部浸润麻醉。成人一次表面麻醉限量40mg，神经阻滞80mg。

3. 利多卡因

中效、中时效局麻药。用于各种局麻方法。最适用于神经阻滞和硬膜外阻滞，反复用药可快速产生耐药性。成人一次表面麻醉限量100mg，局部浸润麻醉和神经阻滞400mg。

4. 布比卡因

强效、长时效局麻药。多用于神经阻滞、腰麻及硬膜外阻滞，很少用于局部浸润麻醉。适用于产科的分娩镇痛。成人一次限量150mg。

5. 罗哌卡因

酰胺类局麻药，作用强度类似布比卡因，多用于神经阻滞和硬膜外阻滞。适用于分娩镇痛和硬膜外镇痛。成人一次限量150mg。

【常用局麻方法】

1. 表面麻醉

将渗透作用强的局麻药用于局部黏膜表面，使其透过黏膜而阻滞黏膜下神经末梢，产生麻醉作用的方法，称为表面麻醉。多用于眼、鼻腔、口腔、咽喉、气管及支气管、尿道等处的浅表手术或检查。常用药物为0.5%～1%丁卡因，或2%～4%利多卡因。根据手术部位不同，选择不同给药方法。如眼科手术用滴入法；鼻腔、口腔手术用棉片贴敷法或喷雾法；尿道和膀胱手术用注入法等。若滴入眼内或注入尿道，由于局麻药能较长时间与黏膜接触，应减少剂量。

2. 局部浸润麻醉

沿手术切口线分层注入局麻药，阻滞神经末梢而起到麻醉作用，称为局部浸润麻醉。常用药物为0.5%普鲁卡因或0.25%～0.5%利多卡因。操作方法：在手术切口线一端进针，刺入皮内，注药后形成橘皮样皮丘，若需浸润远端组织，穿刺针应从先前已浸润过的部位刺入，如此连续进行，在切口线上形成皮丘带。然后经皮丘分层注药，注药时加压注射，边注射边进针。注意事项：①每次注药前回抽，以防药液注入血管；②局麻药中加入适量肾上腺素可减缓药液吸收，延长作用时间；③感染及癌肿部位不宜用局部浸润麻醉。

3. 区域阻滞

围绕手术区，在其四周和底部注射局麻药，以阻滞支配手术区神经纤维的方法称为区域阻滞。用药同局部浸润麻醉。其优点在于避免穿刺病理组织。适用于局部肿块切除，如乳腺良性肿瘤切除术。

4. 神经及神经丛阻滞

将局麻药注入神经干、丛、节的周围，阻滞相应区域的神经冲动传导而产生麻醉作用，称神经阻滞或神经丛阻滞。其操作较简单，注射一处即可获得较大区域的阻滞麻醉。临床常用臂丛神经阻滞、颈丛神经阻滞、肋间神经阻滞和指（趾）神经阻滞等。

【护理评估】

1. 健康史

评估患者的病史、麻醉及手术史、用药史、家族史、个人史。

2. 身体状况

评估患者的一般资料，进行麻醉手术风险评估，生命体征及营养状况等的观察。

3. 心理-社会状况

了解患者对疾病、手术方式、麻醉方式的认识程度；对术前准备护理配合和术后康复知识的了解程度。

【护理诊断】

潜在并发症

局麻药毒副作用。

【护理措施】

1. 术后一般护理

局麻药对机体影响小，一般无需特殊护理。若术中用药剂量较大、手术时间较长，应嘱患者在术后休息片刻，经观察无异常后方能离院。患者离院前，告之其若有不适，即刻就诊。

2. 心理护理

告知麻醉相关知识并签署麻醉同意书。

3. 并发症的观察、预防和护理

（1）毒性反应：①避免局麻药注入血管内。②控制药物用量：对体质衰弱者及血液循环丰富的注药部位予以酌减用量。③加强观察和积极处理毒性反应：吸氧、镇静，必要时气管插管。

（2）过敏反应：①选用不过敏的局麻药。②加强观察：麻醉过程中注意患者的呼吸、血压及皮肤改变等，注意有无呼吸困难、低血压和荨麻疹等过敏反应的表现。③积极处理过敏反应：患者一旦发生过敏反应，应首先中止用药，保持呼吸道通畅并予以吸氧。低血压者应适当补充血容量，紧急情况下可应用血管活性药物，同时应用皮质激素和抗组胺药物治疗。④臂丛、颈丛麻醉常见并发症：血气胸。

【健康教育】

了解患者有无局麻药过敏史，在术中用药较多者，应嘱咐患者在手术室外休息 15~30 分钟，观察有无不适及异常反应后方可离去，无需过分焦虑，休息后能自行缓解。

第五节 麻 醉 后

【护理评估】

1. 术中情况评估

评估麻醉方式、麻醉药种类和用量，术中失血量、输血量和补液量，术中患者有无血压下降、恶心呕吐、心律失常、麻药中毒等并发症。

2. 术后情况评估

（1）身体状况

评估患者的意识状态，循环系统、肌力恢复状况，自主呼吸状态，有无吞咽呛咳反射恢复，各种管道固定是否牢靠，危重患者做好各种监测，进行安全转送。

（2）心理-社会状况

评估患者对麻醉后不适的认识和情绪反应及其家属对麻醉后相关知识的了解程度。

【护理诊断】

1. 疼痛

与手术创伤和麻醉药物作用消失有关。

2. 焦虑、恐惧

与患者担心麻醉安全性和手术等有关。

3. 潜在并发症

麻醉手术后，麻醉用药的毒性反应、血压下降、呼吸抑制、恶心呕吐、神经损伤、局部血肿等。

【麻醉恢复期的护理措施】

1. 生命体征的监测

（1）呼吸系统

1）观察患者呼吸次数、节律及胸腹部呼吸活动幅度，以了解患者的呼吸功能。

2）肺部听诊，判断气管导管是否移位，有无肺不张及分泌物积聚等。

3）监测脉搏、血氧饱和度，以了解组织供氧情况。

4）定时监测血气分析变化。

（2）循环系统

1）常规监测心电图，了解患者有无心律失常和心肌缺血等。

2）密切监测脉搏和心率变化，注意其强弱、频率、节律变化。

3）密切监测血压、中心静脉压、肺动脉压等，了解患者循环血容量及心血管功能。

4）指压甲床观察毛细血管再充盈时间，了解末梢循环情况。

5）观察每小时尿量，了解循环灌注情况。

（3）中枢神经系统

密切观察患者的意识状态、瞳孔大小、对光反射、对疼痛的知觉和体温变化。

2. 气管内插管的拔管条件

（1）意识及肌力恢复

患者可根据指令作睁眼、张口、舌外伸、握手等动作，上肢抬高时间达到10秒以上。

（2）自主呼吸状态良好

患者无呼吸困难征象，每分钟呼吸频率维持在15次左右；潮气量>5ml/kg；肺活量>15ml/kg；$PaCO_2$<6kPa（45mmHg）；吸空气状态下PaO_2>8kPa（60mmHg）；吸纯氧状态下PaO_2>40kPa（300mmHg）。

（3）其他

吞咽、呛咳反射恢复，鼻腔、口腔及气管内无分泌物。

3. 送患者返回病房的指征

（1）神经系统

意识恢复；肌力恢复；患者可根据指令睁眼、张口和握手。

（2）呼吸系统

已拔除气管插管；通气量足够；呼吸频率和节律正常；无呼吸道梗阻；肺部听诊无异常；根据指令可以深呼吸、咳嗽。

（3）循环系统

心电图示无心肌缺血及心律失常；心率、脉搏、血压正常、稳定。

（4）其他

无明显血容量不足的表现；血气分析正常；体温正常。

4. 苏醒过程中患者的管理和转送

在转运前应补足血容量；搬动过程中，动作应轻柔、缓慢，确保各种管道的妥善固定，防止脱出。对有呕吐可能者，应将其头置于侧偏位。对全麻未清醒患者，应在人工呼吸状态下转送；一般患者的转送，可在自主呼吸空气状态下转送；对心脏及大手术、危重患者，则应在吸氧及严密循环、呼吸监测下转送。

第四章　围手术期患者的护理

第一节　手　术　前

外科患者在手术前不仅应注意疾病本身，更要对患者的全身状况进行全方位的了解。评估是否存在增加手术危险性或使恢复不利的异常因素，包括可能影响整个病程的潜在因素，如心、肺、肝、肾、内分泌、血液、免疫系统的功能及营养、心理状态等。因此，需详细询问病史、进行全面的体格检查，了解各项辅助检查结果，以准确估计患者的手术耐受力，同时发现问题，在术前予以纠正，术后加以防治。

【护理评估】

1. 健康史

（1）现病史

询问本次发病的诱因、主诉、主要症状与体征。

（2）既往史

询问既往有无高血压、心脏病、糖尿病、肝肾疾病史；有无手术史；用药情况、有无药物过敏等。

（3）个人史

询问有无吸烟、饮酒习惯，吸烟、饮酒的量和次数；询问女性患者的月经、生育史等。

通过以上询问，评估患者对疾病的认识，了解患者对手术、麻醉、预后及对手术后康复知识的了解情况。

2. 身体状况

（1）营养状态

测量身高、体重、肱三头肌皮肤皱褶厚度、上臂周径、血浆白蛋白等，全面评定患者的营养状态。

(2) 体液平衡

有无体液失衡的原因，如摄入不足、发热、呕吐、腹泻、多尿、肠梗阻、急性胃扩张等，有无脱水及脱水程度、类型，有无电解质紊乱和酸碱失衡。

(3) 有无感染

有无咳嗽、咽痛、体温升高等上呼吸道感染症状，观察皮肤，特别是手术区域的皮肤有无损伤和感染。

(4) 重要器官的功能

1) 心血管功能：血压、脉搏、心率、心律、四肢末梢循环状况，有无高血压、冠心病、贫血等增加手术危险的因素。

2) 呼吸系统功能：呼吸型态，有无哮喘、咳嗽、咳痰、胸痛；有无肺气肿、支气管扩张、哮喘等增加手术危险性的因素。

3) 泌尿系统功能：排尿情况，有无尿频、尿急、排尿困难等症状；观察尿量和尿液颜色、性状，肾功能监测情况，有无肾功能不全、前列腺肥大等增加手术危险的因素。

4) 肝功能：有无黄疸、腹水、肝掌、蜘蛛痣、呕血、黑便等，有无肝炎、肝硬化、血吸虫病史或长期饮酒史，了解肝功能情况。

5) 血液功能：有无出血倾向，如牙龈、口腔黏膜有无出血，皮肤是否有出血点和淤斑等增加手术危险性的因素。

6) 内分泌功能：有无糖尿病病史。

7) 神经系统功能：有无头晕、眩晕、耳鸣、步态不稳、抽搐和昏迷等增加手术危险性的因素。

3. 心理-社会状况

(1) 评估心理状态

无论何种手术，患者的心理矛盾突出，除表现为感情脆弱、情绪波动、自尊心和依赖性增加外，最常见的心理反应是焦虑。故手术前应全面评估患者的心理状态，正确引导和及时纠正不良的心理反应，以保证各项治疗护理措施顺利进行。

(2) 评估社会支持系统

了解家属、单位对疾病与手术的看法，对患者的支持、关心程度，家庭经济状况、医疗费用承受能力。

【护理诊断】

1. 焦虑和恐惧

与罹患疾病、接受麻醉和手术、担心预后及住院费用高、医院环境陌生等有关。

2. 营养失调：低于机体需要量

与疾病消耗、营养摄入不足或机体分解代谢增强等有关。

3. 睡眠型态紊乱

与疾病导致的不适、环境改变和担忧有关。

4. 知识缺乏

缺乏手术、麻醉相关知识及术前准备知识。

5. 体液不足

与疾病所致体液丢失、液体摄入量不足或体液在体内分布转移等有关。

【护理措施】

1. 心理准备

（1）建立良好的护患关系

了解患者病情及需要，给予安慰。通过适当的沟通技巧，取得患者信任。

（2）认知干预

帮助患者正确认识病情，指导患者提高认知和应对能力，积极配合治疗和护理。

（3）心理支持和疏导

鼓励患者表达感受，倾听其诉说，帮助患者宣泄恐惧、焦虑等不良情绪；耐心解释手术必要性，介绍医院技术水平，增强治疗信心；动员患者的社会支持系统，使其感受到被关心和重视。

（4）制定健康教育计划

帮助患者认识疾病、手术的相关知识及术后用药的注意事项，向患者说明术前准备的必要性，逐步掌握术后配合技巧及康复知识，使患者对手术的风险及可能出现的并发症有足够的认识及心理准备。

2. 一般准备与护理

（1）饮食和休息

加强饮食指导，鼓励摄入营养素丰富、易消化的食物。消除引起不良睡眠的诱因，创造安静舒适的环境，告知放松技巧，促进患者睡眠。病情允许者，适当增加白天活动，必要时遵医嘱予以镇静安眠药。

（2）适应性训练

①指导床上使用便盆的方法，以适应术后床上排尿和排便；②教会自行调整卧位和床上翻身的方法，以适应术后体位的变化；③部分患者还应指导其练习术中体位；④教会患者正确深呼吸、咳嗽、咳痰方法并进行练习。

（3）输血和补液

拟行大、中手术前，遵医嘱做好血型鉴定和交叉配血实验，备好一定数量的红细胞或血浆。凡有水、电解质及酸碱平衡失调和贫血者，在术前予以纠正。

（4）协助完成术前检查

遵医嘱完成术前各项心、肺、肝、肾功能及凝血时间、凝血酶原时间、血小板计数等检查，必要时监测有关凝血因子；协助医师最大程度地改善心、肺、肝、肾功能，提高患者手术耐受力。

（5）预防术后感染

及时处理已知感染灶，避免患者与其他感染者接触，遵医嘱合理应用抗生素。预防性抗生素适用于：①涉及感染灶或切口接近感染区域的手术；②开放性创伤、创面已污染、清创时间长、难以彻底清创者；③操作时间长、创面大的手术；④胃肠道手术；⑤癌肿手术；⑥涉及大血管的手术；⑦植入人工制品的手术；⑧器官移植术。

（6）胃肠道准备

①成人择期手术前禁食 8～12 小时，禁饮 4 小时，以防麻醉或术中呕吐引起窒息或吸入性肺炎；②术前一般不限制饮食种类，消化道手术者，术前 1～2 日进食流质饮食；③术前一般无需放置胃管，但消化道手术或某些特殊疾病（如急性弥漫性腹膜炎、急性胰腺炎等），应放置胃管；④一般于术前 1 日晚行清洁灌肠，使术中肠腔处于空虚状态以减少并发感染的机会；⑤肠道手术前 3 日开始做肠道准备；⑥幽门梗阻者，术前洗胃。

（7）手术区皮肤准备

1）洗浴：术前 1 日下午或晚上，清洗皮肤。细菌栖居密度较高的部位（如手、足），或不能接受强刺激消毒剂的部位（如面部、会阴部），术前可用氯己定（洗必泰）反复清洗。腹部及腹腔镜手术的患者应注意脐部清洁。若皮肤上有油脂或胶布粘贴的残迹，用松节油或75%乙醇擦净。

2）备皮：手术区域若毛发细小，可不必剃毛；若毛发影响手术操作，手术前应予剃除。手术区皮肤准备范围包括切口周围至少15cm的区域，不同手术部位的皮肤准备范围可见表4-1。

表4-1　常用手术皮肤准备的范围

手术部位	备皮范围
颅脑手术	剃除全部头发及颈部毛发，保留眉毛
颈部手术	上自唇下，下至乳头水平线，两侧至斜方肌前缘
胸部手术	上自锁骨上及肩上，下至脐水平，包括患侧上臂和腋下，胸背均超过中线5cm以上
上腹部手术	上自乳头水平，下至耻骨联合，两侧至腋后线
下腹部手术	上自剑突，下至大腿上1/3前内侧及会阴部，两侧至腋后线，剃除阴毛
腹股沟手术	上自脐平线，下至大腿上1/3内侧，两侧至腋后线，包括会阴部，剃除阴毛
肾手术	上自乳头平线，下至耻骨联合，前后均过正中线
会阴部及肛门手术	上自髂前上棘，下至大腿上1/3，包括会阴及臀部，剃除阴毛
四肢手术	以切口为中心包括上、下方各20cm以上，一般超过远、近端关节或为整个肢体

（8）术日晨的护理

①认真检查、确定各项准备工作的落实情况；②体温升高或女性患者月经来潮时，应延迟手术；③进入手术室前，指导患者排尽尿液；预计手术时间将持续4小时以上及接受下腹部或盆腔内手术者，留置导尿；④胃肠道及上腹部手术者，留置胃管；⑤遵医嘱予以术前用药；⑥拭去指甲油、口红等化妆品，取下活动性义齿、眼镜、发夹、手表、首饰和其他贵重物品；⑦备好手术需要的病历、X线检查片、CT片、特殊用药或物品等，随患者带入手术室；⑧与手术室接诊人员仔细核对患者、手术部位及名称等，做好交接；⑨根据手术类型及麻醉方式准备麻醉床，备好床旁用物，如负压吸引装置、输液架、心电监护仪、吸氧装置等。

3. 特殊准备与护理

(1) 急症手术者

在最短时间内做好急救处理的同时进行必要的术前准备，如立即输液，改善患者水、电解质及酸碱平衡失调状况。若患者处于休克状态，立即建立2条以上静脉通道，迅速补充血容量；尽快处理伤口等。

(2) 营养不良

生化检查血清蛋白在30~35g/L或以下、血清转铁蛋白低于1.5mg/L、体重1个月内下降5%者，存在营养不良。营养不良患者常伴低蛋白血症，可引起组织水肿，影响愈合；此外，营养不良者抵抗力低下，易并发感染。因此，术前尽可能改善其营养，择期手术最好在术前1周左右，经口服或静脉补充热量、蛋白质和维生素，以利术后组织的修复和创口愈合，提高机体抵抗力。

(3) 高血压

患者血压在160/100mmHg以下时可不做特殊准备。高血压患者术前2周停用利血平等降压药，指导患者改用钙通道阻滞剂或β-受体阻断剂等合适的降压药以控制血压，但不要求血压降至正常水平才手术。

(4) 心脏病

伴有心脏疾患的患者，其术前准备应注意：①长期低盐饮食和服用利尿药物导致患者水、电解质平衡失调者，术前需纠正；②有心律失常者，偶发的室性期前收缩一般不需特殊处理；如有心房纤颤伴心室率≥100次/分以上者，遵医嘱用毛花苷C（西地兰），或口服普萘洛尔（心得安），尽可能将心率控制在正常范围；老年冠状动脉粥样硬化性心脏病（冠心病）患者，若出现心动过缓，心室率≤50次/分，术前遵医嘱用阿托品0.5~1.0mg，必要时放置临时心脏起搏器；③急性心肌梗死患者发病后6个月内不宜择期手术；6个月以上无心绞痛发作者，可在良好监护下施行手术；④心力衰竭患者，在心力衰竭控制3~4周后再施行手术。

(5) 呼吸功能障碍

①术前2周停止吸烟；②伴有阻塞性肺功能不全的患者，遵医嘱行雾化吸入治疗，改善通气功能，增加肺活量；③哮喘患者，可口服地塞米松等药物，减轻支气管黏膜水肿；④痰液黏稠患者，可采用雾化吸入，或服用药物使痰液稀薄，利于咳出。经常咳浓痰的患者，术前3~5

日使用抗生素，若病情允许，指导患者行体位引流，促使脓性分泌物排出；⑤急性呼吸系统感染患者，若为择期手术应推迟至治愈后1~2周再行手术；若为急症手术，需用抗生素并避免吸入麻醉；⑥重度肺功能不全及并发感染者，必须采取积极措施，改善其肺功能、待感染控制后再施行手术。

（6）肝疾病

手术创伤和麻醉都将加重肝负荷。术前做各项肝功能检查，了解患者术前肝功能情况。肝功能轻度损害者一般不影响手术耐受力；肝功能损害严重或濒于失代偿者，如有营养不良、腹水、黄疸等，或有急性肝炎患者，手术耐受力明显减弱，除急症抢救外，一般不宜手术。术前予高糖、高蛋白饮食改善营养状况。遵医嘱静脉滴注10%葡萄糖1000ml、胰岛素20U、10%氯化钾20ml的混合液增加肝糖原储备，必要时输注入血清蛋白、少量多次新鲜血液、维生素以纠正贫血、低蛋白血症、增加凝血因子等，改善全身情况。有胸、腹水者，限制钠盐，遵医嘱用利尿剂。

（7）肾疾病

麻醉、手术创伤、某些药物等都会加重肾负担。术前做各项肾功能检查，了解患者术前肾功能情况。依据24小时内肌酐清除率和血尿素氮测定值可将肾功能损害分为轻度、中度、重度3度（表4-2）。轻度、中度肾功能损害者，经过适当的内科处理多能较好地耐受手术；重度损害者需在有效透析治疗后才可耐受手术，但手术前应最大限度地改善肾功能。

表4-2　肾功能损害程度

测定法	肾功能损害		
	轻度	中度	重度
24小时肌酐清除率（ml/min）	51~80	21~50	<20
血尿素氮（mmol/L）	7.5~14.3	14.6~25.0	25.3~35.7

（8）糖尿病

糖尿病患者易发生感染，术前应积极控制血糖及相关并发症（如心血管和肾病变）。一般实施大手术前将血糖水平控制在正常或轻度升高状态（5.6~11.2mmol/L）、尿糖为+~++为宜。如系应用长效胰岛素或口服降血糖药物者，术前均改为胰岛素皮下注射，每4~6小时1次，使血糖和尿糖控制于上述水平。为避免发生酮症酸中毒，尽量缩短术前禁食时间，静脉输液时胰岛素与葡萄糖的比例按1U∶5g给予。禁食期间定时监测血糖。

（9）妊娠

妊娠患者患外科疾病需行手术治疗时，须将外科疾病对母体及胎儿的影响放在首位。如妊娠合并阑尾穿孔，胎儿病死率为8.7%；并发弥漫性腹膜炎的妊娠晚期患者全部早产，胎儿病死率约为35.7%。如果手术时机可以选择，妊娠中期相对安全。如果时间允许，术前应尽可能全面检查各系统、器官功能，特别是心、肾、肝、肺等功能，若发现异常，术前尽量纠正。需禁食时，从静脉补充营养，尤其是氨基酸和糖类，以保证胎儿的正常发育。确有必要时，允许行放射线检查，但必须加强必要的保护性措施，尽量使辐射剂量低于0.05~0.1Gy。为治疗外科疾病而必须使用药物时，尽量选择对孕妇、胎儿安全性较高的药物，如镇痛药吗啡对胎儿呼吸有持久的抑制作用，可用哌替啶代替，但应控制剂量，且分娩前2~4小时内不用。

（10）使用影响凝血功能药物

①监测凝血功能；②对于长期服用阿司匹林或非甾体药物（如布洛芬）的患者，术前7日停药；③术前使用华法林抗凝的患者，只要国际标准化比值维持在接近正常的水平，小手术可安全施行；大手术前4~7日停用华法林，但是对血栓栓塞的高危患者在此期间应继续使用肝素；④择期大手术患者在手术前12小时内不使用大剂量低分子量肝素，4小时内不使用大剂量普通肝素；心脏外科患者手术24小时内不用低分子量肝素；⑤在抗凝治疗期间需急诊手术的患者，一般需停止抗凝治疗。用肝素抗凝者，可用鱼精蛋白拮抗；用华法林抗凝者，可用维生素K和（或）血浆或凝血因子制剂拮抗。

【健康教育】

1. 告诉患者及家属，要有稳定的情绪、充足的睡眠及合理的饮食。
2. 介绍术前处置的程序和意义，如饮食管理、戒烟、备皮、备血、灌肠等。

3. 讲解术后可能留置的引流管、氧气管、导尿管、胃肠减压管的目的和意义。

4. 简单介绍手术室环境、手术过程及术中配合。

5. 指导患者作适应手术后变化的锻炼，减少术后并发症的发生：如床上排便排尿的适应性训练，学习深呼吸、有效咳嗽、翻身、肢体活动的方法；对胸腹部手术患者，要指导其学会腹式呼吸胸式呼吸及在咳嗽时如何保护切口；手术体位的适应性训练，如甲状腺手术者，术前要练习头颈部过伸位。

第二节　手　术　后

手术损伤可导致患者防御能力下降，术后切口疼痛、禁食及应激反应等均可加重患者的生理、心理负担，不仅可能影响创伤愈合和康复过程，而且可能导致多种并发症的发生。手术后患者的护理重点是防止并发症，减少痛苦与不适，尽快恢复生理功能，促进康复。

【护理评估】

1. 健康史

了解手术方式和麻醉类型，手术过程是否顺利，术中出血、输血、补液量以及留置的引流管情况等，以判断手术创伤大小及对机体的影响。

2. 身体状况

①生命体征：评估患者回到病室时的神志、体温、脉搏、呼吸、血压；②切口状况：了解切口部位及敷料包扎情况，有无渗血、渗液；③引流管：了解引流管种类、数量、位置及作用，引流是否通畅，引流液量、性状、颜色等；④肢体功能：了解术后肢体感知觉恢复情况及四肢活动度；⑤体液平衡：评估术后患者尿量、各种引流的丢失量、失血量及术后补液量和种类等；⑥营养状态：评估术后患者每日摄入营养素的

种类、量和途径，了解术后体重变化；⑦术后不适及并发症：了解有无切口疼痛、恶心、呕吐、腹胀、呃逆、尿潴留等术后不适，评估不适的种类和程度；评估有无术后出血、感染、切口裂开、深静脉血栓形成等并发症及危险因素。

3. 心理-社会状况

评估术后患者及家属对手术的认识和看法，了解患者术后的心理感受，进一步评估有无引起术后心理变化的原因：①担心不良的病理检查结果、预后差或危及生命；②手术致正常生理结构和功能改变，担忧手术对今后生活、工作及社交带来不利影响，如截肢、结肠造口等；③术后出现切口疼痛等各种不适；④身体恢复缓慢，出现并发症；⑤担忧住院费用昂贵，经济能力难以维持后续治疗。

【护理诊断】

1. 疼痛

与手术创伤、特殊体位等因素有关。

2. 有体液不足的危险

与手术导致失血、体液丢失、禁食禁饮、液体量补充不足有关。

3. 低效性呼吸型态

与术后卧床、活动量少、切口疼痛、呼吸运动受限等有关。

4. 营养失调：低于机体需要量

与术后禁食、创伤后机体代谢率增高有关。

5. 活动无耐力

与手术创伤、机体负氮平衡有关。

6. 潜在并发症

术后出血、切口感染或裂开、肺部感染、泌尿系统感染或深静脉血栓形成等。

【护理措施】

1. 一般护理

(1) 安置患者

①与麻醉师和手术室护士做好床旁交接。②搬运患者时动作轻稳，注意保护头部、手术部位及各引流管和输液管道。③正确连接各引流装

置。④检查输液是否通畅。⑤遵医嘱给氧。⑥注意保暖，但避免贴身放置热水袋，以免烫伤。

（2）体位护理

根据麻醉类型及手术方式安置患者体位：①全麻未清醒者，取平卧位，头偏向一侧，使口腔分泌物或呕吐物易于流出，避免误吸；麻醉清醒后根据需要调整体位。②蛛网膜下隙麻醉者，取平卧或头低卧位6~8小时，防止脑脊液外渗而致头痛。③硬脊膜外阻滞者，平卧6小时后根据手术部位安置体位。④颅脑手术者，如无休克或昏迷，可取15°~30°头高脚低斜坡卧位。⑤颈、胸部手术者，取高半坐卧位，以利呼吸和引流。⑥腹部手术者，取低半坐卧位或斜坡卧位，以减少腹壁张力，便于引流，并可使腹腔渗血渗液流入盆腔，避免形成膈下脓肿。⑦脊柱或臀部手术者，取俯卧或仰卧位。⑧腹腔内有污染者，在病情许可的情况下，尽早改为半坐位或头高脚低位。⑨休克患者，取中凹卧位或平卧位。⑩肥胖患者可取侧卧位，以利呼吸和引流。

（3）病情观察

1）生命体征：中、小型手术患者，手术当日每小时测量一次脉搏、呼吸、血压，监测6~8小时至生命体征平稳。对大手术、全麻及危重患者，必须密切观察，每15~30分钟测量一次脉搏、呼吸、血压及瞳孔、神志，直至病情稳定，随后可改为每小时测量一次或遵医嘱定时测量，并做好记录。有条件者可使用床旁心电监护仪连续监测。

2）中心静脉压：如果手术中有大量血液、体液丢失，在术后早期应监测中心静脉压。呼吸功能或心脏功能不全者可采用Swan-Ganz导管以监测肺动脉压、肺动脉楔压及混合静脉血氧分压等。

3）体液平衡：对于中等及较大手术，术后继续详细记录24小时出入量；对于病情复杂的危重患者，留置尿管，观察并记录每小时尿量。

4）其他：特殊监测项目需根据原发病及手术情况而定。如胰岛素瘤患者术后需定时监测血糖、尿糖；颅脑手术后的患者监测颅内压及苏醒程度；血管疾病患者术后定时监测指（趾）端末梢循环状况等。

（4）静脉补液

由于手术的不显性液体丢失、手术创伤及术后禁食等原因，术后患者多需接受静脉输液直至恢复进食。术后输液的量、成分和输注速度，取决于手术的大小、器官功能状态和疾病严重程度。必要时遵医嘱输血浆、红细胞等，以维持有效循环血量。

（5）饮食护理

1）非腹部手术：视手术大小、麻醉方法及患者的全身反应而定。体表或肢体的手术，全身反应较轻者，术后即可进食；手术范围较大，全身反应明显者，待反应消失后方可进食。局部麻醉者，若无任何不适，术后即可进食。椎管内麻醉者，若无恶心、呕吐，术后3~6小时可进食；全身麻醉者，应待麻醉清醒，无恶心、呕吐后方可进食。一般先给予流质，以后逐步过渡到半流质或普食。

2）腹部手术：尤其消化道手术后，一般需禁食24~48小时，待肠道蠕动恢复、肛门排气后开始进食少量流质，逐步递增至全量流质，至第5~6日进食半流质，第7~9日可过渡到软食，第10~12日开始普食。术后留置有空肠营养管者，可在术后第2日自营养管滴入营养液。

（6）休息与活动

①休息：保持室内安静，减少对患者的干扰，保证其安静休息及充足的睡眠；②活动：早期活动利于增加肺活量、减少肺部并发症、改善血液循环、促进切口愈合、预防深静脉血栓形成、促进肠蠕动恢复和减少尿潴留的发生。原则上，大部分患者术后24~48小时内可试行下床活动。病情稳定后鼓励患者早期床上活动，争取在短期内起床活动，除非有特殊制动要求（如脊柱手术后）。鼓励并协助患者在床上进行深呼吸、自行翻身、四肢主动与被动活动等。活动时，固定好各导管，防跌倒，并予协助。

（7）引流管护理

区分各引流管放置的部位和作用，并做好标记，妥善固定。保持引流通畅，若引流液黏稠，可通过负压吸引防止堵塞；术后经常检查引流管有无扭曲、压迫或堵塞。观察并记录引流液的量、性状和颜色，如有异常及时通知医师。如使用引流瓶，注意无菌操作，每日更换一次连接管及引流瓶。熟悉各类引流管的拔管指征，并进行宣教：①置于皮下等浅表部位的乳胶片一般术后1~2日拔除；②烟卷引流一般术后3日拔除；③作为预防性引流渗血的腹腔引流管，若引流液甚少，可于术后1~2日拔除；若作为预防性引流渗液用，则需保留至所预防的并发症可能发生的时间后再拔除，一般为术后5~7日；④连接胸腔引流管于水封引流瓶，24小时内引流量不超过50~60ml，经物理诊断及胸部透视证实肺膨胀良好者，可于36~48小时内拔除；如为肺部手术，则需延至48~96小时拔除；⑤胃肠减压管在肠功能恢复、肛门排气后拔除。其他引流管视具体情况而定。

（8）手术切口护理

观察切口有无渗血、渗液，切口及周围皮肤有无发红及切口愈合情况，及时发现切口感染、切口裂开等异常。保持切口敷料清洁干燥，并注意观察术后切口包扎是否限制胸、腹部呼吸运动或指（趾）端血液循环。对烦躁、昏迷患者及不合作患儿，可适当使用约束带并防止敷料脱落。

缝线拆除时间根据切口部位、局部血液供应情况和患者年龄、营养状况决定。一般头、面、颈部为术后4~5日拆除，下腹部、会阴部为术后6~7日拆除，胸部、上腹部、背部和臀部为术后7~9日拆除，四肢为术后10~12日（近关节处可适当延长）拆除，减张缝线为术后14日拆除。青少年患者拆线时间可以适当缩短，年老、营养不良的患者拆线时间适当延迟，切口较长者先间隔拆线，1~2日后再将剩余缝线拆除。用可吸收缝线行美容缝合者可不拆线。

（9）其他

做好口腔、皮肤等基础护理，保持口腔、皮肤的清洁，预防感染。

2. 术后不适的护理

（1）切口疼痛

1）常见原因：麻醉作用消失后，患者开始感觉切口疼痛，在术后24小时内最剧烈，2~3日后逐渐减轻。剧烈的疼痛可影响各器官的正常生理功能和休息，故需关心患者，并给予相应的处理和护理。

2）护理措施：①评估和了解疼痛的程度，采用口述疼痛分级评分法、数字疼痛评分法、视觉模拟疼痛评分法等。②观察患者疼痛的时间、部位、性质和规律。③鼓励患者表达疼痛的感受，简单解释切口疼痛的规律。④遵医嘱给予镇静、镇痛药，如地西泮、布桂嗪（强痛定）、哌替啶等。⑤大手术后1~2日内，可持续使用患者自控镇痛泵进行镇痛。患者自控镇痛（PCA）是指患者感觉疼痛时，通过按压计算机控制的微量泵按钮，向体内注射医师事先设定的药物剂量进行镇痛；给药途径以静脉、硬膜外最为常见，常用药物有吗啡、芬太尼、曲马多或合用非甾体类抗炎药等。⑥尽可能满足患者对舒适的需要，如协助变换体位，减少压迫等。⑦指导患者运用正确的非药物镇痛方法，减轻机体对疼痛的敏感性，如分散注意力等。

（2）发热

发热是术后患者最常见的症状。由于手术创伤的反应，术后患者的体温可略升高，变化幅度在0.1~1℃，一般不超过38℃，称之为外科手术热或吸收热，术后1~2日逐渐恢复正常。

1）常见原因：术后24小时内的体温过高（>39℃），常为代谢性或内分泌异常、低血压、肺不张和输血反应等。术后3~6日的发热或体温降至正常后再度发热，应警惕继发感染的可能，如手术切口、肺部及尿路感染。如果发热持续不退，要密切注意是否因更为严重的并发症所引起，如体腔内术后残余脓肿等。

2）护理措施：①监测体温及伴随症状。②及时检查切口部位有无红、肿、热、痛或波动感。③遵医嘱应用退热药物或物理降温。④结合病史进行胸部X线片、B超、CT、切口分泌物涂片和培养、血培养、尿液检查等，寻找病因并针对性治疗。

（3）恶心、呕吐

1）常见原因：①最常见的原因是麻醉反应，待麻醉作用消失后症状常可消失。②开腹手术对胃肠道的刺激或引起幽门痉挛。③药物影响，常见的如环丙沙星类抗生素、单独静脉使用复方氨基酸、脂肪乳剂等。④严重腹胀。⑤水、电解质及酸碱平衡失调等。

2）护理措施：①呕吐时，头偏向一侧，及时清除呕吐物。②行针灸治疗或遵医嘱给予镇吐药物、镇静药物及解痉药物。③持续性呕吐者，应查明原因并处理。

（4）腹胀

1）常见原因：术后早期腹胀是胃肠蠕动受抑制所致，随胃肠蠕动恢复即可自行缓解。若术后数日仍未排气且兼有腹胀，可能是腹膜炎或其他原因所致的肠麻痹。若腹胀伴有阵发性绞痛、肠鸣音亢进，可能是早期肠粘连或其他原因所引起的机械性肠梗阻，应作进一步检查。

2）护理措施：①胃肠减压、肛管排气或高渗溶液低压灌肠等。②协助患者多翻身，下床活动。③遵医嘱使用促进肠蠕动的药物如新斯的明肌内注射。④若是因腹腔内感染，或机械性肠梗阻导致的腹胀，非手术治疗不能改善者，做好再次手术的准备。

(5) 尿潴留

1）常见原因：①合并有前列腺增生的老年患者。②蛛网膜下隙麻醉后或全身麻醉后，排尿反射受抑制。③切口疼痛引起后尿道括约肌和膀胱反射性痉挛，尤其是骨盆及会阴部手术后。④手术对膀胱神经的刺激。⑤患者不习惯床上排尿。⑥镇静药物用量过大或低血钾等。对术后6~8小时尚未排尿或虽排尿但尿量较少者，应在耻骨上区叩诊检查，明确尿潴留。

2）护理措施：①稳定患者情绪，采用诱导排尿法，如变换体位、下腹部热敷或听流水声等。②遵医嘱采用药物、针灸治疗。③上述措施无效时在无菌操作下导尿，一次放尿不超过1000ml，尿潴留时间过长或导尿时尿量超过500ml者，留置导尿管1~2日。

(6) 呃逆

1）常见原因：术后呃逆可能是神经中枢或膈肌直接受刺激所致，多为暂时性。

2）护理措施：①术后早期发生者，压迫眶上缘，抽吸胃内积气、积液。②遵医嘱给予镇静或解痉药物。③上腹部手术后出现顽固性呃逆者，要警惕吻合口漏或十二指肠残端漏、膈下积液或感染的可能，作超声检查可明确病因。一旦明确，配合医师处理。④未查明原因且一般治疗无效时，协助医师行颈部膈神经封闭治疗。

3. 术后并发症的观察与护理

(1) 出血

1）常见原因：术中止血不完善、创面渗血未完全控制、原先痉挛的小动脉断端舒张、结扎线脱落、凝血功能障碍等是术后出血的常见原因。可发生于手术切口、空腔脏器及体腔内。

2）护理措施：①严密观察患者生命体征、手术切口，若切口敷料被血液渗湿，可怀疑为手术切口出血，应打开敷料检查切口以明确出血状况和原因。②注意观察引流液的性状、量和颜色变化。如胸腔手术后，若胸腔引流血性液体持续超过100ml/h，提示有内出血。③未放置引流管者，可通过密切的临床观察，评估有无低血容量休克的早期表现，如烦躁、心率增快（常先于血压下降）、尿量少、中心静脉压低于5cmH_2O（0.49kPa）等，特别是在输入足够的液体和血液后，休克征象仍未改善或加重，或好转后又恶化，都提示有术后出血。④腹部手术后腹腔内出血，早期临床表现不明显，只有通过密切的临床观察，必要时行腹腔穿刺，才能明确诊断。⑤少量出血时，一般经更换切口敷料、加压包扎或全身使用止血剂即可止血；出血量大时，应加快输液速度，遵医嘱输血或血浆，做好再次手术止血准备。

（2）切口裂开

多见于腹部及肢体邻近关节部位。常发生于术后1周左右或拆除皮肤缝线后24小时内。患者在一次突然用力或有切口的关节伸屈幅度较大时，自觉切口剧痛，随即有淡红色液体自切口流出，浸湿敷料。切口裂开可分为全层裂开和深层裂开而皮肤缝线完整的部分裂开。腹部切口全层裂开可有内脏脱出。

1）常见原因：营养不良使组织愈合能力差、缝合不当、切口感染或腹内压突然增高，如剧烈咳嗽、喷嚏、呕吐或严重腹胀等。

2）护理措施：①对年老体弱、营养状况差、估计切口愈合不良的患者，术前加强营养支持。②对估计发生此并发症可能性大的患者，在逐层缝合腹壁切口的基础上，加用全层腹壁减张缝线，术后用腹带适当加压包扎切口，减轻局部张力，延迟拆线时间。③及时处理和消除慢性腹内压增高的因素。④手术切口位于肢体关节部位者，拆线后避免大幅度动作。⑤一旦发生大出血，立即平卧，稳定患者情绪，避免惊慌，告知患者勿咳嗽和进食进饮；用无菌生理盐水纱布覆盖切口，用腹带轻轻包扎，与医师联系，立即送往手术室重新缝合；凡肠管脱出者，切勿将其直接回纳腹腔，以免引起腹腔感染。

（3）切口感染

1）常见原因：切口内留有无效腔、血肿、异物或局部组织供血不良，合并有贫血、糖尿病、营养不良或肥胖等。

2）护理措施：①术中严格遵守无菌技术原则、严密止血，防止残留无效腔、血肿或异物等。②保持伤口清洁、敷料干燥。③加强营养支持，增强患者抗感染能力。④遵医嘱合理使用抗生素。⑤术后密切观察手术切口情况。若术后3~4日，切口疼痛加重，切口局部有红、肿、热、压痛或波动感等，伴有体温升高、脉率加速和白细胞计数升高，可怀疑为切口感染。感染早期予局部理疗，使用有效抗生素；化脓切口需拆除部分缝线，充分敞开切口，清理切口后，放置凡士林油纱条（布）引流脓液，定期更换敷料，争取二期愈合；若需行二期缝合，做好术前准备。

（4）肺部感染

常发生在胸部、腹部大手术后，特别是老年患者、有长期吸烟史、术前合并急或慢性呼吸道感染者。

1）常见原因：术后呼吸运动受限、呼吸道分泌物积聚及排出不畅是引起术后肺部感染的主要原因。

2）护理措施：①保持病室适宜温度（18～22℃）、湿度（50%～60%），维持每日液体摄入量在2000～3000ml。②术后卧床期间鼓励患者每小时重复做深呼吸5～10次，协助其翻身、叩背，促进气道内分泌物排出。③教会患者保护切口和进行有效的咳嗽、咳痰的方法，即用双手按住季肋部或切口两侧以限制咳嗽时胸部或腹部活动幅度，保护手术切口并减轻因咳嗽震动引起的切口疼痛，在数次短暂的轻微咳嗽后，再深吸气用力咳痰，并作间断深呼吸。④协助患者取半卧位，病情许可尽早下床活动。⑤痰液黏稠者予雾化吸入。⑥遵医嘱应用抗生素及祛痰药物。

（5）尿路感染

尿路感染常起自膀胱，若上行感染可引起肾盂肾炎。急性膀胱炎主要表现为尿频、尿急、尿痛，伴或不伴排尿困难，一般无全身症状。急性肾盂肾炎多见于女性，表现为畏寒、发热、肾区疼痛等。

1）常见原因：尿潴留、长期留置导尿管或反复多次导尿是术后尿路感染的常见原因。

2）护理措施：①术前训练床上排尿。②指导患者术后自主排尿。③出现尿潴留及时处理，若残余尿量在500ml以上，留置导尿管，并严格遵守无菌原则。④鼓励患者多饮水，保持尿量在1500ml/d以上。⑤观察尿液并及时送检，根据尿培养及药物敏感试验结果选用有效抗生素控制感染。

（6）深静脉血栓形成

多见于下肢。起初患者常感腓肠肌疼痛和紧束，或腹股沟区出现疼痛和压痛，继而出现下肢凹陷性水肿，沿静脉走行有触痛，可扪及条索变硬的静脉。一旦血栓脱落可引起肺动脉栓塞，导致死亡。

1）常见原因：①术后腹胀、长时间制动、卧床等引起下腔及髂静脉回流受阻（特别是老年及肥胖患者）、血流缓慢。②手术、外伤、反复穿刺置管或输注高渗性液体、刺激性药物等致血管壁和血管内膜损伤。③手术导致组织破坏、癌细胞的分解及体液的大量丢失致血液凝集性增加等。

2）护理措施：①加强预防：鼓励患者术后早期下床活动；卧床期

间进行肢体的主动和被动运动；按摩下肢比目鱼肌和腓肠肌，促进血液循环；术后穿弹力袜以促进下肢静脉回流；对于血液处于高凝状态者，可预防性口服小剂量阿司匹林或复方丹参片。②正确处理：a. 严禁经患肢静脉输液，严禁局部按摩，以防血栓脱落。b. 抬高患肢、制动，局部50%硫酸镁湿热敷，配合理疗和全身性抗生素治疗。c. 遵医嘱输入低分子右旋糖酐和复方丹参溶液，以降低血液黏滞度，改善微循环。d. 血栓形成3日内，遵医嘱使用溶栓剂（首选尿激酶）及抗凝剂（肝素、华法林）进行治疗。

（7）压疮

是术后常见的皮肤并发症。

1）常见原因：术后患者由于切口疼痛、手术特殊要求需长期卧床，局部皮肤组织长期受压，同时受到汗液、尿液、各种引流液等的刺激以及营养不良、水肿等原因，导致压疮的发生率较高。

2）护理措施：①积极采取预防措施：定时翻身，每2小时翻身1次；正确使用石膏、绷带及夹板；保持患者皮肤及床单清洁干燥，使用便盆时协助患者抬高臀部；协助并鼓励患者坚持每日进行主动或被动运动，鼓励早期下床；增进营养。②去除致病原因。③小水疱未破裂可自行吸收；大水疱在无菌操作下用注射器抽出疱内液体，再用无菌敷料包扎。④浅度溃疡用透气性好的保湿敷料覆盖；坏死溃疡者，清洁创面、去除坏死组织、保持引流通畅。

（8）消化道并发症

常见急性胃扩张、肠梗阻等并发症。腹腔手术后胃肠道功能的恢复往往需要一定时间。一般肠道功能的恢复在术后12~24小时开始，此时可闻及肠鸣音；术后48~72小时整个肠道蠕动可恢复正常，肛门排气、排便。预防措施：①胃肠道手术前灌肠、留置胃管。②维持水、电解质和酸碱平衡，及早纠正低血钾、酸中毒等。③术后禁食、胃肠减压。④取半卧位，按摩腹部。⑤尽早下床活动。

4. 心理护理

加强巡视，建立相互信任的护患关系，鼓励患者说出自身想法，明确其所处的心理状态，给予适当的解释和安慰；满足其合理需要，提供有关术后康复、疾病方面的知识，帮助患者缓解术后不适；帮助患者建立疾病康复的信心，告知其配合治疗与护理的要点；鼓励患者加强生活自理能力，指导患者正确面对疾病及预后。

【健康教育】

1. 休息与活动

保证充足的睡眠，活动量从小到大，一般出院后2~4周可从事一般性工作和活动。

2. 切口处理

一般情况下，头面、颈部切口在术后3~5天拆线，胸部、上腹部、背部、臀部手术7~9天拆线，下腹部、会阴部手术5~7天拆线，四肢手术10~12天拆线，减张缝线14天后拆除，年老体弱或营养不良、糖尿病者适当延迟拆线时间，拆线后切口部位可用无菌纱布覆盖1~3天，以保护局部皮肤。若带有开放性伤口出院者，应将其到门诊换药的时间、次数向患者及其家属交代清楚。

3. 康复锻炼

告知患者康复锻炼的知识，指导术后康复锻炼的具体方法。

4. 饮食与营养

恢复期患者合理摄入均衡饮食，避免辛辣刺激食物。

5. 用药指导

术后继续药物治疗者，应嘱咐患者遵医嘱按时、按量服药。肿瘤患者定期接受放疗和化疗。

6. 复诊

一般手术患者术后1~3个月门诊随访1次，了解康复过程和切口愈合情况。如有发现伤口引流物有异味、切口红肿或异常腹痛、腹胀、肛门停止排气、排便等应及时就诊。

第五章 营养支持患者的护理

第一节 肠内营养

肠内营养经口或喂养管提供维持人体代谢所需要的营养素的一种方法。与肠外营养相比，肠内营养的优点除体现在营养素的吸收、利用更符合生理、给药方便和费用低廉外，还有助维持肠黏膜结构和屏障功能的完整性。因此，凡胃肠道功能正常，或存在部分功能者，应首选肠内营养。

【适应证】

自然营养摄入不足，应首选肠内营养。实施肠内营养的必要条件是必须最少有100cm空肠或150cm回肠具备完整的消化吸收功能。凡有营养支持指征、有胃肠道功能并可利用的患者都可接受肠内营养支持。肠内营养的适应证包括：①吞咽和咀嚼困难。②意识障碍或昏迷、无进食能力者。③消化道疾病稳定期，如消化道瘘、短肠综合征、炎性肠疾病和胰腺炎等。④高分解代谢状态，如严重感染、手术、创伤及大面积灼伤患者。⑤慢性消耗性疾病。

【禁忌证】

肠梗阻、活动性消化道出血、严重肠道感染、腹泻及休克均系肠内营养的禁忌证；吸收不良者当慎用。

【肠内营养制剂】

为适合机体代谢的需要，肠内营养制剂的成分均很完整，包括人体所需的全部营养素。制剂分粉剂及溶液两种，前者需加水。两种溶液的最终浓度为24%，可供能量4.18kJ（1kcal/ml）。临床常用的肠内营养制剂见表5-1。

表 5-1 临床常用的肠内营养制剂

制剂	主要成分	热量
安素	麦芽糖糊精，酪蛋白，植物脂肪	每听 400g，总热量 7531kJ
能全素	水解玉米淀粉，酪蛋白，玉米油	每听 430g，总热量 8368kJ
百普素	短肽链水解蛋白及氨基酸	每袋 126g，总热量 2067kJ
爱伦多	复合氨基酸	每袋 80g，总热量 1255kJ
能全力	麦芽糖糊精，酪蛋白，植物脂肪，大豆多糖纤维	每瓶 500ml，总热量 2092kJ
瑞素	酪蛋白，大豆蛋白，大豆油和椰子果油，麦芽糖糊精	每瓶 500ml，总热量 2092kJ
瑞高	同瑞素，但蛋白质、能量密度高	每瓶 500ml，总热量 3138kJ
瑞代（糖尿病专用型）	能量构成：糖占 53%，脂肪占 32%，蛋白质占 15%；糖来源：70%蜡质谷物淀粉，30%果糖	能量密度：3765kJ/L
瑞能（肿瘤患者专用）	50%以上脂肪供能	能量密度：5434kJ/L

其他：要素饮食制剂、合成低渣饮食、天然混合食物（搅拌、粉碎并混入消化剂）等，容量、浓度逐日增加，要求经 3~4 天适应期后达到全量。

肠内营养制剂根据其组成可分为完全型肠内营养、不完全型肠内营养及特殊应用肠内营养 3 大类。

1. 完全型肠内营养

（1）非要素肠内营养

1）匀浆肠内营养：采用天然食物经捣碎器捣碎制成。匀浆肠内营养的残渣较高，适用于消化道功能正常的患者。

2）整蛋白为氮源基础的肠内营养：此种肠内营养的氮源为酪蛋白等整蛋白，适用于有部分肠道功能的患者。

（2）要素肠内营养：是以氨基酸混合物或蛋白质水解物为氮源，以不需消化或很易消化的糖类为能源，混以矿物质、维生素及少量提供必需脂肪酸的脂肪的完全肠内营养，适用于消化功能减弱的患者。

2. 不完全型肠内营养

即组件式肠内营养，包括：①糖类组件。②蛋白质组件。③脂肪组件。④维生素及矿物质组件。不完全型肠内营养目前国内应用不多。

3. 特殊应用肠内营养

用于特殊情况下以达到治疗与营养支持双重目的的肠内营养。分为两类：一类系根据遗传或代谢性疾病的特点设计，较少见。另一类系根据某些疾病，如肝、肾衰竭患者的代谢特点而设计，目的在于将衰竭脏器的代谢负荷减至最低或纠正脏器功能障碍所致的代谢异常。

【给予途径】

肠内营养的输入途径主要取决于患者胃肠道解剖的连续性、功能的完整性、肠内营养实施预计时间、有无误吸可能等因素。常用的途径有口服、鼻胃管、鼻肠管、胃造口、空肠造口等多种途径。多数患者经口摄入受限或不足而采用管饲。

1. 经鼻胃管或胃造瘘

鼻胃管通常用于仅需短期肠内营养支持、胃肠功能良好的患者。胃造瘘可在术时或经皮内镜（PEG）放置，适用较长时期肠内营养支持的患者。

2. 经鼻肠管或空肠造瘘

适用于胃功能不良、误吸危险性较大或消化道手术后必须胃肠减压、又需长期肠内营养支持者。鼻肠管有单腔和双腔之分，前者为临床常用，后者较少应用。双腔鼻肠管中的一个管腔开口于鼻肠管的中段，用作胃肠减压；另一管腔开口于鼻肠管的尖端，用作营养治疗。空肠造瘘，包括针刺置管空肠造瘘（NCT）常在伴随腹部手术时实施。近年来，经皮内镜空肠造瘘（PEJ），因能在门诊患者中实施而使需长期肠内营养但无需手术的患者得益。

【给予方式】

1. 灌注法

常用于胃肠功能较好者，将混合奶用大注射器或合金注射器推入。每日4~6次，每次200~350ml，总量1500~2500ml。温度以38~40℃较好，注入速率不宜太快，如漏斗式灌注，注入速率以每分钟65~70ml较合适。开始灌饲量要少，逐渐加量，待患者无不适感觉，适应后再增加至所需数量。灌注后，注入少量温水冲洗喂养管，以防蛋白质在管中凝固。此种方法类似正常饮食间隔时间，较为常用。

2. 间歇重力滴注

将混合奶置于带盖吊瓶内经计滴室及输注管与喂养管相连，缓慢滴入（每分钟30ml），每次持续30~60分钟，每次250~500ml，每日4~6次，多数患者可耐受。此法优点是较连续输注有更多的活动时间。

3. 连续滴注法

装置与间歇重力滴注相同，将混合奶装入输液瓶内，通过喂养管缓慢滴注每小时150~250ml，每分钟50滴，持续12~24小时，每日总量可达2000~2500ml。可配置蠕动泵辅助，使输注速率均匀，防止饲管被黏稠混合奶阻塞。此法适用于消化吸收功能差或十二指肠空肠近端造瘘的危重患者。

【并发症】

因营养剂选择或配制不合理、营养液污染、耐受性差或护理不当等因素而产生肠内营养并发症，包括机械性并发症、感染性并发症、胃肠道并发症和代谢性并发症。

1. 机械性并发症

主要与喂养管的放置、柔软度、位置和护理有关。

（1）鼻咽部和食管黏膜损伤：常因喂养管质硬、管径粗、置管时用力不当或放置时间较长，压迫损伤鼻咽部黏膜所致。

（2）喂养管阻塞：常见原因：①营养液未调匀。②药丸未经研碎即注入喂养管。③添加药物与营养液不相容，形成凝结块。④营养液较黏稠，输注时流速缓慢，黏附于管壁。⑤管径太细。

2. 感染性并发症

（1）误吸致吸入性肺炎：多见于经鼻胃管喂养者。原因：①胃排空迟缓。②喂养管移位。③体位不当，营养液反流。④咳嗽和呕吐反射受损。⑤精神障碍。⑥应用镇静药及神经肌肉阻滞药。

（2）腹膜炎：偶见因空肠造瘘管滑入游离腹腔及营养液流入而并发急性腹膜炎。

3. 胃肠道并发症

是肠内营养治疗时最多见的并发症，包括恶心、呕吐、腹胀、腹痛、便秘和腹泻等，其中最常见的是腹泻。原因：①营养液的浓度、温度及输注速度不合适。②营养液的渗透压过高或营养液被污染。③低蛋白血症致肠黏膜水肿。④抗生素治疗致肠内菌群失调。

4. 代谢性并发症

如高血糖或水、电解质代谢紊乱，但因胃肠道具有缓冲作用而较少发生。

【护理评估】

1. 健康史

（1）疾病和相关因素：评估患者近期的饮食情况，如饮食习惯和食欲有无改变，有无明显厌食，饮食种类和进食量；是否因检查或治疗而需禁食，禁食的天数。有无额外丢失；是否存在消化道梗阻、出血、严重腹泻或因腹部手术等而不能经胃肠道摄食的病症或因素。

（2）既往史：评估患者近期或既往有无消化系统手术史、较大的损伤、灼伤、严重感染或慢性消耗性疾病，如结核、癌症等。

2. 身体状况

（1）局部：评估患有无腹部胀痛、恶心呕吐、腹泻、压痛、反跳痛和肌紧张等腹膜炎体征。

（2）全身：评估患者生命体征是否平稳，有无腹部胀痛、休克、脱水或水肿征象。

3. 心理-社会状况

评估患者及家属对营养支持重要性和必要性的认知程度，及其对营养支持的接受程度和对营养支持费用的承受能力。

【护理诊断】

1. 有误吸的危险

与胃排空障碍、喂养管位置、患者意识和体位等有关。

2. 有胃肠动力失调的危险

与不能经口摄食、管饲、患者不耐受等有关。

3. 有皮肤完整性受损的危险

与留置喂养管有关。

4. 潜在并发症

感染。

【护理措施】

1. 明确肠内营养输入途径

经肠内营养支持的途径很多，外科手术后患者留置的各种引流管也很多，在肠内营养输注前一定要了解各管道的部位、目的和作用，注意各种管道进入体内的位点，而且还应知道其管端所在的部位。同样是鼻饲管，有的管端是位于胃内（鼻胃管），有的是位于十二指肠（鼻十二指肠管），有的则是位于空肠上段（鼻肠管），有的患者可以使用两根胃管或两根造口管，因导管末端所在位置不同，其作用也不同。因此严防将引流减压管误作肠内营养喂养管。

2. 预防误吸

（1）选择合适的体位：根据喂养管位置及病情，置患者于合适的体位。伴有意识障碍、胃排空迟缓、经鼻胃管或胃造瘘输注营养液者应取半卧位，以防反流、误吸。经鼻肠管或空肠造瘘管滴注者可取随意卧位。

（2）估计胃内残留量：在每次输注肠内营养液前及期间，每间隔4小时抽吸并估计胃内残留量，若残留量大于100~150ml，应延迟或暂停输注，必要时加用胃动力药物，以防胃潴留引起反流而致误吸。

（3）病情观察：若患者突然出现呛咳、呼吸急促或咳出类似营养液的痰，应疑有喂养管移位并致误吸的可能，应鼓励和刺激患者咳嗽，以利排出吸入物和分泌物，必要时经气管镜清除误吸物。

3. 减少胃肠道不适

（1）控制营养液的浓度和渗透压：营养液浓度和渗透压过高，可引起胃肠道不适、恶心、呕吐、肠痉挛和腹泻。因此，应从低浓度开始，再根据胃肠道适应程度逐步递增，如能量密度从2.09kJ/ml（0.5kcal/ml），渐增至4.18kJ/ml（1kcal/ml）或更高。

（2）控制输注量和速度：营养液宜从少量开始，250~500ml/d，5~7日内逐渐到全量。容量和浓度的交错递增将更有益于患者对肠内营养的耐受。输注速度以20ml/h起，视适应程度逐步加速并维持滴速为100~120ml/h。以输液泵控制滴速为佳。

（3）调节营养液的温度：营养液的温度以接近体温为宜，过烫可能灼伤胃肠道黏膜，过冷则刺激胃肠道，引起肠痉挛、腹痛或腹泻。可在喂养管近端自管外加热营养液，但需防止烫伤患者。

（4）避免营养液污染、变质：粉剂肠道内营养应避光、密闭，室温保存，有效期24个月。营养液应用洁净的容器配制，已冲调好的营养液应放在冰箱中，4℃条件下最多存放24小时。乳剂肠道内营养不得冷冻，应在25℃以下，密闭保存，有效期18个月。开启后最多可在冰箱内（2~10℃）保存24小时。如每日连续输注营养液应每24小时更换输注管道1次。

（5）伴同药物的应用：某些药物，如含镁的抗酸药、电解质等可致肠痉挛和渗透性腹泻，须经稀释后再经喂养管注入。

4. 保持喂养管通畅，位置准确

（1）妥善固定喂养管：如置鼻胃管或鼻肠管，应将其妥善固定于面颊部；做胃或空肠造瘘时，应用缝线将之固定于腹壁；在喂养管进入鼻腔或腹壁处应做好标记，每4小时检查1次，以识别喂养管有无移位。若患者突然出现腹痛、胃或空肠造瘘管周围有类似营养液渗出或腹腔引流管流出类似营养液的液体，应怀疑造瘘管移位、营养液进入游离腹腔。除立即停输营养液，尽可能清除或引流出渗漏的营养液外，应用抗生素以避免继发性感染。

（2）避免喂养管扭曲、折叠、受压：告知患者卧床、翻身时应避免挤压喂养管。

（3）定时冲洗喂养管：输注营养液前、后，连续管饲过程中每间隔4小时及特殊用药前后，都应用20~30ml温开水或生理盐水冲洗喂养管。药丸经研碎、溶解后直接注入喂养管，以免与营养液不相容而凝结成块黏附于管壁，从而堵塞管腔。

5. 保护黏膜、皮肤

长期留置鼻胃（肠）管者，可因其压迫鼻咽部黏膜而产生溃疡，应每日用油膏涂拭润滑鼻腔黏膜。胃、空肠造瘘者应保持造瘘口周围皮肤干燥、清洁。

6. 病情监测

严密观察病情，准确记录24小时出入水量，尤其是尿量及胃肠道丢失量；严密监测血、尿、电解质变化，及时发现、纠正水电解质平衡的紊乱；观察糖代谢状况，遵医嘱监测血糖、尿糖，发现异常及时处理。

7. 心理护理

在开始实施肠内营养时可因出现腹胀、腹泻等并发症使患者不愿继续治疗，尤其是有些患者在开始进行肠内营养时需要反复尝试，容易产生厌烦心理。因此，在实施肠内营养时应先告诉患者营养支持的重要性，解释治疗过程中可能出现的并发症；在治疗过程中及时与患者交流，了解其感受和心理状况，出现并发症及时处理，针对不同情况因人施护，使患者积极配合，顺利完成肠内营养治疗。

【健康教育】

1. 告知患者肠内营养的重要性和必要性，降低自行拔管的风险。

2. 告知患者术后恢复经口饮食是循序渐进的过程，指导患者和家属饮食护理的内容，保持均衡饮食。

3. 指导携带喂养管出院的患者及家属掌握居家喂养和自我护理方法。

第二节　肠外营养

肠外营养是通过静脉为无法经胃肠道摄取或摄取的营养物不能满足自身代谢需要的患者提供包括氨基酸、脂肪、碳水化合物、维生素及矿物质在内的营养素，以抑制分解代谢，促进合成代谢并维持结构蛋白的功能。所有营养素完全经肠外获得的营养支持方式称为全肠外营养（TPN）。

肠外营养中可调节补液配方，纠正体液丢失、电解质紊乱。避免可能出现的胃肠内营养并发症。肠外营养是可靠的提供营养的途径，能很快达到所需的热量、蛋白质量及比例，能短时间纠正营养不良的状况，相对方便，患者容易接收。

【适应证】

凡不能或不宜经口摄食超过 5～7 日的患者，都是肠外营养的适应证。营养不良者的术前应用、消化道瘘、急性坏死性胰腺炎、短肠综合征、严重感染与败血症、大面积烧伤，以及肝、肾衰竭等。在上述情况下，肠外营养支持已成为疾病治疗的基本措施，实践证明了它的有效性，是肠外营养支持的强指征。另一种情况是虽然应用了肠外营养支持，但其效果至今尚未被充分证明。其中最为典型的就是肠道炎性疾病及恶性肿瘤患者的营养支持，目前尚需更多的研究予以证实。

【禁忌证】

1. 胃肠功能正常、适应肠内营养或5日内可恢复胃肠功能者。
2. 不可治愈、无存活希望、临终或不可逆昏迷患者。
3. 需急诊手术、术前不可能实施营养支持者。
4. 心血管功能障碍或严重代谢紊乱需要控制者。

【肠外营养制剂】

1. 葡萄糖

葡萄糖是肠外营养的主要能源物质。机体所有器官、组织都能利用葡萄糖能量，补充100g/24h就有显著的节省蛋白质的作用。葡萄糖来源丰富、价格低廉也是其优点，而且可以通过血糖、尿糖测定来监测其利用情况，相当方便，但是也存在不少问题。首先是用于肠外营养的葡萄糖往往是高浓度的，25%及50%溶液的渗透压分别高达1262mOsm/L及2525mOsm/L，不可能经周围静脉输注，否则很易产生血栓性静脉炎。其次是机体利用葡萄糖的能力有限，大约是每分钟6mg/kg，过量或过快的输入可能导致高血糖、糖尿，甚至高渗性非酮性昏迷。再者，过多的糖还可在体内转化为脂肪，沉积在器官组织内（特别是肝脏），引起器官功能损害。故每日葡萄糖的供给总量不宜超过300~400g，占总能量的50%~60%。为促进合成代谢和葡萄糖的利用，可按比例添加胰岛素。

2. 脂肪乳剂

（1）长链脂肪乳剂（LCT）：含油酸、亚油酸、亚麻酸，由16~20个碳原子构成碳链的三酰甘油酯，在营养支持中提供能量和必需脂肪，在代谢过程中需卡尼汀（肉毒碱）作为辅助因子才能进入细胞内的线粒体中。临床常用制剂为20%、30%英脱利匹特，每毫升供能分别为8.37U、12.55kJ。

（2）中链脂肪乳剂（MCT）：碳链由6~12个碳原子构成。其优点是不需卡尼汀参与而能迅速从血中清除并在肝细胞内氧化而生成酮体，为脑组织和肌组织提供能量。

（3）混合脂肪乳剂：由 LCT 与 MCT 混合而成，如力能 MCT（费森尤斯），lipfondine（力保肪宁）的混合比例为 1∶1。

（4）结构脂肪乳剂：将等摩尔数的长链三酰甘油和中链三酰甘油混合后在一定的条件下进行水解和酯化反应后形成的混合物，其中约 75% 为混合链三酰甘油。如力文（华瑞），结构脂肪乳供能均衡，患者耐受性好。

（5）ω-3 鱼油脂肪乳剂：具有高含量的单不饱和脂肪酸。用于创伤、败血症及危重患者，作为辅助治疗型药物调节重症患者的炎症反应，降低炎症反应程度，维持或重建内环境的稳定。

3. 氨基酸

目前临床上常用的氨基酸制剂 7%凡命注射液、8.5%、11.4%乐凡命注射液每 1000ml 含氮量分别为 9.4g、14g、18g。近年进入临床应用的力肽为临床营养领域多年重点研究的结晶，弥补了 TPN 中谷氨酰胺的缺乏。该制剂为丙氨酰-谷氨酰胺双肽溶液，20%的力肽 100ml 含 20g N-(2)-L-丙氨酰-谷氨酰胺（8.2g 丙氨酸和 13.46g 谷氨酰胺）。

4. 电解质

肠外营养时所使用的电解质制剂，除了已熟悉的 10%氯化钾、10%氯化钠、10%葡萄糖酸钙和 25%硫酸镁之外，磷制剂是独特的电解质溶液。磷与能量代谢和蛋白质合成密切相关，肠外营养时忽视磷的补充可发生低磷血症，轻者表现为肌肉酸痛、无力，重者出现神志恍惚、白细胞功能紊乱和血小板减少。

5. 维生素

为使用方便，用于肠外营养的维生素都是复方制剂，且每支各种维生素的含量都是成人的每日正常需要量，非常安全。例如水乐维他含 9 种水溶性维生素（维生素 B_1、维生素 B_2、维生素 B_6、维生素 B_{12}、烟酰胺、泛酸、维生素 H、维生素 C、叶酸）的每日需要量。维他利匹特含脂溶性维生素（维生素 A、维生素 D、维生素 E、维生素 K）的每日需要量。由于体内有储备，短期的肠外营养可不必补充脂溶性维生素。

6. 微量元素

复方微量元素制剂含：铬、铜、锰、钼、硒、锌、氟、碘。每支含量也是成人每日正常需要量。

7. 生长激素

除了上述肠外营养的常用制剂外，生长激素虽然目前临床上应用甚少，但其对肠外营养的积极作用已相当肯定。基因重组的人生长激素具有明显的促合成代谢作用，对于特殊患者（高分解代谢状态、肠瘘等）同时应用生长激素能增强肠外营养的效果。但应严格掌握指征及疗程。

【给予途径】

选择最合适的肠外营养输注途径取决于患者的血管穿刺史、静脉解剖条件、凝血状态、预期使用肠外营养的时间、护理的环境（住院与否）以及原发疾病的性质等因素。住院患者最常选择短暂的外周静脉或中心静脉穿刺插管；非住院环境的长期治疗患者，以经外周静脉或中心静脉置管，或植入皮下的输液盒最为常用。

1. 经外周静脉的肠外营养途径

适应证为：①短期肠外营养（<2周）、营养渗透压低于1200 mOsm/L者。②中心静脉置管禁忌或不可行者。③导管感染或脓毒症者。

2. 经中心静脉的肠外营养途径

（1）适应证：肠外营养超过2周、营养液渗透压高于1200mOsm/L者。

（2）置管途径：经颈内静脉、锁骨下静脉或上肢的外周静脉达上腔静脉。

3. 经中心静脉置管皮下埋置导管输液

【给予方式】

1. 全营养混合液（TNA）

肠外营养所提供的营养素种类繁多，从生理角度而言，这些物质经充分混合后再输入是最合理的。即将每日所需的营养物质，在无菌条件下按次序混合装入由聚合材料制成的输液袋或玻璃容器后再输注。

（1）TNA液配制程序

①将电解质、微量元素、胰岛素和水溶性维生素加入葡萄糖或氨基酸液中。②磷酸盐加入另一瓶氨基酸液中。③脂溶性维生素加入脂肪乳

剂中。④在层流无菌台将①、②两种混入3L塑料袋中。⑤最后将脂肪乳剂混入3L袋中。

（2）TNA液的优点

①以较佳的热氮比和多种营养素同时进入体内，增加节氮效果。②简化输液过程，节省护理时间。③降低代谢性并发症的发生率。④减少污染机会。为简化操作，部分药厂已采用批量化生产的办法制造出双腔袋或三腔袋，分别盛有含微量元素和维生素的碳水化合物溶液、氨基酸和脂肪乳剂，中间有隔膜，互不接触。使用时只要稍加挤压，即可推开隔膜而混合成“全合一”营养液。配制方便，使用简单，保存时间延长，如华瑞公司的三腔袋卡文（Kabiven），产品配方能满足多数稳定患者的需要，对于少数危重患者配方则需要考虑其个体化问题。

2. 单瓶输注

在无条件以TNA方式输注时，可以单瓶方式输注。但由于各营养素非同步输入可造成某些营养素的浪费。此外，若单瓶输注葡萄糖或脂肪乳剂，可因单位时间内进入体内的葡萄糖或脂肪酸量较多而增加代谢负荷甚至并发与此相关的代谢性并发症。故单瓶输注时氨基酸与非蛋白质能量溶液应合理间隔输注。

【并发症】

1. 技术性并发症

（1）气胸

是最常见的并发症，多见于老年、体弱者。经锁骨上途径穿刺锁骨下静脉，穿刺点距肺尖胸膜很近，很容易伤及。而穿刺颈内静脉则较少发生气胸。

（2）动脉损伤

主要是锁骨下动脉的裂伤，甚少发生。注意穿刺针方向在水平位上不要超过10°。

（3）血胸

刺破锁骨下静脉血流入胸膜腔所致。

（4）纵隔血肿

常发生于有凝血功能障碍者。

（5）神经损伤

穿刺针致臂丛神经损伤。

（6）胸导管损伤

罕见。

（7）液胸

中心静脉导管错误置入而未发现，以致输液进入胸膜腔。

（8）空气栓塞

是最严重的并发症。空气可在穿刺置管过程中或导管接头脱开时逸入，一旦发生，后果严重，甚至导致死亡。

（9）导管栓塞

发生在穿刺置管不成功，拔出导管（穿刺针未拔出）时导管被针头斜面割断而掉入静脉。

（10）锁骨下静脉血栓形成

中心静脉置管的后期并发症。表现为上肢、颈部的肿胀、疼痛。

（11）血栓性浅静脉炎

多发生于经外周静脉营养支持时。主要原因：①输液的血管腔小，高渗营养液不能得到及时稀释，化学性损伤血管内皮。②置有导管的静脉跨越关节时，导管与静脉壁的碰触致静脉受到机械性损伤。输注部位可见静脉呈条索状变硬、红肿、触痛，少有发热现象。

2. 感染性并发症

主要是导管性和肠源性感染。随着护理水平的提高，导管性感染的发生率明显下降，但肠源性感染的临床意义已引起高度重视。

（1）穿刺部位感染

一般于置管数日或数周后出现，表现为穿刺部位红肿、压痛。若处理不当，可成为全身性感染的原发灶，关键在于加强局部护理。

（2）导管性感染或脓毒症

常见原因为患者免疫力低下，静脉穿刺置管、局部护理和营养液配制时无菌操作技术不严等。当临床出现难以解释的发热、寒战、反应淡漠或烦躁不安，甚至休克时，应疑有导管性感染或脓毒症。

（3）肠源性感染

全胃肠外营养患者可因长期禁食，胃肠道黏膜缺乏食物刺激和代谢燃料致肠黏膜结构及屏障功能受损、通透性增加而导致肠内细菌易位和内毒素吸收，并发全身性感染。故提倡尽可能应用肠内营养或在肠外营养时增加经口饮食机会。

3. 代谢性并发症

（1）非酮性高渗性高血糖性昏迷

常见原因：①单位时间内输入过量葡萄糖。②胰岛素相对不足。临床主要表现为血糖升高（22.2～33.6mmol/L）、渗透性利尿（>1000ml/h）、脱水、电解质紊乱、中枢神经系统功能受损，甚至昏迷。

（2）低血糖性休克

由于突然停输高渗葡萄糖溶液或营养液中胰岛素含量过多所致。临床表现为心率加快、面色苍白、四肢湿冷、乏力，严重者有休克表现。

（3）高脂血症或脂肪超载综合征

脂肪乳剂输入速度过快或总量过多，可发生高脂血症。当临床出现发热、急性消化道溃疡、血小板减少、溶血、肝脾大、骨骼肌肉疼痛等症状时，应疑为脂肪超载综合征并立即停输脂肪乳剂。

（4）肝胆系统损害

主要表现为肝脏酶谱异常、肝脂肪变性和淤胆等，可能与长期禁食、配方不合适或胆盐缺乏有关。

【护理评估】

1. 健康史

（1）疾病和相关因素，如患者的饮食和胃肠道功能：评估患者近期的饮食情况，如有无明显厌食，饮食种类和进食量；因检查或治疗所需禁食的天数。患者的胃肠道有无功能、能否利用，可利用的部位或程度。有无额外丢失和急、慢性消耗性疾病；有无肝胆系统或其他代谢性疾病；有无水、电解质代谢紊乱等内环境失衡现象。

（2）既往史：评估患者既往有无较大的手术、损伤或其他慢性疾病史。

2. 身体状况

（1）局部：评估患者周围静脉显露是否良好，颈部和锁骨上区皮肤有无破损，有无气管切开或其他影响静脉穿刺（置管）的因素。

（2）全身：评估患者的生命体征是否平稳，有无脱水或休克等征象。

3. 心理-社会状况

评估患者及家属对肠外营养支持重要性和必要性的认知程度及对相关知识的了解程度，及其对肠外营养支持费用的承受能力。

【护理诊断】

潜在并发症

气胸、血管损伤、胸导管损伤、空气栓塞、导管移位、感染、糖代谢紊乱、肝功能异常、血栓性静脉炎等。

【护理措施】

1. 静脉导管的护理

（1）严格无菌操作，保持置管口敷料清洁干燥，置管口每日或隔日1次更换敷料。如气温高、出汗多，敷料有潮湿，应及时更换。

（2）输液管道每日更换，衔接处固定牢固。输液完毕后用等渗盐水5~10ml或0.1%肝素稀释液2~5ml封管，防止导管堵塞，肝素帽每周更换1次。

（3）外周静脉置入中心静脉导管用于为患者提供中期至长期的静脉输液治疗（7日~1年）；经外周静脉营养支持的套管针留置时间以3~5日为宜。

2. 导管并发症的护理

（1）气胸、血胸、血管神经损伤：可在置管后即刻与置管后24小时内发生。因此，要严密观察患者生命体征与局部情况，了解患者的主诉，如胸闷、呼吸困难、肢体活动障碍等，及时发现，及时做出处理。气胸的临床处理视严重程度分别予以观察、胸腔抽气或胸腔闭式引流。血管损伤表现为出血或血肿形成时，应立即退针、局部压迫。

（2）脓毒血症：当出现不能以其他原因解释的发热时，应及时拔除导管并做血及导管尖端的细菌培养，留剩余液送培养。适当给予抗生素，对症处理，重新建立静脉通路。

（3）空气栓塞：可因输液瓶内药液输完未及时更换，输液管接头松脱、静脉导管断裂而引起。护理中应勤加巡视、多检查、严密观察。接头处要妥善固定，输液瓶内药液将完毕时及时更换。现采用 3L 塑料袋将营养液混合输注，使这一并发症的发生率降低。

（4）静脉炎、静脉栓塞：可因导管、高渗液与感染等而发生，病变可累及锁骨下静脉或上腔静脉。患者表现局部肿痛、上肢、颈、面部皮肤发绀，颈静脉怒张等现象，应及时发现，及时处理，即刻抽血送培养，经导管造影后拔除导管，并给予抗凝治疗。

3. 肠外营养输注的护理

（1）按时按量均匀完成输液量：每小时输液量不宜较计划输入量多于或少于 10%，防止过快或过慢。过快可出现高糖高渗性非酮性昏迷、高渗性利尿，氨基酸输入过快可发生恶心、呕吐等胃肠道症状。过慢则完不成一日的输入量，达不到每日热量的要求，包括电解质等的输入。时快时慢均可使能量利用受到影响。

（2）严格无菌技术：Y 形管输注如抗生素、白蛋白等小瓶液体时应严格消毒。输液途中需静脉推注药物时应在输液导管末端的 Y 形处严格消毒后再行穿刺推药。更换肝素帽时在其衔接处应严格消毒后再旋上新换的肝素帽。

4. TNA 液的保存和输注的护理

TNA 液所含成分达几十种，常温、长时间搁置或其内过多添加 2 价或 3 价阳离子可使某些成分降解、稳定性下降或产生颗粒沉淀。因此，TNA 液配制后若暂时不输，应保存于 4℃ 冰箱内，并在 24 小时内输完。为避免降解，TNA 液内不宜添加其他治疗用药，如抗生素等；水溶性维生素宜在输注时加入 TNA 液。TNA 液输注系统和输注过程应保持连续性，期间不宜中断，以防污染。

5. 肠外营养的监测

（1）全身情况：有无脱水、水肿、发热、黄疸等。

（2）血清电解质、血糖及血气分析：开始时每日监测，3 日后视情况稳定每周测 1~2 次。

（3）肝肾功能测定：每 1~2 周 1 次。

（4）营养指标：包括体重、淋巴细胞计数、血清蛋白、转铁蛋白、前清蛋白测定，每 1~2 周 1 次。有条件时测氮平衡。

6. 应用生长激素的护理

在应用生长激素的过程中，药物的剂量要准确，一是因为药品价格昂贵，二是为了保证治疗的准确性。生长激素在抽吸时要用 1ml 或 2ml 注射器，将瓶内的药液吸尽，排气时勿使药液外溢，以确保剂量准确，并严格按时给药。

【健康教育】

1. 相关知识

告知患者及家属合理输注营养液及控制输注速度的重要性，不能自行调节速度；告知保护静脉导管的方法，避免翻身、活动、更衣时导管脱出。

2. 尽早经口进食或肠内营养

当患者胃肠功能恢复或允许进食情况下，鼓励患者经口进食或行肠内营养，以降低和防治 PN 相关并发症。

3. 出院指导

制定饮食计划，指导均衡营养，定期到医院复诊。

第六章　外科感染患者的护理

第一节　浅部组织的化脓性感染

一、痈

痈是多个相邻毛囊及其所属皮脂腺或汗腺的急性化脓性感染，或由多个疖融合而成。致病菌多为金黄色葡萄球菌，由于有多个毛囊同时发生感染，痈比疖的急性炎症浸润范围大，对全身的不良影响较重。病变常使表面皮肤血运障碍甚至坏死，亦常累及深层皮下结缔组织而较易向外扩展。由于自行破溃常较慢，常使感染沿皮下组织向外周扩展。

【临床表现】

1. 早期表现为皮肤小片暗红硬肿，其中可有多个脓点，疼痛较轻。
2. 随着病情进展，皮肤硬肿范围扩大，局部疼痛加剧，全身症状加重；脓点增大增多，中心处破溃流脓、组织坏死脱落，疮口呈蜂窝状如同“火山口”。
3. 病灶周围可出现浸润性水肿，区域淋巴结肿大，局部皮肤因组织坏死可呈现紫褐色。
4. 患者多伴有寒战、高热、食欲减退、乏力等全身症状。
5. 严重者可致全身化脓性感染而危及生命。
6. 唇痈容易引起颅内化脓性海绵状静脉窦炎。

【辅助检查】

1. 血常规检查

细菌感染者的血白细胞计数及中性粒细胞比例明显升高。

2. 血糖和尿糖检查

检测血糖和尿糖可了解糖尿病患者的血糖控制程度。

3. 脓液细菌培养及药物敏感试验

可明确致病菌和敏感的抗生素。

【治疗原则】

1. 全身治疗

及时使用抗菌药物，可选用磺胺甲基异噁唑加甲氧嘧啶或青霉素、红霉素等抗菌药物，以后根据细菌培养和药物敏感试验结果选药。糖尿病者，根据病情控制饮食同时给予胰岛素治疗等。

2. 局部处理

（1）初期处理与疖肿相同，用3%碘酊涂擦局部有较好的杀菌效果。用50%硫酸镁湿敷，有促进水肿消退、炎症吸收等作用。

（2）当有组织坏死或脓肿形成时，应做广泛切开，清除坏死组织或脓液，切口内用碘仿纱条压塞，起止血和引流作用。

（3）切口每日换药处理，待创面肉芽形成后植皮。

【护理评估】

1. 健康史

了解疾病的发生、发展过程。

2. 身体状况

（1）局部情况：了解痈的部位、皮肤有无变色、质地如何，压痛是否明显，有无脓头，是否有脓栓形成等。

（2）全身情况：评估患者发病时有无畏寒、发热、全身不适的症状，目前状况如何等；评估患者是否存在基础病如糖尿病、贫血、年老体弱等。

3. 心理-社会状况

了解患者及其家属对疾病及预后的认知程度，评估患者及家属有无焦虑、恐惧心理等。

【护理诊断】

1. 体温过高

与病菌感染有关。

2. 疼痛

与炎症刺激有关。

3. 潜在并发症

脓毒症。

4. 知识缺乏

缺乏预防感染的知识。

【护理措施】

1. 注意个人卫生，保持疖/痈周围皮肤清洁，防止感染扩散。

2. 结合疾病的具体情况，向患者宣传教育自防知识。①面部疖肿者，不宜挤压，防止引起化脓性海绵窦栓塞症而危及生命。②不随意搔抓炎症部位。

3. 伴有全身反应的患者，注意休息，给予高热量、高蛋白质，高维生素饮食，提高人体抵抗力，促进愈合。

4. 脓肿切开引流者，及时更换敷料，严格无菌操作，促进愈合。

5. 局部采用金黄散，50%硫酸镁冷湿敷，以促进炎症局限。

6. 严密观察病情变化，寒战时注意保暖，高热时给予物理降温，鼓励患者多饮水，促进毒素的排出。

【健康教育】

1. 注意个人日常卫生，保持皮肤清洁，做到勤洗澡、勤换内衣、洗头、理发、剪指甲，注意消毒剃刀等。

2. 对免疫力差的老年人及糖尿病患者应加强防护。

二、疖

疖是单个毛囊及其周围组织的急性化脓性感染。病原菌以金黄色葡萄球菌为主，偶可由表皮葡萄球菌或其他病菌所致。常发生于毛囊和皮脂腺丰富的部位，如颈、头、面部、背部、腋部、腹股沟部及会阴部和小肠。

【临床表现】

初起时，局部皮肤出现红、肿、疼的小硬结，以后逐渐增大呈锥形隆起。数日后，结节中央组织坏死、软化，红、肿、痛范围扩大，触之稍有波动，中心出现黄白色的脓栓，继而脓栓脱落、破溃流脓，炎症逐渐消失而愈合。

疖一般无明显的全身症状。但若发生在血液丰富的部位，或全身抵抗力减弱时，可有全身不适、畏寒、发热、头痛和厌食等毒血症状。尤其是面部上唇周围和鼻部“危险三角区”的疖如被挤压或处理不当，病菌可沿内眦静脉和眼静脉向颅内扩散，引起化脓性海绵状静脉窦炎，眼部及其周围出现进行性肿胀，患者可有寒战、高热、头痛甚至昏迷等症状，病情严重，可危及生命。

【辅助检查】

1. 血常规检查

发热患者的血常规检查可见白细胞计数和中性粒细胞比例增高。

2. 脓液细菌培养

将疖的脓液作细菌培养及药物敏感试验可明确致病菌种类。

【治疗原则】

1. 疖以局部治疗为主，有时需辅以全身抗菌药物。
2. 疖一般需辅以抗菌药物及应用自体或多价疫苗治疗。
3. 早期未破溃时切忌挤压，局部可用热敷或药物外敷（如20%鱼石脂软膏等）。
4. 对已有脓头、尚未破溃者可以行切开引流，但对面部疖应避免切开。

【护理评估】

1. 健康史

了解疾病的发生、发展过程。

2. 身体状况

（1）局部情况：了解疖的部位、皮肤有无变色，质地有无硬肿，压痛是否明显，触之有无波动感，有无脓栓，是否破溃流脓等。

（2）全身情况：评估患者发病时有无全身不适、畏寒、发热、头痛和厌食等毒血症状，目前状况如何等表现。

【护理诊断】

1. 有感染扩散的危险

与局部和全身抵抗力低下有关。

2. 潜在并发症

颅内化脓性海绵状静脉窦炎。

3. 知识缺乏

缺乏预防感染的知识。

【护理措施】

1. 向患者讲解疖的自我护理知识。保持疖周围皮肤清洁，以防止感染扩散。避免挤压未成熟的疖感染灶，尤其“危险三角区”的疖，避免感染扩散引起颅内化脓性感染。

2. 对于疖、痈等感染发生在“危险三角区”的患者，注意观察有无颅内海绵状静脉炎表现，如寒战、发热、头痛、呕吐、意识异常甚至昏迷。

3. 脓肿切开引流者，应及时更换敷料，换药，促进切口愈合。

【健康教育】

1. 注意个人日常卫生，保持皮肤清洁，做到勤洗澡、勤换内衣、洗头、理发、剪指甲，注意消毒剃刀等。

2. 对免疫力差的老年人及糖尿病患者应加强防护。

3. 疖出现后应及时治疗，以免加重。

三、急性蜂窝织炎

急性蜂窝织炎是皮下、筋膜下、肌间隙或深部疏松结缔组织的急性、弥漫性、化脓性感染。常见致病菌为溶血性链球菌和金黄色葡萄球菌，少数由厌氧菌和大肠杆菌引起。近年厌氧菌感染和混合感染有明显的增加趋势。

【临床表现】

1. 一般性皮下蜂窝织炎	2. 产气性皮下蜂窝织炎
表现为局部明显红肿、疼痛，向四周迅速扩散不易局限，病变区与正常皮肤无明显界限，病变中央常因缺血而发生坏死。病变位于较疏松的组织时，疼痛较轻；深部感染者，局部表现多不明显，但有表面组织水肿和深部压痛，全身症状明显。	致病菌以厌氧菌为主。多发生在会阴部或下腹部。病变主要局限于皮下结缔组织，不侵犯肌层。病变进展快，局部可触及皮下捻发音，蜂窝组织和筋膜出现坏死，且伴进行性皮肤坏死，脓液恶臭，全身症状严重。
3. 新生儿皮下坏疽	**4. 颌下急性蜂窝织炎**
多发生在背部、臀部等经常受压的部位。	此类蜂窝织炎可发生喉头水肿和气管受压，引起呼吸困难，甚至窒息。

【辅助检查】

1. 血常规检查	2. 脓肿穿刺或脓液涂片
可见白细胞计数和中性粒细胞比例增多。	抽得脓液或脓性分泌物可作涂片检查或做细菌培养及药敏试验。

【治疗原则】

1. 全身治疗	2. 局部治疗
注意休息，加强营养，必要时给予镇痛退热药物。应用磺胺药或广谱抗生素，合并厌氧菌感染者加用甲硝唑。	早期一般性蜂窝织炎，可以50%硫酸镁湿敷，或敷以金黄膏、鱼石脂膏等，若形成脓肿切开引流；颌下急性蜂窝织炎，及早切开减压，以防喉头水肿，压迫气管；其他各型皮下蜂窝织炎，可在病变处做多个小切口，用浸有药液的湿纱条引流；对产气性皮下蜂窝织炎，伤口可用3%过氧化氢冲洗和湿敷。

【护理评估】

1. 健康史

了解疾病的发生、发展过程。

2. 身体状况

（1）局部：感染灶的部位、性质及脓液情况。

（2）全身：了解患者有无寒战、高热、呼吸困难等表现。

3. 心理-社会状况

了解患者及家属对疾病及预后的认知程度，有无焦虑、恐惧心理等。

【护理诊断】

1. 体温过高

与病菌感染有关。

2. 疼痛

与炎症刺激有关。

3. 潜在并发症

窒息。

【护理措施】

1. 一般护理

注意休息、加强营养，给予高热量、高维生素和高蛋白质饮食，注意个人卫生，保持皮肤清洁。

2. 发热护理

体温过高者给予物理降温或遵医嘱药物降温，做好皮肤护理，出汗后及时擦干更衣，防止着凉。鼓励患者多饮水，必要时静脉补液，记录24小时出入水量，密切观察体温变化。

3. 疼痛护理

患者患处制动，若为肢体发病者，可抬高患肢，以促进静脉回流，减轻局部肿胀而缓解疼痛。

4. 呼吸护理

特殊部位，如口底、颌下、颈部等蜂窝织炎，取半卧位，并观察有无呼吸困难，甚至窒息等症状，警惕喉头水肿，做好吸氧、气管插管等急救准备。

5. 用药护理

（1）对创面分泌物进行细菌培养和药物敏感试验，针对病菌适时、合理应用抗生素。

（2）厌氧菌感染者，注意观察3%双氧水溶液冲洗创面和湿敷后的效果。

6. 心理护理

介绍疾病发生原因及其转归，使患者及家属对疾病有一定的了解，减轻其焦虑、恐惧情绪。

【健康教育】

指导患者平时重视皮肤的清洁卫生，避免损伤。皮肤受伤要及早处理，及时治疗皮肤的化脓性病变。老人和婴儿抗感染能力较弱，应注意生活料理。及时发现及时治疗。

四、丹毒

丹毒是指病原菌（常为β溶血性链球菌）自皮肤或黏膜微小破损处入侵，引起的皮肤及皮内网状淋巴管的急性炎症。其好发于下肢和面部。丹毒属于由细菌感染引起的急性化脓性真皮炎症。其病原菌是A族乙型溶血性链球菌，多由皮肤或黏膜破伤而侵入，但也可由血行感染。

【临床表现】

1. 局部出现红色斑块、鲜红，用手指轻压可褪色。表面紧张发亮，边界较清楚，严重者可发生水疱，常伴有局部淋巴结肿大。

2. 全身症状明显，有发冷、高热及全身不适、头痛等症状。

3. 复发性丹毒引起慢性淋巴水肿，下肢反复发作可导致淋巴管阻塞，组织增厚，导致象皮肿。

【辅助检查】

1. 实验室检查

血常规检查可见白细胞总数或中性粒细胞增多，血沉加快，抗链球菌溶血素增多。

2. 组织病理检查

可见真皮高度水肿，毛细血管及淋巴管扩张，结缔组织肿胀，中、小动脉内皮细胞肿胀。管腔为纤维蛋白栓塞，真皮及扩张的淋巴管中有弥漫的炎性细胞浸润（以中性粒细胞为主），有时可见链球菌，水肿严重时可见表皮内水肿或大疱。

【治疗原则】

1. 全身治疗

患者应卧床休息并及时对症治疗，抗生素以青霉素疗效最好，需持续用药 2 周左右，磺胺类药亦能取得良好的疗效，根据病情必要时可与青霉素同时应用。

2. 复发性慢性丹毒的治疗

如患者为复发性慢性丹毒，应检查足趾等处有无足癣，检查鼻前庭及外耳道等处有无感染病灶，并给予相应的处理。对复发性丹毒抗菌药物应用的时间要适当延长。还可用小剂量 X 线照射，每次 50～100rad（0.5～1Gy），每 2 周 1 次，共 3～4 次。

3. 局部治疗

患肢抬高，可用适量芙蓉或蒲公英叶捣烂外敷，或用醋酸铝溶液或依沙吖啶（雷夫奴尔）溶液湿敷，可减轻充血程度及疼痛，肢体部有淋巴水肿时，可试用透明质酸酶或皮质类固醇激素混合液做皮内注射。

【护理评估】

参见“急性蜂窝织炎”的相关内容。

【护理诊断】

参见“急性蜂窝织炎”的相关内容。

【护理措施】

参见“急性蜂窝织炎”的相关内容。

【健康教育】

参见“急性蜂窝织炎”的相关内容。

五、急性淋巴管炎及淋巴结炎

急性淋巴管炎是指病菌经破损的皮肤、黏膜，或其他感染灶侵入淋巴管，引起淋巴管及其周围组织的急性炎症。急性淋巴管炎波及所属淋巴结时，即为急性淋巴结炎。浅部急性淋巴结炎好发于颈部、腋窝和腹股沟，也可见于肘内侧或腘窝等处。致病菌主要有乙型溶血性链球菌、金黄色葡萄球菌等。浅部急性淋巴结炎可化脓或形成脓肿。浅部急性淋巴管炎发生在皮下结缔组织层内，沿集合淋巴管蔓延，很少发生局部组织坏死或化脓。

【临床表现】

1. 急性淋巴管炎

（1）网状淋巴管炎

又称丹毒，起病急，患者有畏寒、发热、头痛、全身不适等症状。皮肤出现鲜红色片状红疹，略隆起，中间颜色稍淡，周围较深，边界清楚。局部有烧灼样疼痛，红肿区可有水疱，附近淋巴结常肿大、有触痛，感染加重可导致全身性脓毒症。丹毒可复发，下肢丹毒反复发作可引起淋巴水肿，甚至发展成“象皮肿”。

（2）管状淋巴管炎

分为深、浅两种。皮下浅层急性淋巴管炎，表现为伤口近侧表皮下有一条或多条“红线”，质硬有压痛。皮下深层淋巴管炎无“红线”表现，但可出现患肢肿胀，有条形压痛区。两种淋巴管炎都可引起畏寒、发热、头痛、乏力、全身不适、食欲减退等全身症状。

2. 急性淋巴结炎

轻者仅有局部淋巴结肿大、触痛，与周围组织分界清楚，多能自愈。重者可有多个淋巴结肿大，可融合形成肿块，疼痛加重，表面皮肤发红发热，并伴有全身症状。淋巴结炎可发展为脓肿，脓肿形成时有波动感，少数可破溃流脓。

【辅助检查】

1. 血常规检查

可见白细胞计数和中性粒细胞增多。

2. 脓液细菌培养

严重淋巴结炎形成脓肿时，穿刺抽得脓液做细菌培养及药物敏感试验。

【治疗原则】

主要是对原发病灶的处理。应用抗菌药物、休息和抬高患肢，均有利于早期愈合。急性淋巴结炎形成脓肿时，应做切开引流。

【护理评估】

参见“急性蜂窝织炎”的相关内容。

【护理诊断】

参见“急性蜂窝织炎”的相关内容。

【护理措施】

参见“急性蜂窝织炎”的相关内容。

【健康教育】

参见“急性蜂窝织炎”的相关内容。

第二节　手部急性化脓性感染

一、甲沟炎与脓性指头炎

甲沟炎是甲沟或其周围组织的感染，常发生在微小刺伤、挫伤、逆剥新皮倒刺或指甲剪得过深等损伤后，致病菌主要为金黄色葡萄球菌。脓性指头炎是手指末节掌面皮下组织的化脓性感染，常发生于指尖或指末节皮肤受伤后，也可由甲沟炎加重所致，致病菌主要为金黄色葡萄球菌。

【临床表现】

1. 甲沟炎

常先发生在一侧甲沟皮下，开始时，出现红、肿、痛，炎症可自行或经过治疗后消退，也可迅速化脓。脓液自甲沟一侧可蔓延至甲根部或对侧甲沟，形成半环形脓肿。若未及时切开排脓，感染向深层蔓延可形成指头炎或指甲下脓肿，此时可见指甲下有黄白色脓液，指甲与甲床分离。若处理不当，可发展为慢性甲沟炎或指骨骨髓炎。甲沟炎多无全身症状。

2. 脓性指头炎

早期表现为指头发红、轻度肿胀、针刺样疼痛，继而肿胀加重、疼痛剧烈。当指动脉受压时，疼痛转为搏动性跳痛，患指下垂时加重，剧痛常使患者烦躁、彻夜不眠。此时多伴有全身症状，如发热、全身不适、白细胞计数升高等。感染进一步加重时，局部组织缺血坏死，神经末梢因受压和营养障碍而麻痹，指头疼痛反而减轻，皮色由红转白。若治疗不及时，常可引起指骨缺血性坏死，形成慢性骨髓炎，伤口经久不愈。

【辅助检查】

1. 实验室检查

血常规检查可见白细胞计数和中性粒细胞比例增加。

2. X 线摄片

感染手指的 X 线摄片可明确有无指骨坏死。

【治疗原则】

1. 甲沟炎

早期局部热敷、理疗，外敷鱼石脂软膏、金黄膏等，应用磺胺类药或抗生素。已有脓液时，可在甲沟处纵行切开引流。如甲床下已积脓，应将指甲拔去，或将脓腔上的指甲剪去。拔甲时，注意避免损伤甲床，以免日后新生指甲发生畸形。

2. 脓性指头炎

初发生时，应悬吊前臂平置患手，避免下垂以减轻疼痛。给予青霉素等抗菌药物，患指外敷金黄膏等。一旦出现跳痛、明显肿胀，及时切开减压和引流，以免发生指骨坏死和骨髓炎，不能等到波动出现后才手术。

【护理评估】

1. 健康史

了解患者手部创伤的时间、部位及经过。

2. 身体状况

（1）局部：了解患肢疼痛的部位、性质、肿胀程度，指关节的活动情况，手部功能是否受限及受限程度等。

（2）全身：评估患者有无寒战、高热、全身不适等情况。

3. 心理-社会状况

了解患者对疾病拟采取的治疗方案和预后的认知程度，以及对医院环境的适应情况等。

【护理诊断】

1. 体温过高

与细菌感染有关。

2. 疼痛

与炎症刺激、局部组织肿胀、压迫神经纤维有关。

3. 潜在并发症

指骨坏死。

【护理措施】

1. 维持正常体温

（1）严密监测体温、脉搏变化，高热时给予物理或药物降温。

（2）协助治疗，局部给予热敷、理疗，外敷中、西药等，促进炎症消退；行脓肿切开引流者，保持脓腔引流通畅。必要时应用抗菌药物。

（3）保证休息和睡眠，多饮水，摄入高能量、高蛋白、含丰富维生素的饮食，提高患者的抗感染能力。

（4）遵医嘱，及时合理使用抗菌药物。

2. 缓解疼痛

患指制动并抬高，以促进静脉和淋巴回流，减轻局部充血、水肿，缓解疼痛。创面换药时，动作轻柔、避免加重疼痛。敷料紧贴于创面者，可先用等渗盐水浸透敷料后再换药；必要时换药前适当应用镇痛剂以减轻疼痛。

3. 观察病情

（1）观察伤口渗出物和引流液颜色、性状及量的变化。及时更换浸湿的敷料，保持敷料清洁、干燥。

（2）密切观察患手的局部症状，观察有无局部肿胀、疼痛和肤色改变；注意有无感染扩散的征象。

【健康教育】

1. 告知患者日常保持手部清洁，加强劳动保护，预防手损伤。

2. 重视手部任何微小的损伤，伤后应用络合碘消毒，无菌纱布包扎，以防发生感染。

3. 手部轻度感染应及早就诊。

二、急性化脓性腱鞘炎、滑囊炎与手掌深部间隙感染

化脓性腱鞘炎、滑囊炎和手掌深部间隙感染均为手掌深部化脓性感染，致病菌多为金黄色葡萄球菌。急性化脓性腱鞘炎主要指屈指肌腱鞘炎，常因手掌部的刺伤或邻近组织的感染蔓延所致。手背部的伸指肌腱鞘炎少见。滑囊炎可由腱鞘炎蔓延而来，也可因手掌面刺伤引起。急性手掌深部间隙感染可以由腱鞘炎蔓延或直接刺伤所致。

【临床表现】

1. 全身表现

病情发展迅速，24 小时后症状即很明显，患者有发热、头痛、食欲减退、脉搏增快、呼吸急促、全身不适和血白细胞升高等。化脓性腱鞘炎和掌深间隙感染均可致病变组织压力升高，可继发肘内或腋窝淋巴结肿痛。

2. 局部表现

（1）腱鞘炎

患指呈明显的均匀性肿胀，指关节仅能轻微弯曲，被动伸直可引起

剧烈疼痛。若治疗不及时，鞘内脓液积聚，压力将迅速增高，以致肌腱发生坏死，患指功能丧失。感染也可蔓延到掌侧深部，导致肌腱坏死而丧失手指功能。

（2）滑囊炎

桡侧化脓性滑囊炎常继发于拇指腱鞘炎，表现为大鱼际和拇指腱鞘区肿胀、压痛；拇指肿胀、微屈、不能外展和伸直。尺侧滑囊炎多继发于小指腱鞘炎，表现为小鱼际和小指腱鞘区肿胀、压痛；小指和环指呈半屈曲状，被动伸指可引起剧痛。

（3）掌深间隙感染

包括掌中间隙感染和鱼际间隙感染。掌中间隙感染时，掌心凹消失，呈肿胀、隆起状，皮肤紧张、发白、压痛明显，手背部水肿严重；中指、环指和小指呈半屈状，被动伸指可引起剧痛。鱼际间隙感染时，掌心凹存在，大鱼际和拇指指蹼处肿胀并有压痛；示指半屈，拇指外展略屈，活动受限不能做对掌运动，被动伸指可致剧痛。

【辅助检查】

1. 血常规检查

可见白细胞计数和中性粒细胞比例升高。

2. 超声波检查

手掌的超声波检查可显示肿胀腱鞘和积存的液体。

【治疗原则】

早期局部理疗，外敷鱼石脂软膏、金黄膏等，平置或抬高患侧手指和手臂以减轻疼痛。感染严重者，应及时切开减压及引流，并积极应用抗菌药物。

【护理评估】

参见“甲沟炎与脓性指头炎”的相关内容。

【护理诊断】

1. 疼痛

与炎症刺激、局部肿胀致神经纤维受压有关。

2. 体温过高

与细菌感染有关。

3. 疼痛

与炎症刺激、局部组织肿胀、压迫神经纤维有关。

4. 潜在并发症

肌腱坏死、手功能障碍。

5. 知识缺乏

缺乏预防感染的知识。

【护理措施】

参见“甲沟炎与脓性指头炎”的相关内容。

【健康教育】

参见“甲沟炎与脓性指头炎”的相关内容。

第三节 全身性外科感染

全身性感染是指致病菌侵入人体血液循环，并在体内生长繁殖或产生毒素而引起严重的全身性症状，通常指脓毒血症和菌血症。脓毒血症是指有全身性炎症反应表现，如体温、循环、呼吸等明显改变的外科感染的统称。菌血症是脓毒血症的一种，在此基础上血培养检出致病菌者，称为败血症。

全身性感染多继发于严重创伤继发感染和各种化脓性感染，常见致病菌是金黄色葡萄球菌和革兰阴性杆菌。

全身性感染时的病原菌、病原菌产生的毒素及其介导的多种炎症介质都可对机体造成损害。感染如得不到控制，可引起全身脏器受损和功能障碍，甚至发生感染性休克、多器官功能不全综合征等。

【临床表现】

全身性感染包括原发感染病灶、全身炎症反应和器官灌注不足三个方面。其共性临床表现是：①骤起寒战，继之高热，体温可高达40~41℃，老年人及衰弱患者可出现体温不升（低于36℃）。②头痛、头晕、恶心、呕吐、腹胀、腹泻、面色苍白或潮红、出冷汗，神志淡漠、谵妄甚至昏迷。③心率加快、脉搏细数、呼吸急促或困难。④肝脾可肿大，严重者出现黄疸或皮下出血淤斑等。

如病情发展，感染未能控制，可出现感染性休克及发展为多器官功能不全乃至衰竭。

【辅助检查】

1. 血常规检查

白细胞计数明显升高或降低，中性粒细胞核左移、幼稚型粒细胞增多，出现中毒颗粒。多数患者有贫血征象，且呈进行性加重趋势。

2. 血生化检查

可有不同程度的酸中毒、代谢失衡和肝、肾受损征象，血脂和血糖水平也可发生异常。

3. 细菌学检查

患者寒战、发热时采血进行细菌或真菌培养，较易发现致病菌。

4. 尿常规检查

可见蛋白、血细胞、酮体和管型等。

5. 影像学检查

X 线、B 超、CT 等检查，有助于转移性脓肿的诊断，也有助于对原发感染灶的情况作出判断。

【治疗原则】

采用综合治疗措施，重点是处理原发感染灶。

1. 及时彻底处理原发感染灶

包括清除坏死组织和异物、消除无效腔、充分引流脓肿等。对暂时不明确原发感染灶者，全面检查。

2. 应用抗菌药物

在未获得细菌培养结果之前，可先根据原发感染灶的性质，尽早、足量、联合应用两种以上的抗菌药物，以后再根据细菌培养及药物敏感试验结果予以调整。对真菌性脓毒症，应停用广谱抗菌药物，改用针对性强的抗菌药物，并全身应用抗真菌药物。

3. 支持疗法

补充血容量、输注新鲜血、纠正低蛋白血症等。控制高热、纠正电解质紊乱和维持酸碱平衡等。治疗原有的全身性疾病，如糖尿病等。

【护理评估】

1. 健康史

了解患者发病的时间、经过及发展。

2. 身体状况

（1）局部：了解原发感染灶的部位、性质及其脓液性状。

（2）全身：了解患者有无寒战、高热、头痛、头晕、恶心、呕吐、腹胀、酸碱失衡、感染性休克等，有无血压、脉搏、面色、神志等改变。

3. 心理-社会状况

了解患者及家属的心理状态，评估他们对疾病拟采取的治疗方案、预后的认识程度，对医院环境的适应情况等。

【护理诊断】

1. 体温过高

与病菌感染有关。

2. 营养失调：低于机体需要量

与机体分解代谢升高有关。

3. 潜在并发症

感染性休克、水电解质代谢紊乱。

【护理措施】

1. 一般护理

关心体贴患者，给患者及家属心理安慰和支持；严格执行无菌技术，注意避免并发其他感染；营养支持，通过肠内或肠外途径提供足够的营养；患者卧床休息，提供安静舒适的环境，保证患者充分休息和睡眠；氧气吸入，以提高组织器官氧浓度。

2. 病情观察

（1）严密观察患者的面色、神志、生命体征等病情变化，如有异常及时通知医师。

（2）严密监测体温变化，高热患者给予物理或药物降温，鼓励患者多饮水，进食易消化高热量、高维生素饮食，以补充能量消耗。寒战、高热时做血液细菌或真菌培养，以确定致病菌。

3. 用药护理

（1）在未获得细菌培养结果前，根据原发感染灶的性质及时有效地联合应用足够剂量的抗生素。

（2）根据细菌培养及药物敏感试验结果，调整使用有效抗生素。

（3）对于真菌性脓毒症，应尽量停用广谱抗生素，改用有效的针对性强的抗生素，并全身应用抗真菌药物。

4. 并发症的观察与防治

（1）感染性休克：密切观察病情，若发现意识障碍、体温降低或升高、脉搏及心率加快、血压下降、呼吸急促、面色苍白或发绀、尿量减少、白细胞计数明显增多等感染性休克表现，及时报告医师，配合抢救，置患者于合适体位、建立输液通道、吸氧等。

（2）水电解质代谢紊乱：注意观察患者有无皮肤弹性降低、尿量减少或血细胞比容增高等缺水表现，定时监测血电解质变化，发现异常及时报告医师，配合处理。高热和大量出汗患者，若病情许可，鼓励其多饮水；遵医嘱及时补充液体和电解质。

【健康教育】

1. 注意劳动保护，避免损伤。
2. 注意个人卫生，保持皮肤清洁。
3. 加强饮食卫生，避免肠源性感染。
4. 有感染病灶存在时应及时就医，防止感染进一步发展。应尽早查明并适当处理隐匿的病灶。
5. 加强营养、体育锻炼，增强机体抵抗力。

第四节 有芽胞厌氧菌感染

一、破伤风

破伤风是一种急性特异性感染。除了可能发生在各种创伤后，还可能发生于不洁条件下分娩的产妇和新生儿。病菌为破伤风杆菌。破伤风发生受细菌的毒力、细菌的数量、机体的免疫力、伤口缺氧等因素所影响。

【临床表现】

1. 临床分期

（1）潜伏期

通常为7~8日，最短24小时，最长可达数月。潜伏期越短，预后越差。新生儿破伤风常在断脐后7日左右发病，故俗称“七日风”。

（2）前驱期

表现为乏力、头晕、头痛、咀嚼无力、张口不便、烦躁不安、打呵欠，局部肌肉发紧、酸痛、反射亢进等。以张口不便为主要特征。

（3）发作期

典型症状是在肌肉紧张性收缩（肌强直、发硬）的基础上，呈阵发性强烈痉挛，通常最先受影响的肌群是咀嚼肌，出现咀嚼不便、张口困难，甚至牙关紧闭；病情进一步加重出现苦笑面容、颈项强直、角弓反张。膈肌受影响时表现为通气困难，甚至呼吸暂停。在肌肉紧张性收缩的基础上，任何轻微的刺激，如光线、声音、碰触、饮水等，均可诱发全身肌群强烈的阵发性痉挛。发作时，患者口吐白沫、大汗淋漓、呼吸急促、口唇发绀、流涎、牙关紧闭、磨牙、头颈频频后仰，手足抽搐不止。每次发作持续数秒或数分钟不等，间歇时间长短不一。发作时患者意识清楚，十分痛苦。

2. 并发症

（1）强烈肌痉挛可致肌肉断裂，甚至骨折。

（2）膀胱括约肌痉挛可引起尿潴留。

（3）持续呼吸肌群和膈肌痉挛可致呼吸骤停，甚至窒息。

（4）肌痉挛及大量出汗可导致水电解质、酸碱平衡失调，严重者可发生心力衰竭。患者死亡的主要原因为窒息、心力衰竭或肺部感染。

病程一般为3~4周，自第2周起症状缓解，肌紧张和反射亢进可持续一段时间。部分患者在恢复期间还可出现一些精神症状，如幻觉、言语或行动错乱等，多能自行恢复。

【辅助检查】

伤口渗出物涂片检查

可发现破伤风杆菌。

【治疗原则】

1. 一般治疗

患者应住单间并隔离，以避免医源性交叉感染，室内必须安静，遮蔽强光，同时避免非必要的刺激性治疗和护理。病情严重者安排专人护理。床旁备专用抢救车、气管切开包、吸引器、氧气等物品。

2. 中和毒素

破伤风确诊后，应立即给予破伤风抗毒素（TAT）5万单位加入5%葡萄糖溶液500~1000ml静脉滴注。此外，肌内注射2万~5万单位，创口周围注射1万~2万单位。以后每日肌内注射1万~2万单位，连续5~7天，总剂量可以根据病情轻重和潜伏期长短而定。用药前应做皮肤过敏试验，如为阳性，应予脱敏注射法。如此脱敏注射法仍引起过敏反应，则改用人体破伤风免疫球蛋白（TIG）深部肌内注射（3000~6000单位）。如无抗毒血清或TIG而对TAT过敏时，可抽取已获破伤风自动免疫且血型相同的人血液200~400ml静脉滴注。

3. 控制和解除痉挛

（1）病情较轻者可给予地西泮、水合氯醛等。

（2）病情重者，给予氯丙嗪、异丙嗪、哌替啶。

（3）严重抽搐不能控制者可用硫喷妥钠，要警惕喉头痉挛。在已行气管切开患者中使用较安全。

（4）肌肉松弛剂应在麻醉医师的配合和控制呼吸条件下应用。用药过程中均应警惕血压下降。

4. 气管切开治疗

有喉痉挛者，早行气管切开；切开后须保证气道通畅和清洁；气管内每日滴抗生素，雾化吸入，无菌吸痰，定期更换气管导管。合并肺感染者，需行痰细菌培养和药敏，合理选择抗生素治疗。

5. 抽搐治疗

抽搐严重不能控制者，可在呼吸机控制呼吸下使用肌松剂。

6. 伤口处理

积极进行合理的伤口处理，以清除毒素来源：①创口处理应在应用抗毒素及使用有效镇静药物后，在局麻下进行。②手术应简单迅速，只需剪除坏死组织，取出异物或做切开引流，不宜做复杂或过于广泛的手术。如创口已愈合则不应清创。③创口不应缝合，但可松填浸透3%过氧化氢或1∶5000高锰酸钾溶液的敷料，并经常更换。④手术时如有痉挛发作，应暂停操作，以免加重刺激，同时设法控制痉挛。

7. 营养支持

能经口进食者给高热量、多蛋白、维生素含量高、易消化吸收的流质膳食；张口困难者可用鼻饲，严重者可用全胃肠外营养（TPN），同时纠正维持水电解质平衡和治疗其他并发症。

8. 抗生素治疗

应用抗生素（常用青霉素和灭滴灵），有利于杀灭破伤风杆菌。

【护理评估】

1. 健康史

了解患者的发病经过，尤其是其发病前的创伤史、深部组织感染史、近期分娩史及预防接种史。

2. 身体状况

（1）局部：了解患者发病的前驱症状、典型症状，推断疾病的严重程度及预后情况。

（2）全身：评估患者的呼吸型态，呼吸困难程度等，了解患者排尿情况和其他脏器功能。

3. 心理-社会状况

了解患者的紧张、焦虑、恐惧表现和程度，患者及家属对本病的认知程度和心理承受能力等。

【护理诊断】

1. 有窒息的危险

与持续性呼吸肌痉挛、误吸、痰液堵塞气道有关。

2. 有受伤害的危险

与强烈的肌痉挛有关。

3. 有体液不足的危险

与反复肌痉挛消耗、大量出汗有关。

4. 潜在并发症

肺不张、肺部感染、尿潴留、心力衰竭等。

【护理措施】

1. 一般护理

（1）病室环境：将患者安置于隔离室，病室安静、遮光，温度为15～20℃，湿度约60%，配备急救药品和物品，以便及时处理一些严重并发症，如窒息、呼吸困难等。

（2）病情监测：设专人护理，每4小时测量体温、脉搏、呼吸1次，根据需要测血压。患者抽搐发作时，观察、记录发作的次数、时间、症状。注意患者意识、尿量的变化，加强心肺功能监护，密切观察有无并发症发生。

（3）减少外界刺激：医护人员“四轻”（说话轻、走路轻、操作轻、开关门轻），使用器具无噪声，护理治疗安排集中有序，尽量在痉挛发作控制的一段时间内完成，减少探视，避免干扰。

（4）保持静脉输液通畅：防止因抽搐致静脉通路堵塞、脱落而影响治疗。

（5）严格隔离消毒：严格执行无菌技术，护理人员穿隔离衣，患者的用品和排泄物均应消毒，更换的伤口敷料应焚烧，防止交叉感染。

（6）保护患者防止受伤：使用带护栏的病床，必要时使用约束带固定患者，防止患者痉挛发作时坠床和自我伤害；关节部位放置软垫保护关节，防止骨折等；应用合适牙垫，防止痉挛时咬伤舌。

（7）留置导尿管者：保持导管通畅，观察尿色、量是否正常，会阴擦洗，每日2次，防止感染。

2. 饮食护理

协助患者进食高热量、高蛋白质、高维生素饮食，宜少量多餐，以免引起呛咳、误吸，病情严重者，提供肠内外营养，以维持人体正常需要，如患者因张口困难及吞咽困难而难以进食，采取鼻饲法，补充营养时注意：①每次灌注量不超过200ml，温度为38～40℃，间隔时间不少于2小时且速度不宜过快，以免因各种原因影响营养物质的吸收。②喂药时应将药片碾碎，溶解后方可注入，防止胃管堵塞。③每次鼻饲前必须检查胃管，确定其在胃内方可注食。④鼻饲患者应每日进行口腔护理。

3. 发热的护理

（1）密切观察体温变化，定时测量体温，必要时随时测量，评估患者的症状、体征及热型。

（2）调整室内温、湿度，使患者舒适。

（3）体温超过39℃，可用冰敷、酒精浴等物理降温法或遵医嘱使用药物降温，如冬眠疗法，应用冬眠疗法时做好各项监测，随时调整冬眠药物的用量，使患者处于浅睡状态。

（4）患者大量出汗后，及时更换衣服，预防感冒。遵医嘱进行静脉补液，防止虚脱及电解质失衡。

（5）寒战时注意保暖，减少能量的进一步消耗。

4. 自理缺陷的护理

（1）协助患者大小便、穿衣、进食等。

（2）向患者及家属解释自理能力下降的暂时性，消除患者及家属的焦虑情况。

（3）向患者及家属介绍恢复早期活动的方法及重要性，定期帮助患者活动四肢关节，如屈伸等。病情好转后，鼓励患者主动在床上或下床活动，适当为患者提供活动用具。

（4）备呼叫器、常用物品置患者床旁易取到的地方。

5. 呼吸道的护理

（1）保持呼吸道通畅：对抽搐频繁、药物不易控制的严重患者，尽早行气管切开，以改善通气，及时清除呼吸道分泌物，必要时进行人工辅助呼吸，紧急状态下（如突发窒息）可立即将16号针头刺入环甲膜，使空气进入气管，然后再作气管切开，并给予吸氧，保证通气。

（2）在痉挛发作控制后的一段时间内，协助患者翻身、拍背，以利排痰，必要时吸痰，防止堵塞，给予雾化吸入，便于痰被咳出或吸出。气管切开患者给予相应护理（如气道湿化等）。

（3）进食时避免呛咳、误吸。

【健康教育】

提高患者对破伤风病理过程的认识，有效预防破伤风的发生。

1. 妥善处理创伤

开放性伤口应早期清创；污染重的伤口应清除坏死组织、异物，敞开伤口，做延期缝合。

2. 主动免疫

破伤风类毒素皮下注射首次0.5ml，隔4周~6周后再注射1ml，共2次，一年后强化注射1ml，可维持5~10年。一旦遭遇创伤，仅需注射类毒素0.5ml，即可在3~7天内产生有效的免疫抗体。

3. 被动免疫

未行主动免疫者在受伤后早期肌内注射破伤风抗毒素1500~3000U，伤口污染重或受伤时间超过12小时，剂量可加倍，一周内有预防效应。人体破伤风免疫球蛋白免疫效能更强，250~500U肌内注射，体内半衰期约3周。注射破伤风抗毒素前，应皮内过敏试验，如为阳性反应，需改用免疫球蛋白，或行TAT脱敏注射。

4. 预防

宣传破伤风的发病原因和预防知识，加强自我保护意识。伤后及时就诊，处理伤口。

二、气性坏疽

气性坏疽通常由梭状芽胞杆菌所致的一种严重的以肌组织坏死或肌炎为特征的急性特异性感染。此类感染发病急，预后差。

气性坏疽属厌氧菌感染，病菌为革兰阳性梭状芽胞杆菌，主要是产气荚膜梭菌、水肿杆菌、腐败杆菌和溶组织杆菌等。气性坏疽的发生是由上述细菌产生的外毒素与酶所致。

【临床表现】

气性坏疽的临床特点是病情发展迅速，患者全身情况可在12~24小时内迅速恶化。潜伏期1~4日，最短6~8小时。

1. 局部表现

早期，患者自觉伤肢沉重，有包扎过紧感或疼痛感。随病变发展，伤处出现“胀裂样”剧痛，一般镇痛剂不能缓解。患部肿胀明显，呈进行性加重，压痛剧烈。伤口周围皮肤肿胀、苍白、发亮，很快变为紫红色，进而变为紫黑色，并出现大小不等的水疱。轻压伤口周围可有捻发感，常有气泡从伤口溢出，并有稀薄、恶臭的浆液样血性分泌物流出。伤口内肌肉由于坏死，呈暗红色或土灰色，失去弹性，刀割时不收缩，也不出血。

2. 全身症状

表现头晕、头痛、表情淡漠或烦躁不安、高热、脉速、呼吸急促、大汗和进行性贫血。晚期患者可出现感染性休克、外周循环障碍和多器官衰竭等。

【辅助检查】

1. 细菌学检查

伤口渗出物涂片可检出粗大的革兰阳性杆菌，同时可行渗出物细菌培养。

2. 血常规检查

可见红细胞计数和血红蛋白降低，白细胞计数升高。

3. 血生化检查

协助了解各脏器功能状态。

4. 影像学检查

X 线、CT 检查常显示伤口肌群有气体。

【治疗原则】

1. 隔离治疗

对于气性坏疽患者应采取严格的隔离措施、一切敷料焚烧、器械和用具分别处理。

2. 抗生素治疗

立即给予大剂量青霉素、甲硝唑、第三代头孢菌素等抗生素进行治疗。

3. 急诊清创

尽早彻底清除一切坏死组织，充分引流，解除梗阻，组织减张，改善循环，开放创面，术中术后用3%过氧化氢或1∶1000的高锰酸钾溶液冲洗，或用盐水替硝唑溶液冲洗及湿敷。手术过程中，不可用止血带。

4. 高压氧疗法

通过提高组织间的含氧量，营造不适合此类细菌生长繁殖的环境，提高治愈率，减少伤残率。

5. 全身支持疗法

包括肠内外营养、原发病和合并症的治疗等。给予高蛋白、高热量饮食，必要时多次少量输新鲜血，纠正水与电解质紊乱。

6. 抗生素的应用

在治疗过程中应根据细菌学检查及药物敏感试验结果、治疗效果调整抗生素的应用。

7. 血浆置换

对严重感染病例此法可清除细菌与毒素。

8. 手术治疗

在肌肉广泛坏死伴有严重毒血症威胁生命时，应考虑早期截肢术，截肢后为防止创口周围皮肤收缩，应行皮肤牵引术，截肢平面较高，残端全层敞开，不缝合，创口处理同上，待肉芽组织长好后，再行残端修整缝合。

【护理评估】

1. 健康史

了解患者的发病时间、经过、尤其是创伤史。

2. 身体状况

（1）局部：了解伤肢疼痛性质，程度及应用镇痛剂的效果；评估伤口情况，如有无水疱，气泡溢出及分泌物的性状，颜色及气味，伤口周围皮肤颜色，肿胀程度，有无捻发音等。

（2）全身：评估患者生命体征、意识状态等。

3. 心理-社会状况

（1）心理反应：由于病情发生突然，发展迅速，很快引起全身反应，患者伤肢剧痛，一般镇痛药效果不明显，患者常有焦虑、恐惧等心理反应。

（2）认知状况：了解患者及家属对疾病，治疗及预后的认知程度及心理承受能力。患者对医院环境的适应情况等。

（3）社会支持系统：评估家庭的经济情况对治疗本病的经济承受能力和支持程度。

【护理诊断】

1. 疼痛

与局部组织创伤、炎症刺激及肿胀有关。

2. 体温过高

与细菌感染、组织坏死和毒素吸收有关。

3. 组织完整性受损

与组织感染、坏死有关。

4. 自我形象紊乱

与失去部分组织和肢体而致形体改变有关。

5. 潜在并发症

感染性休克。

【护理措施】

1. 严格隔离消毒

患者住隔离病室，实行床旁隔离。①房间外有隔离标志，房间内备有隔离基本用物，如洗手消毒液、隔离衣等。②护士进入病室内穿隔离衣、戴手套及口罩，尽量将治疗和护理集中，接触患者前、后均应彻底洗刷、消毒双手，手部有伤口的护理人员不得参与护理。③患者的一切用品和排泄物都要严格消毒隔离，患者的敷料应予焚烧。

2. 病情监测

严密观察伤口肿痛情况，特别是突然发作的伤口“胀裂样”剧痛，准确记录疼痛的性质、特点及发作等情况。

3. 用药护理

遵医嘱及时准确使用有效抗生素。

4. 饮食护理

给予高热量、高蛋白质、高维生素饮食，疼痛者应在进食前半小时镇痛，允许患者少量多餐，并给予足够的进食时间。

5. 疼痛的护理

（1）密切观察受伤肢体情况，对其病情进展有预见性。

（2）对开放性骨折合并大腿、臀部肌肉广泛损伤、挤压伤、重要血管损伤、止血带使用时间过长者，自诉局部沉重，有包扎过紧的感觉或疼痛时，应警惕气性坏疽的发生。

（3）若出现疼痛进行性加重，有胀裂感，一般镇痛药不能控制，伤口有气泡逸出，并有腐肉气味，应积极采取措施并取伤口分泌物进行常规检查，细菌培养加药敏试验。

（4）一旦确诊为气性坏疽后，积极配合医师做好紧急局部手术准备，从根本上减轻疼痛。

（5）保护敞开的伤口免受刺激，可用支架撑起被褥。

（6）配合医师用氧化剂冲洗，湿敷伤口，以减轻疼痛。

（7）遵医嘱使用镇痛剂。

6. 高热的护理

（1）密切观察体温变化，定时测量体温，必要时随时测量，评估患者的症状、体征及热型。

（2）调整室内温度、湿度，使患者舒适。

（3）体温超过39℃，可用冰敷、酒精浴等物理降温法或遵医嘱使用药物降温，如冬眠疗法，应用冬眠疗法时做好各项监测，随时调整冬眠药物的用量，使患者处于浅睡状态。

（4）患者大量出汗后，及时更换衣服，预防感冒。遵医嘱进行静脉补液，防止虚脱及电解质失衡。

（5）寒战时注意保暖，减少能量的进一步消耗。

7. 自理缺陷的护理

（1）协助患者大小便、穿衣、进食等。

（2）向患者及家属解释自理能力下降的暂时性，消除患者及家属的焦虑情况。

（3）向患者及家属介绍恢复早期活动的方法及重要性，定期帮助患者活动四肢关节，如屈伸等。病情好转后，鼓励患者主动在床上或下床活动，适当为患者提供活动用具。

（4）备呼叫器、常用物品置患者床旁易取到的地方。

8. 截肢患者的护理

（1）截肢前，向患者及家属解释手术的必要性和可能出现的并发症等情况，使患者及家属能够了解、面对并接受截肢的现实。

（2）截肢后，耐心倾听患者诉说，安慰并鼓励患者正视现实，指导患者掌握自我护理技巧，但决不勉强患者，避免增加其痛苦和心理压力。

（3）介绍一些已经截肢的患者与之交谈，使其逐渐适应自身形体变化和日常活动，指导患者应用假肢，使其接受并做适应性训练。

9. 心理护理

（1）对患者提出的问题（如治疗效果、疾病预后等）给予明确、有效和积极的信息，建立良好的护患关系，使其能积极配合治疗。

（2）正确引导患者正视伤残现实，与其共同探讨人生目标，使之身残志坚，对患者的合作与进步及时给予肯定和鼓励。

（3）指导患者及家属应用松弛疗法，如按摩、听音乐等，允许患者适度的发泄情绪，如来回踱步、哭泣等。当患者表现为愤怒时，除过激行为外不应加以限制。

【健康教育】

采用高压氧治疗。

1. 向患者及家属说明高压氧对气性坏疽的治疗作用，提高组织的氧含量，抑制气性坏疽杆菌的生长繁殖，并使其停止产生α毒素，从而挽救肢体。

2. 向患者简述高压氧治疗的3个步骤：加压、稳压和减压。

3. 指导患者配合

（1）进氧舱前：接受伤口控药（禁用凡士林等油类纱布）和抗生素注射，以减少污染，提高治疗效果；穿全棉病服；排空大、小便；严禁携带易燃易爆物品。

（2）进舱后：服从医护人员指导，不得随意搬弄舱内阀门、开关等设施以防意外事故的发生；了解舱内供氧、通讯装置的使用方法，正确使用吸氧面罩；掌握预防气压伤的基本知识：首次进舱人员，常规用1%呋麻液滴鼻，可带少许糖果、梅子进舱，在加压时增加唾液加强吞咽动作；稳压吸氧时，不讲话，不吃东西，不深呼吸，若出现头昏、出汗、恶心、面部紧张或抽搐等不适，则摘下面罩，呼吸舱内空气，并立即报告操舱人员处理；减压时，注意保暖，以防感冒；减压过程中行自主呼吸，切忌屏气，以防肺气压伤。

（3）出舱后：如有皮肤瘙痒、关节疼痛、伤口渗血过多等，报告医护人员做相应处理；注意休息，进热饮料或洗热水澡，以协助氮气的继续排出；加强营养，摄入高热量、高蛋白质、高维生素饮食；治疗期间，出现感冒、发热、呼吸道感染，月经量过多等报告医护人员、暂停治疗。

第七章　普通外科患者常见症状及护理

第一节　恶心与呕吐

恶心是上腹部的一种特殊不适感觉，是欲将胃内容物经口吐出，严重恶心常伴有自主神经功能紊乱的表现，如头晕、出汗、流涎、心率改变、血压下降及四肢厥冷等。

呕吐是横膈、肋间肌及腹部肌肉的收缩，呼吸运动停止，将胃内容物或部分小肠内容物不自主地经贲门、食管逆流出口腔的一种反射动作。相关因素主要有中枢性呕吐和反射性呕吐，外科常见的原因为反射性呕吐；胃十二指肠疾病；肠道疾病；急性肠炎、急性阑尾炎、肠梗阻；肝、胆、胰腺疾病。某些药物如麻醉镇痛药、抗生素、抗癌药等使化学感受器触发区受刺激，引起中枢性呕吐。

【临床表现】

1. 胃源性呕吐

由胃黏膜的炎症或胃黏膜受物理、化学、细菌毒物的刺激，幽门痉挛与梗阻等引起。呕吐物多有消化液及食物，若有胆汁反流入胃则呕吐物常含绿色胆汁；若有慢性胃出血，血液与胃酸发生反应而呈咖啡色；呕吐物含有宿食和腐败气味提示幽门梗阻。

2. 反射性呕吐

腹腔内感觉神经受刺激引起，如急性胆道疾患、急性胰腺炎等，呕吐时常伴有恶心，有明显的上腹痛，呕吐后并不感到舒适。

【辅助检查】

1. 实验室检查

主要包括与炎症、内分泌代谢及水盐电解质代谢紊乱等有关实验室检查。

2. 辅助检查

可作 B 超、胃镜、ERCP、超声内镜、CT、磁共振等特殊检查。

【治疗原则】

1. 胃肠道疾病

（1）因消化道良性或恶性病变造成的狭窄或梗阻所致的呕吐，药物治疗是无效的，只有经扩张、置入支架或手术治疗，解除狭窄或梗阻之后，呕吐症状才会消失。

（2）对于贲门失弛缓症患者，在未进行扩张或手术治疗之前，可选用钙离子通道拮抗药或硝酸甘油餐前半小时口服或餐前15~30分钟舌下含化治疗，早期可改善呕吐及梗阻症状；或者试用肉毒杆菌毒素行狭窄局部注射治疗。

（3）胃肠道急性炎症性病变引起的呕吐，应积极选用抗生素并纠正电解质紊乱及补充维生素；胃肠动力障碍引起的恶心与呕吐则可应用莫沙必利等促胃肠动力剂；如果呕吐是由胃肠道痉挛所致，则可应用东莨菪碱等抗胆碱能药物。

2. 肝脏、胆道及胰腺疾病

是导致恶心、呕吐的常见病因之一。恶心、呕吐可是急性病毒性肝炎的早期症状，常与食欲减退、厌油腻食物及上腹部饱胀同时出现，随着护肝治疗及适当的休息之后，恶心与呕吐可逐渐消失。呕吐也是胆道梗阻或绞痛常伴随的症状，只有当胆道梗阻或炎症消除之后，呕吐才会停止；急性胰腺炎时常伴随有恶心与呕吐症状，只有随着采用胃肠减压，减少胰液与胰酶的分泌等措施之后，呕吐才会逐步缓解或终止。

3. 中枢神经系统病变

包括各种原因所致的脑炎、脑膜炎、脑肿瘤、脑寄生虫病、脑血管病及颅脑外伤等病变，均可引起颅内压力增高而导致恶心、呕吐。治疗的重要措施之一是应用降低颅内高压、减轻脑细胞水肿的药物治疗，脱水治疗后，不仅可改善呕吐的症状，更重要的是起到了保护或恢复脑细胞功能的作用。

4. 药物所致的呕吐

多种药物有引起恶心与呕吐的不良反应，一般而言，只要立即停止应用引起呕吐的药物，呕吐症状就会减轻直至消失，因此并不需要应用镇吐类药物。目前临床上对某些恶性肿瘤或血液系统的恶性疾病（如白血病、恶性淋巴瘤、多发性骨髓瘤、恶性组织细胞病等）常采取联合化疗或放疗，或对某些恶性肿瘤采用抗癌药物行介入治疗。但无论在治疗过程中或治疗之后，均可引起较严重的胃肠道不良反应，最突出的表现是恶心与呕吐。为了预防或减轻此不良反应，常可应用镇吐药物进行治疗，常用的药物有昂丹司琼（奥丹西龙）（枢复宁）、格拉司琼（康泉）等。必须指出，应用这些作用强的镇吐药物之后，也会产生中枢神经系统、心血管系统或胃肠道的不良反应，故应严格控制药物的剂量及间隔时间。

5. 神经、精神因素所致的呕吐

对此类原因所致的呕吐，心理治疗是关键。首先应消除患者的精神心理障碍，其次可配合药物治疗，常用的药物是镇静药与胃肠促动力剂，重者可采用多塞平或氟西汀等抗抑郁药物治疗。禁忌应用昂丹司琼（奥丹西龙）等强烈作用的镇吐药。

【护理评估】

1. 健康史

评估呕吐的原因、频率和时间。

2. 身体状况

评估患者呕吐是否伴有恶心、呕吐方式、呕吐物的性质、量、颜色和气味及呕吐后症状改善的情况。呕吐物的量一般成年人胃内容量约300ml，幽门梗阻者量可较多。剧烈频繁的呕吐，大量胃液丢失要注意有无脱水、电解质紊乱。长期呕吐而不能进食可导致营养不良。

3. 心理-社会状况

了解患者的心理状态，评估其是否有紧张、焦虑的心理情绪。向患者解释精神紧张不利于呕吐的缓解，特别是有的呕吐与精神因素有关，紧张、焦虑还会影响食欲和消化能力，而治病的信心及情绪稳定则有利于症状的缓解。

【护理诊断】

1. 焦虑

与不能正常进食及反复呕吐等因素有关。

2. 知识缺乏

紧张、焦虑也会影响食欲和消化能力，放松可以减少呕吐发生。

3. 自理缺陷

与体质虚弱有关。

4. 潜在并发症

脱水、电解质紊乱、营养不良等。

【护理措施】

1. 病情监测

密切观察患者呕吐的时间、次数、呕吐量及性状的变化，观察有无脱水及电解质紊乱的表现。

2. 休息与体位

病情轻、体力尚可者，可取坐位。病情重、体力差、较虚弱者，协助患者坐起或床头抬高 30°～45°，头偏向一侧，避免误吸。

3. 饮食护理

根据病情及医嘱指导患者进食，注意少量多餐，进食清淡、易消化的食物，并注意色、香、味的调配，以刺激患者的食欲。呕吐严重不能进食者，予以静脉输液，并详细记录出入水量。

4. 生活护理

保持患者的清洁舒适。呕吐后协助患者清洁口腔，清除周围呕吐物，更换脏衣物；热水洗脸，擦净口鼻周围残存的呕吐物；开窗通风，保持空气的清新流通。

5. 减轻呕吐的护理

当患者有恶心、呕吐时，指导患者进行缓慢的深呼吸，可有效控制或减轻呕吐。

6. 药物治疗的护理

按医嘱应用镇吐药及其他治疗。按治疗计划口服或静脉补充水分和电解质。剧烈呕吐不能进食或严重水电解质失衡时，主要通过静脉输液给予纠正。应用化疗药物引起的呕吐，遵医嘱预防性应用中枢镇吐剂或定时应用，并选择合适的化疗时间，如傍晚、餐后等，可有效减轻化疗药物引起的胃肠道反应。

7. 心理护理

关心患者，了解其心理状态，耐心解答患者及家属提出的问题。向患者解释精神紧张不利于呕吐的缓解，特别是有的呕吐与精神因素有关，紧张、焦虑还会影响食欲和消化能力，而治病的信心及情绪稳定则有利于症状的缓解。指导患者运用深呼吸、转移注意力等放松技术，减少呕吐的发生。

【健康教育】

1. 提高患者对恶心与呕吐发生过程的认识，积极治疗原发病。

2. 指导患者恶心、呕吐时，要进行缓慢的深呼吸，可有效控制或减轻呕吐。

3. 呕吐后要密切观察呕吐发生的时间、次数、呕吐量及性状的变化，同时做好口腔卫生，更换脏衣物，保持周围环境清洁，空气清新流畅。

4. 保持良好的心情，消除紧张、焦虑等不良情绪，树立治疗疾病的信心有利于症状的缓解。

第二节　腹　　胀

腹胀是因腹腔内容物生理或病理性的增加，使其在外观上显著增大的现象。它可以是一个主观症状，也可以是客观检查所见。相关因素有：①胃肠胀气：消化不良，肠蠕动功能不良，肠梗阻，腹膜炎；②腹水：结核性、化脓性腹膜炎，腹腔内出血，胆道或肠道穿孔，恶性肿瘤；③腹腔肿块：卵巢囊肿，肝癌，肾肿瘤，巨脾等。

【临床表现】

多数腹胀系由于食物和气体在肠内运行发生障碍；食物发酵而产生过多的气体或吞咽过多的空气等原因引起，临床表现肠鸣音增强、排气增多。长期呕吐、禁食或少食导致低血钾亦引起腹胀，临床表现肠鸣音减弱或消失。腹水引起的腹胀应做腹部移动性浊音等检查予以确定。其他还可因气腹、腹腔内肿物、胃肠功能紊乱等引起腹胀。

【辅助检查】

B超、钡灌肠X线立位照片或透视检查可见小肠内多个液平面及瘪缩的结肠可诊为机械性肠梗阻；麻痹性肠梗阻可见结肠充气扩张；见肠管漂浮在腹水中为腹腔积液特点。

【治疗原则】

腹胀患者留置胃管行胃肠减压，可有效减轻腹胀症状。护士应注意保持胃管通畅，定时冲洗，观察胃液的颜色、性质、量。同时应密切倾听患者主诉，如排气情况。

【护理评估】

1. 健康史

评估腹胀发生的时间、起病原因或诱因、部位、与体位的关系、程度和持续时间。

2. 身体状况

评估患者是否伴有恶心呕吐、腹胀等症状，有无缓解的方法。注意患者的神态、生命体征、有无压痛、反跳痛、腹肌紧张。

3. 心理-社会状况

评估患者有无精神紧张、焦虑不安等心理因素。

【护理诊断】

1. 紧张、恐惧

与担心疾病预后有关。

2. 知识缺乏

缺少饮食知识，应以少渣、易消化食物为主，忌食牛奶、甜食及刺激性食物。

3. 自理缺陷

与胃肠减压及长期使用利尿剂有关。

4. 潜在并发症

低钾血症、低钠血症等。

【护理措施】

1. 胃肠胀气的护理

(1) 饮食护理

少量多餐，轻度腹胀者饮食以少渣、易消化食物为主，避免生冷、多纤维、味道浓烈的刺激性食物。忌食牛奶、甜食等易产气食物。肠梗阻、腹膜炎等患者应给予禁食、必要时给予胃肠减压。

（2）体位与活动

单纯腹胀者，可鼓励在床上翻身，能下床者可下床活动，以促进肠蠕动。采取半坐卧位，以减轻腹部压力。

（3）遵医嘱予以减轻腹胀的方法

1）肛管排气：腹胀无法自然排气时，可插入肛管，以协助排气。

2）给予灌肠或软便剂：如因便秘引起的腹胀，可予以灌肠、开塞露塞肛或肠蠕动促进剂。

3）松节油或薄荷油热敷：应用热及对抗刺激剂（松节油）的作用，使局部血管扩张、结缔组织伸展性增加及肌肉收缩力增强，肌肉纤维松弛，有助于腹胀的解除。执行热敷时应配合以顺时针方向进行腹部按摩。热敷执行完后应注意排气的时间，腹胀是否减轻或解除。

（4）严重腹胀

应置胃管行胃肠减压，保持引流通畅，观察引流物的性状及胃肠减压效果。

2. 腹水的护理

（1）病情观察

每日同一时间、同一条件下测量体重、腹围及肢体周径，严重腹水者，强调每日测体重一次并详细记录。观察生命体征，准确记录24小时出入水量。

（2）饮食

进食高蛋白、高热量、高维生素、低钠饮食。对一般腹水患者不用严格限制饮水量，而当血钠在130mmol/L以下时，应限制每日进水量在1500ml以下。

（3）体位及活动

腹水患者应卧床休息，重度腹水患者应绝对卧床休息，尽量采取平卧位，以增加肝、肾血液灌注。

（4）药物护理

1）遵医嘱应用各种利尿药，在用药前做好患者的心理护理及健康知识宣教，告知患者应用利尿药后的反应。

2）应用利尿药时，应观察利尿药的作用及不良反应。长期使用利尿药者，应观察有无低钾、低钠血症的发生。低钾血症的表现为全身无力，以四肢肌肉较为突出，肌腱反射迟钝或消失，还可出现恶心、呕吐、厌食、腹胀及心律失常等。低钠血症的表现为疲乏、倦怠、眩晕、恶心、呕吐、尿少等，严重患者可出现神志障碍。

3）预防低血钾的发生，可多食含钾食物，如柑橘、菠菜、牛奶、豆类食品等。

4）当腹水严重时，为增加胶体渗透压，可遵医嘱输新鲜冰冻血浆之后，再用利尿药加速体液的排出。

（5）腹腔穿刺抽液术的护理

当患者腹水量多引起压迫症状时，可协助医师进行放腹水的治疗，以减轻腹胀的痛苦。①腹腔穿刺抽液前，应向患者说明穿刺的目的及方法，以减轻患者的恐惧心理。②严格执行无菌操作，防止继发性感染。③密切观察生命体征、面色、神志的变化，发现异常立即报告医师。④每次放腹水不宜超过3000ml，大量放腹水后应卧床休息8～12小时。⑤观察穿刺针眼是否有溢液，如溢液不止，应予以加压包扎。⑥详细记录放腹水的时间、颜色、量，并遵医嘱送检。

3. 腹腔肿块的护理

（1）依照各种疾病的不同手术方式，分别给予不同的术前、术后护理。

（2）术后采取半坐卧位，缓解腹部张力。鼓励尽早下床活动，以促进肠蠕动恢复。

（3）保持引流通畅，观察并记录引流的颜色、性质、量的变化。

（4）若患者疼痛无法忍受时，遵医嘱予以镇痛药，观察镇痛药的效果及持续时间，有无不良反应的出现。

4. 心理护理

护士对腹胀患者进行心理疏导，消除患者紧张恐惧心理，使患者精神放松，情绪稳定，增强患者对疼痛的耐受性，从而减轻甚至解除疼痛。

【健康教育】

1. 提高患者及家属对疾病的认识过程。

2. 调整好饮食、少食多餐，避免生冷、多纤维、味道浓烈的刺激性食物，忌食牛奶、甜食等易产气食物。

3. 腹水患者应卧床休息，尽量采取平卧位，做好体重的监测。

4. 保持乐观向上的心态，消除紧张、恐惧心理，使精神放松、情绪稳定，从而减轻疾病所带来的痛苦。

第三节　黄　　疸

黄疸是指皮肤、黏膜与巩膜由于血清胆红素增高而呈现黄染的现象，一般是胆红素代谢障碍的临床表现。成人血中胆红素的正常浓度为5.13～17.1μmol/L（0.3～1.0mg/dl），当超过34.2μmol/L（2mg/dl）时，即有黄疸出现。如血清胆红素已有升高，但在34.2μmol/L（2mg/dl）以下，肉眼未见黄疸，称为隐性黄疸。黄疸一般表现为皮肤、黏膜、巩膜的黄染。由于血中高胆汁酸盐，而引起全身皮肤瘙痒；伴随肝功能下降，患者会出现全身疲倦、发热、食欲下降、恶心、呕吐、厌食油腻、腹胀、便秘或脂肪泻及进行性消瘦等症状。临床上将黄疸分为溶血性黄疸、肝细胞性黄疸和阻塞性黄疸三种类型。相关因素有：①溶血性黄疸：地中海性贫血，新生儿溶血，药物性溶血；②肝细胞性黄疸：病毒性肝炎，中毒性肝炎；③阻塞性黄疸：原发性胆汁性肝硬化，药物性黄疸，肝外胆管的炎症、水肿、结石等。

【临床表现】

1. 症状

（1）皮肤、巩膜等组织的黄染

胆红素对含有弹性硬蛋白的组织具有较大的亲和力，所以含有该组织的巩膜、皮肤和黏膜最易出现黄疸。黄疸加深时，尿、痰、泪液及汗液也被黄染，唾液一般不变色。黄染的深浅不一，与引起黄疸的原发病以及黄疸原发病及黄疸持续的时间长短有关。

(2) 尿和粪的色泽改变

肝细胞性和梗阻性黄疸时尿色加深，甚至呈浓茶色，尿色加深的程度与尿中胆红素含量有关。有些患者首先发现尿色变深，有些则先察觉巩膜、皮肤和黏膜的黄染。溶血性黄疸虽有巩膜皮肤黄染，但尿色不深，在急性大量溶血时，尿中出现血红蛋白尿而使尿液呈酱油色。梗阻性黄疸时粪色变淡，甚至完全灰白。

(3) 消化道症状

黄疸病例常有腹胀、腹痛、食欲缺乏、恶心、呕吐、腹泻或便秘等症状，常因原发病不同而稍有差异。

(4) 胆盐血症的表现

主要症状有：皮肤瘙痒、心动过缓、腹胀、脂肪泄、夜盲症、乏力、精神萎靡和头痛等。

2. 伴随症状

(1) 黄疸伴发热见于急性胆管炎、肝脓肿、钩端螺旋体病、败血症、大叶性肺炎。病毒性肝炎或急性溶血可先有发热而后出现黄疸。

(2) 黄疸伴上腹剧烈疼痛可见于胆道结石、肝脓肿或胆道蛔虫病；右上腹剧烈疼痛、寒战高热和黄疸为 Charcot 三联征，提示急性化脓性胆管炎。持续性右上腹钝痛或胀痛可见于病毒性肝炎、肝脓肿或原发性肝癌。

(3) 黄疸伴肝大，若轻度至中度肿大，质地软或中等硬度且表面光滑，见于病毒性肝炎急性胆道感染或胆道阻塞。明显肿大、质地坚硬、表面凸凹不平有结节见于原发性或继发性肝癌。肝大不明显而质地较硬，边缘不整表面有小结节者见于肝硬化。

【辅助检查】

1. 实验室检查

出现黄疸时，应检查血清总胆红素和直接胆红素，以区别胆红素升高的类型，另外检查尿胆红素、尿胆原以及肝功能也是必不可少的。

(1) 间接胆红素升高为主的黄疸

主要见于各类溶血性疾病、新生儿黄疸等疾病。直接胆红素与总胆红素比值小于35%。

除上述检查外，还应进行一些有关溶血性疾病的辅助检查，如红细胞脆性试验、酸溶血试验、自身溶血试验、抗人球蛋白试验、血常规、尿隐血、血清游离血红蛋白、尿含铁血黄素、血清乳酸脱氢酶、葡萄糖-6-磷酸脱氢酶等。

（2）直接胆红素升高为主的黄疸

见于各类肝内、肝外阻塞使胆汁排泄不畅，直接胆红素与总比值大于55%者。

除进行一些常规检查外，还需进一步检查碱性磷酸酶、γ-谷氨酰转肽酶、亮氨酸氨基肽酶、5-核苷酸酶、总胆固醇、脂蛋白-X等。

（3）肝细胞损伤混合性黄疸

见于各类肝病，表现为直接胆红素、间接胆红素均升高，直接胆红素与总胆红素比值为35%～55%，检查肝功能可获得异常结果。

2. 其他检查

（1）血常规、尿常规。

（2）黄疸指数、血清胆红素定量试验。

（3）尿液中胆红素、尿胆原、尿胆素检查。

（4）血清酶学检查。

（5）血胆固醇和胆固醇酯测定。

（6）免疫学检查。

（7）X线检查。

（8）B型超声波检查。

（9）放射性核素检查。

（10）肝活组织检查。

（11）腹腔镜检查。

【治疗原则】

黄疸的治疗原则是在明确原发病的基础上针对病因治疗、对症治疗。

【护理评估】

1. 健康史

评估黄疸的原因及伴随症状。

2. 身体状况

评估黄疸黄染的部位及程度、持续时间，评估患者是否伴随发热、上腹疼痛、肝部肿大、腹胀、食欲缺乏、恶心、呕吐、腹泻、便秘、皮肤瘙痒、乏力、夜盲症等不良症状。

3. 心理-社会状况

了解患者的心理状态，评估其是否有紧张、焦虑的心理情绪及对疾病治疗及预后的认知程度、心理承受能力和支持程度等。

【护理诊断】

1. 激动、忧郁

与皮肤瘙痒及疾病预后有关。

2. 知识缺乏

不同疾病造成的黄疸预后结果不一样。

3. 自我形象紊乱

与胆红素代谢障碍造成皮肤、巩膜黄染有关。

4. 潜在并发症

皮肤破损、感染及出血。

【护理措施】

1. 病情观察

密切观察黄染分布、深浅、尿色、粪色及皮肤瘙痒程度变化；注意化验结果回单，尤其是血清总胆红素；伴随症状及其程度的变化。

2. 饮食护理

肝病患者除肝性脑病要限制蛋白质外，原则应给予高蛋白、高热量、低脂肪、高维生素饮食。胆道疾病的患者应予低脂饮食，以防止因进食脂肪后胆囊收缩引起腹痛或消化不良而导致腹胀、腹泻。有腹水患者应限制钠盐和水的摄入。由于烟酒入体内后均在肝脏解毒，可加重肝脏负担和损害，故黄疸患者应戒烟、酒。

3. 活动和休息

无论何种原因所致的黄疸患者都应保证充足的休息，尤其是肝炎所致的黄疸，卧床休息是保护肝细胞和促进肝细胞修复的主要措施。若病情逐渐恢复，可指导患者循序渐进式地进行床上活动、床旁活动及病房活动。

4. 保持大便通畅

长期卧床使肠蠕动减少引起便秘。粪便长期滞留，可使胆红素再吸收量增加，加重黄疸。应适当进食粗纤维食物、香蕉等柔软水果，保持大便通畅，养成定时排便的好习惯，避免便秘而用力排便，必要时遵医嘱给予缓泻剂。

5. 皮肤护理

鉴于皮肤温热时痒感往往加重，而皮肤凉快有助于消除瘙痒，所以要适当增减衣着和被褥，居室温度适宜，必要时使用空调，冬天室内空气干燥可适当加湿，外用使皮肤凉爽的洗剂或霜剂；指导患者勿搔抓、摩擦皮肤，及时修剪指甲，避免皮肤抓破而引起感染；夜间瘙痒严重者在睡前用温水淋浴，浴水温度以 35～37℃ 为宜，避免使用碱性强的肥皂，洗澡后涂保护性霜剂、保湿乳剂等；内衣宽松、柔软，以全棉织品为佳，避免穿化纤、混纺织品；使用局部外用药，如炉甘石洗剂、薄荷酚洗剂、止痒药水等，以减轻瘙痒。

6. 预防出血

①平日注意是否有牙龈出血、皮肤淤斑、黑便、血尿、呕血等现象。②保护患者避免跌倒或受伤。③注射时使用小号针头，并于抽血或注射后，予以加压止血。④避免食用具有化学性、机械性等刺激性食物，或过烫、辛辣及粗糙的食物。⑤避免引起腹压升高的动作，如举重物、咳嗽、用力排便、呕吐等。⑥遵医嘱补充维生素 K。

【健康教育】

情绪激动、恼怒、心情忧郁均可使瘙痒发作和加重，故应培养愉快的情绪，多参加娱乐活动，如下棋、听音乐、聊天、看电视等，以减少对瘙痒的关注，不看刺激性强的影视节目，并养成早起、早睡的良好生活习惯。

第四节 水 肿

水肿指组织间隙的水分过多，在临床上可以看到水肿的现象，尤其是身体下半部更为明显。相关因素有肝硬化、肝癌；慢性消耗性疾病；贫血；维生素 B_1 缺乏；甲状腺功能减退；血栓性静脉炎；肢体静脉血栓形成；过敏致静脉、淋巴回流受阻及毛细胞血管渗透性增加。

【临床表现】

全身性水肿有以下临床表现。

1. 心源性水肿（右心衰竭）

水肿特点是首先出现于身体低垂部分，还有右心衰竭的其他表现，如颈静脉怒张、肝大、静脉压升高、严重时可出现胸、腹水等。

2. 肾源性水肿

水肿特点是疾病早期起床时有眼睑与颜面水肿，以后发展为全身水肿（肾病综合征时重度水肿）。常有尿改变、高血压、肾功能损害的表现。肾源性水肿需与心源性水肿相鉴别。

3. 肝源性水肿

主要表现为腹水，也可首先出现踝部水肿，逐渐向上蔓延，而头、面部及上肢常无水肿。

4. 营养不良性水肿

特点是水肿发生前常有消瘦、体重减轻等表现。水肿常从足部开始蔓延全身。

5. 其他原因引起的水肿

（1）黏液性水肿时产生非压陷性水肿：颜面及下肢较明显。

（2）经前期紧张综合征：特点为月经前 7~14 天出现眼睑、踝部及手部轻度水肿，可伴乳房胀痛，盆腔沉重感，月经后水肿逐渐消退。

（3）药物性水肿：可见于肾上腺皮质激素、雄激素、雌激素、胰岛素、甘草制剂等。

（4）特发性水肿：几乎只发生在妇女，主要表现在身体下垂部分，原因未明，一般认为是内分泌功能失调与直立体的反应异常所致，立卧位水试验有助于诊断。

【辅助检查】

1. 血浆蛋白与清蛋白的测定

如血浆蛋白低于 55g/L 或白蛋白低于 23g/L，表示血浆胶体渗透压降低。其中清蛋白的降低尤为重要。血浆蛋白与清蛋白降低常见于肝硬化、肾病综合征及营养不良。

2. 尿检查与肾功能试验

有全身性水肿时应检查尿内是否有蛋白、红细胞及管型等。如无蛋白尿很可能水肿不是由心脏或肾脏病引起。心力衰竭患者常有轻度或中度蛋白尿，而持久性重度蛋白尿为肾病综合征的特征。持久性蛋白尿，尿中红细胞与管型增多，伴有肾功能明显减退者常提示水肿为肾脏病所致；心力衰竭患者虽亦可有上述表现，但尿检查和肾功能的改变在程度上一般都比较轻。与水肿有关的肾功能试验，常选用酚磺肽亦称酚红试验、尿浓缩和稀释试验、尿素澄清试验等，目的是测定肾脏的排泄功能。

3. 血红细胞计数和血红蛋白含量测定

如血红细胞计数和血红蛋白含量明显减少者应考虑此水肿可能与贫血有关。

4. 计算水和钠盐的每日摄入量和排出量

计算每日水和钠盐的摄入量和排出量，必要时测定血浆氯化钠含量，有助于了解体内水钠的潴留情况。

【治疗原则】

水肿的治疗原则是在明确原发症的基础上针对疾病进行病因治疗和对症治疗。

【护理评估】

1. 健康史

评估水肿的原因及伴随症状。

2. 身体状况

评估患者水肿发生的部位、时间及特点，是否伴有颈静脉怒张、肝肿大、胸腹水、尿液改变、高血压、肾功能损害、消瘦、体重减轻、乳房胀痛、盆腔沉重感等不良症状。

3. 心理-社会状况

评估患者有无精神紧张、焦虑不安等心理因素，了解患者及其家属对疾病治疗及预后的认知程度、心理承受能力及经济承受能力。

【护理诊断】

1. 焦虑

与疾病预后有关。

2. 知识缺乏

缺乏皮肤如何保护的知识。

3. 自我形象紊乱

与疾病造成体重增加，形象受损有关。

4. 自理缺陷

与皮肤变薄及肢体肿胀等造成的活动受限有关。

5. 潜在并发症

压疮。

【护理措施】

1. 病情观察

观察患者水肿的部位、压陷程度、范围及皮肤状况，每日测量患者的体重、腹围或肢体周径，观察伴随水肿发生的其他症状。

2. 饮食护理

应予清淡、容易消化的饮食，少量多餐，避免产气的食物。因营养不良，血浆蛋白减少而引起的水肿，应加强蛋白质的补充，如有饮食限制，则予以静脉营养支持。

3. 卧位指导

提供患者舒适姿势和安静环境，如有腹水时，采取半坐卧位；如有下肢水肿，则采取下肢抬高位，以利静脉回流。

4. 药物治疗的护理

应用利尿药时，监测血清电解质浓度，必要时补充钾离子。护士应观察利尿药的作用，记录尿量，还应对每类利尿药的作用时间及不良反应有所了解。

5. 皮肤护理

(1) 因水肿导致血液循环障碍而使皮肤冰冷苍白时，应给予适当保暖，如调节室温、热敷等，组织有炎症的情况则不可热敷。

（2）保持皮肤、黏膜的清洁干燥，特别是眼睑、口腔、阴部等地方应特别注意，以预防感染。

（3）因水肿使皮肤变薄，易受损伤，应选择柔软衣物、被褥，将患者常用的用物放置于随手可取之处，防止皮肤的擦伤。

（4）预防压疮。

【健康教育】

1. 水肿发生时要注意水肿的部位、时间、特点、范围及皮肤情况，要保持皮肤清洁、干燥、预防破损面发生感染，适当给予保暖，防止压疮。

2. 合理进食，少食多餐，进食易消化的饮食，病情允许时适当加强蛋白质的摄入。

3. 提供安静舒适的环境，根据病情变化来取舒适的体位，利于静脉回流。

4. 消除紧张、焦虑不安的情绪，讲解有关疾病的知识，积极配合治疗。

第五节　腹　　痛

腹痛是普通外科临床上最常见的症状之一，可分为急性疼痛与慢性疼痛，病变性质分为器质性与功能性。相关因素包括腹膜炎症；腹腔脏器的炎症、溃疡、肿瘤、脏器扭转或破裂及空腔脏器梗阻；中毒与代谢障碍；神经精神因素；腹腔外病变如肺炎、肺梗死、急性心肌梗死、急性心包炎等疼痛可向腹部放射而致腹痛。

【临床表现】

1. 腹痛多见于消化器官膨胀、肌肉痉挛、炎症、溃疡、缺血、腹膜刺激等，也为胃肠功能紊乱的常见症状。

2. 腹痛还见于全身性疾病、泌尿生殖系统疾病、腹外脏器疾病如急性心肌梗死和下叶肺炎等。

3. 腹痛表现为不同性质和程度的疼痛，如隐痛、钝痛、灼痛、刀割样痛、钻痛或绞痛，可为持续性或阵发性疼痛。

4. 胃、十二指肠病变引起的腹痛多为上腹部隐痛、灼痛或不适感，伴畏食、恶心、呕吐、嗳气、反酸等。

5. 小肠病变呈脐周疼痛，并有腹泻、腹胀等表现。

6. 大肠病变所致的腹痛为腹部一侧或双侧疼痛。

7. 急性胰腺炎常出现上腹部剧烈疼痛，为持续性钝痛、钻痛或绞痛，并向腰背部呈带状放射。

8. 急性腹膜炎时疼痛弥漫全腹，腹肌紧张、有压痛、反跳痛。

【辅助检查】

1. 血、尿、粪的常规检查

血白细胞总数及中性粒细胞比例增高提示炎症病变。尿中出现大量红细胞提示泌尿系统结石、肿瘤或外伤。有蛋白尿和白细胞则提示泌尿系统感染。脓血便提示肠道感染，血便提示狭窄性肠梗阻、肠系膜血栓栓塞、出血性肠炎等等。

2. 血液生化检查

血清淀粉酶增高提示为胰腺炎，是腹痛鉴别诊断中最常用的血生化检查。血糖与血酮的测定可用于排除糖尿病酮症引起的腹痛。肝、肾功能及电解质的检查对判断病情亦有帮助。

3. 腹腔穿刺液的常规及生化检查

腹痛诊断未明而发现腹腔积液时，必须做腹腔穿刺检查。穿刺所得液体应送常规及生化检查，必要时还需做细菌培养。不过通常取得穿刺液后肉眼观察已有助于腹腔内出血、感染的诊断。

4. 实时超声与 CT 检查

此项检查对肝、胆、胰疾病的鉴别诊断有重要作用，必要时依超声检查定位作肝穿刺，肝脓肿、肝癌等可因此确诊。

5. X 线检查

腹部 X 线平片检查在腹痛的诊断中应用最广。膈下发现游离气体的，即可确定为胃肠道穿孔。肠腔积气扩张、肠中多数液平则可诊断为肠梗阻。输尿管部位的钙化影可提示输尿管结石。腰大肌影模糊或消失的提示后腹膜炎症或出血。X 线钡餐造影或钡灌肠检查可以发现胃十二指肠溃疡、肿瘤等。唯在疑有肠梗阻时应禁忌钡餐造影。胆囊、胆管造影，内镜下的逆行胰胆管造影及经皮穿刺胆管造影对胆系及胰腺疾病的鉴别诊断甚有帮助。

6. 内镜检查

可用于胃肠道疾病的鉴别诊断，在慢性腹痛的患者中常用。

7. B超检查

主要用于检查胆道和泌尿系结石、胆管扩张、胰腺及肝脾大等。对腹腔少量积液、腹内囊肿及炎性肿物也有较好的诊断价值。

8. 心电图检查

对年龄较大者，应作心电图检查，以了解心肌供血情况，排除心肌梗死和心绞痛。

【治疗原则】

1. 胃肠减压

急腹症患者留置胃管行胃肠减压，可有效减轻腹痛症状。护士应注意保持胃管通畅，定时冲洗，观察胃液的颜色、性质、量。同时应密切倾听患者主诉，如排气情况。

2. 药物镇痛

药物镇痛仍为解除胃肠道疾病疼痛的重要措施，镇痛的药物种类甚多，应根据病情，疼痛性质和程度选择性给药。一般疼痛发生前用药要比疼痛发生后用药效果好，且剂量偏小。疼痛缓解或消失后及时停药，防止不良反应及耐药性，有些药物可致成瘾，更应慎用。

【护理评估】

1. 健康史

评估腹痛发生的时间、起病原因或诱因、部位、与体位的关系、程度和持续时间。

2. 身体状况

评估患者是否伴有恶心呕吐、腹胀、腹泻等症状，有无缓解的方法。必须注意患者的神态、生命体征、有无压痛、反跳痛、腹肌紧张。

3. 心理-社会状况

评估患者有无精神紧张、焦虑不安等心理因素。

【护理诊断】

1. 焦虑、恐惧

与疾病，担心手术预后等因素有关。

2. 知识缺乏

与疾病没有得到确诊，随意使用镇痛药有关。

3. 疼痛

与消化器官膨胀、肌肉痉挛、炎症、腹膜刺激等因素有关。

4. 潜在并发症

穿孔、休克。

【护理措施】

1. 病情观察

密切观察腹痛的部位、性质、强度变化，有无伴随腹痛发生的相关症状，有无周期性以及与进食和服药的关系。观察生命体征变化，有剧烈腹痛如穿孔、绞痛时要注意有无休克的发生。

2. 饮食护理

无饮食限制时，采用少量多餐，无刺激性、高蛋白、低脂肪、低纤维素，易于消化的饮食。合理进食可以减轻食物对腹部的机械性和化学性刺激，缓解疼痛。消化性溃疡应避免进食刺激胃酸过度分泌的食物，如刺激性调味品、烟、酒等，采用少量多餐的饮食，无刺激性、低纤维、易消化、高蛋白食物如牛奶、鸡蛋、豆浆等，应定时、定量进餐。胆囊炎应低脂肪饮食。

3. 休息与体位

需卧床休息及保持舒适体位，一般采取下肢屈曲的仰卧位或侧卧位。

4. 禁食胃肠减压及营养支持

可减轻腹痛、腹胀，禁食期间应予营养支持，注意水电解质平衡，合并感染时应用抗生素。

5. 按医嘱予以镇痛，解痉药

常用阿托品、山莨菪碱（654-2），护士要了解药物的药理作用及不良反应。在诊断不明的情况下，禁用哌替啶、吗啡等麻醉剂。

6. 冷热的应用

腹痛患者不可轻易使用冷热治疗，应排除器质性病变后酌情使用。冷敷可使血管收缩，抑制炎症扩散；热敷促进血液循环，有炎症时禁用。

7. 正确应用药物

抑酸药宜在餐后1～2小时服；解痉药在餐后6小时后及睡前服用；保护胃黏膜药在餐前30分钟服用。

8. 心理护理

术前做好充分准备，除做好身体的常规准备外，更应做好心理准备。术前给予患者安慰、解释工作，解除患者对手术的顾虑及恐惧感。

9. 指导患者减轻疼痛

（1）保持舒适体位：主要以患者认为舒适的姿势为主。一般采用仰卧或侧卧，下肢屈曲可避免腹壁紧张，减轻疼痛。

（2）胸式呼吸可避免腹部病变部位受到刺激，引起腹痛加重。

（3）保持情绪稳定，减少焦虑，避免压力引起的消化道症状。

（4）指导患者自我控制或经由暗示性的情境来分散患者对疼痛的注意，如松弛技巧、自我暗示法、呼吸控制法、音乐疗法等。

【健康教育】

1. 腹痛时要注意观察其部位、性质、强度、伴随症状与周期性、进食及服药有无关系。

2. 合理进食可以减轻食物对腹部的机械性和化学性刺激。

3. 消除精神紧张、恐惧、焦虑的心理状态，积极配合治疗。

第六节　便　　血

便血是指自肛门排出血液，出血部位可来自上消化道，也可来自下消化道。由于血液经各种消化液的作用，多半呈柏油样便，如出血部位接近直肠，则呈红色血液状。相关因素有小肠疾病：小肠憩室，克罗恩病，小肠的炎症、息肉、肿瘤；结肠疾病：细菌性痢疾，阿米巴痢疾，溃疡性结肠炎，结肠息肉、肿瘤；直肠疾病：直肠息肉、肿瘤；肛门疾病：痔、肛裂等。

【临床表现】

1. 鲜血便

多为急性（即时）出血，血液流出血管外很短时间就经肛门随粪便排出，或便后直接流出。流出的血液外观类似外伤出血，颜色鲜红或紫红、暗红，时间稍久后可以凝固成血块。常见于以下疾病：

（1）痔疮：各期内外痔和混合痔均可引起大便出血，一般为粪便附有鲜血或便后滴血。外痔一般无大便出血。

（2）肠息肉：为无痛性大便出血。排便时出血，排便结束后停止，量多少不等，血液一般不与粪便相混；或息肉位置高、数量多，也可与粪便相混。

（3）直肠脱垂：久病后可有排便时出血。

（4）肛裂：便血，出血方式为粪便表面一侧附有血迹，不与粪便相混，部分患者便后滴血。

2. 脓血/黏液血便

即排出的粪便中既有脓（黏）液，也有血液。脓（黏）液血便往往见于直肠或结肠内的肿瘤及炎症。常见于以下疾病：

（1）直肠癌：血色较新鲜或暗红色，粪便中可有黏液，往往血液、黏液、粪便三者相混。

（2）结肠癌：随病程延长逐渐出现大便出血，多为含有脓液或黏液的血便，血色较暗。

（3）溃疡性结肠炎：黏液便或脓血便，同时伴有左下腹痛或下腹疼痛。

（4）肠道感染性疾病：如细菌性痢疾、阿米巴肠病等。

3. 黑便

又称为柏油便，为上消化道出血最常见的症状之一，大便呈黑色或棕黑色。如果出血量较少，且出血速度较慢，血液在肠内停留时间较长，排出的粪便即为黑色；若出血量较多，在肠内停留时间较短，则排出的血液呈暗红色；出血量特别大，而且很快排出时也可呈鲜红色。

4. 隐血便

小量（微量）消化道出血不会引起粪便颜色改变，仅在粪便隐血试验时呈阳性，称为隐血便。所有引起消化道出血的疾病都可以发生隐血便，常见溃疡、炎症及肿瘤。便隐血试验可检测粪便中的少量（微量）血液成分。肠息肉（癌）的早期粪便隐血可呈现阳性，定期进行粪便隐血检测是结直肠肿瘤筛查（初筛）的重要途径。

5. 伴随症状

（1）肛门及肛周病变：便血鲜红，肛门疼痛难忍，或肿胀有痔核，或伴有肛裂。

（2）上消化道疾病：呕血一般都伴有黑便，出血量大、速度快时可以有血便。

（3）下消化道疾病：根据出血的原发病不同，伴随症状表现不一。

【辅助检查】

1. 实验室检查

包括血、尿、便常规；无肉眼血便但不能除外隐血便可以查粪便隐血试验。根据原发病不同，可以进行粪便细菌培养、寄生虫检测；生化学检查，包括肝肾功能、电解质、血糖、血脂、凝血功能、肿瘤标志物等。

2. 病因学检查

（1）影像学检查腹部超声、CT、MRI、PET-CT、胃/肠镜、小肠镜、胶囊内镜、十二指肠镜等以明确消化道病变的部位、性质等。

（2）骨髓穿刺检查，除外血液系统疾病。

（3）肛门指诊有助于发现直肠肿瘤。

【治疗原则】

便血的治疗原则是在明确原发病的基础上针对病因治疗和对症治疗。

【护理评估】

1. 健康史

评估便血的原因及伴随症状。

2. 身体状况

评估患者便血来源于上消化道还是下消化道，主要是通过血液的颜色来判断出血的部位，同时观察便血的时间及量，是否伴随有肛门疼痛等不良症状。

3. 心理-社会状况

了解患者的心理状态，评估其恐惧、紧张的心理状态，对疾病治疗及预后的认知程度，心理承受能力和支持程度。

【护理诊断】

1. 紧张、恐惧

与疾病的预后有关。

2. 知识缺乏

便血时需观察大便次数、颜色、性质及量。

3. 贫血

与便血本身有关。

4. 自理缺陷

与血红蛋白低下、活动受限有关。

5. 潜在并发症

贫血、休克等。

【护理措施】

1. 病情观察

观察每日大便的次数、颜色、性质、量，估计出血量；生命体征；腹部症状、体征；有无贫血、休克的表现。

2. 饮食护理

根据病情指导饮食，如无需禁食，则予以易消化、少渣、高蛋白、高热量、高维生素、高铁的半流质饮食，避免过硬、过烫、刺激性食物。

3. 活动与休息

病情严重，血红蛋白明显低下者应卧床休息，护士协助进行日常生活护理。病情平稳，贫血改善，患者可逐渐增加活动量。

4. 补充血容量

根据病情输液、输血，补充血容量。

5. 病因及对症治疗护理

协助医师进行病因及对症治疗，了解止血药物的作用机制，观察药物疗效及不良反应，必要时做好急症手术准备。

【健康教育】

1. 提高患者及其家属对疾病的认知过程，积极治疗原发症。

2. 指导患者便血时要观察便血的次数及量、颜色、伴随症状等。

3. 根据病情变化，合理安排饮食，必要时需要禁食、禁水。

4. 病情加重时，尽早就医，以免延误治疗。

5. 解除紧张、恐惧及烦躁不安的情绪，保持良好的心情，树立战胜疾病的信心及勇气，积极配合治疗。

第八章 颈部疾病患者的护理

第一节 单纯性甲状腺肿

单纯性甲状腺肿是由于缺碘、甲状腺素需要量增加及甲状腺素合成和分泌障碍等原因引起的甲状腺持续性肿大，不伴有明显的功能异常。根据发病原因，可分为地方性甲状腺肿、散发性甲状腺肿。

单纯性甲状腺肿一般女性多见，如不及时治疗，晚期可形成结节性甲状腺肿，而结节性甲状腺肿有可能发生恶变。

【临床表现】

单纯性甲状腺肿多发于女性，一般发生在青春期，流行地区常发生于入学年龄。甲状腺肿大小不等，形状不同。弥漫性肿大仍显示正常甲状腺形状，两侧常对称。结节性肿大常一侧较显著；囊肿样变结节若并发囊内出血，结节可在短期内增大。腺体表面较平坦、光滑，质软；吞咽时，腺体随喉和气管上下移动。甲状腺不同程度的肿大和肿大结节有时可对周围器官引起压迫症状。

1. 压迫气管

比较常见。自一侧压迫，气管向对侧移位或变弯曲；自两侧压迫，气管变为扁平。由于气管内腔变窄，呼吸发生困难，尤其在胸骨后甲状腺肿时更严重。受压过久还可使气管软骨变形、软化，引起窒息。

2. 压迫食管

少见。仅胸骨后甲状腺肿可能压迫食管，引起吞咽时不适感，但不会引起梗阻症状。

3. 压迫颈深部大静脉

可引起头颈部的血液回流困难。此种情况多见于位在胸廓上口、大的甲状腺肿，尤其是胸骨后甲状腺肿。患者面部呈青紫色水肿，同时出现颈部和胸前表浅静脉的明显扩张。

4. 压迫喉返神经

可引起声带麻痹（多为一侧），患者声音嘶哑。压迫颈部交感神经节链，可引起霍纳综合征，极为少见。

甲状腺功能和基础代谢率除了结节性甲状腺肿继发甲状腺功能亢进症外，大多正常。此外，结节性甲状腺肿可继发甲状腺功能亢进症，也可发生恶变。

【辅助检查】

1. 甲状腺摄^{131}I率测定

缺碘性甲状腺肿可出现摄碘量增高，但吸碘高峰一般正常。

2. B超

为首选检查。可确定有无结节和扫查出1cm以下的结节，结节的大小，结节为单发还是多发，还可明确结节是囊性、实性还是混合性。此外，对于B超提示有沙砾样钙化改变的甲状腺结节应警惕甲状腺癌的可能。

3. CT检查

可显示甲状腺结节的情况，还有助于了解甲状腺肿大的范围、气管压迫的情况以及有无胸骨后甲状腺肿等，另外对于怀疑甲状腺恶性肿瘤伴有淋巴结转移的时候，甲状腺CT检查有助于发现其转移灶。

4. X线检查

本身不能发现甲状腺肿的原发灶和转移灶，但颈部X线检查有助于发现不规则的胸骨后甲状腺肿及钙化的结节，还能确定气管受压、移位及狭窄的有无。

5. 细针穿刺细胞学检查

病变性质可疑时，可行细针穿刺细胞学检查以确诊。

【治疗原则】

1. 青春期、妊娠期生理性甲状腺肿

无需治疗，可多吃含碘丰富的食物，如海带、紫菜等。

2. 单纯性甲状腺肿

压迫气管、食管、血管或神经引起临床症状时，应尽早手术治疗，可行甲状腺大部切除术。

3. 巨大的单纯性甲状腺肿

虽没有引起压迫症状，但影响生活和工作，也应予手术。

4. 结节性单纯性甲状腺肿

继发功能亢进的综合征，或怀疑有恶变的可能，应尽早手术治疗。

【护理评估】

1. 健康史

评估时应询问患者的年龄、月经生育史、创伤感染情况和居住史，如是否居住于远离海的山区，以及饮食习惯。如是否不吃海带、紫菜等海产品，或者有海产品过敏或禁忌。据报道，卷心菜、花生、菠菜、大豆、豌豆、萝卜等食物可抑制甲状腺素的合成，经常大量进食，也能导致甲状腺肿大。

2. 身体状况

监测患者的基础代谢率(BMR)，了解其甲状腺功能是否正常。

3. 心理-社会状况

通过沟通感受患者对所患疾病的认识程度和求医的态度。

【护理诊断】

1. 焦虑

与疾病、担心手术预后等因素有关。

2. 知识缺乏

缺乏进食加碘食盐或含碘丰富的食品的有关知识。

3. 疼痛

与手术引起的组织损伤有关。

【护理措施】

1. 非手术治疗及术前护理

(1) 心理护理

针对患者生理、心理的异常变化，如脖子增粗，既影响生活、工作，又有失美观，一旦决定手术，又担心手术效果能否如意，对预后缺乏足够的信心，进而导致心理障碍。因此，对其进行耐心、细致的心理辅导，告知手术治疗的必要性及安全性，以解除患者的思想顾虑，消除其不良情绪，争取其积极、主动地配合医护人员做好各项工作。

（2）用药护理

遵医嘱使用甲状腺制剂及复方碘剂。常用复发碘化钾溶液，使用方法为：每日3次，第1日每次3滴，第2日每次4滴，以后逐日每次增加1滴，至每次16滴为止，然后维持此剂量至手术前。

（3）饮食护理

对非手术治疗者告知使用加碘食盐，并经常进食含碘丰富的食物，如海带、海藻、紫菜等。

（4）体位要求

巨大甲状腺肿伴有压迫症状的患者，嘱其取半坐卧位，保持呼吸道通畅。一旦确认手术则指导患者进行甲状腺手术体位训练，即去枕仰卧，肩下垫一软枕，使颈呈过伸卧位，目的是锻炼其耐受性，以便手术时手术野暴露充分，使手术得以顺利进行。

（5）术前准备

按常规做好术前准备如备皮、抗生素皮肤敏感试验、交叉配血及卫生处置等。手术日备气管切开包于床旁；如为巨大甲状腺肿疑有可能发生手术后气管塌陷者，术前即行气管插管或气管切开术，预防术后窒息的发生。

2. 术后护理

（1）饮食护理

手术后6小时麻醉药药效基本消退，此时嘱患者试喝冷开水，在无呛咳的情况下，进食流质、半流质，再过渡到普通饮食。冷开水既可湿润咽喉部黏膜，又能使局部血管收缩，从而使局部水肿消退，疼痛减轻。同时喝水不呛咳，说明喉上神经未受损，可正常进食。选择食物应避免过热、辛辣、刺激性大的食物，以免食用后加剧咽喉部黏膜充血，使疼痛加剧；并防止咽喉部受刺激而发生剧咳，导致切口出血或切口裂开。

(2) 体位要求

术后取半坐卧位，利于呼吸顺畅，使切口引流更彻底，能减轻切口的张力，促进切口愈合。

(3) 活动指导

手术后6小时或全身麻醉完全清醒后，一般情况，患者可自由活动，但须注意颈部活动动作不要过于剧烈，幅度不要过大；说话时音调不要过高，时间不能过长，否则，不利于术后切口及声音的恢复。

(4) 切口和管道护理

保持切口敷料的清洁、干燥和固定。如有引流管，必须将其妥善固定，确保有效引流，观察并记录其引流的量和性质。发现异常，如敷料渗血严重或短时间内引流出大量血性液体，应及时通知医师处理。

(5) 呼吸困难和窒息的护理

床旁常规备气管切开包。患者一旦发生呼吸困难或窒息，立即行气管插管，必要时行气管切开术，一旦实施则按气管切开术护理常规护理。

(6) 病情观察及护理

遵医嘱监测生命体征及观察病情变化，确保呼吸道通畅，警惕并发症的发生。如脉搏增快，由>100次/分，短时间内进展为>120次/分，患者自诉呼吸困难，颈部有压迫感。体格检查见患者面色潮红，颈部肿胀，呼吸增快，切口周围皮肤张力增高，切口敷料渗血可不明显，但仍提示有切口内出血的可能。如进行性呼吸困难，即呼吸由快转为费力、变慢，则提示呼吸道梗阻，窒息可随时发生，相关因素有气管塌陷，或切口出血、血肿形成、压迫气管，或痰液黏稠而阻塞气管，或喉头水肿等。麻醉清醒后，喝水呛咳，提示喉上神经受损；术后说话声音嘶哑，提示喉返神经受损；术后出现口唇麻木，或手足抽搐，提示甲状旁腺有受损或血供不足的可能；因此，要求术后严密观察，一旦发现异常情况，如实记录，及时通知医师处理。

【健康教育】

1. 拆线后，循序渐进地练习颈部动作，如左右摇头、抬头点头等动作，防止瘢痕挛缩。

2. 结节性甲状腺肿遵医嘱服用甲状腺制剂等药。

3. 术后第1个月、第3个月、半年来院复查，如有异常情况随时就诊。

4. 饮食指导：①术后宜多吃含碘量高的食物，如海带、紫菜、发菜、干贝、带鱼、蛤、甲鱼等。②术后宜多吃具有消结散肿作用的食物，包括菱角、芋艿、油菜、芥菜、猕猴桃等。③术后宜多吃具有增强免疫力的食物：香菇、蘑菇、木耳、核桃、薏苡仁、红枣、山药。④忌烟、酒。忌辛辣刺激性食物，如葱、蒜、花椒、辣椒、桂皮、姜等。忌肥腻、油煎食物。

第二节　甲状腺功能亢进症

甲状腺功能亢进症简称甲亢，是指由各种原因导致正常甲状腺素分泌的反馈控制机制丧失，引起循环中甲状腺素异常增多而出现以全身代谢亢进为主要特征的疾病总称。

【分型】

按引起甲亢的原因可分为原发性、继发性和高功能腺瘤三类。

1. 原发性甲亢

最常见，多发于近海地区，患者年龄多在20~40岁，是指在甲状腺肿大的同时，出现功能亢进症状。腺体肿大为弥漫性，两侧对称，常伴有眼球突出，故又称“突眼性甲状腺肿”。有时伴有胫前黏液性水肿。

2. 继发性甲亢

较少见，多发于单纯性甲状腺肿的流行地区，如继发于结节性甲状腺肿的甲亢，患者先有结节性甲状腺肿多年，以后才出现功能亢进症状。发病年龄多在40岁以上。腺体呈结节状肿大，两侧多不对称，无眼球突出，也无胫前黏液性水肿，容易发生心肌损害。

3. 高功能腺瘤

是继发性甲亢的一种特殊类型，少见，甲状腺内有单发的自主性高功能结节，结节周围的甲状腺组织呈萎缩性改变，放射性碘扫描检查显示结节的吸^{131}I量增加，为热结节。患者无眼球突出，也无胫前黏液性水肿。

【临床表现】

1. 甲状腺激素分泌过多综合征

由于甲状腺激素分泌增多和交感神经兴奋，患者可出现高代谢综合征和各系统功能受累，表现为性情急躁、易激惹、失眠、双手颤动、疲乏无力、怕热多汗、皮肤潮湿；食欲亢进却体重减轻、肠蠕动亢进和腹泻；月经失调和阳痿；心悸、脉快有力（脉率常在100次/分以上，休息与睡眠时仍快）、脉压增大。其中脉率增快及脉压增大常作为判断病情程度和治疗效果的重要指标。合并甲状腺功能亢进症性心脏病时，出现心律失常、心脏增大和心力衰竭。少数患者伴有胫前黏液性水肿。

2. 甲状腺肿大

呈弥漫性、对称性，质地不等，无压痛，多无局部压迫症状。甲状腺扪诊可触及震颤，听诊时闻及血管杂音。

3. 眼征

可分为单纯性突眼（与甲亢时交感神经兴奋性增高有关）和浸润性突眼（与眶后组织的自身免疫炎症有关）。典型者双侧眼球突出、眼裂增宽。严重者，上下眼睑难以闭合，甚至不能盖住角膜；瞬目减少；眼向下看时上眼睑不随眼球下闭；上视时无额纹出现；两眼内聚能力差；甚至伴眼睑肿胀、结膜充血水肿等。

【辅助检查】

1. 基础代谢率测定

可根据脉压和脉率计算，或用基础代谢率测定器测定。后者较可靠，但前者简便。常用计算公式为：基础代谢率=（脉率+脉压）－111。测定基础代谢率要在完全安静、空腹时进行。正常值为±10%；增高至+20%～30%为轻度甲亢，+30%～60%为中度，+60%以上为重度。

2. 甲状腺摄^{131}I率的测定

正常甲状腺24小时内摄取的^{131}I量为人体总量的30%～40%。如果在2小时内甲状腺摄取^{131}I量超过人体总量的25%，或在24小时内超过人体总量的50%，且吸^{131}I高峰提前出现，均可诊断甲亢。

3. 血清中T_3和T_4含量的测定

甲亢时，血清T_3可高于正常4倍左右，而T_4仅为正常的2.5倍，因此，T_3 测定对甲亢的诊断具有较高的敏感性。

【治疗原则】

1. 目前普遍采用的三种疗法：抗甲状腺药物治疗、放射性碘治疗和手术治疗。

2. 甲状腺大部切除术是目前对中度以上甲亢最常用而有效的方法，能使 90%～95%的患者获得痊愈，手术死亡率低于 1%。主要缺点是有一定的并发症和 4%～5%的患者术后复发，也有少数患者术后发生甲状腺功能减退。

3. 手术适应证：①继发性甲亢或高功能腺瘤；②中度以上的原发性甲亢；③腺体较大，伴有压迫症状，或胸骨后甲状腺肿等类型的甲亢；④抗甲状腺药物或 ^{131}I 治疗后复发者或坚持长期用药困难者。此外，甲亢对妊娠可造成不良影响（流产、早产等），而妊娠又可能加重甲亢，故妊娠早、中期的甲亢患者凡具有上述指征者仍应考虑手术治疗。

4. 手术禁忌证：①青少年患者；②症状较轻者；③老年患者或有严重器质性疾病不能耐受手术治疗者。

【护理评估】

1. 健康史

询问患者的发病情况，病程长短。了解其是否患有结节性甲状腺肿、甲状腺腺瘤或其他自身免疫性疾病；有无甲状腺疾病的用药或手术史等；近期有无感染、劳累、创伤或精神刺激等应激因素；有无甲亢家族史。

2. 身体状况

（1）全身情况：评估患者有无神经精神系统、心血管系统、高代谢、内分泌紊乱等症候群。

（2）生命体征：评估患者是否有脉快有力的症状。该脉率通常在 100 次/分钟以上，休息及睡眠时也不例外。由于收缩压升高，导致脉压增大。这两个典型临床表现是作为判断病情程度和治疗效果的重要标志。

3. 心理-社会状况

了解患者有无情绪不稳，易激动，以及由此带来的人际关系恶化；

有无疾病造成的自我形象紊乱；是否害怕手术而产生焦虑或恐惧心理。了解患者及家属对甲亢和甲亢手术的认识程度，家属经济情况及承受能力，患者所在的单位和社区医疗保健服务情况。

【护理诊断】

1. 营养失调：低于机体需要量

与基础代谢率显著增高有关。

2. 自我形象紊乱

与疾病引起外观变化（甲状腺肿大、突眼）有关。

3. 睡眠型态紊乱

与机体自主神经系统功能紊乱、交感神经过度兴奋有关。

4. 焦虑

与环境改变、手术治疗有关。

5. 知识缺乏

与缺乏服药的相关知识有关。

6. 切口疼痛

与手术创伤有关。

7. 清理呼吸道无效

与咽喉部及气管受刺激、分泌物增多及切口疼痛有关。

8. 潜在并发症

窒息，呼吸困难，甲状腺危象，喉返神经、喉上神经损伤，手足抽搐。

【护理措施】

1. 非手术治疗护理/术前护理

（1）心理护理

针对患者生理、心理的异常变化，如脖子增粗，既影响生活、工作，又有失美观，一旦决定手术，又担心手术效果能否如意，对预后缺乏足够的信心，进而导致心理障碍，因此，对其进行耐心、细致的心理辅导，告知手术治疗的必要性及安全性，以解除患者的思想顾虑，消除其不良情绪，争取其积极、主动地配合医护人员做好各项工作。

（2）体位要求

巨大甲状腺肿伴有压迫症状的患者，嘱其取半坐卧位，保持呼吸道通畅。一旦确认手术则指导患者进行甲状腺手术体位训练，即去枕仰卧，肩下垫一软枕，使颈呈过伸卧位，目的是锻炼其耐受性，以便手术时手术野暴露充分，使手术得以顺利进行。

（3）饮食护理

给予高热量、高蛋白、高维生素、清淡、易消化的饮食，少食多餐，满足机体高代谢的需要；并要求注意休息，避免体力消耗过多，出现疲劳现象，改善机体高代谢综合征。

（4）监测基础代谢率

了解甲亢控制程度，选择手术时机。

（5）用药护理

遵医嘱使用药物，降低基础代谢率，为手术做准备。如患者的心率或脉率控制在90次/分以下，基础代谢率控制在+20%以内，为较理想的手术时机。

1）镇静药和安眠药：对精神过度紧张或失眠者可适当应用镇静剂和安眠药，如地西泮，以减轻或消除患者的恐惧心理，保证睡眠质量，稳定情绪。

2）硫脲类药物：作用是降低甲状腺素的合成。常用药物有甲硫氧嘧啶或丙硫氧嘧啶、甲巯咪唑、卡比马唑等。

3）复方碘剂：作用是抑制甲状腺素的释放。以对抗使用硫脲类药物后的不良反应，即使甲状腺血流量减少、充血程度减轻，甲状腺缩小变硬，术中出血量减少，解剖清楚，利于手术操作，从而杜绝或降低手术并发症的发生。由于碘剂对黏膜有一定的刺激性，且剂量少，因此，为了减少服用碘剂时的刺激性和保证服用剂量的准确性，服药时要切记不可将碘剂直接口服，应兑水服，或将碘剂吸附于饼干、面包等食品上食用。服用碘剂的方法为：从3滴开始，每日3次，每次3滴，逐日每次增加1滴至16滴维持到手术日，或手术前2~3周，每日3次，每次5~10滴维持。

4）普萘洛尔：该药是肾上腺素β受体阻断药，能控制甲亢的症状，缩短手术前准备时间，且无引起腺体充血的不良反应。但该药个体差异较大，服用前一定要监测心率或脉率，当心率或脉率降为60次/分左右时，应通知医师停药。

（6）突眼的护理

对于眼裂不能闭合，或患有结膜炎者，白天佩戴墨镜，睡眠时涂消炎眼膏保护。

2. 术后护理

(1) 甲状腺危象的护理

危象的发生往往与术前准备不够充分、甲亢症状未能很好控制及手术应激有关。多出现在术后12~36小时，临床表现为突发体温急剧升高>39℃，可超过40℃，脉搏>120次/分，可超过140次/分，同时合并神经、循环及消化系统严重功能紊乱，如烦躁、谵妄、大汗、呕吐、水泻等。如不及时处理，可迅速发展至昏迷、虚脱、休克，甚至危及生命。因此，术前完善的准备，有效地控制基础代谢率和术后严密观察病情变化及监测生命体征，及时发现危象征兆，迅速通知医师，积极处理是防治危象有力的措施。治疗措施包括：吸氧、降温、输液、给碘、激素、镇静、降压，有心力衰竭者，加用洋地黄制剂。

(2) 其余参见本章第一节“单纯性甲状腺肿”的相关内容。

【健康教育】

1. 康复与自我护理指导

指导患者正确面对疾病，自我控制情绪，保持心情愉快、心境平和。合理安排休息与饮食，维持机体代谢需求。鼓励患者尽可能生活自理，促进康复。

2. 用药指导

说明甲亢术后继续服药的重要性并督促执行。教会患者正确服用碘剂的方法，如将碘剂滴在饼干、面包等食物上，一并服下，以保证剂量准确，减轻胃肠道不良反应。

3. 复诊指导

嘱咐出院患者定期到门诊复查，以了解甲状腺的功能，出现心悸、手足震颤、抽搐等情况及时就诊。

第三节 甲状腺腺瘤

甲状腺腺瘤是最常见的甲状腺良性肿瘤，多见于40岁以下的女性，无明显症状，生长缓慢，常为单发结节，有完整包膜，按形态学分为滤泡状和乳头状囊性腺瘤两种。滤泡状腺瘤常见，周围有完整的包膜。乳头状囊性腺瘤少见。甲状腺腺瘤有10%~20%发生恶变，故一经诊断为腺瘤，均应手术治疗。

【临床表现】

1. 症状

本病进展缓慢，往往为无意中发现颈前包块。除功能自主性腺瘤有甲亢症状外，少有特殊不适主诉。如发生腺瘤囊内出血，肿瘤可突然增大，伴局部疼痛和压痛。在腺瘤增长到一定程度对周围组织器官产生压迫时可有呼吸困难、吞咽困难，如出现声音嘶哑时，需高度警惕甲状腺腺瘤发生恶变。

2. 体征

视诊可见颈部局部隆起；触诊甲状腺结节为单发，呈圆形或椭圆形，表面光滑、质韧、边界清楚、可随吞咽活动、无压痛。如结节质地硬、不规则，需警惕甲状腺癌的可能。

【辅助检查】

1. B超检查

可发现甲状腺肿块；伴囊内出血时，提示囊性变。

2. 放射性^{131}I或^{99m}Tc扫描

多呈温结节，伴囊内出血时可为冷结节或凉结节，边缘一般较清晰。

【治疗原则】

甲状腺腺瘤有诱发甲亢（约20%）和恶变（约10%）的可能，原则上应早期行包括腺瘤的患侧甲状腺大部或部分（腺瘤小）切除。切除标本必须立即行病理学检查，以判定肿块病变性质。

【护理评估】

1. 健康史

详细评估患者的疾病发展史，如病史是否较长，数年或更长，肿块是否一直为单发，是否偶然发现，有无自我症状。

2. 其余参见“单纯性甲状腺肿”的相关内容。

【护理诊断】

参见“单纯性甲状腺肿”的相关内容。

【护理措施】

参见“单纯性甲状腺肿”的相关内容。

【健康教育】

参见“单纯性甲状腺肿”的相关内容。

第四节 甲状腺癌

甲状腺癌是最常见的甲状腺恶性肿瘤，约占全身恶性肿瘤的1%。近年有增长趋势，女性多见。本病从儿童到老年人都可发生，青壮年占大多数。按肿瘤的病理类型分为乳头状腺癌、滤泡状腺癌、未分化癌和髓样癌。除髓样癌外，绝大部分甲状腺癌起源于滤泡上皮细胞。

【临床表现】

1. 甲状腺结节增大，质硬，甲状腺移动度差，颈部淋巴结大，可有声音嘶哑、吞咽困难及Horner综合征。

2. 早期无明显自觉症状，晚期波及耳、枕部和肩部，可有顽固疼痛，远处转移至扁骨和肺。

3. 髓样癌可有心悸、面色潮红、腹泻、血钙低及降钙素异常升高等表现，亦可伴有甲状旁腺增生和嗜铬细胞瘤。

【辅助检查】

1. B超检查

可区分结节的实体性或囊肿性，结节若为实性并呈不规则反射，则恶性可能大。

2. X 线检查

胸部及骨骼摄片可了解有无肺及骨转移；颈部摄片可了解有无气管移位、狭窄、肿块钙化及上纵隔增宽。若甲状腺部位出现细小的絮状钙化影，可能为癌。

3. 放射性核素扫描

甲状腺癌的放射性^{131}I 或^{99m}Tc 扫描多提示为冷结节，边缘一般较模糊。

4. 细针穿刺细胞学检查

将细针自 2~3 个不同方向穿刺结节并抽吸、涂片。据此诊断的正确率可高达 80%以上。

5. 血清降钙素测定

有助于诊断髓样癌。

【治疗原则】

各型甲状腺癌的恶性程度与转移途径有所不同，故处理原则也各不相同。除未分化癌通常采用外放射治疗外，一般应行甲状腺癌根治术，并根据病变分期决定是否清扫颈部淋巴结。

【护理评估】

参见“甲状腺功能亢进症”的相关内容。

【护理诊断】

1. 恐惧

与颈部肿块性质不明、担心手术及预后有关。

2. 清理呼吸道无效

与咽喉部及气管受刺激、分泌物增多及切口疼痛有关。

3. 潜在并发症

呼吸困难和窒息、吞咽困难、喉返神经损伤、喉上神经损伤或手足抽搐等。

【护理措施】

参见“甲状腺功能亢进症”的相关内容。

【健康教育】

参见“甲状腺功能亢进症”的相关内容。

第五节 甲状腺炎

甲状腺炎症疾病分为急性甲状腺炎、亚急性甲状腺炎和慢性甲状腺炎，后者又包括由结核、梅毒、真菌等致病菌引起的特殊性甲状腺炎和非特殊性的慢性淋巴细胞性甲状腺炎。甲状腺炎症在临床上比较少见，一旦发生，则多为亚急性甲状腺炎（又称 De Quervain 甲状腺炎或巨细胞性甲状腺炎）和慢性淋巴细胞性甲状腺炎（又称桥本甲状腺炎或自身免疫性甲状腺炎）。

【临床表现】

亚急性甲状腺炎是一种可自行缓解的非化脓性甲状腺炎性疾病，常发生于病毒性上呼吸道感染后。表现为甲状腺突然肿胀、发硬、吞咽困难及疼痛，并向患侧耳颞处放射。

桥本甲状腺炎是一种自身免疫性疾病，是甲状腺炎中最常见的一种，也是甲状腺肿合并甲状腺功能减退最常见的原因。表现为无痛性弥漫性甲状腺肿，对称、质硬、表面光滑，多伴有甲状腺功能减退，较大肿瘤可有压迫症状。

【辅助检查】

基础代谢率和甲状腺摄^{131}I 率检查

检查两者是否正常，两者有无分离现象等。如基础代谢率略高，而甲状腺摄^{131}I 量显著降低，则提示为亚急性甲状腺炎；如基础代谢率低和甲状腺摄^{131}I 量减少，则提示为桥本甲状腺炎。

【治疗原则】

1. 亚急性甲状腺炎

不必手术，甲状腺炎可自行缓解，或仅用镇痛药即可使疼痛缓解，甲状腺炎自然消退。目前，使用激素加甲状腺干制剂治疗，疗效肯定。因该病为非化脓性炎症，故抗生素无效。

2. 桥本甲状腺炎

根据甲状腺肿大小、有无明显压迫症状、有无合并真性甲亢、甲状腺癌等情况，选择不同的治疗方法。

（1）非手术治疗：甲状腺制剂治疗，可合用普萘洛尔和激素。

（2）手术治疗：以切除峡部解除压迫为宜；合并真性甲亢，则应行甲状腺大部分切除术；合并甲状腺癌，则按甲状腺癌处理。术后一旦发生继发性甲状腺功能减退，应长期服用甲状腺素制剂。

【护理评估】

1. 健康史

询问患者发病前有无病毒性上呼吸道感染，甲状腺是否疼痛，发病持续时间等。

2. 身体状况

（1）全身情况：评估患者有无神经精神系统、心血管系统、高代谢、内分泌紊乱等综合征。

（2）生命体征：评估患者是否有脉快有力的症状。甲亢脉率通常在100次/分以上，休息及睡眠时也不例外。由于收缩压升高，导致脉压增大。这两个典型临床表现是作为判断病情程度和治疗效果的重要标志。

3. 心理-社会状况

了解患者有无情绪不稳、易激动，以及由此带来的人际关系恶化；有无疾病造成的自我形象紊乱；是否害怕手术而产生焦虑或恐惧心理。了解患者及家属对甲亢和甲亢手术的认识程度，家属经济情况及承受能力，患者所在的单位和社区医疗保健服务情况。

【护理诊断】

参见“甲状腺功能亢进症”的相关内容。

【护理措施】

1. 非手术治疗及术前护理

（1）遵医嘱督促或协助患者服用药物。

(2) 其余参见“甲状腺功能亢进症”的相关内容。

2. 术后护理

参见“甲状腺功能亢进症”的相关内容。

【健康教育】

1. 按医嘱服用药物，如甲状腺素制剂、激素等。

2. 其余参见“甲状腺功能亢进症”的相关内容。

第六节 原发性甲状旁腺功能亢进症

原发性甲状旁腺功能亢进症是由于甲状旁腺腺瘤、增生或腺癌引起的甲状旁腺素（PTH）过多释放于血液循环中，通过对肾和骨的作用，导致高钙低磷血症，主要临床表现为泌尿系结石、肾损害、消化性溃疡及神经精神症状。90%的甲旁亢为良性病变，男女发病率比例为1:(2~3)，发病率随年龄增长而增加，绝经后妇女发病率为普通人群的5倍。

【临床表现】

1. 多见于20~50岁，女性多于男性。

2. 对反复发作的肾结石，特别是两侧肾结石，应考虑到此病。

3. 骨型多属晚期，病变的骨骼（颅骨、指骨、股骨、盆骨和腰椎等）有疼痛，呈结节状增厚、凹凸不平、弯曲或畸形，有时发生病理性骨折。

4. 血钙升高，因而神经肌肉的应激性降低，引起全身肌张力低下、胃肠蠕动减弱，出现疲乏、食欲差、恶心、便秘，甚至因咽肌无力而引起吞咽困难。

5. 部分患者可伴有胃、十二指肠溃疡，且可合并上消化道出血。

6. 部分患者可并发急性胰腺炎或胆管结石。

【辅助检查】

1. 实验室检查

血钙>2.7mmol/L，血磷<1.0mmol/L，尿钙24小时超过200mg。血清PTH>100ng/L。

2. X线检查

X线显示骨质稀疏、变薄、变形，骨内有多个透明的囊肿影。

3. B超、CT检查

B超、CT是显示腺瘤的首选定位方法，检查中发现颈部甲状腺后方肿物有助于诊断及定位。

4. 甲状旁腺核素扫描显像

可明确病变甲状旁腺累及腺体数目及部位，以及了解有无存在异位甲状旁腺。

【治疗原则】

手术切除甲状旁腺腺瘤。3/4腺瘤起源于下甲状旁腺，多数在右侧；1/4腺瘤起源于上甲状旁腺，多数在左侧。术中常规进行冰冻切片检查。术中应同时探查同侧另一甲状旁腺并送冷冻切片，以证实有无增生。

【护理评估】

1. 健康史

了解患者的年龄，有无家族史、颈部放射线接触史，有无骨折、泌尿系结石。

2. 身体状况

评估患者身体发育是否良好，了解患者有无进行性身高变矮，体重减轻，是否活动无耐力。

3. 心理-社会状况

了解患者对疾病的认识程度和求医态度。

【护理诊断】

1. 焦虑、恐惧

与担心手术及预后有关。

2. 疼痛

与甲状旁腺功能亢进症造成代谢性骨病以及手术创伤有关。

3. 自理缺陷

与代谢性骨病使活动障碍有关。

4. 知识缺乏

缺乏术前准备及术后饮食、活动相关知识。

5. 潜在并发症

病理性骨折。

【护理措施】

1. 术前饮食护理

应进低钙食物，如鸡、鸭、萝卜、马铃薯，尽量避免兔肉、豆类、奶制品。鼓励多喝橘汁、梅汁等酸性饮料，以防脱水、血钙增高，且酸化尿液可预防肾结石。

2. 术前皮肤的准备

男性患者刮胡须，女性患者发髻低需要理发。

3. 术前胃肠道的准备

术前禁食8~12小时，禁水4~6小时。

4. 术前体位训练

术前指导患者进行头颈过伸位的训练。

5. 心理护理

（1）讲解原发性甲状旁腺功能亢进症的相关知识及手术的必要性。

（2）讲解手术前后的配合方法，消除其焦虑、恐惧心理。

（3）加强与患者的沟通，了解患者的动态心理变化，耐心解答患者的问题，建立良好的护患关系。

6. 术后护理

（1）术后须让患者卧床休息，指导其做床上运动。指导和帮助患者进行功能锻炼。患者由于肌肉无力、骨骼疼痛等原因而不愿活动时，应耐心讲解运动的意义，鼓励患者克服困难，战胜疾病。

（2）术后因病变腺体切除，血钙降低，应给予高钙饮食，如兔肉、豆类、乳制品。必要时，遵医嘱静脉注射10%葡萄糖酸钙溶液。护士要密切观察患者是否出现面部、口周或肢端发麻、手足抽搐等缺钙症状。

（3）预防术后并发症：上、下床及如厕动作轻缓，避免提重物、剧烈活动，必要时加强陪护，预防骨折发生。

【健康教育】

1. 指导患者摄入钙、磷比例适当的饮食，如兔肉、豆类、乳制品。

2. 坚持禁食刺激性食物，并禁食咖啡因、酒精含量较高的饮食，减少骨折的发生。

3. 坚持适当的锻炼，使骨骼复原、肌力恢复。

4. 坚持遵医嘱服药补钙，定期门诊复查。

第九章　乳房疾病患者的护理

第一节　急性乳腺炎

急性乳腺炎是乳腺的急性化脓性感染，是乳腺管内和周围结缔组织炎症，多发生于产后哺乳期的妇女，尤其以初产妇多见，产后3~4周更为常见。可发生于乳房的各个象限，多为金黄色葡萄球菌或链球菌感染。先天性乳头内陷或各种原因致后天性乳头内陷可致乳晕周围反复出现急性炎症病变，发病痛苦，难以治愈。

【临床表现】

1. 典型的急性乳腺炎表现为红肿热痛，可伴有腋窝淋巴结肿大、疼痛。炎症进展患者可出现寒战、高热等全身中毒症状，患侧乳房肿大，局部变硬，有搏动性疼痛，当哺乳时更加明显。白细胞计数常升高。

2. 若炎症未能及时控制，局部可形成炎症包块，继而形成脓肿。由于乳腺小叶间有不少纤维分隔，因而脓肿可能表现为单房性或多房性。

3. 脓肿表浅或范围较大时可以出现典型波动感。脓肿继续发展可以自皮肤溃破或经乳头排出，也可侵入乳腺后间隙，形成乳房后脓肿。

4. 乳腺超声检查多提示局部回声减低，可见脓肿形成。

【辅助检查】

1. 血常规

可见白细胞计数和中性粒细胞比例增高，可有核左移。

2. 细菌学检查

全身症状严重者可抽取血液做细菌培养，有脓肿形成者可留取脓液做细菌培养加药物敏感试验，以指导抗生素的应用。

3. 超声显像检查

可明确有无脓肿形成、脓肿的位置、大小、数目等。另外，还可定位进行诊断和治疗。

【治疗原则】

1. 排空乳汁

哺乳期乳腺炎早期最为关键的治疗是排空乳汁，应鼓励母亲使用正确哺乳方法继续哺乳，必要时可应用吸乳器吸乳。研究认为乳腺炎母亲的乳汁一般不会对乳儿造成不利影响，而继续哺乳有利于乳汁引流。对于感染严重或脓肿破溃形成乳瘘、局部症状严重难以继续哺乳者可以考虑终止泌乳。终止泌乳目前多推荐大剂量维生素 B_6 口服、炒麦芽煎服，无效可应用小剂量雌激素。

2. 应用抗生素

早期呈蜂窝织炎表现而未形成脓肿之前，应用抗生素可取得良好效果。青霉素应用广泛，疗效肯定，副作用少，但目前耐药细菌越来越多，因而可以选用阿莫西林、克拉维酸等耐酶青霉素及头孢类药物，对于青霉素过敏者可选用大环内酯类药物如红霉素、阿奇霉素等，脓肿形成时可加用甲硝唑等抗厌氧菌药物。应尽量避免选用庆大霉素、左氧氟沙星等，因对乳儿有影响。

3. 脓肿切开引流

脓肿形成后，应及时行脓肿切开引流术。对于脓肿较小者可考虑超声引导下穿刺抽脓，可反复进行，也可置管冲洗引流。对于抽吸无效、脓腔较大或张力较高即将破溃者可切开引流。多建议采用沿乳管放射状切口，后间隙脓肿可采用沿下皱襞弧形切口，乳晕下脓肿应沿乳晕边缘做弧形切口。麻醉应充分，手术当中打开脓腔之间的分隔，使引流通畅，必要时可通过多个切口进行对口引流。

【护理评估】

1. 健康史

了解疾病发生的时间、经过等。

2. 身体状况

(1) 局部：评估患者有无乳房肿块或脓肿，局部出现的红、肿、发热、压痛等表现。

(2) 全身：评估患有无高热、寒战、脉率加快，严重者出现脓毒症等表现。

3. 心理-社会状况

了解患者对所患疾病的认知程度和心理承受能力。

【护理诊断】

1. 体温过高

与乳腺炎症有关。

2. 急性疼痛

与乳汁淤积、炎症、肿胀有关。

3. 知识缺乏

缺乏哺乳期卫生知识和预防乳腺炎的知识。

4. 焦虑

与担心婴儿喂养有关。

【护理措施】

1. 饮食护理

指导进食高蛋白、高热量、高维生素、低脂肪饮食，保证足够水分的摄入。

2. 休息与卫生

注意休息，适当运动，劳逸结合；养成良好的产褥期卫生习惯，勤更衣，定期沐浴，保持皮肤清洁。

3. 症状护理

(1) 病情观察：定时测量体温、脉搏，呼吸，了解白细胞计数及分类变化，必要时做血培养及药敏试验。

(2) 患乳严重者暂停哺乳：定时用吸乳器吸空乳汁，防止乳汁淤积。

(3) 局部炎症处理：早期做热敷，每日3~4次，每次20~30分钟，水肿明显者可用25%硫酸镁湿热敷或用微波透热。

(4) 促进局部血液循环：局部脓肿切开排脓后，可用宽松的胸罩托起两侧乳房，以减轻疼痛，促进血液循环。

（5）高热：予以物理降温，必要时应用解热镇痛药。

（6）切开引流：保持引流通畅，按时更换敷料。

（7）抗感染：遵医嘱给予大剂量的抗生素。

【健康教育】

1. 保持乳头清洁

妊娠时期，尤其在哺乳时期，要保持乳头清洁，经常用肥皂、温水洗净，哺乳前后也可用3%硼酸水洗净乳头。对于乳头内缩者，应将乳头轻轻挤出后再清洗干净。但不宜用乙醇洗擦，因为乙醇使乳头、乳晕皮肤变脆，易发生皲裂。

2. 养成良好的哺乳习惯

定时哺乳，每次应使乳汁吸尽；不能吸尽时，用手按摩挤出，或用吸乳器吸出。另外，不让婴儿含着乳头睡眠。

3. 及时处理乳头破损

如已有乳头破损或皲裂存在，要停止哺乳，用吸乳器吸出乳汁，待伤口愈合后再行哺乳。

第二节　乳腺囊性增生病

乳腺囊性增生病是女性常见病、多发病，也称慢性囊性乳腺病。常见于中年妇女，其病因多与内分泌失调以及雌、孕激素水平波动有关。病理形态上可表现为不同程度的乳管囊性扩张、乳头状增生、腺泡上皮增生等。患者可伴有疼痛、乳房结节、乳头溢液等症状。

【临床表现】

1. 症状

乳腺周期性肿胀、疼痛，常于月经前期出现或加重，月经后减轻或消失。轻者往往不被注意，重者影响生活和工作。但有的患者没有明显周期性变化。有的可表现为一侧或两侧乳房胀痛或针刺样，可累及到肩部、上肢或胸背部。少数患者（约15%）可有乳头溢液，可为黄绿色、棕色、浆液性或血性液体。病程有时很长，但停经后症状自动消失或减轻。

2. 体征

一侧或两侧乳房内可触及结节样的肿块，大小不等，质韧而不硬，有时有触痛感。肿块与周围乳腺组织的界限不清，但与皮肤或胸肌无粘连，有时表现为边界不清的增厚区。病灶位于乳房外上方较多，也可影响到整个乳房。肿块常在经前及经期胀大，经后期缩小。

【辅助检查】

1. 超声显像

增生的乳腺呈不均匀低回声区，若有囊肿形成则显示为无回声区。

2. 乳腺钼靶X线摄影

表现为毛玻璃状或棉絮状阴影。

【治疗原则】

1. 非手术治疗

主要是观察和药物治疗。观察期间可用中医中药调理，如口服中药逍遥散3~9g，每日3次。也可选用激素类和维生素类药物联合治疗。若肿块变软、缩小或消退，则可予以观察并继续中药治疗；若肿块无明显消退，或观察过程中对局部病灶有恶变可疑者，应切除并做快速病理检查。

2. 手术治疗

病理检查证实有不典型上皮增生，则可结合其他因素决定手术范围。

【护理评估】

1. 健康史

了解疾病的发生、发展、经过等。

2. 身体状况

评估患者有无乳房肿块、胀痛及疼痛的性质程度等。

3. 心理-社会状况

了解患者对所患疾病的认知程度和心理承受能力。

【护理诊断】

1. 慢性疼痛

与内分泌失调导致乳腺实质过度增生有关。

2. 潜在并发症

局部血肿。

3. 知识缺乏

缺乏乳腺疾病知识。

【护理措施】

1. 一般护理

注意休息，适当运动，劳逸结合。

2. 饮食护理

给予高热量、高蛋白质、高维生素饮食。

3. 疼痛护理

（1）心理护理：解释疼痛发生的原因，消除患者的顾虑，保持心情舒畅。

（2）局部托起：用宽松的乳罩托起乳房。

（3）用药护理：遵医嘱服用中药调理或其他对症药物治疗。

4. 术后护理

（1）保持伤口敷料干燥，如有渗湿及时更换。

（2）检查和调节局部伤口绷带包扎的松紧度，必要时使用砂袋压迫。

【健康教育】

1. 乳房自我检查

由于本病的临床表现可能与乳腺癌有所混淆，且可能与其并存。因此，应嘱患者经常进行乳房自我检查。

2. 用药护理

指导内分泌用药，如他莫昔芬，每次 20mg，每日 1 次；或每次 10mg，每日 2 次（避开月经期）。

3. 注意伤口恢复情况

术后 10~12 日拆线，一般术后 2 周可做适当运动。

4. 定期复查

一般术后3~6个月复查，不适随诊。局限性增生者在月经开始后1周至10日内复查，每隔2~3个月到医院复诊，有对侧乳腺癌或有乳腺癌家族史者密切随访，以便及时发现恶性病变。

第三节 乳房肿瘤

女性乳房肿瘤的发病率较高，良性肿瘤中以纤维腺瘤最多，约占良性肿瘤的3/4，其次为乳管内乳头状瘤，约占良性肿瘤的1/5。恶性肿瘤的绝大多数是乳腺癌。

一、乳腺癌

乳腺癌是起源于乳腺各级导管及腺泡上皮的恶性肿瘤，以导管癌居多，依不同演变过程分为非浸润性癌、早期浸润性癌、浸润性癌等。近年来，有些地区乳腺癌已经成为女性第一位好发恶性肿瘤，也是女性最常见的癌症死亡原因。

乳腺癌的病因目前尚未完全阐明，但已确认致病的许多危险因素，如性别、年龄增大、家族中有年轻时患乳腺癌的情况、月经初潮早、绝经晚、生育第一胎的年龄过大、长期的激素替代治疗、既往接受过胸壁放疗、良性增生性乳腺疾病等。

【临床表现】

1. 肿块

乳房肿块常是乳腺癌最常见的也是最早出现的临床表现，常是患者无意中发现而就诊的主要症状。一般为无痛性的单发肿块，质地硬、边界不清、表面不光滑、活动度差。有时早期乳腺癌由于病灶小，不易扪及，也可只表现为乳腺组织增厚。

2. 乳房及乳头的改变

当乳房肿块较大时可见乳腺局部隆起，乳房增大；当癌肿发展累及皮肤或胸肌时可使乳房缩小、变硬，患者端坐位时，患侧乳房抬高。肿瘤侵及乳腺导管还可引起乳头外形改变，导致畸形。包括：①乳头抬高或乳头内陷；②乳头湿疹样改变，见于乳头湿疹样癌；③乳头溢液。

3. 乳房皮肤改变

（1）橘皮征：癌肿生长导致乳房皮内和皮下淋巴管被癌细胞阻塞，可引起局部淋巴水肿，由于皮肤在毛囊处与皮下组织连接紧密，淋巴水肿时可见毛囊处出现很多点状凹陷，形成皮肤橘皮样改变，称“橘皮征”。

（2）酒窝征：当乳腺癌侵犯Cooper韧带时，此韧带收缩而失去弹性，可导致癌块表面皮肤凹陷，称为“酒窝征”；癌性溃疡：乳腺癌侵犯皮肤可导致皮肤破溃形成溃疡。

（3）卫星结节：癌细胞沿皮内、皮下淋巴管扩散，在癌瘤周围皮肤形成多发性单个皮肤转移性结节，称为卫星结节。

（4）铠甲状癌：是指癌性小结节沿着皮肤扩散或沿小索相互连接，融合而成暗红色、弥漫的一片，甚至蔓延至背部和对侧胸部皮肤。紧缩胸廓形成的铠甲可引起呼吸困难危害极大。

（5）炎性乳癌：乳房皮肤深层淋巴管被癌细胞广泛侵犯，导致血管扩张充血，出现红肿热痛等类似急性乳腺炎的表现，这种乳腺癌称为炎性乳癌，恶性程度很高，预后很差。

4. 淋巴结肿大

大多数乳腺癌较早地向同侧腋窝淋巴结转移，起初可能触到一个或几个散在淋巴结，可以推动，随之可相互粘连成团块不能推动。稍晚期淋巴结过于肿大，影响淋巴回流或压迫血管可引起同侧上肢水肿。

5. 晚期症状和体征

除肿瘤本身可发生局部溃烂、出血、疼痛和感染外，可向远处脏器转移而出现相应症状。例如骨转移时除转移部位有疼痛外常引起病理性骨折。肺或胸膜转移时可出现顽固性咳嗽、胸痛、咯血、胸腔积液、呼吸困难等。肝脏转移可出现肝肿大、肝区疼痛、黄疸及腹水。患者进入恶病质时，有消瘦、乏力、纳差、贫血、发热等症状。

【辅助检查】

1. X线

是早期发现和诊断乳腺癌最有效的影像学检查方法之一。乳腺癌在钼靶X线片上多表现为致密影，外形不规则分叶状，有毛刺，内部密度不均匀，部分可见小杆状、小叉状或泥沙样恶性钙化点。周围可见丰富血管影，表面皮肤可因淋巴回流障碍而增厚或受深部病灶牵拉而凹陷。

2. B超

是最实用有效的检查方法，适于致密型乳腺，引导肿物定位和穿刺活检，鉴别X线摄影所检出的病变为囊性或实性。

3. 磁共振成像（MRI）

较X线检查有更高的敏感性和特异性。尤其动态增强显像在鉴别良恶性肿块方面具有更高的准确性。但是，MRI不适于大规模的人群普查。

4. 空芯针活检（SCNB）

是将穿刺针直接刺入乳腺可疑病变区，取得组织标本进行组织病理学检查的一种方法。SCNB是运用自动反弹切割式活检枪（14~16G）从病变部位切取少量组织，其因损伤小，对乳房外观无影响而成为最常用的穿刺活检方法。

【临床分期】

目前，采用美国癌症联合委员会建议的T（原发癌肿）、N（区域淋巴结）、M（远处转移）分期法（2003年修订）。

1. 原发肿瘤（T）

①Tx：原发肿瘤无法评估。②T_0：没有原发肿瘤证据。③Tis：原位癌。④Tis（DCIS）：导管原位癌。⑤Tis（LCIS）：小叶原位癌。⑥Tis（Paget）：乳头Paget病，不伴有肿块（伴有肿块的Paget病按肿瘤大小分类）。⑦T_1：肿瘤最大直径≤2cm。⑧T_1mic：微小浸润癌，最大直径≤0.1cm。⑨T_{1a}：肿瘤最大直径>0.1cm，但≤0.5cm。⑩T_{1b}：肿瘤最大直径>0.5cm，但≤1cm。⑪T_{1c}：肿瘤最大直径>1cm，但≤2cm。⑫T_2：肿瘤最大直径>2cm，但≤5cm。⑬T_3：肿瘤最大直径>5cm。⑭T_4：不论

肿瘤大小，直接侵犯胸壁（a）或皮肤（b）。⑮T_{4a}：侵犯胸壁，不包括胸肌。⑯T_{4b}：患侧乳腺皮肤水肿（包括橘皮样变），溃破，或限于同侧乳房皮肤的卫星结节。⑰T_{4c}：T_{4a}与T_{4b}并存。⑱T_{4d}：炎性乳腺癌。

2. 区域淋巴结（N）

①Nx：区域淋巴结无法评估（例如前已切除）。②N_0：无区域淋巴结转移。③N_1：同侧腋窝淋巴结转移，可活动。④N_2：同侧腋窝淋巴结转移，固定或相互融合；或缺乏同侧腋窝淋巴结转移的临床证据，但临床上发现有同侧内乳淋巴结转移。⑤N_{2a}：同侧腋窝淋巴结转移，互相融合或与其他组织固定。⑥N_{2b}：仅临床上发现同侧内乳淋巴结转移，而无腋窝淋巴结转移的临床证据。⑦N_3：同侧锁骨下淋巴结转移伴或不伴腋窝淋巴结转移；或有临床上发现同侧内乳淋巴结转移和腋窝淋巴结转移的临床证据；或同侧锁骨上淋巴结转移伴或不伴腋窝或内乳淋巴结转移。⑧N_{3a}：同侧锁骨下淋巴结转移。⑨N_{3b}：同侧内乳淋巴结及腋窝淋巴结转移。⑩N_{3c}：同侧锁骨上淋巴结转移。

3. 远处转移（M）

①Mx：远处转移无法评估。②M_0：无远处转移。③M_1：有远处转移。

以上分期以临床检查为依据，还应结合术后病理检查结果进行校正。

【治疗原则】

乳腺癌的治疗原则应根据患者肿瘤分期和分子分型进行，包括手术、放疗、内分泌、化疗和靶向治疗的综合治疗。

1. 手术治疗

（1）保留乳房的乳癌切除术

1）适应证：肿瘤最大径≤3cm，单一病灶，乳房丰满，患者自愿。

2）手术方法：病变所在乳房区段切除，切缘距肿瘤1cm，术中行切缘冰冻病理检查。另取切口行腋窝淋巴结清扫，如有可能也可选择乳房手术与腋窝淋巴结清扫同一切口。

(2) 乳癌改良根治术

1) 适应证：具有手术指征的乳癌患者。

2) 手术方法：可根据病变部位选择横向或纵向梭形切口，切除范围上至锁骨下，下至乳腺组织下缘，内至胸骨旁，外至腋中线，同时清扫腋窝淋巴结。

(3) 乳癌区段切除术

1) 适应证：不能承受长时间手术且单一病灶的乳癌患者。

2) 手术方法：病变所在乳房区段切除，切缘距肿瘤1cm，术中行切缘冷冻病理检查。

(4) 乳房单纯切除术

1) 适应证：不能承受长时间手术且多发病灶的乳癌患者。

2) 手术方法：可根据病变部位选择横向或纵向梭形切口，切除范围上至乳腺上缘，下至乳腺组织下缘，内至胸骨旁，外至腋中线。

2. 放射治疗

(1) 保留乳房手术后的全乳房放射治疗

可以杀灭可能残存的癌灶。乳腺照射建议剂量为45~55Gy，临床加量10~15Gy。

(2) 根治性手术的辅助放射治疗

可降低局部复发率。

(3) 术后局部复发癌灶的放射治疗

(4) 局部晚期乳腺癌的放射治疗

可收到一定的局部控制效果，还可使部分不可手术的乳腺癌晚期患者获得手术机会。

(5) 转移性癌灶的姑息性放射治疗

可以镇痛、减轻压迫症状、使破溃癌灶止血等，从而改善患者的生活质量。

3. 内分泌治疗

(1) 卵巢去势

通过手术切除、放射治疗或药物去除卵巢功能，降低患者体内的雌激素水平，从而达到治疗的目的。

（2）抗雌激素药物

最常用的为他莫昔芬，可降低乳腺癌术后复发及转移，用量为每日 20mg，至少服用3年，一般服用5年。同时，他莫昔芬具有引起血栓性疾病以及增加子宫内膜癌患病风险的可能。

（3）芳香化酶抑制药

可阻断或减少绝经后妇女体内雌激素的来源，目前临床主要应用第三代芳香化酶抑制药，常用药物为来曲唑、阿那曲唑及依西美坦。

4. 化学治疗

乳腺癌是实体瘤中应用化疗最有效的肿瘤之一。常用的药物有环磷酰胺（C）、甲氨蝶呤（M）、氟尿嘧啶（F）、阿霉素（A）、表柔比星（E）、紫杉醇（T）。传统联合化疗方案有CMF和CAF。术前化疗多用于Ⅲ期病例，可探测肿瘤对药物的敏感性，并使肿瘤缩小，减轻与周围组织的粘连。可采用CMF或CEF方案，一般用2~3疗程。一般认为辅助化疗于术后早期应用，联合化疗的效果优于单药化疗。辅助化疗应达到一定剂量，治疗期以6个月左右为宜，能达到杀灭亚临床型转移灶的目的。浸润性乳腺癌伴腋淋巴结转移者是应用辅助化疗的指征，可以改善生存率。对腋淋巴结阴性者是否应用辅助化疗尚有不同意见。

【护理评估】

1. 术前评估

（1）健康史

评估患者的月经史、婚育史、哺乳史、饮食习惯、生活环境等；既往是否患乳房良性肿瘤；有无乳腺癌家族史等。

（2）身体状况

1）局部：①乳房外形：两侧乳房的形状、大小是否对称；乳房皮肤有无红、肿、局限性隆起、凹陷及橘皮样改变；乳头和乳晕有无糜烂，乳头是否在同一水平，近期有无一侧乳头内陷；乳房浅表静脉是否扩张；②乳房肿块：肿块大小、质地和活动度，表面是否光滑，边界是否清楚，肿块与深部组织的关系。

2）全身：①评估患者有无癌症转移征象：如锁骨上、腋窝淋巴结和其他部位有无肿大淋巴结，淋巴结的位置、大小、数目、质地和活动度，有无肺、骨和肝转移征象；②评估患者全身营养状况及心、肺、肝、肾等重要器官的功能状态。

（3）心理-社会状况

评估患者有无因疾病、手术、各种治疗等产生不良心理反应及其应对情况；评估患者对拟采取的手术方式及术后康复锻炼知识的了解和掌握程度；家属尤其是配偶对本病及其治疗、预后的认知程度及心理承受能力。

2. 术后评估

（1）术中情况

了解手术、麻醉方式与效果、病变组织切除情况、术中出血、补液、输血情况和术后诊断。

（2）术后情况

了解皮瓣和切口愈合情况，有无皮下积液，患侧上肢有无水肿，肢端血液循环情况，患肢功能锻炼计划的实施及肢体功能恢复状况。患者对康复期保健和疾病相关知识的了解和掌握程度。

【护理诊断】

1. 恐惧或焦虑

与对癌症的恐惧、乳房缺失后的忧虑有关。

2. 有组织完整性受损的危险

与留置引流管、患侧上肢淋巴引流不畅、头静脉被结扎、腋静脉栓塞或感染有关。

3. 自理缺陷

与手术影响手臂和肩关节的活动有关。

4. 躯体移动障碍

与手术影响手臂和肩关节的活动有关。

5. 低效性呼吸型态

与术后胸部绷带包扎过紧有关。

6. 自我形象紊乱

与乳腺癌切除术造成乳房缺失和术后瘢痕形成有关。

7. 知识缺乏

缺乏有关术后患肢功能锻炼的知识。

8. 潜在并发症

包括皮下积液、上肢水肿、皮瓣坏死、感染与乳腺癌手术、血管淋巴管被破坏有关。

【护理措施】

1. 非手术治疗护理/术前护理

(1) 术前教育

在进行术前教育过程中，医护人员应根据患者理解和接受程度恰当介绍麻醉及手术过程，术前、术后应遵循的注意事项如疼痛的控制及术后胸部和患肢手臂感觉的改变等知识。通过以上这些干预方式，将患者的注意力集中到治疗与护理活动中来，有助于其消除疑虑和恐惧，积极配合医护人员工作。

(2) 皮肤准备

对切除范围大、考虑植皮的患者，需要做好供皮区的皮肤准备。

(3) 饮食护理

鼓励患者进食高蛋白、高能量、富含维生素的食物，为术后创面早日愈合创造条件。

(4) 终止妊娠或哺乳

妊娠期及哺乳期发生乳腺癌的患者应立即停止妊娠或哺乳，以减轻激素的作用。

(5) 心理护理

术前患者心理问题主要表现有恐惧和焦虑，包括对肿瘤及手术的恐惧，担心身体形象改变，继而产生焦虑情绪。建立良好的护患关系，加强患者对护理人员的信任；创造舒适安静的治疗环境，教患者采用放松疗法，认真做好术前教育，向患者及家属耐心解释手术的重要性及必要性，取得患者的配合；请乳腺癌康复的患者与其面对面坦率地交谈，或访问与其病情、年龄等背景相同的术后恢复良好者，均可有效减轻患者的焦虑和恐惧；术后则要继续给予患者及家属心理上的支持。鼓励患者表述手术创伤对自己今后角色的影响，表达对其同情心，提供自我形象改善的措施或方法。鼓励夫妻双方坦诚相待，诱导正向观念，正确面对现状。

2. 术后护理

(1) 负压引流管护理

乳房切除后，皮瓣下常规放置负压引流管，以及时引流皮瓣下的渗液和积血，使皮瓣紧贴创面，避免坏死、感染，促进愈合。①保持引流管通畅：勿使引流管受压、扭曲、打折或脱出。每小时挤压引流管，保持有效的负压。②观察引流液的颜色及引流量：发现问题及时处理。引流液量每天少于10ml，创面与皮肤紧贴即可考虑拔除引流管，引流管拔除时间一般为术后5~7天。③若发现局部积液、皮瓣不能紧贴胸壁且有波动感，应及时报告医师，可在严格消毒后抽液并局部加压包扎。

(2) 观察上肢血液循环

手术部位用绷带加压包扎，使皮瓣紧贴创面，松紧度适宜，以维持正常血运为宜。观察上肢远端血液循环，若患侧皮肤呈青紫色伴皮肤温度降低、脉搏不能扪及，提示腋部血管受压，应及时调整绷带的松紧度。若绷带松脱，应及时加压包扎。

(3) 体位和饮食

患者术后全身麻醉清醒后取半卧位，有利于呼吸和引流。全身麻醉清醒后可正常进食。

(4) 改善呼吸困难

胸部加压包扎使患者因胸部压迫而感到呼吸不畅。麻醉苏醒，生命体征平稳后可改半卧位，嘱患者试用腹式呼吸和缩唇呼吸，以减轻胸部压力，改善呼吸状况。必要时可给予持续低流量吸氧。

(5) 患侧上肢护理

患侧腋窝淋巴结切除后上肢淋巴液回流不畅、加压包扎、头静脉包扎、腋静脉栓塞、局部积液或感染等因素均可导致患侧上肢肿胀，故术后忌经患侧上肢测血压、抽血、注射、输液等。指导患者自我保护患侧上肢：平卧时用两垫枕抬高患侧上肢，下床活动时用吊带托扶，需他人扶持时只能扶健侧，以防腋窝皮瓣滑动而影响愈合；按摩患侧上肢或进行握拳、屈、伸肘运动，以促进淋巴回流；如发生轻度或中度淋巴水肿，应抬高手臂休息，沿淋巴走向自下而上轻推以帮助淋巴回流。加强手臂功能恢复训练，戴弹力袖套（日戴夜脱）。重度淋巴水肿时，戴弹力袖套，同时，进行物理治疗。如手臂变红或异常硬，或水肿严重时，应考虑有感染发生，及时告知医生。

（6）指导患者做上肢功能锻炼

为减少或避免术后残疾，鼓励和协助患者早期开始患侧上肢的功能锻炼。功能锻炼不能超前或滞后，因为过早活动影响伤口愈合，滞后锻炼则影响肩关节功能的恢复。行保留乳房的乳腺癌切除术术后功能锻炼可不遵循下图规则，术后第一天即可下地活动，进行伸指、握拳、屈腕和屈肘等运动锻炼手、腕部及肘关节的功能，术后3~5天，可进行肩部抬高运动，如手指爬墙运动、自行梳理头发等，但要注意逐渐递增幅度，量力而行。

【健康教育】

1. 指导患者继续进行患侧上肢功能锻炼

如上肢旋转运动、扩胸运动等。避免负重，术后3个月内避免做劳累的活动，避免提、推、拉过重的物品，避免从事重体力劳动或较剧烈的体育活动。术后患者衣着不可过紧，以免影响血液循环。

2. 定期复查，坚持服药

治疗完成后2~3年内每3个月复查1次，以后半年1次，5年后可酌情每年复查1次；抗癌药要坚持服用。如需服他莫昔芬片（三苯氧胺），要遵医嘱持续服用3~5年，告知患者他莫昔芬可抑制肿瘤细胞生长，不可擅自停药。观察药物治疗的副作用，若患者出现食欲不振、外阴瘙痒、不规则子宫出血等严重不良反应，要及时就诊。

3. 遵医嘱按时做放疗、化疗

放疗期间需要保持照射野皮肤的清洁、干燥，防止溃烂和感染，如发现放射性皮炎，及时就诊。化疗期间需要定期复查血常规、肝功能，一旦出现骨髓抑制，需暂停放疗、化疗。

4. 指导患者改善自我形象

（1）鼓励患者佩戴义乳，佩戴义乳可减少因不对称姿势而导致的颈痛及肩臂疼痛，有助于纠正斜肩、保持平衡、预防颈椎倾斜、恢复良好体态，同时具有保护胸部的作用，并能增强自信心。

（2）选择义乳以及如何佩戴需请专业人员指导，不宜过大或太重，一般在康复1年后佩戴。

（3）对乳腺癌根治术者，术后3个月可行乳房再造术，但有肿瘤转移或乳腺炎者，严禁假体植入。

5. 性生活的恢复

性生活的恢复是正常生活恢复的一项重要内容，患者家属或性伴侣的主要顾虑有两点，一是怕传染，二是怕对患者造成伤害，影响其治疗和预后。在对患者进行教育时可请家属一同参加，告知患者乳腺癌不传染，正常、适度的性生活不仅对患者没有伤害，还能巩固夫妻双方关系；伤口愈合后即可恢复性生活；术后五年应避免妊娠，不要服用避孕药。

6. 定期行乳腺自我检查

包括健侧和患侧（方法同乳房纤维腺瘤自查方法）：每年X线摄片检查一次，以便早期发现复发征象。乳腺癌患者的姐妹和女儿属发生乳腺癌的高危人群，应加强自查，定期体检。

7. 加强营养，坚持运动，保持乐观情绪

应进低脂、高蛋白、富含维生素的均衡饮食，保持理想体重。选择一项适合自己并能终生坚持的有氧运动。研究表明，均衡饮食、有氧运动及乐观情绪可增强人体免疫系统，有效减轻精神压力，改善睡眠，缓解由癌症及治疗引起的疲劳症状，从而增强人体的抗病能力。

二、乳腺纤维腺瘤

乳腺纤维瘤是乳腺最常见的良性肿瘤，约占良性肿瘤发病率的3/4。其发病与雌激素过多有关。该病患者中约有15%表现为多发。一般情况下乳腺纤维瘤光滑、界清、质硬、活动、无压痛，生长缓慢，但在青春发育期、妊娠以及哺乳时生长较快。

【临床表现】

本病好发于青年女性，多数表现为单侧乳房单发肿瘤，质韧，有弹性，活动度好，部分患者为多发或双侧纤维腺瘤。多数肿瘤发展缓慢。除肿块外，患者多无明显自觉症状。

【辅助检查】

1. 钼靶 X 线检查

往往显示界清、质匀、规整的高密度影。

2. 超声检查

是乳腺纤维腺瘤的首选影像学检查方法。

3. 针吸细胞学检查

可见到成片的典型良性上皮细胞和散在的裸核细胞，很有特点，一般不会与恶性病相混淆。

4. 穿刺病理学检查

手术切除、术中送冰冻，均可明确诊断。

【诊断依据】

1. 主要以年龄及查体结果作为诊断依据。

2. 典型纤维腺瘤在乳腺超声上多表现为境界清楚的低回声肿物，多呈圆形、椭圆形或分叶状，内部回声均匀，后方回声增强，可见侧方声影。对于不典型者需结合乳腺钼靶、MRI，部分病例可能需行活检方能诊断。

【治疗原则】

1. 对于年轻、肿瘤较小的患者，特别是多发者，可以考虑观察。

2. 对于肿瘤较大（如直径超过 2cm）、有手术意愿者，可手术切除。对于肿瘤增长迅速、影像学表现不典型应行切除活检。

3. 手术切除是治疗乳腺纤维腺瘤唯一有效的治疗方法，分为两种术式：

（1）乳腺肿物切除术：适合不同大小以及不同数量的乳腺纤维瘤。根据肿瘤部位可选择弧形切口或放射状切口。

（2）真空辅助乳腺微创旋切手术：或称乳腺微创旋切术，适合最大径≤2.5cm 的肿物。根据肿瘤位置以及数量选择能够互相兼顾的最隐蔽切口，如乳晕旁或乳房下缘。

【护理评估】

参见本节“乳腺癌”的相关内容。

【护理诊断】

参见本节"乳腺癌"的相关内容。

【护理措施】

参见本节"乳腺癌"的相关内容。

【健康教育】

参见本节"乳腺癌"的相关内容。

三、乳管内乳头状瘤

乳管内乳头状肿瘤是良性乳头状瘤，发生于乳头及乳晕区导管，其典型特点是多数有乳头溢液症状。根据临床、病理表现不同，又分为孤立性乳管内乳头状瘤、多发性乳头状瘤和乳管内乳头状瘤病。本病多见于经产妇女，以40~45岁居多，发病原因可能与雌激素水平增高或相对增高相关。

【临床表现】

1. 孤立性乳管内乳头状瘤

乳头溢液为主要表现，多为血性溢液或陈旧血性，少数为浆液性。肿瘤较小，常不能触及。少数可在乳晕附近触及肿块，多为圆形，柔软，挤压包块有时可以看到血性乳头溢液。

2. 多发性乳头状瘤

导管内有多个大体可见的、周围分布的乳头状瘤者为多发性乳头状瘤，部分无乳头溢液，部分合并有导管非典型增生，手术很难完全切除干净，复发率较高，有一定的恶变率。

3. 乳管内乳头状瘤病

镜下多发乳头状瘤则被称为乳管内乳头状瘤病，起源于末梢导管，恶变率较高。其中相当一部分患者并无乳头溢液症状，术前诊断有一定困难，多数需手术活检方能明确诊断。

【辅助检查】

1. 乳腺导管造影

可明确乳管内肿瘤的大小和部位。

2. 乳管内镜检查

即将 1 根内径小于 1mm 的光导管自乳头的溢液管口插入，通过内镜成像技术观察乳腺导管内的情况。

【诊断依据】

1. 病史

常表现为血性溢液伴或不伴乳房肿物。

2. 体检

部分患者在乳晕区能触及肿块，轻压肿块，乳头有血性液体。

3. 辅助检查

乳管镜、乳管造影检查有助于诊断和定位，少部分患者乳头溢液涂片细胞学检查可能发现异型细胞。

【治疗原则】

治疗以手术为主，应切除包括瘤体在内的导管系统，手术之前应综合查体、影像检查、乳管镜、乳管造影等明确病变位置，选择合适的切口，显露大导管后寻找病变所在的导管，病变导管多因出血而蓝染，很容易找到，必要时也可从溢液的乳管开口注入少量染料帮助定位。对于明确起源于大导管的孤立乳管内乳头状肿瘤，也可以选择病变乳管切除术。乳管内乳头状瘤病合并非典型增生恶变率较高，术后可考虑给予药物预防，但需权衡获益与副作用的风险。目前可选择他莫昔芬口服 5 年。

【护理评估】

参见本节“乳腺癌”的相关内容。

【护理诊断】

参见本节“乳腺癌”的相关内容。

【护理措施】

参见本节“乳腺癌”的相关内容。

【健康教育】

参见本节“乳腺癌”的相关内容。

第十章 腹外疝患者的护理

第一节 腹股沟疝

发生在腹股沟区的腹外疝，统称为腹股沟疝。男性多见，右侧比左侧多见。腹股沟疝又分为斜疝和直疝。腹股沟斜疝是从腹壁下动脉外侧的腹股沟内环突出，通过全腹股沟管，向下前方斜行，再穿过腹股沟外环，形成疝块，并可下降至阴囊。腹股沟直疝是指腹壁内脏自腹壁下动脉内侧的腹股沟三角（Hesselbach 三角）直接脱出而形成的疝，其不经过内环、腹股沟管，也不坠入阴囊，属于后天性疝。斜疝远较直疝多见。腹股沟斜疝多见于儿童及成年人，腹股沟直疝多见于老年人。

【斜疝的临床表现】

1. 症状

（1）一般症状

大多数患者早期无自觉症状，偶尔感到腹股沟区钝性疼痛，站立、负重或过度用力时加重，平卧后好转。

（2）可复性疝

决定性的症状是腹股沟区有一肿块突出，开始时患者仅在站立、劳动、行走、跑步或剧烈咳嗽时出现；平卧后，突出的肿块可自行回复，消失不见（即可复性疝）。肿块开始时较小，随着疾病发展逐渐增大，自腹股沟下降至阴囊或大阴唇内。肿块呈带柄的梨形，柄向外斜行通入腹股沟管。

（3）难复性疝

病程较久者，疝内容物与疝囊内壁经常摩擦，发生轻度炎症，逐渐形成粘连，疝内容物不能完全回纳。

（4）嵌顿和绞窄

多数无明显诱因，也有因高强度劳动或腹内压骤增时发生。突然发生者出现明显疼痛，疝块坚实变硬，触痛明显。如嵌顿肠袢，即可出现典型急性肠梗阻症状。

2. 体征

(1) 视诊

见腹股沟管区肿块，有的可坠入阴囊，久站或咳嗽时明显。

(2) 触诊

如无嵌顿，一般柔软有弹性（肠管）；有时有坚实感且无弹性（大网膜），肿块上缘绵延不清，有柄蒂进入腹股沟管，无压痛。

【直疝的临床表现】

腹股沟直疝常见于年老体弱者，其临床特点有别于腹股沟斜疝。直疝主要表现为患者站立时，在腹股沟内侧端、耻骨结节外上方出现一半球形肿块，并不伴有疼痛或其他症状。由于直疝囊颈宽大，疝内容物又直接由后向前顶出，故平卧后疝块多能自行回纳腹腔而消失，极少发生嵌顿。直疝不会进入阴囊，疝内容物常为小肠或大网膜。膀胱有时可进入疝囊，成为滑动性直疝，成为疝囊的一部分。

【斜疝与直疝的鉴别】

表 10-1　斜疝与直疝的鉴别

鉴别项目	斜疝	直疝
好发年龄	可见于儿童及青壮年	仅见于老年人
突出路径	经腹股沟管突出，由外上方斜向内下方，可进入阴囊	由 Hesselbach 三角直接自后向前突出，从不进入阴囊
疝块外形	疝块呈椭圆形或梨形，上部呈蒂柄	半球形，基底部宽
疝内容物回纳后压住疝环	疝块不再突出	疝块仍突出
精索与疝囊关系	精索在疝囊后方	精索在疝囊前外方
疝囊颈与腹壁下动脉关系	疝囊颈在其外侧	疝囊颈在其内侧
嵌顿发生率	较高	较低

【辅助检查】

1. 透光试验

用透光试验检查肿块，因疝块不透光，故腹股沟斜疝呈阴性，而鞘膜积液多为透光（阳性），可以此鉴别。但幼儿的疝块，因组织菲薄，常能透光，勿与鞘膜积液混淆。

2. 实验室检查

疝内容物继发感染时，血常规检查提示白细胞计数和中性粒细胞比例升高；粪便检查显示潜血试验阳性或见白细胞。

3. 影像学检查

疝嵌顿或绞窄时 X 线检查可见肠梗阻征象。

【治疗原则】

1. 腹股沟斜疝

（1）非手术治疗

1 岁以下的婴幼儿可暂不手术。可采用棉线束带或绷带压住腹股沟管深环，防止疝块突出。年老体弱或患有其他严重疾病而不能手术者，白天可在回纳疝内容物后，将医用疝带一端的软压垫对着疝环顶住，阻止疝块突出。

（2）手术治疗

腹股沟疝最有效的治疗方法是手术修补。但如有慢性咳嗽、排尿困难、便秘、腹水、妊娠等腹内压力增高情况或糖尿病存在时，手术前应先予处理，否则术后易复发。手术方式包括传统的疝修补术；无张力疝修补术；经腹腔镜疝修补术。

（3）嵌顿性疝和绞窄性疝的处理原则

前者原则上应紧急手术，以防止疝内容物坏死，解除伴发的肠梗阻。后者疝内容物已坏死需紧急手术。

2. 腹股沟直疝

主要为手术修补。

【护理评估】

1. 术前评估

（1）健康史

①一般情况：了解患者的年龄、性别、职业，女性患者生育史。②腹股沟疝发生情况：了解腹股沟疝发生的状况、病情进展情况及对日常生活的影响。③相关因素：了解患者有无慢性咳嗽、便秘、排尿困难、腹水等腹内压增高的情况；有无腹部手术、外伤、切口感染等病史；了解其营养、发育等状况；了解有无糖尿病及血糖控制情况及有无其他慢性疾病；有无阿司匹林、华法林等药物服用史。

（2）身体状况

评估患者局部及全身情况：①评估疝块的部位、大小、质地、有无压痛、能否回纳；用手压住深环观察疝块能否突出。②有无腹部绞痛、恶心、呕吐、肛门停止排便排气等肠梗阻症状及其诱因。③有无压痛、反跳痛、腹肌紧张等腹膜刺激征。④有无发热、脉搏细数、血压下降等感染的征象。⑤有无水、电解质平衡紊乱的征象。

（3）心理-社会状况

评估患者有无因疝块长期反复突出影响工作和生活而感到焦虑不安，对手术治疗有无思想顾虑。了解家庭经济承受能力，患者及家属对预防腹内压升高等相关知识的掌握程度。

2. 术后评估

了解患者麻醉方式、手术方式、术中情况。观察局部切口的愈合情况、有无发生切口感染；有无发生阴囊水肿；有无腹内压增高因素存在。

【护理诊断】

1. 急性疼痛

与腹外疝肿块突出、嵌顿或绞窄及手术有关。

2. 焦虑、恐惧

与疝块脱出影响日常生活、对疾病的发展及预后缺乏了解等因素有关。

3. 体液不足

与腹外疝发生嵌顿或绞窄引起机械性肠梗阻有关。

4. 部分生活自理能力缺陷

与术后需卧床休息有关。

5. 知识缺乏

缺乏腹外疝成因、预防腹内压升高及促进术后康复的有关知识。

6. 潜在并发症

术后出血、阴囊水肿、切口感染及疝复发等。

【护理措施】

1. 非手术治疗护理/术前护理

(1) 心理护理

向患者解释造成腹外疝的原因和诱发因素，手术治疗的必要性，了解患者的顾虑，尽可能地予以消除，使患者安心配合治疗，对医护人员的措施信任。

(2) 一般护理

疝块较大者减少活动，卧床休息；离床活动时使用疝带压住疝环口，避免腹腔内容物突出而造成嵌顿；落实基础护理，并注意保温，防止受凉。

(3) 消除引起腹高压的因素

禁烟，镇咳，防止呼吸道感染；多饮水，多食蔬菜水果等粗纤维食物，保护大便通畅；对老年患者要了解其排尿情况，如有前列腺增生应先予以解决，保持排尿通畅。

(4) 病情观察

密切观察腹部情况，若患者出现明显腹痛，伴疝块突然增大，紧张发硬且触痛明显，不能回纳腹腔，应高度警惕嵌顿疝发生的可能，需立即报告医师并配合紧急处理。

(5) 急症术前护理

腹外疝发生嵌顿或绞窄要进行急诊手术。除一般护理外，应予禁食，输液，胃肠减压，纠正水、电解质及酸碱平衡失调，抗感染。

2. 术后护理

(1) 饮食护理

一般患者手术后6~12小时无恶心、呕吐可进流质，术后第2日可进食半流质，如无不适逐步进食普食。若行肠切除肠吻合术后应禁食，待肠功能恢复后方可进食流质，再逐渐过渡到普食。

(2) 体位与活动

术后取平卧位，第 2 日可放低坡半卧位，膝下垫一软枕，使髋关节微屈，以松弛腹股沟切口的张力及减少腹内压，有利于切口愈合和减轻伤口疼痛。一般术后 3~5 日可离床活动。采用无张力疝修补术后的患者可早期离床活动。年老体弱、复发性疝、绞窄性疝、巨大疝患者可适当延迟下床活动时间。

（3）防止腹内压升高

注意保暖，防止受凉，避免咳嗽，指导患者在咳嗽时用手掌向中间挤压，保护切口，以免缝线脱落造成术后复发。保持大小便通畅，给予便秘者通便药物，嘱避免用力排便。

（4）预防阴囊水肿

因阴囊比较松弛，位置较低，渗血、渗液易积聚于阴囊，术后可用丁字带托起阴囊或阴囊下方垫以小枕，促进静脉淋巴回流，防止积血、积液。

（5）预防切口感染

切口感染是疝复发的主要原因之一。绞窄性疝行肠切除肠吻合术后易发生切口感染，需应用抗生素；保持敷料清洁干燥，防止大小便污染；密切观察体温、脉搏变化及伤口有无红、肿、热、痛，一旦发现，尽早处理。

【健康教育】

1. 相关疾病知识介绍

向患者解释造成腹外疝的原因和诱发因素、手术治疗的必要性，了解患者的顾虑所在，尽可能地予以解除，使其安心配合治疗。对拟采用无张力疝修补术的患者，介绍补片材料的优点及费用等。

2. 出院前预防指导

防止腹股沟疝的复发，减少和消除引起腹外疝复发的因素，并注意避免增加腹内压的动作如剧烈咳嗽、用力排便等。

3. 出院前活动指导

患者出院后应逐渐增加活动量，3 个月内应避免重体力劳动或提举重物等。

4. 出院前饮食指导

调整饮食习惯，保持排便通畅。

5. 定期随访

若疝复发，应及早诊治。

第二节 股 疝

股疝是指脏器或组织经股环突入股管，再经股管突出卵圆窝的疝，即疝囊通过股环、经股管向卵圆窝突出的疝。股疝是腹股沟区疝中发病率最低的一种疝，占腹外疝的3%~5%。多见于40岁以上女性。

【临床表现】

1. 股疝多见于中年以上的经产妇女，右侧多见。

2. 股疝疝块一般不大，呈半球形隆起，位于腹股沟韧带下方卵圆窝处。

3. 症状轻微，常不为患者注意，特别在肥胖者更易疏忽，仅在久站或咳嗽时，略有坠胀感。

4. 疝囊颈较狭窄，咳嗽冲击感不太明显。

5. 早期易回纳，由于疝块外有较多的脂肪组织，疝块并不完全消失。往后，疝囊易于与大网膜发生粘连而难以回纳，形成难复性疝。

6. 股疝极易发生嵌顿，且迅速发展为绞窄。

7. 疝块突发嵌顿，引起局部剧烈疼痛，出现明显的急性肠梗阻症状。腹痛可以十分剧烈，以致有些病例可掩盖局部症状，特别是对于没有股疝病史的，极易漏诊。

【辅助检查】

1. B超

对股疝的诊断可以提供证据，有时并不能对腹股沟疝和股疝做出正确鉴别，但对于择期或急诊病例治疗的选择并无影响。

2. CT

检查的分辨率及可靠性较B超更高。

【治疗原则】

股疝均应手术治疗。股疝容易发生嵌顿及绞窄，因此择期病例诊断后应及时手术；对于急诊病例，手法复位困难且风险较高，也应选择手术治疗。故早期手术治疗是股疝唯一有效的方法。常见的手术方法有：①传统修补：经腹股沟的 McVay 修补法和经股部封闭股环的修补法。②Plug 网塞填充法。③腹膜前间隙耻骨肌孔覆盖方法。

【护理评估】

1. 术前评估

（1）健康史

①一般情况：了解患者的年龄、性别、职业，女性患者生育史；②腹股沟疝发生情况：了解腹股沟疝发生的状况、病情进展情况及对日常生活的影响；③相关因素：了解患者有无慢性咳嗽、便秘、排尿困难、腹水等腹内压增高的情况；有无腹部手术、外伤、切口感染等病史；了解其营养、发育等状况；了解有无糖尿病及血糖控制情况及有无其他慢性疾病；有无阿司匹林、华法林等药物服用史。

（2）身体状况

评估患者局部及全身情况：①评估疝块的部位、大小、质地、有无压痛、能否回纳；用手压住深环观察疝块能否突出；②有无腹部绞痛、恶心、呕吐、肛门停止排便排气等肠梗阻症状及其诱因；③有无压痛、反跳痛、腹肌紧张等腹膜刺激征；④有无发热、脉搏细数、血压下降等感染的征象；⑤有无水、电解质平衡紊乱的征象。

（3）心理-社会状况

评估患者有无因疝块长期反复突出影响工作和生活而感到焦虑不安，对手术治疗有无思想顾虑。了解家庭经济承受能力，患者及家属对预防腹内压升高等相关知识的掌握程度。

2. 术后评估

了解患者麻醉方式、手术方式、术中情况。观察局部切口的愈合情况、有无发生切口感染；有无发生阴囊水肿；有无腹内压增高因素存在。

【护理诊断】

1. 急性疼痛

与股疝嵌顿或绞窄及手术有关。

2. 焦虑、恐惧

与疝脱出影响日常生活、对疾病的发展及预后缺乏了解等因素有关。

3. 体液不足

股疝发生嵌顿或绞窄引起机械性肠梗阻有关。

4. 部分生活自理能力缺陷

与术后需卧床休息有关。

5. 知识缺乏

缺乏股疝形成原因、预防腹内压升高及促进术后康复的有关知识。

6. 潜在并发症

术后出血、切口感染及疝复发等。

【护理措施】

1. 非手术治疗护理/术前护理

(1) 心理护理

向患者解释造成股疝的原因和诱发因素，手术治疗的必要性，了解患者的顾虑，尽可能予以消除，使患者安心配合治疗，对医护人员的措施信任。

(2) 一般护理

避免久站，疝块较大减少活动，卧床休息；离床活动时使用疝带压住疝环口，避免腹腔内容物突出而造成嵌顿；落实基础护理，并注意保温，防止受凉。

(3) 消除引起腹高压的因素

防止呼吸道感染；多饮水，多食蔬菜水果等粗纤维食物，保持大便通畅。

(4) 病情观察

密切观察腹部情况，疝块发生嵌顿，引起局部剧烈疼痛，出现明显的肠梗阻症状，腹痛可以十分剧烈，需立即报告医师并配合紧急处理。

(5) 急症术前护理

股疝发生嵌顿或绞窄要进行急诊手术。除一般护理外，应予禁食、胃肠减压，静脉输液，纠正水、电解质及酸碱平衡失调，抗感染。

2. 术后护理

（1）饮食护理

一般患者手术后6~12小时无恶心、呕吐可进流食术后第二日可进食半流质，如无不适逐步进食普食。若行肠切除肠吻合术后应禁食、待肠功能恢复后方可进食流质，再逐渐过渡到普食。

（2）体位与活动

术后宜取平卧位，膝下垫软枕，髋、膝关节略屈曲，使腹肌松弛，减小腹压和手术切口处张力，以利于缓解伤口疼痛、防止疝修补处组织裂开，术后次日适当进行床上四肢的活动。卧床时间长短，依据疝的部位、大小、腹壁缺损程度及手术方法而定，一般在术后3~6日可下床活动。但对于年老体弱、复发疝、绞窄性疝、巨大疝的患者卧床时间延长至术后10日方可下床活动，以防止术后初期疝复发。

（3）防止复发

术后注意保暖，防止受凉咳嗽，影响切口愈合；如有咳嗽时先用手掌按压伤口处，然后再咳嗽，以减少对伤口牵拉等不利影响；保持大、小便通畅，及时处理便秘，告知患者排便时勿用力增加腹压；术后的尿潴留也要及时处理。

（4）预防阴囊水肿

术后切口部位常规压沙袋（重0.5kg）24小时，以减轻渗血；使用丁字带或阴囊托托起阴囊，可减少渗血、渗液的积聚，促进渗血、渗液的回流和吸收。要经常观察伤口敷料有无红染、阴囊是否肿大，如有异常应及时和医师联系。

（5）预防切口感染

无绞窄的疝手术为无菌手术，不应发生伤口感染，而绞窄性疝行肠切除、肠吻合术，易造成切口污染。要注意保持敷料干燥、清洁，避免大、小便污染。对婴幼儿尤其要加强观察，发现敷料脱落或污染应及时更换；必要时在敷料上覆盖塑料薄膜，做好伤口的隔离保护。对施行肠切除、肠吻合术的患者，要保持胃肠减压和其他引流的通畅；遵医嘱使用抗菌药物。术后48小时后，患者如仍有发热、诉切口处疼痛，可能为切口感染，应检查伤口给予处理。

【健康教育】

1. 相关疾病知识介绍

宣教股疝的成因，避免生活和工作中能引起腹压增高的因素，手术治疗的必要性；解释嵌顿疝的发生原因和表现，有情况及时就诊。了解患者的顾虑所在，尽可能予以解除，使其安心配合治疗。对拟采用无张力疝修补术的患者，介绍补片材料的优点及费用等。

2. 出院前预防指导

防止股疝的复发，减少和消除引起股疝复发的因素，并注意增加腹内压的动作如剧烈咳嗽、用力排便等。

3. 出院前活动指导

患者出院后应逐渐增加活动量，3个月内应避免重体力劳动或提举重物等。

4. 出院前饮食指导

调整饮食习惯，保持排便通畅。

5. 定期随访

若疝复发，应及早诊治。

第三节 切口疝

腹壁切口疝是发生于原腹部手术切口部位的疝，是腹腔内组织、器官经由手术切口处的缺损或薄弱区突出于体表下所形成的腹壁包块。最常见的腹壁切口疝是经腹直肌切口，切口疝的疝环一般比较宽大，因此很少发生嵌顿。

【临床表现】

1. 症状

多数患者无特殊不适。较大的切口疝有腹部牵拉感，伴食欲减退、恶心、便秘、腹部隐痛等表现。多数切口疝无完整疝囊，疝内容物易与腹膜外腹壁组织粘连而成为难复性疝，有时还伴有不完全性肠梗阻表现。

2. 体征

主要体征是腹壁切口瘢痕处逐渐膨隆，有肿块出现。肿块通常在站立或用力时更为明显，平卧休息则缩小或消失。肿块小者直径数厘米，大者可达10~20cm，甚至更大。疝内容物有时可达皮下，若为肠管常可见到肠型和肠蠕动波。疝内容物回纳后，多数能扪及腹肌裂开所形成的疝环边缘。若是腹壁肋间神经损伤后腹肌薄弱所致切口疝，虽有局部膨隆，但无边缘清楚的肿块，也无明显疝环可扪及。切口疝疝环一般比较宽大，很少发生嵌顿。

【辅助检查】

1. 触诊

疝内容可达皮下，皮下脂肪层菲薄者，可见到肠型或蠕动波。嘱患者平卧，将肿物复位用手指伸入腹壁缺损部位，再令患者屏气可清楚地扪及疝环边缘了解缺损的大小和边缘组织强度。

2. 影像检查

腹壁切口疝的诊断通常不需做特殊的检查，有时术前评估需要了解原发病的情况，影像检查可看到疝内容物，特别时 CT 可以清楚地见到腹前壁连续性中断，疝内容物外突。

【治疗原则】

处理原则是手术修补。

1. 较小的切口疝手术

基本原则是切除疝表面的原手术切口瘢痕，显露疝环并沿其边缘解剖出腹壁各层组织，回纳疝内容物后，在无张力的条件下拉拢疝环边缘，逐层细致缝合健康的腹壁组织，必要时重叠缝合。

2. 较大的切口疝

因腹壁组织萎缩范围过大，在无张力前提下拉拢健康组织有一定困难，可用人工高分子修补材料或自体筋膜组织进行修补，以避免术后复发。

【护理评估】

1. 术前评估

（1）健康史

①一般情况：了解患者的年龄、性别、职业，女性患者生育史。②相关因素：了解患者有无慢性咳嗽、便秘、排尿困难、腹水等腹内压增高的情况；有无腹部手术、外伤、切口感染等病史；了解有无糖尿病及血糖控制情况及有无其他慢性疾病；有无阿司匹林、华法林等药物服用史。

（2）身体状况

评估患者局部及全身情况：①评估疝块的部位、大小、质地、有无压痛、能否回纳；用手压住深环观察疝块能否突出。②有无腹部绞痛、恶心、呕吐、肛门停止排便排气等肠梗阻症状及其诱因。③有无压痛、反跳痛、腹肌紧张等腹膜刺激征。④有无发热、脉搏细数、血压下降等感染的征象。⑤有无电解质平衡紊乱的征象。

（3）心理-社会状况

评估患者有无因疝块长期反复突出影响工作和生活而感到焦虑不安，对手术治疗有无思想顾虑。了解家庭经济承受能力，患者及家属对预防腹内压升高等相关知识的掌握程度。

2. 术后评估

了解患者麻醉方式、术中情况。观察局部切口的愈合情况、有无发生切口感染；有无腹内压增高因素存在。

【护理诊断】

1. 急性疼痛

与疝环突出及手术有关。

2. 焦虑、恐惧

与对疾病的发展及预后缺乏了解等因素有关。

3. 部分生活自理能力缺陷

与术后需卧床休息有关。

4. 知识缺乏

缺乏切口疝形成原因、预防腹内压升高及促进术后康复的有关知识。

5. 潜在并发症

术后出血、阴囊水肿、切口感染及疝复发等。

【护理措施】

1. 非手术治疗护理/术前护理

（1）心理护理

向患者解释造成切口疝的原因和诱发因素，手术治疗的必要性，了解患者的顾虑，尽可能地予以消除，使患者安心配合治疗，对医护人员的措施信任。

（2）一般护理

避免久站，疝块较大减少活动，卧床休息；离床活动时使用疝带压住疝环口，避免腹腔内容物突出而造成嵌顿；落实基础护理，并注意保温，防止受凉。

（3）消除引起腹高压的因素

防止呼吸道感染；多饮水，多食蔬菜水果等粗纤维食物，保持大便通畅。

（4）病情观察

密切观察腹部情况，疝块发生嵌顿，引起局部剧烈疼痛，出现明显的肠梗阻症状，腹痛可以十分剧烈，需立即报告医师并配合紧急处理。

（5）急症术前护理

切口疝进行手术治疗。除一般护理外，应予禁食、胃肠减压，静脉输液，纠正水、电解质及酸碱平衡失调，抗感染。

2. 术后护理

（1）饮食护理

一般患者手术后6~12小时无恶心、呕吐可进流食术后第二日可进食半流质，如无不适逐步进食普食。若行肠切除肠吻合术后应禁食、待肠功能恢复后方可进食流质，再逐渐过渡到普食。

（2）体位与活动

术后宜取平卧位，膝下垫软枕，髋、膝关节略屈曲，使腹肌松弛，减小腹压和手术切口处张力，以利于缓解伤口疼痛、防止疝修补处组织裂开，术后次日适当进行床上四肢的活动。卧床时间长短，依据疝的部位、大小、腹壁缺损程度及手术方法而定，一般在术后3~6日可下床活动。但对于年老体弱、复发疝、绞窄性疝、巨大疝的患者卧床时间延长至术后10日方可下床活动，以防止术后初期疝复发。

（3）防止复发

术后注意保暖，防止受凉咳嗽，影响切口愈合；如有咳嗽时先用手掌按压伤口处，然后再咳嗽，以减少对伤口牵拉等不利影响；保持大、小便通畅，及时处理便秘，告知患者排便时勿用力增加腹压；术后的尿潴留也要及时处理。

（4）预防阴囊水肿

术后切口部位常规压沙袋（重0.5kg）24小时，以减轻渗血；使用丁字带或阴囊托托起阴囊，可减少渗血、渗液的积聚，促进渗血、渗液的回流和吸收。要经常观察伤口敷料有无红染、阴囊是否肿大，如有异常应及时和医师联系。

（5）预防切口感染

无绞窄的疝手术为无菌手术，不应发生伤口感染，而绞窄性疝行肠切除、肠吻合术，易造成切口污染。要注意保持敷料干燥、清洁，避免大、小便污染。对婴幼儿尤其要加强观察，发现敷料脱落或污染应及时更换；必要时在敷料上覆盖塑料薄膜，做好伤口的隔离保护。对施行肠切除、肠吻合术的患者，要保持胃肠减压和其他引流的通畅；遵医嘱使用抗菌药物。术后48小时后，患者如仍有发热、诉切口处疼痛，可能为切口感染，应检查伤口给予处理。

【健康教育】

1. 相关疾病知识介绍

宣教切口疝的成因，避免生活和工作中能引起腹压增高的因素，手术治疗的必要性；解释嵌顿疝的发生原因和表现，有情况及时就诊。了解患者的顾虑所在，尽可能予以解除，使其安心配合治疗。对拟采用无张力疝修补术的患者，介绍补片材料的优点及费用等。

2. 出院前预防指导

防止切口疝的复发，减少和消除引起切口疝复发的因素，并注意增加腹内压的动作如剧烈咳嗽、用力排便等。

3. 出院前活动指导

患者出院后应逐渐增加活动量，3个月内应避免重体力劳动或提举重物等。

4. 出院前饮食指导

调整饮食习惯，保持排便通畅。

5. 定期随访

若疝复发，应及早诊治。

第四节 脐 疝

脐疝是指疝囊通过脐环而突出的疝。临床上分为婴儿脐疝和成人脐疝两种类型。前者远较后者多见。婴儿脐疝是由于脐环闭锁不全或脐部瘢痕组织不够坚固，在经常啼哭和便秘时发生，多为易复性疝，较少嵌顿和绞窄。成人脐疝多见于中年经产妇，也可见于腹水患者和孕妇，易发生嵌顿和绞窄。

【临床表现】

1. 脐部突出肿块

在婴儿啼哭时或成人站立、咳嗽腹内压增加时，脐部突出一包块，可还纳入腹腔。如发生绞窄，则有腹痛。

2. 检查

脐部肿块在小儿常突出成条状，3～7cm，成人则多为乒乓球状鼓出，局部柔软，可挤压缩小，并能在柔软处突出基底触及一圆形环。肿块内如为小肠可闻及肠鸣音，如囊内为网膜则有粘连，不易挤压缩小，也听不见肠鸣音。如有腹痛，检查时不宜挤压肿块，防止肠穿孔。此时可听到气过水声，为嵌顿性小肠梗阻。

【辅助检查】

1. 实验室检查

疝发生绞窄时，血白细胞、中性粒细胞增多。

2. X线检查

嵌顿或绞窄性疝可见肠梗阻征象。

【治疗原则】

1. 保守治疗

适用于婴儿或成人不愿意手术患者。婴儿保守治疗后大多数可以痊愈，成人则只能减轻症状。

2. 手术治疗

适用于成人，多做横梭形切口，现多采用腹膜前或腹腔内无张力修补术，术后患者恢复较快，复发率较低。

【护理评估】

1. 术前评估

（1）健康史

①一般情况：了解患者的年龄、性别、职业，女性患者生育史。②相关因素：了解患者有无慢性咳嗽、便秘、排尿困难、腹水等腹内压增高的情况；有无腹部手术、外伤、切口感染等病史；了解其营养、发育等状况；了解有无糖尿病及血糖控制情况及有无其他慢性疾病；有无阿司匹林、华法林等药物服用史。

（2）身体状况

评估患者局部及全身情况：①评估疝块的部位、大小、质地、有无压痛、能否回纳；用手压住深环观察疝块能否突出。②有无腹部绞痛、恶心、呕吐、肛门停止排便排气等肠梗阻症状及其诱因。③有无腹部压痛、反跳痛、腹肌紧张等腹膜刺激征。④有无发热、脉搏细数、血压下降等感染的征象。⑤有无电解质平衡紊乱的征象。

（3）心理-社会状况

评估患者有无因疝块长期反复突出影响工作和生活而感到焦虑不安，对手术治疗有无思想顾虑。了解家庭经济承受能力，患者及家属对预防腹内压升高等相关知识的掌握程度。

2. 术后评估

了解患者麻醉方式、手术方式、术中情况。观察局部切口的愈合情况、有无发生切口感染；有无腹内压增高因素存在。

【护理诊断】

1. 急性疼痛

与疝环突出及手术有关。

2. 焦虑、恐惧

与对疾病的发展及预后缺乏了解等因素有关。

3. 部分生活自理能力缺陷

与术后需卧床休息有关。

4. 知识缺乏

缺乏脐疝形成原因、预防腹内压升高及促进术后康复的有关知识。

5. 潜在并发症

术后出血、阴囊水肿、切口感染及疝复发等。

【护理措施】

1. 非手术治疗护理/术前护理

（1）心理护理

向患者解释造成脐疝的原因和诱发因素，手术治疗的必要性，了解患者的顾虑，尽可能予以消除，使患者安心配合治疗，对医护人员的措施信任。

（2）一般护理

避免久站，疝块较大减少活动，卧床休息；离床活动时使用疝带压住疝环口，避免腹腔内容物突出而造成嵌顿；落实基础护理，并注意保温，防止受凉。

（3）消除引起腹高压的因素

防止呼吸道感染；多饮水，多食蔬菜水果等粗纤维食物，保持大便通畅。

（4）病情观察

密切观察腹部情况，疝块发生嵌顿，引起局部剧烈疼痛，出现明显的肠梗阻症状，腹痛可以十分剧烈，需立即报告医师并配合紧急处理。

（5）急症术前护理

脐疝发生嵌顿或绞窄要进行急诊手术。除一般护理外，应予禁食、胃肠减压，静脉输液，纠正水、电解质及酸碱平衡失调，抗感染。

2. 术后护理

（1）饮食护理

一般患者手术后6~12小时无恶心、呕吐可进流食术后第二日可进食半流质，如无不适逐步进食普食。若行肠切除肠吻合术后应禁食、待肠功能恢复后方可进食流质，再逐渐过渡到普食。

（2）防止复发

术后注意保暖，防止受凉咳嗽，影响切口愈合；如有咳嗽时先用手掌按压伤口处，然后再咳嗽，以减少对伤口牵拉等不利影响；保持大、小便通畅，及时处理便秘，告知患者排便时勿用力增加腹压；术后的尿潴留也要及时处理。

（3）体位与活动

术后宜取平卧位，膝下垫软枕，髋、膝关节略屈曲，使腹肌松弛，减小腹压和手术切口处张力，以利于缓解伤口疼痛、防止疝修补处组织裂开，术后次日适当进行床上四肢的活动。卧床时间长短，依据疝的部位、大小、腹壁缺损程度及手术方法而定，一般在术后3~6日可下床活动。但对于年老体弱、复发疝、绞窄性疝、巨大疝的患者卧床时间延长至术后10日方可下床活动，以防止术后初期疝复发。

（4）预防切口感染

无绞窄的疝手术为无菌手术，不应发生伤口感染，而绞窄性疝行肠切除、肠吻合术，易造成切口污染。要注意保持敷料干燥、清洁，避免大、小便污染。对婴幼儿尤其要加强观察，发现敷料脱落或污染应及时更换；必要时在敷料上覆盖塑料薄膜，做好伤口的隔离保护。对施行肠切除、肠吻合术的患者，要保持胃肠减压和其他引流的通畅；遵医嘱使用抗菌药物。术后48小时后，患者如仍有发热、诉切口处疼痛，可能为切口感染，应检查伤口给予处理。

【健康教育】

1. 相关疾病知识介绍

宣教脐疝的成因，避免生活和工作中能引起腹压增高的因素，手术治疗的必要性；解释嵌顿疝的发生原因和表现，有情况及时就诊。了解患者的顾虑所在，尽可能予以解除，使其安心配合治疗。对拟采用无张力疝修补术的患者，介绍补片材料的优点及费用等。

2. 出院前预防指导

防止脐疝的复发，减少和消除引起切口疝复发的因素，并注意增加腹内压的动作如剧烈咳嗽、用力排便等。

3. 出院前活动指导

患者出院后应逐渐增加活动量，3个月内应避免重体力劳动或提举重物等。

4. 出院前饮食指导

调整饮食习惯，保持排便通畅。

5. 定期随访

若疝复发，应及早诊治。

第五节　白　线　疝

白线疝又称腹上疝，是指发生在腹壁正中白线上的疝。一般较小，内容物多为大网膜，易成为难复性疝，但不易发生嵌顿。

【临床表现】

1. 在腹壁正中白线上，多在脐上可触及较小的肿块，疝块还纳后，可在白线区扪及孔隙。

2. 早期白线疝的内容是腹膜外脂肪组织，无疝囊。随着白线疝的发展，内脏推动腹膜从间隙中突出，形成一完整的有疝囊的疝。

3. 白线疝一般较小，内容物多为大网膜，和疝囊易发生粘连，成为难复性疝，但很少嵌顿。

4. 白线疝早期一般无症状，也不易被发现。以后，因发生粘连，大网膜牵拉，可有上腹部疼痛、消化不良、恶心、呕吐等症状。

【辅助检查】

需行腹部B超或上腹部CT检查确诊。

【治疗原则】

1. 非手术治疗	2. 手术治疗
疝块较小而又无明显症状者，可不必治疗。	症状明显者可行手术。一般只需切除突出的脂肪，缝合白线的缺损。如果有疝囊存在，则应结扎疝囊颈，切除疝囊，并缝合疝环（即白线上的缺损）。白线疝较大者，可用合成纤维网修补。

【护理评估】

1. 术前评估

（1）健康史

①一般状况：了解患者的年龄、性别、职业，女性患者生育史；②相关因素：了解患者有无慢性咳嗽、便秘、排尿困难、腹水等腹内压增高的情况；有无腹部手术、外伤、切口感染等病史；了解有无糖尿病及血糖控制情况及有无其他慢性疾病；有无阿司匹林、华法林等药物服用史。

（2）身体状况

评估患者局部及全身情况：①评估疝块的部位、大小、质地、有无压痛、能否回纳；用手压住深环观察疝块能否突出。②有无腹部绞痛、恶心、呕吐、肛门停止排便排气等肠梗阻症状及其诱因。③有无腹部压痛、反跳痛、腹肌紧张等腹膜刺激征。④有无发热、脉搏细数、血压下降等感染的征象。⑤有无电解质平衡紊乱的征象。

（3）心理-社会状况

评估患者有无因疝块长期反复突出影响工作和生活而感到焦虑不安，对手术治疗有无思想顾虑。了解家庭经济承受能力，患者及家属对预防腹内压升高等相关知识的掌握程度。

2. 术后评估

了解患者麻醉方式、术中情况。观察局部切口的愈合情况、有无发生切口感染；有无腹内压增高的因素存在。

【护理诊断】

1. 急性疼痛

与疝环突出及手术有关。

2. 焦虑、恐惧

与对疾病的发展及预后缺乏了解因素有关。

3. 部分生活自理能力缺陷

与术后需卧床休息有关。

4. 知识缺乏

缺乏白线疝形成原因、预防腹内压升高及促进术后康复的有关知识。

5. 潜在并发症

术后出血、阴囊水肿、切口感染及疝复发等。

【护理措施】

1. 非手术治疗护理/术前护理

（1）心理护理

向患者解释造成白线疝的原因和诱发因素，手术治疗的必要性，了解患者的顾虑，尽可能予以消除，使患者安心配合治疗，对医护人员的措施信任。

（2）一般护理

疝块较大减少活动，卧床休息；离床活动时使用疝带压住疝环口，避免腹腔内容物突出而造成嵌顿；落实基础护理，并注意保温，防止受凉。

（3）消除引起腹高压的因素

防止呼吸道感染；多饮水，多食蔬菜水果等粗纤维食物，保持大便通畅。

（4）病情观察

密切观察腹部情况，因发生粘连可有上腹部疼痛、消化不良、恶心呕吐等症状。

（5）急症术前护理

白线疝较大者进行纤维网修补治疗。除一般护理外，应予禁食、胃肠减压，静脉输液，纠正水、电解质及酸碱平衡失调，抗感染。

2. 术后护理

（1）饮食护理

一般患者手术后6~12小时无恶心、呕吐可进流食术后第二日可进食半流质，如无不适逐步进食普食。若行肠切除肠吻合术后应禁食、待肠功能恢复后方可进食流质，再逐渐过渡到普食。

（2）体位与活动

术后宜取平卧位，膝下垫软枕，髋、膝关节略屈曲，使腹肌松弛，减小腹压和手术切口处张力，以利于缓解伤口疼痛、防止疝修补处组织裂开，术后次日适当进行床上四肢的活动。卧床时间长短，依据疝的部位、大小、腹壁缺损程度及手术方法而定，一般在术后3~6日可下床活动。但对于年老体弱、复发疝、绞窄性疝、巨大疝的患者卧床时间延长至术后10日方可下床活动，以防止术后初期疝复发。

（3）防止复发

术后注意保暖，防止受凉咳嗽，影响切口愈合；如有咳嗽时先用手掌按压伤口处，然后再咳嗽，以减少对伤口牵拉等不利影响；保持大、小便通畅，及时处理便秘，告知患者排便时勿用力增加腹压；术后的尿潴留也要及时处理。

(4) 预防阴囊水肿

术后切口部位常规压沙袋（重 0.5kg）24 小时，以减轻渗血；使用丁字带或阴囊托托起阴囊，可减少渗血、渗液的积聚，促进渗血、渗液的回流和吸收。要经常观察伤口敷料有无红染、阴囊是否肿大，如有异常应及时和医师联系。

(5) 预防切口感染

无绞窄的疝手术为无菌手术，不应发生伤口感染，而绞窄性疝行肠切除、肠吻合术，易造成切口污染。要注意保持敷料干燥、清洁，避免大、小便污染。对婴幼儿尤其要加强观察，发现敷料脱落或污染应及时更换；必要时在敷料上覆盖塑料薄膜，做好伤口的隔离保护。对施行肠切除、肠吻合术的患者，要保持胃肠减压和其他引流的通畅；遵医嘱使用抗菌药物。术后 48 小时后，患者如仍有发热、诉切口处疼痛，可能为切口感染，应检查伤口给予处理。

【健康教育】

1. 相关疾病知识介绍

宣教白线疝的成因，避免生活和工作中能引起腹压增高的因素，手术治疗的必要性；解释嵌顿疝的发生原因和表现，有情况及时就诊。了解患者的顾虑所在，尽可能予以解除，使其安心配合治疗。对拟采用无张力疝修补术的患者，介绍补片材料的优点及费用等。

2. 出院前预防指导

防止白线疝的复发，减少和消除引起切口疝复发的因素，并注意增加腹内压的动作如剧烈咳嗽、用力排便等。

3. 出院前活动指导

患者出院后应逐渐增加活动量，3 个月内应避免重体力劳动或提举重物等。

4. 出院前饮食指导

调整饮食习惯，保持排便通畅。

5. 定期随访

若疝复发，应及早诊治。

第十一章 腹部损伤患者的护理

第一节 脾 破 裂

脾脏是一个血供丰富而质脆的实质性器官，是腹部脏器中最容易受损伤的器官。脾破裂是最常见的腹部实质性脏器损伤，常造成大出血。单纯脾破裂的死亡率为10%；多发脾破裂死亡率达15%~25%。按损伤原因分为创伤性、医源性和自发性。根据病理解剖脾破裂可分为中央型破裂（破裂处位于脾实质深部）、被膜下破裂（破裂处在脾实质周边部）和真性破裂（破损累及被膜）3种。

【临床表现】

1. 症状

脾破裂的临床表现主要取决于脾破裂的性质及程度、出血量的多少与快慢以及合并伤的类型。起源于左上腹部的疼痛，慢慢涉及全腹，但仍以左上腹最为明显。出血量少而慢者症状轻微，除左上腹轻度疼痛外无其他明显体征，随时间的推移，出血量越来越多，出现休克前期的表现，继而发生休克。患者可出现烦躁、口渴、心悸、乏力等症状。

2. 体征

查体时可发现患者神志淡漠、血压下降、脉搏增快，如腹腔出血量较多，可表现为腹胀，同时有腹部压痛、反跳痛和腹肌紧张，并以左上腹为著。叩诊时腹部有移动性浊音，听诊肠鸣音减弱。直肠指诊时Douglas腔饱满。有时因血液刺激左侧膈肌而有左肩牵涉痛，深呼吸时这种牵涉痛加重，此即Kehr征。

【诊断及辅助检查】

1. 诊断性腹腔穿刺

此法简单易行、安全、阳性率高，可抽出不凝固血液等。

2. 实验室检查

发现红细胞、血红蛋白和血细胞比容进行性降低，提示有内出血。

3. 诊断性腹腔灌洗

是一种侵入性检查，虽不能提示损伤的部位，也不能说明损伤的程度，但是对决定剖腹探查的指征很有帮助，诊断准确率达 90% 以上。随着影像学技术的发展以及腹腔镜的应用，此方法已基本弃用。

4. B 型超声

是一种非侵入性检查，具有高度的分辨力，临床上较常用。不仅能显示破碎的脾脏、较大的脾包膜下血肿及腹腔内积血情况，还可以了解其他脏器如肝脏、胰腺的损伤情况。同时还可以动态监测脾脏损伤的情况。

5. CT 扫描及 MRI

能清楚地显示脾脏的形态和解剖结构，对诊断脾脏实质裂伤或包膜下血肿的准确性很高。

6. 选择性腹腔动脉造影

也是一种侵入性检查，虽然操作较复杂，有一定危险性，但是诊断脾破裂的准确性高，能显示脾脏受损动脉和实质的部位。目前仅用于伤情稳定而其他方法未能明确诊断的闭合性损伤。

7. 腹腔镜检查

不仅能发现腹腔内病变，而且可以经腹腔镜行脾脏切除或修补术，同时具有创伤小、出血少、术后恢复快、并发症发生率低等优点。但因脾破裂后腹腔内积血造成视野不清，不易控制出血，需要严格把握适应证。

【治疗原则】

处理脾破裂时应遵循以下处理原则：①抢救生命第一，保留脾脏第二。彻底查明伤情后尽可能保留脾脏，方法有生物胶黏合止血、物理凝固止血、单纯缝合修补、部分脾切除等，必要时行全脾切除术。②年龄越小越尽可能行保留脾脏手术，以防因网状内皮系统发育不健全而产生凶险性感染（OPSI）。③保留的脾脏组织应具备足够的脾功能。④根据损伤的类型和程度选择恰当的保脾术式或多种方法的联合应用。

【护理评估】

1. 术前评估

(1) 健康史

了解患者腹部损伤的时间、地点以及致伤源、伤情、就诊前的急救措施、受伤至就诊之间的病情变化，如果患者神志不清，应询问目击人员。患者一般有上腹火器伤、锐器伤或交通事故、工伤等外伤史或病理性（门静脉高压症、血吸虫病、淋巴瘤等）的脾脏肿大病史。

(2) 身体状况

①腹部情况：评估患者腹壁有无伤口及其部位、大小、自腹壁伤口有无脏器脱出；有无腹部压痛、肌紧张和反跳痛，其程度和范围；腹部有无移动性浊音，肝浊音界是否缩小或消失；肠蠕动是否减弱或消失，直肠指诊有无阳性发现。

②全身情况：评估患者生命体征的变化，有无面色苍白、出冷汗、脉搏细数、血压不稳等休克的早期征象；有无很快出现体温升高、脉搏增快等全身中毒症状；是否合并胸部、颅脑、四肢及其他部位损伤。

(3) 心理-社会状况

评估患者及家属对突发的腹部损伤以及伤口出血、内脏脱出这些视觉刺激的心理承受能力和对预后的担心程度；评估经济承受能力和对本次损伤相关知识的了解程度。

2. 术后评估

导致脾破裂的原因均是意外，患者痛苦大、病情重，且在创伤、失血之后，处于紧张状态，患者常有恐惧、急躁、焦虑，甚至绝望，又担心手术能否成功，对手术产生恐惧心理。

【护理诊断】

1. 体液不足

与损伤致腹腔内出血，严重腹膜炎、呕吐、禁食等有关。

2. 组织灌注量减少

与导致休克的因素依然存在有关。

3. 疼痛

与脾部分破裂、腹腔内积血有关。

4. 焦虑或恐惧

与意外创伤的刺激、出血及担心预后有关。

5. 潜在并发症

损伤器官再出血、腹腔脓肿、休克。

【护理措施】

1. 急救护理

腹部损伤可合并多发性损伤，在急救时应分清轻重缓急。首先处理危及生命的情况。根据患者的具体情况，可行以下措施：①心肺复苏，注意保持呼吸道通畅；②合并有张力性气胸，配合医师行胸腔穿刺排气；③止血；经静脉采血行血型及交叉配血实验；④迅速建立2条以上有效的静脉输液通路，根据医嘱及时输液，必要时输血；⑤密切观察病情变化；⑥对有开放性腹部损伤者，妥善处理伤口，如伴腹内脏器或组织自腹壁伤口突出，可用消毒碗覆盖保护，切勿在毫无准备的情况下强行回纳。

2. 非手术治疗护理/术前护理

（1）休息与体位

绝对卧床休息，若病情稳定，可取半卧位。观察期间不随意搬动患者，以免加重伤情。

（2）补充血容量

建立两条静脉通路，快速输入平衡盐液及血浆或代用品，扩充血容量，维持水、电解质及酸碱平衡，改善休克状态。

（3）病情观察

内容包括：①每15~30分钟测定1次脉搏、呼吸、血压。②每30分钟检查1次腹部体征，注意腹膜刺激征的程度和范围变化。③动态了解红细胞计数、白细胞计数、血红蛋白和血细胞压积的变化，以判断腹腔内有无活动性出血。④观察每小时尿量变化，监测中心静脉压，准确记录24小时的输液量、呕吐量、胃肠减压量等。⑤必要时可重复B超检查、协助医师行诊断性腹腔穿刺术或腹腔灌洗术。

（4）禁食、禁灌肠

因腹部损伤患者可能有胃肠道穿孔或肠麻痹，故诊断未明确之前应绝对禁食、禁饮和禁灌肠，可防止肠内容物进一步漏出，造成腹腔感染和加重病情。

（5）胃肠减压

对怀疑有空腔脏器损伤的患者，应尽早行胃肠减压，以减少胃肠内容物漏出，减轻腹痛。在胃肠减压期间做好口腔护理，观察并记录引流情况。

（6）维持体液平衡和预防感染

遵医嘱合理使用抗生素。补充足量的平衡盐溶液、电解质等，防治水、电解质及酸碱平衡失调，维持有效的循环血量，使收缩压升至90mmHg以上。

（7）镇静、镇痛

全身损伤情况未明时，禁用镇痛药，但可通过分散患者的注意力、改变体位等来缓解疼痛；空腔脏器损伤者行胃肠减压可缓解疼痛。诊断明确者，可根据病情遵医嘱给予镇静解痉药或镇痛药。

（8）心理护理

关心患者，加强交流，向患者解释腹部损伤后的病情变化，之后可能出现的症状和体征及预后，使患者能正确认识疾病的发展过程。告知相关的各项检查、治疗和护理目的、注意事项及手术治疗的必要性，使患者能积极配合各项检查、治疗和护理。避免在患者面前谈论病情的严重程度，鼓励其说出内心的感受，并加以疏导。

（9）完善术前准备

一旦决定手术，应争取时间尽快地进行必要的术前准备，除上述护理措施外，其他主要措施有：①必要时导尿；②协助做好各项检查、皮肤准备、药物过敏试验；③通知血库备血；④给予术前用药。

3. 术后护理

（1）体位

全麻未清醒者置平卧位，头偏向一侧。待全麻清醒或硬膜外麻醉平卧6小时后，血压平稳者改为半卧位，以利于腹腔引流，减轻腹痛，改善呼吸循环功能。

（2）观察病情变化

严密监测生命体征变化，危重患者加强呼吸、循环和肾功能的监测和维护。注意腹部体征的变化，及早发现腹腔脓肿等并发症。

（3）禁食、胃肠减压

做好胃肠减压的护理。待肠蠕动恢复、肛门排气后停止胃肠减压，若无腹胀不适可拔除胃管。从进少量流质饮食开始，根据病情逐渐过渡到半流质饮食，再过渡到普食。

（4）静脉输液与用药

禁食期间静脉补液，维持水、电解质和酸碱平衡。必要时给予完全胃肠外营养，以满足机体高代谢和修复的需要，并提高机体抵抗力。术后继续使用有效的抗生素，控制腹腔内感染。

（5）鼓励患者早期活动

手术后患者多翻身，及早下床活动，促进肠蠕动恢复，预防肠粘连。

（6）腹腔引流护理

术后应正确连接引流装置，引流管应贴标签注明其名称、引流部位，妥善固定，保持引流通畅。普通引流袋每日更换，抗反流型引流袋可2~3日更换1次，更换时严格遵守无菌操作原则。引流管不能高于腹腔引流出口，以免引起逆行性感染。观察并记录引流液的性质和量，若发现引流液突然减少，患者伴有腹胀、发热，应及时检查管腔有无堵塞或引流管是否滑脱。

（7）受损器官再出血的观察与护理

①多取平卧位，禁止随意搬动患者，以免诱发或加重出血。②密切观察和记录生命体征及面色、神志、末梢循环情况，观察腹痛的性质、持续时间和辅助检查结果的变化。若患者腹痛缓解后又突然加剧，同时出现烦躁、面色苍白、肢端温度下降、呼吸及脉搏增快、血压不稳或下降等表现；腹腔引流管间断或持续引流出鲜红色血液；血红蛋白和血细胞比容降低，常提示腹腔内有活动性出血。一旦出现以上情况，通知医师并协助处理。③建立静脉通路，快速补液、输血等，以迅速扩充血容量，积极抗休克，同时做好急诊手术的准备。

（8）腹腔脓肿的观察与护理

①剖腹探查术后数日，患者体温持续不退或下降后又升高，伴有腹胀、腹痛、呃逆、直肠或膀胱刺激症状，辅助检查血白细胞计数和中性粒细胞比例明显升高，多提示腹腔脓肿形成。伴有腹腔感染者可见腹腔引流管引流出较多浑浊液体，或有异味。②主要护理措施：合理使用抗生素；较大脓肿多采用经皮穿刺置管引流或手术切开引流；盆腔脓肿较

小或未形成时应用40~43℃水温保留灌肠或采用物理透热等疗法；给予患者高蛋白、高热量、高维生素饮食或肠外营养治疗。

【健康教育】

1. 患者住院2~3周后出院，出院时复查CT或B超，嘱患者每月复查1次，直至脾损伤愈合，脾脏恢复原形态。

2. 嘱患者若出现头晕、口干、腹痛等不适，均应停止活动并平卧，及时到医院检查治疗。

3. 继续注意休息，脾损伤未愈合前避免体力劳动，避免剧烈运动，如弯腰、下蹲、骑摩托车等。注意保护腹部，避免外力冲撞。

4. 避免增加腹压，保持排便通畅，避免剧烈咳嗽。

5. 脾切除术后，患者免疫力低下，注意保暖，预防感冒，避免进入拥挤的公共场所。坚持锻炼身体，提高机体免疫力。

第二节　肝　破　裂

肝是人体内最大的实质性脏器，富有血管，易受暴力打击而破裂，可引起致命性大出血。肝破裂的致伤因素、病理类型和临床表现都与脾破裂极为相似。肝损伤可分为：①肝破裂：肝被膜和实质均裂伤；②被膜下血肿：实质裂伤但被膜完整；③中央型肝破裂：肝深部实质裂伤，伴或不伴有被膜裂伤。肝被膜下破裂也有可能转为真性破裂。

【临床表现】

1. 肝破裂的临床表现类似于脾破裂者，可有腹腔内出血的症状和体征，出血量较大者可出现出血性休克，肝被膜下破裂也可能转为真性破裂而导致腹腔内出血。

2. 肝破裂可有胆汁溢入腹腔，故腹痛和腹膜刺激征较脾破裂更明显。

3. 肝破裂后的血液有时可能通过胆管进入十二指肠而出现黑便或呕血。

4. 中央型肝破裂更易发展为继发性肝脓肿。

【辅助检查】

B超、CT检查可明确肝破裂的程度，后者更有诊断意义。

【治疗原则】

1. 非手术治疗

生命体征稳定或经补充血容量后保持稳定的伤员，可在严密观察下进行非手术治疗。

2. 手术治疗

下列情况要立即手术治疗：①失血量超过全身血容量的40%。②非手术治疗后又继续出血，补充血容量后生命体征仍不稳定。③肝脏火器伤和累及其他脏器（特别是空腔脏器）的非火器伤需手术治疗。根据具体情况选用肝单纯缝合、肝动脉结扎、肝切除术（对粉碎性肝破裂或严重肝挫伤者，可将损伤的肝组织作整块切除或肝叶切除术，但应尽量保留健康的肝组织）、纱布填塞法等处理肝损伤。术后，在创面或肝周应留置多孔硅胶双套管行负压吸引以引流渗出的血液和胆汁。

【护理评估】

1. 术前评估

（1）健康史

了解患者腹部损伤的时间、地点以及伤源、伤情、就诊前的急救措施、受伤至就诊之间的病情变化。如果患者神志不清，应询问目击人员。患者一般有上腹部火器伤、锐器伤或交通事故、工伤等外伤史或病理性（肝癌、肝硬化、巨大肝囊肿）的肝脏疾病病史。

（2）身体状况

①腹部情况：评估患者腹壁有无伤口及其部位、大小、自腹壁伤口有无脏器脱出；有无腹部压痛、肌紧张和反跳痛，其程度和范围，腹部有无移动性浊音，肝浊音界是否缩小或消失；肠蠕动是否减弱或消失，直肠指诊有无阳性发现。

②全身情况：评估患者生命体征的变化，有无面色苍白、出冷汗、脉搏细数、血压不稳等休克的早期征象；有无很快出现体温升高、脉搏增快等全身中毒症状；是否合并胸部、颅脑、四肢及其他部位损伤。

(3) 心理-社会状况

评估患者及家属对突发的腹部损伤以及伤口出血、内脏脱出这些视觉刺激心理承受能力和对预后的担心程度；评估经济承受能力和对本次损伤相关知识的了解程度。

2. 术后评估

导致肝破裂的原因多与既往肝脏疾病及外伤有关，患者痛苦大、病情重，且在创伤、失血之后，处于紧张状态，患者常有恐惧、急躁、焦虑，甚至绝望，又担心手术是否成功，对手术产生恐惧心理。

【护理诊断】

1. 体液不足

与损伤致腹腔内出血，严重腹膜炎、呕吐、禁食有关。

2. 组织灌注量减少

与导致休克的因素依然存在有关。

3. 疼痛

与肝破裂、腹腔内积血有关。

4. 焦虑或恐惧

与意外创伤的刺激、出血及担心预后有关。

【护理措施】

1. 急救护理

腹部损伤可合并多发性损伤，在急救时应分清轻重缓急。首先处理危及生命的情况。根据患者的具体情况，可行以下措施：①心肺复苏，注意保持呼吸道通畅；②合并张力性气胸，配合医师行胸腔穿刺排气；③止血；行静脉采血行血型及交叉配血试验；④迅速建立两条以上有效的静脉通路，根据医嘱及时输液，必要时输血；⑤密切观察病情变化；⑥对有开放性腹部损伤者，妥善处理伤口，如伴有腹腔脏器或组织自腹壁切口突出，可用消毒碗覆盖保护，切勿在毫无准备的情况下强行回纳。

2. 非手术治疗护理/术前护理

（1）休息与体位

绝对卧床休息，若病情稳定，可取半卧位。观察期间不随意搬动患者，以免加重病情。

（2）补充血容量

建立两条静脉通路，快速输入平衡盐溶液及血浆或代用品，扩充血容量，维持水电解质平衡，改善休克状态。

（3）病情观察

内容包括：①每15~30分钟测定1次脉搏、呼吸、血压。②每30分钟检查1次腹部体征，注意腹膜刺激征的程度和范围变化。③动态了解红细胞计数、血红蛋白和血细胞比容的变化，以判断腹腔内有无活动性出血。④观察每小时尿量变化，监测中心静脉压，准确记录24小时的输液量、呕吐量，胃肠减压量等。⑤必要时可重复B超检查、协助医师行诊断性腹腔穿刺术。

（4）禁食、禁灌肠

因腹部损伤患者可能有胃肠道穿孔或肠麻痹，故诊断未明确之前应绝对禁食、禁饮和禁灌肠，防止肠内容物进一步漏出，造成腹腔感染和加重病情。

（5）胃肠减压

对怀疑有空腔脏器损伤的患者，尽早行胃肠减压，以减少胃肠内容物漏出，减轻腹痛。在胃肠减压期间做好口腔护理，观察并记录引流情况。

（6）维持体液平衡和预防感染

遵医嘱合理使用抗生素。补充足量的平衡盐溶液、电解质等，防止水电解质及酸碱平衡失调，维持有效的循环血量，使收缩压升至90mmHg以上。

（7）镇静、镇痛

全身损伤情况未明时，禁用镇痛药，但可通过分散患者的注意力、改变体位等来缓解疼痛；空腔脏器损伤者行胃肠减压可缓解疼痛。诊断明确者，可根据病情遵医嘱给予镇静、解痉或镇痛药。

（8）心理护理

关心患者，加强交流，向患者解释腹部损伤后的病情变化，之后可能出现的症状和体征及预后，使患者能正确认识疾病的发展过程。告知相关的各项检查、治疗和护理目的、注意事项及手术治疗的必要性，使患者能积极配合各项检查、治疗和护理。避免在患者面前谈论病情的严重程度，鼓励其说出内心的感受，并加以疏导。

（9）完善术前准备

一旦决定手术，应争取时间尽快地进行必要的术前准备，除上述护理措施外，其他主要措施有：①必要时导尿；②协助做好各项检查、皮肤准备、药物过敏试验；③通知血库备血；④给予术前用药。

3. 术后护理

（1）体位

全麻未清醒者置平卧位，头偏向一侧。待全麻清醒或硬膜外麻醉平卧6小时后，血压平稳者改为半卧位，以利于腹腔引流，减轻腹痛，改善呼吸循环功能。

（2）观察病情变化

严密监测生命体征变化，危重患者加强呼吸、循环和肾功能的监测和维护。注意腹部体征的变化，及早发现腹腔脓肿等并发症。

（3）禁食、胃肠减压

做好胃肠减压的护理。待肠蠕动恢复、肛门排气后停止胃肠减压，若无腹胀不适可拔除胃管。从进少量流质开始，根据病情逐渐过渡到半流质饮食，再过渡到普食。

（4）静脉输液与用药

禁食期间静脉输液，维持水、电解质和酸碱平衡。必要时给予完全胃肠外营养，以满足机体高代谢和修复的需要，并提高机体抵抗力。术后继续使用有效的抗生素，控制腹腔内感染。

（5）鼓励患者早期活动

手术后患者多翻身，及早下床活动，促进肠蠕动恢复，预防肠粘连。

（6）腹腔引流护理

术后应正确连接引流装置，引流管应贴标签注明其名称、引流部位，妥善固定，保持引流通畅。普通引流袋每日更换，抗反流型引流袋可2~3日更换一次，更换时严格无菌原则。引流管不能高于腹腔引流出口，以免引起逆行性感染。观察并记录引流液的性质和量，若发现引流液突然减少，患者伴有腹胀、发热，应及时检查管腔有无堵塞或引流管是否滑脱。

（7）受损器官再出血的观察与护理

①多取平卧位，禁止随意搬动患者，以免诱发或加重出血。②密切观察和记录生命体征及面色、神志、末梢循环情况，观察腹痛的性质、持续时间和辅助检查结果的变化。若患者腹痛缓解后又突然加剧，同时出现烦躁、面色苍白、肢端温度下降、呼吸及脉搏增快、血压不稳或下降等表现；腹腔引流管间断或持续引出鲜红血液；血红蛋白和血细胞比容降低，常提示腹腔内有活动性出血。一旦出现以上情况，通知医师并协助处理。③建立静脉通路，快速补液、输血等，以迅速扩充血容量，积极抗休克，同时做好急诊手术的准备。

（8）腹腔脓肿的观察与护理

剖腹探查术后数日，患者体温持续不退或下降后又升高，伴有腹胀、腹痛、呃逆、直肠或膀胱刺激症状，辅助检查血白细胞计数和中性粒细胞比例明显升高，多提示腹腔脓肿形成。伴有腹腔感染者可见腹腔引流管引流出较多浑浊液体，或有异味。主要护理措施：合理使用抗生素；较大脓肿多采用经皮穿刺置管引流或手术切开引流；盆腔脓肿较小或未形成时应用40~43℃水温保留灌肠或采用物理透热等疗法；给予患者高蛋白、高热量、高维生素饮食或肠外营养治疗。

【健康教育】

1. 复诊指导

患者住院2~3周出院，出院时复查CT或B超，嘱患者每3个月复查1次查肝功能，如有不适症状随时就诊。

2. 生活指导

嘱咐出院后要规律生活，避免过度劳累和精神刺激，饮食上给予高蛋白高热量、高维生素饮食，遵医嘱按时服药。

3. 继续注意休息，避免体力劳动

避免剧烈运动，如弯腰、下蹲、骑摩托车等。注意保护腹部，避免外力冲撞。

第三节　胰腺损伤

胰腺损伤常因上腹部遭受强力挤压暴力，以致将胰腺挤压于脊柱上，造成不同程度的损伤。暴力偏向脊柱右侧时，多伤及胰头及邻近的十二指肠、肝外胆管和肝脏；暴力正对脊柱时，多造成胰体或十二指肠裂伤或断裂；暴力偏向左侧时，可引起胰尾和脾破裂。胰腺损伤，无论是钝性伤还是火器伤，多数都合并其他脏器伤。病死率主要取决于合并伤的多少和程度，也与受伤机制和损伤部位有关。医源性损伤主要见于胃大部切除术、脾切除术和十二指肠憩室手术，容易造成胰瘘。

【临床表现】

胰腺损伤的主要临床表现是内出血及胰液性腹膜炎，尤在严重胰腺损伤或主胰管破裂时，可出现上腹剧烈疼痛，放射至肩背部，伴恶心、呕吐和腹胀，肠鸣音减弱或消失，且因内出血和体液大量丢失而出现休克、脐周皮肤变色征。

【辅助检查】

1. 淀粉酶测定

血清及腹腔灌洗液淀粉酶测定是腹部创伤时的常用检查项目，胰腺创伤及创伤性胰腺炎时，其测定值升高。但血清及腹腔灌洗液淀粉酶升高并非胰腺损伤所特有，上消化道穿孔时也可有类似表现。

2. B超检查

胰腺损伤时，B超可见胰腺肿大、裂伤、回声不均、周围积血积液、腹腔内出血、伴发的其他脏器损伤等。但B超检查易受空腔脏器内气体的干扰，对胰腺损伤及其范围难以确定。

3. CT及ERCP检查

CT检查是当前公认的最有价值的诊断胰腺外伤的有创性检查，CT可准确判断有无胰腺的裂伤、胰腺血肿、胰腺周围积液、胰腺及周围组织水肿等。ERCP 可明确胰腺损伤时胰管的完整性，但因属侵入性检查，故病情不稳定时不宜施行。

【治疗原则】

高度怀疑或诊断为胰腺损伤者，应立即手术治疗，原则是全面探查，彻底清创、止血，制止胰液外漏及处理合并伤。根据胰腺受损的部位和程度选择不同的手术方式，包括胰腺缝合修补术、部分切除术、远端与空肠 Roux-Y 吻合术等。

【护理评估】

1. 健康史

了解患者受伤史，评估胰腺受击的情况，胰腺损伤的程度、性质，有无合并其他脏器的损伤，有无出血及出血的量。

（2）身体状况

①生理状态：了解患者局部疼痛部位、性质，评估有无压痛、反跳痛及腹肌紧张，腹部有无移动性浊音，肠蠕动是否减弱或消失，开放性损伤的伤口大小及污染情况。

②全身情况：了解患者全身有无恶心、呕吐、腹胀等症状，评估有无神志不清、全身皮肤湿冷、血压下降、心率增快、呼吸急促等休克表现。

（3）心理-社会状况

评估患者有无恐惧、焦虑的心理反应。了解患者和家属对损伤后治疗和可能发生的并发症的知晓程度和经济承受能力。

【护理诊断】

1. 体液不足

与损伤致腹腔内出血，严重腹膜炎、呕吐、禁食有关。

2. 组织灌注量减少

与导致休克的因素依然存在有关。

3. 疼痛

与胰腺破裂、腹腔内积血有关。

4. 焦虑或恐惧

与意外创伤的刺激、出血及担心预后有关。

【护理措施】

1. 非手术治疗护理/术前护理

(1) 急救护理

胰腺损伤可合并多脏器损伤，抢救时要分清轻重缓急。首先处理危及生命的情况，如开放性伤口、大出血等，要妥善处理伤口、及时止血和包扎固定。若有肠管脱出，清洗后应及时送回腹腔，腹壁伤口可用灭菌敷料加压包扎，以免肠管受压、缺血而坏死，绝对卧床休息，不要随意搬动伤者，以免加重病情。对已发生休克者应迅速建立静脉双通道，及时补液，必要时输血。同时氧气吸入，保证重要脏器氧供给。

(2) 病情观察

严密观察腹膜炎或内出血征象胰腺破损或断裂后，外渗的胰液进入腹膜腔后，可很快出现弥漫性腹膜炎，如压痛、反跳痛、肌紧张等腹膜刺激征和体温升高等。胰腺损伤可合并邻近大血管的损伤。故应每30分钟测量1次血压、脉搏、呼吸，观察有无血压下降、脉搏加快、面色苍白等内出血征象，及时发现异常情况并通告医师处理。

(3) 药物护理

应用抗生素及破伤风抗毒素静滴或肌内注射广谱抗生素，预防腹腔感染，开放性伤口者，常规注射破伤风抗毒素血清。

(4) 心理护理

关心、安慰患者，消除紧张恐惧心理，向患者解释胰腺损伤后给予的治疗和护理及有可能出现的并发症，使患者积极配合治疗。

(5) 做好术前准备

患者要禁食、水，留置胃管、尿管，行交叉配血等。

2. 术后护理

(1) 体位

安置患者回病房后，要了解手术方式、麻醉方式及术中情况，给予平卧位，全麻未醒者头偏向一侧，注意呕吐情况，保持呼吸道通畅。全麻清醒或硬腹膜外麻醉患者平卧6小时，血压、脉搏平稳后改为半卧位，以利腹腔引流。

(2) 观察病情变化

持续心电监护，严密观察血压、呼吸、心率、体温、伤口及疼痛情况，观察有无休克的征兆，发现异常情况及时通告医师，伤口疼痛剧烈时，可肌注哌替啶。

（3）静脉输液与用药

保持补液通畅，术后继续使用抑制胰腺外分泌的药物，如施他宁、善宁等。合理补充水、电解质及维生素，必要时输新鲜血、血浆、维持水、电解质、酸碱平衡。还可考虑行静脉高营养，它可提供足够的热量，氨基酸和各种必需的营养物质，防止和减少体内蛋白质的消耗，还能减少胰腺分泌，记录24小时出入量。

（4）胃肠减压

继续禁食、水，并保持胃肠减压管的通畅，及时抽出胃肠道的积气、积液，以减轻腹胀和减少胃酸对胰腺的刺激。

（5）腹腔引流管的护理

保持引流管的通畅，防止扭曲、受压或滑脱。每日定时挤压引流管，以利充分引流。详细记录引流管内引流液量、颜色和性状，每日更换引流袋。

（6）饮食护理

肛门排气，拔除胃管后，可先进少量清淡的流质和半流质，限制蛋白质，勿进脂肪性食物，以后逐渐过渡至正常饮食。

（7）康复护理

鼓励并协助患者早日下床活动，防止术后肠粘连的发生。

（8）心理护理

向患者介绍有关病情、损伤程度、手术方式、治疗以及术后可能出现的并发症及预防措施，鼓励患者，增强治疗的信心。

（9）并发症的护理

①胰瘘：充分引流，禁食，并给予胃肠外静脉高营养治疗。

②急性胰腺炎：密切观察腹部体征及血、尿淀粉酶，如有异常及时通知医师处理。

③胰腺周围脓肿：表现为腹胀、腹痛、腹部包块、发热。处理：使用有效抗生素及抑制胰腺外分泌药物，支持疗法，6周以后囊肿未消除，行囊肿空肠内引流手术。

【健康教育】

（1）复诊指导

宜加强自我观察，定期复查。胰腺炎渗出物往往需要3~6个月才能完全吸收。在此期间，可能会出现胰腺囊肿、胰瘘等并发症。如果发现腹部肿块不断增大，并出现腹痛、腹胀、呕吐等症状，应及时就诊。

（2）生活指导

嘱咐出院后要规律生活，进清淡、易消化、低脂肪、高热量饮食，少食多餐，忌暴饮暴食；不进刺激性食物。告知患者乙醇对胰腺的直接毒性作用，强调戒酒的重要性。

（3）劳逸结合

注意劳逸结合，避免过度劳累，避免剧烈运动，避免意外损伤的发生。向患者及家属说明术后饮食对胰腺疾病恢复的重要性。

第四节　胃、十二指肠及小肠损伤

腹部损伤时很少累及胃，偶尔发生在胃膨胀时。上腹部或下胸部的穿透伤则可能导致胃损伤，常伴有肝、脾、横膈及胰等损伤。胃镜检查或吞入锐利异物也可引起穿孔，但很少见。十二指肠位置较深，大部分位于腹膜后，损伤的发生率较低，仅占腹部外伤的3.7%~5%，十二指肠损伤多见于十二指肠第二、三部，但由于其周围解剖关系复杂，一旦损伤，处理常较其他脏器的损伤更为困难。小肠占据中、下腹的大部分空间，受外伤的机会比较多。

【临床表现】

胃、十二指肠、小肠的损伤，其胃肠液流入腹腔都可引起剧烈腹痛和明显的腹膜炎体征。但有其各自不同的特点。

1. 胃损伤

若损伤未波及胃壁全层或为单纯性后壁损伤时，其症状和体征不典型。若全层破裂，立即出现剧烈腹痛及腹膜刺激征，肝浊音界消失，膈下有游离气体，胃管引流出血性物。

2. 十二指肠损伤

位于腹腔内的十二指肠损伤后可早期引起腹膜炎，有明显的腹膜刺激征。若损伤发生在腹膜后，早期常无明显症状和体征，以后可因十二指肠溢出的气体、胰液和胆汁在腹膜后疏松结缔组织内扩散而引起严重的腹膜后感染，可出现以下临床表现：①右上腹或腰部持续性疼痛且进行性加重（可向右肩和右肾区放射），但并无腹膜刺激征。②右上腹及右腰部有明显固定压痛。③腹部体征相对轻微而全身情况不断恶化。④部分患者可有血性呕吐物。

3. 小肠破裂

小肠破裂后，可在早期即产生明显的腹膜炎，诊断多不困难；只有少数患者有气腹。部分小肠裂口不大或穿破后被食物残渣、纤维蛋白甚至突出的黏膜堵塞的患者，可能无弥漫性腹膜炎的表现。

【辅助检查】

1. X线检查

早期腹部X线检查，对胃损伤及十二指肠损伤的诊断有帮助。

2. CT检查

胃管内注入水溶性碘剂、同时注射造影剂行CT检查对十二指肠损伤的诊断也有帮助。

【治疗原则】

一旦确诊为胃、十二指肠、小肠损伤，应立即行手术治疗。包括术中彻底探查、清理腹腔、根据具体伤情修复受损脏器。

1. 胃损伤

手术探查包括胃前、后壁，注意前、后壁是否同时穿透，还要防止遗漏小的破损，一般裂口可直接缝合，若广泛损伤宜行部分切除术。

2. 十二指肠损伤

手术时应仔细探查十二指肠附近的组织，尤其不能遗漏十二指肠腹膜后的破裂。手术方式包括十二指肠破裂口修补或破裂口与空肠吻合；完全断裂时，可闭合断端，另作胃空肠吻合术。术后应将胃肠减压管置于十二指肠上段。腹膜后破裂者，需在修补处附近放置引流物。

3. 小肠破裂

手术方式以简单修补为主，但肠段损伤严重、有多处破裂、大部分或完全断裂以及肠系膜损伤使肠管血供障碍时，应做部分小肠切除吻合术。

【护理评估】

1. 术前评估

（1）健康史

了解患者腹部损伤的时间、地点以及致伤源、伤情、就诊前的急救措施、受伤至就诊之间的病情变化。如果患者神志不清，应询问目击人员。患者一般有上腹火器伤、锐器伤或交通事故、工伤等外伤史或病理性胰腺疾病病史。

（2）身体状况

①腹部情况：评估患者腹壁有无伤口及其部位、大小、自腹壁伤口有无脏器脱出；有无腹部压痛、肌紧张和反跳痛，其程度和范围，腹部有无移动性浊音，肝浊音界是否缩小或消失；肠蠕动是否减弱或消失，直肠指诊有无阳性发现。

②全身情况：评估患者生命体征的变化，有无面色苍白、出冷汗、脉搏细数、血压不稳等休克的早期征象；有无很快出现体温升高、脉搏增快等全身中毒症状；是否合并胸部、颅脑、四肢及其他部位损伤。

（3）心理-社会状况

评估患者及家属对突发的腹部损伤以及伤口出血、内脏脱出这些视觉刺激心理承受能力和对预后的担心程度；评估经济承受能力和对本次损伤相关知识的了解程度。

2. 术后评估

导致胃、十二指肠及小肠损伤的原因均是意外，患者痛苦大、病情重，且在创伤、失血之后，处于紧张状态，患者常有恐惧、急躁、焦虑，甚至绝望，又担心手术能否成功，对手术产生恐惧心理。

【护理诊断】

1. 体液不足

与损伤致腹腔内出血，严重腹膜炎、呕吐、禁食有关。

2. 组织灌注量减少

与导致休克的因素依然存在有关。

3. 疼痛

与胰腺破裂、腹腔内积血有关。

4. 焦虑或恐惧

与意外创伤的刺激、出血及担心预后有关。

【护理措施】

1. 非手术治疗护理

（1）维持水电解质稳定

补液，纠正水、电解质及酸碱平衡失调。

（2）禁食和胃肠减压

可减少消化液分泌，吸出胃肠道的气体和液体，从而减少肠内容物的继续外溢或感染扩散，减少细菌和毒素进入血液循环，有利于病情的改善。

（3）抗生素的应用

早期可选用广谱抗生素，以后再根据细菌培养和药敏试验的结果加以调整。

（4）感染性休克的治疗

小肠破裂并发感染性休克，需及时有效地进行抢救。其措施包括：①迅速补充血容量。②纠正酸中毒。③皮质类固醇的应用：常用地塞米松。④心血管药物的应用：常用药物有多巴胺、间羟胺（阿拉明）等。⑤大剂量联用广谱抗生素。

2. 手术治疗护理

（1）严密观察病情变化

外伤性十二指肠损伤多为闭合性损伤，大多数无特征性表现，必须结合患者全身情况进行分析。密切观察病情，禁食、补液，有效胃肠减压。当患者出现烦躁、口渴、脉快、血压下降等休克表现时，首先应考虑腹腔出血的可能。一旦明确诊断，予止血、补充血容量、输血等抗休克治疗，必要时手术探查。

（2）体位护理

麻醉清醒后取半卧位，有利于腹腔残留液体流入盆腔，预防膈下血肿及膈下气肿的形成，鼓励患者早期下床活动，促进胃肠功能恢复。

（3）引流管护理

每天大量的消化液通过十二指肠，尤其胰液是引起肠瘘的主要因素。

有效的十二指肠腔内减压（包括胃、十二指肠造瘘、T管等引流）可降低肠液对创口的刺激，促进创口愈合。黎介寿指出，有效的引流对控制感染较抗菌药的应用更为重要。因此，应及时检查引流管是否通畅，防止扭曲、折叠、堵塞，并定时挤压引流管，以确保引流通畅，准确记录引流液颜色、性质、量。并向家属说明引流的重要性，防止引流管脱出。

（4）有效控制感染，预防并发症

十二指肠损伤术后肠瘘发生率较高，是造成患者死亡的重要因素。肠瘘患者常合并有较严重的腹腔感染和水、电解质酸碱平衡失调，甚至出现低血容量性或中毒性休克。此时，要严密观察患者意识、生命体征、腹部体征，合理使用有效抗生素及抗休克治疗。同时抽取血标本作血生化、血气分析，及时纠正可能存在的电解质及酸碱平衡失调。

（5）加强心理护理

由于肠瘘的发生，导致住院时间延长，医疗费用增加，并可能再次手术，患者往往会产生恐惧、焦虑、消极、绝望心理。此时，应给予患者更多关怀、安慰和鼓励，并向患者及家属讲解肠瘘的一般知识，帮助患者及家属增强战胜疾病的信心。

（6）局部皮肤护理

长期肠瘘患者，消化液可从引流管外周渗出而腐蚀皮肤，引起周围皮肤红肿甚至糜烂。首先要检查引流管是否通畅，清除管内堵塞物并调整引流位置；如引流量大，可在引流管旁附加负压吸引以及时吸净消化液，尽可能避免消化液与皮肤的接触；定时用消毒棉球清洁引流管周围皮肤，擦干后涂上氧化锌软膏，并每日2次红外线照射。

（7）营养支持护理

营养支持也是提高救治成功率的重要环节。患者均采用完全胃肠外营养（TPN），待肠道功能恢复后逐渐过渡到胃肠内营养（EN）。进入恢复期后，护理人员做好饮食指导和健康指导相当重要，饮食应以高维生素、高蛋白、低脂、易消化食物为主，少量多餐，避免过饱造成腹部不适。

【健康教育】

1. 复诊指导

患者住院2~3周出院，出院时复查CT或B超，嘱患者每3个月复查1次，如有不适症状随时就诊。

2. 生活指导

嘱咐出院后要规律生活，避免过度劳累和精神刺激，饮食上给予高蛋白、高热量、高维生素饮食，遵医嘱按时服药。

3. 注意休息

继续注意休息，避免体力劳动，避免剧烈运动，如弯腰、下蹲、骑摩托车等。注意保护腹部，避免外力冲撞。

第五节 结肠及直肠损伤

结肠损伤的发生率较小肠为低。直肠上段在盆底腹膜反折之上，下段在反折之下，上、下段损伤后的表现是不相同的。

【临床表现】

1. 结肠破裂

因结肠内容物液体成分少而细菌含量多，故腹膜炎虽出现得较晚，却较严重。部分结肠位于腹膜后，受伤后容易漏诊，常导致严重的腹膜后感染。

2. 直肠损伤

（1）腹膜反折之上的直肠损伤：表现与结肠破裂基本相同。

（2）腹膜反折之下的直肠损伤：可引起严重的直肠周围感染，不表现为腹膜炎，易误诊。

（3）腹膜外直肠损伤可表现为：血液从肛门排出；若会阴部、骶尾部、臀部、大腿部的开放性伤口与直肠贯通则有粪便从伤口溢出；若直肠与膀胱或尿道贯通则尿液中有粪便残渣或尿液从肛门排出。直肠指诊可发现直肠内有出血，有时可摸到直肠裂口，怀疑直肠损伤而指诊阴性者，可行直肠镜检查。

【辅助检查】

1. 肛门直肠镜检

可以清楚地看到损伤的部位、范围以及严重性。临床上，直肠下段损伤时，直肠指诊可发现损伤部位、伤口大小及数量；当损伤部位较高时，指诊不能达到而指套染血是明确的指征，直肠指检还可判明肛门括约肌的损伤情况，以提供治疗的参考。

2. X 线摄片检查

对闭合性损伤、患者情况允许立位照片时，大都可以通过摄片发现膈下游离气体，但无游离气体者并不能排除直肠伤的存在。骨盆 X 线摄片提示骨盆骨折的错位情况有助于判断直肠伤的部位。

3. 实验室检查

白细胞计数和中性粒细胞比例明显升高。

【治疗原则】

1. 结肠破裂

由于结肠壁薄、血液供应差、细菌数量大，故结肠破裂的治疗不同于小肠破裂。除少数裂口小、腹腔污染轻、全身情况良好的患者可以考虑一期修补或一期结肠切除吻合（限于右半结肠）外，大部分患者需先采用肠造口术或肠外置术处理，3~4 个月后待患者情况好转，再关闭瘘口。作一期结肠修补或切除吻合术的伤员，比较严重者宜在修补或吻合近端行造口术，确保肠内容物不再进入远端。

2. 直肠损伤

直肠上段破裂，应剖腹进行修补。若直肠毁损严重，可切除后行端端吻合，同时行乙状结肠双筒造口术，2~3 个月后闭合造口。直肠下段破裂，应充分引流直肠周围间隙以防感染扩散，并行乙状结肠造口术，使粪便改道直至伤口愈合。

【护理评估】

1. 术前评估

（1）健康史

了解患者腹部损伤的时间、地点以及伤源、伤情、就诊前的急救措施、受伤至就诊之间的病情变化。如果患者神志不清，应询问目击人员。患者一般有上腹部火器伤、锐器伤或交通事故、工伤等外伤史或病理性（直肠及结肠）的疾病病史。

(2)身体状况

①腹部情况：评估患者腹壁有无伤口及其部位、大小、自腹壁伤口有无脏器脱出；有无腹部压痛、肌紧张和反跳痛，其程度和范围，腹部有无移动性浊音，肝浊音界是否缩小或消失；肠蠕动是否减弱或消失，直肠指诊有无阳性发现。

②全身情况：评估患者生命体征的变化，有无面色苍白、出冷汗、脉搏细数、血压不稳等休克的早期征象；有无很快出现体温升高、脉搏增快等全身中毒症状；是否合并胸部、颅脑、四肢及其他部位损伤。

(3)心理-社会状况

评估患者及家属对突发的腹部损伤以及伤口出血、内脏脱出这些视觉刺激心理承受能力和对预后的担心程度；评估经济承受能力和对本次损伤相关知识的了解程度。

2. 术后评估

导致结肠及直肠损伤的原因多与既往肝脏疾病及外伤有关，患者痛苦大、病情重，且在创伤、失血之后，处于紧张状态，患者常有恐惧、急躁、焦虑，甚至绝望，又担心手术是否成功，对手术产生恐惧心理。

【护理诊断】

1. 疼痛

与腹膜刺激征、腹部损伤有关。

2. 焦虑或恐惧

与剧烈疼痛、突然受伤、生命受到严重威胁或潜在威胁感，对预后的不确定有关。

3. 知识缺乏

缺乏有关肠道手术的注意事项及结肠造口的护理知识。

4. 自我形象紊乱

与腹腔结肠造口的建立、排便方式改变有关。

5. 自理能力缺陷

与手术创伤、术后引流和结肠造口有关。

6. 尿潴留

与直肠感染、骶麻后抑制排尿反射、盆腔神经受损、切口疼痛等有关。

7. 潜在并发症

出血。

【护理措施】

1. 一般护理

（1）复合伤患者的护理

监测生命体征及意识、瞳孔等变化，保持呼吸道通畅，及时给予吸氧，防止并发症及多器官功能衰竭。

（2）疼痛的护理

评估患者疼痛的程度、部位及类型，疼痛程度加重及疼痛部位或类型的改变可能提示有继发感染或其他并发症发生。采取恰当体位、应用放松技巧等，使患者保持最佳舒适状态。患者一旦确诊，可按医嘱使用镇痛剂或患者自控镇痛泵。

（3）会阴及肛门冲洗

保持局部干燥、清洁，观察敷料渗出情况。

（4）其他

不论进行何种检查和护理，对疑有直肠损伤者，绝对禁止向肛管内注入空气、水、钡剂或其他物质，以免感染加速扩散。此外，在直肠穿透性损伤，通常穿孔数应为“双数”，即一侧有一穿孔，应在另一侧也有一穿孔，检查时不可忽视。

2. 心理护理

评估患者和家属的焦虑或恐惧程度，对患者及家属表现出镇静和关心的态度，鼓励其表达内心感受和担忧，认真倾听其感受，以建立相互信任关系；做好各种治疗、操作、检查的解释工作，以增加其对医疗护理工作的信任，降低其焦虑程度；指导并协助患者采取松弛技巧，如渐进性放松、沉思、想象等，以减轻焦虑的生理症状。对需做结肠造口的患者让患者了解腹部结肠造口只是暂时，待3～4个月后患者情况好转后，可行关闭造口术。

3. 术后护理

(1) 病情观察

每小时监测生命体征，评估患者的体液和血容量，以及心血管功能状况。准确记录出入量，为治疗提供依据。

(2) 营养支持

按医嘱予以静脉补液，维持水、电解质平衡，尤其是长时间禁食患者。

(3) 疼痛护理

指导缓解疼痛的方法，如变换体位、分散注意力、减少周围环境刺激、放松疗法以及给予镇痛药并评估镇痛药的效果。指导患者咳嗽和深呼吸时按压伤口法。

(4) 会阴（骶尾）引流管的护理

术后几小时内会阴部伤口引流量可能很多，应及时更换敷料，用等渗盐水冲洗并注意无菌操作，观察并记录引流液的量、颜色和性状，评估伤口有无红肿、疼痛等表现。观察肛门周围有无渗出，保持清洁、干燥。

(5) 导尿管的护理

术后一般需留置导尿管 1~2 周，每日用 1∶5000 的呋喃西林液冲洗膀胱，每周更换导尿管；数天后关闭导尿管，每隔 4~6 小时或有尿意时开放尿管，训练膀胱收缩排尿功能，拔除导管后如有排尿困难，可先试行针刺、按摩、热敷等。

(6) 结肠造口的护理

严重的会阴损伤、直肠及肛门括约肌几乎全部破坏者，可经腹会阴联合切除广泛损伤的直肠后，做乙状结肠永久性造口，可参照结肠损伤术后结肠造口的护理。

【健康教育】

1. 加强宣传，增进劳动保护、安全生产、安全行车、遵守交通规则的知识，避免意外损伤的发生。

2. 普及各种急救知识，在发生意外事故时，能进行简单的急救或自救。

3. 指导患者和家属护理结肠造口，出院前以书面、讲解、示范的方式，指导患者进行结肠造口及其周围皮肤护理、造口袋管理和造口灌洗等。指导患者自己护理造口和使用造口袋，以增进其独立感。

4. 注意饮食卫生，避免食用刺激性、易导致腹泻、便秘的食物。

5. 告知患者 6~8 周后可恢复日常活动，洗澡和游泳均不受影响，但应避免提重物。

6. 3 个月后门诊随访。定期复查。

第十二章　急性化脓性腹膜炎患者的护理

第一节　急性化脓性腹膜炎

由化脓性细菌包括需氧菌和厌氧菌或两者混合引起的腹膜急性炎症就是急性化脓性腹膜炎。累及整个腹腔的急性化脓性腹膜炎称为急性弥漫性腹膜炎，常见病因为继发性腹膜炎和原发性腹膜炎。多见于儿童，常伴有营养不良或抵抗力下降。

【临床表现】

1. 症状

腹膜炎症状依病因而有不同。由空腔脏器破裂、穿孔引起者，发病较突然；因阑尾炎等引起者多先有原发病症状，以后才逐渐出现腹膜炎表现。

（1）腹痛

是最主要的临床表现，为全腹痛，以原发部位病灶最为明显。

（2）腹胀

导致肠麻痹，肠腔内积血、积液之后，以全腹胀为主。

（3）胃肠道反应

最初系腹膜受刺激引起的反射性恶心、呕吐。并发麻痹性肠梗阻时，可发生持续性呕吐。

（4）感染中毒症状

患者多有高热、脉快、气促、大汗，甚或出现感染性休克，常伴水、电解质及酸碱平衡紊乱的表现。

2. 体征

患者多呈急性病容，常取仰卧位，双下肢屈曲，不喜动。腹部拒按，体征随腹膜炎的轻重、早晚和原发病因而有所变化。

（1）视诊

腹胀明显，腹式呼吸减弱或消失。

（2）触诊

腹部压痛、反跳痛、腹肌紧张是腹膜炎的标志性体征，称为腹膜刺激征。以原发病灶处最明显。胃肠、胆囊穿孔时可呈“板状腹”。

（3）叩诊

因胃肠胀气而呈鼓音；肠胃穿孔时，肠内气体移至膈下，可使肝浊音界缩小或消失；腹腔内积液较多时，移动性浊音呈阳性。

（4）听诊

肠鸣音减弱或消失，系肠麻痹所致。

【辅助检查】

1. 血生化检查

有脱水、电解质及酸碱平衡紊乱的表现。

2. 实验室检查

白细胞计数和中性粒细胞均显著增高。但在严重感染病例，白细胞计数可能下降，不过中性粒细胞比例总是升高的，并可出现中毒颗粒。

3. 腹部X线检查

可见大小肠普遍胀气或多个液气平面的肠麻痹征象。

4. CT检查

CT可发现多种腹膜炎表现，如腹腔积液、积气及腹膜增厚。

【治疗原则】

1. 非手术治疗

适用于病情较轻，病程超过24小时，且腹部体征已减轻或炎症有局限化趋势的原发性腹膜炎。

（1）体位

半卧位，使渗出液积聚于盆腔，以减轻中毒症状，利于引流，同时促使膈肌下移，减轻腹胀对呼吸和循环的影响；休克患者取平卧位或休克卧位。

（2）禁食

胃肠减压、减轻腹胀、改善胃、肠壁的血液循环，促进胃肠功能恢复。

（3）纠正水、电解质紊乱

合理补液，维持出入量平衡，病情严重者可输入血浆、白蛋白或全血以纠正低蛋白血症和贫血，合并休克时给予抗休克治疗。

（4）合理使用抗生素

根据细菌培养及药物敏感试验结果选择用药。

（5）营养支持

长期禁食时，可经肠外途径补给人体所需的营养素。

（6）镇静镇痛

已确诊的患者可用哌替啶类镇痛药，减轻患者痛苦和恐惧，诊断不明或观察期间，暂不用镇痛药物，以免掩盖病情。

（7）吸氧

提高氧分压，以保证重要脏器及组织的需氧。

2. 手术治疗

（1）适应证

①非手术治疗 6~8 小时后腹膜炎症状不缓解或反而加重者。②严重腹膜炎，如胃肠穿孔，绞窄性肠梗阻等。③腹腔内炎症较重，出现严重的肠麻痹或中毒症状，或合并休克。④腹膜炎病因不明，且无局限趋势者。

（2）手术原则

包括探查和确定病因，处理原发病灶，彻底清理腹腔，充分引流等。

（3）术后处理

继续禁食，胃肠减压、补液，应用抗生素和营养支持治疗，保证引流管通畅，密切观察病情变化，防治并发症。

【护理评估】

1. 术前评估

（1）健康史

了解患者的年龄、性别、职业等一般资料。了解既往病史，尤其注意有无胃、十二指肠溃疡病史及慢性阑尾炎、胆囊炎发作史，有无其他腹腔内脏器官疾病和手术史；有无腹部外伤史。对于儿童应注意近期有无呼吸道、泌尿道感染病史、营养不良或其他导致抵抗力下降的情况。

（2）身体状况

①腹部症状和体征：了解腹痛发生的时间、部位、性质、程度、范围及伴随症状等；若有呕吐，了解呕吐物的性状。注意有无腹部压痛、反跳痛、肌紧张及其部位、程度和范围；检查有无肠鸣音减弱或消失，有无移动性浊音。

②全身情况：检查患者精神状态、生命体征的改变以及饮食和活动情况，尤其注意这些指标的动态变化及趋势；了解有无感染性中毒反应，如寒战、高热、脉速、呼吸浅快、面色苍白或口唇发绀等；有无水、电解质及酸碱平衡失调的表现；有无休克现象，如口干、肢端发冷、血压下降或神志恍惚等。

(3) 心理-社会状况

了解患者的心理反应，有无焦虑、恐惧等表现。评估患者对本病的认知程度和心理承受能力，评估其对医院环境的适应情况和治疗的合作情况。了解家属及亲友的态度、经济承受能力等。

2. 术后评估

评估麻醉方式、手术类型，腹腔内炎症情况，原发病变类型，重点了解腹腔引流管放置情况，如引流管的作用、部位，引流通畅程度、引流液性状等，皮肤及切口愈合情况等。

【护理诊断】

1. 急性疼痛

与壁腹膜受炎症刺激有关。

2. 体温过高

与腹膜炎毒素吸收有关。

3. 有体液不足的危险

与呕吐和禁食、水及胃肠减压、腹膜广泛渗出、发热等因素有关。

4. 营养失调，低于机体需要量

与禁饮食及机体能量消耗过多等因素有关。

5. 舒适度改变

与腹膜炎症刺激、毒素吸收有关。

6. 焦虑或恐惧

与病情严重、躯体不适、担心术后康复及预后等有关。

7. 潜在并发症

感染性休克、切口感染、腹腔脓肿、粘连性肠梗阻等。

【护理措施】

1. 非手术治疗护理/术前护理

（1）心理护理

做好患者及其家属的解释工作，稳定患者情绪，减轻焦虑。介绍有关腹膜炎的疾病知识，提高其认识，并配合治疗和护理，帮助其勇敢面对疾病，尽快适应患者角色，增加战胜疾病的信心和勇气。

（2）对症护理

无休克情况下，患者取半卧位，利于改善呼吸、循环和炎症局限，给予禁食，胃肠减压，减轻胃肠道内积气、积液，减轻腹胀等不适，尽量减少搬动和按压腹部，以减轻疼痛。高热患者，给予物理降温。

（3）密切观察病情变化

定时测量生命体征，必要时监测尿量、记录24小时液体出入量，加强巡视、多询问患者主诉，观察腹部症状与体征的变化，注意治疗前后对比，动态观察。

（4）禁食、胃肠减压

胃肠道穿孔患者必须禁食，并留置胃管持续胃肠减压。其目的是：①抽出胃肠道内容物和气体；②减少消化道内容物继续流入腹腔；③减少胃肠内积气、积液；④改善胃肠壁的血运；⑤有利于炎症的局限和吸收；⑥促进胃肠道恢复蠕动。

（5）用药护理

迅速建立静脉输液通道，遵医嘱补液，合理应用抗生素，纠正水、电解质及酸碱失衡，必要时输血、血浆，维持有效循环血量。

（6）术前准备

做好手术区皮肤准备，交叉配血配合术中用。

2. 术后护理

（1）一般护理

术后患者取平卧位，全麻未苏醒者头偏向一侧，以防呕吐物误吸，保持呼吸道通畅，遵医嘱吸氧，正确连接各引流装置，有多根腹腔引流管时，贴上标签标明各管位置，以免混淆。鼓励患者多翻身、多活动、预防肠粘连。密切观察生命体征，腹部症状和体征的变化，如有异常及时通知医师配合处理。

（2）饮食护理

术后继续禁食，胃肠减压，肠蠕动恢复后拔除胃管，逐渐恢复经口饮食，从流质、半流质、软食过渡到普食，禁食期间做好口腔护理，每日2次。

（3）用药护理

遵医嘱合理补液，纠正水电解质酸碱失衡给予肠内外营养支持，提高防御能力，继续应用有效抗生素，进一步控制腹腔内感染。

（4）腹腔脓肿、切口感染等并发症的预防和护理

1）合理使用抗生素：根据脓液细菌培养和药物敏感试验结果，选用有效抗生素。待患者全身情况改善，临床感染症状消失后，可停用抗生素。

2）保证有效引流：①引流管需贴标签标明名称、引流部位等；②正确连接并妥善固定各引流装置、引流管，防止脱出、折曲或受压；③观察引流通畅情况，挤捏引流管以防血块或脓痂堵塞，预防腹腔内残余感染；对行低负压引流者需根据引流液抽吸的情况及时调整负压，维持有效引流；④及时观察腹腔引流情况，准确记录引流液的量、颜色和性状；⑤一般当引流量小于10ml/d，且引流液非脓性、患者无发热、无腹胀、白细胞计数恢复正常时，可考虑拔除腹腔引流管。

3）切口护理：观察切口敷料是否干燥，有渗血或渗液时及时更换敷料；观察切口愈合情况，及早发现切口感染征象。

【健康教育】

1. 观察变化

教会患者注意腹部症状和体征的变化。

2. 疾病知识

提供疾病护理、治疗知识，向患者说明非手术期间禁食、胃肠减压、半卧位的重要性。

3. 饮食

解释腹部手术后肠功能恢复的规律，讲解术后饮食从流质开始逐步过渡到半流-软食-普食的知识，鼓励其循序渐进、少量多餐，进食富含蛋白质、热量和维生素的食物，促进机体恢复和切口愈合。

4. 休息与活动

注意休息，体力恢复后尽早下床活动，促进肠功能恢复，防止术后肠粘连。解释术后早期活动的重要性，鼓励患者卧床期间进行床上翻身活动，视病情和患者体力可坐于床边和早期下床走动，促进肠功能恢复，防止术后肠粘连，促进术后康复。

5. 随访

术后定期门诊随访。若出现腹胀、腹痛、恶心、呕吐或原有消化系统症状加重时，应立即就诊。

第二节 腹腔脓肿

一、膈下脓肿

膈下脓肿是指脓肿位于膈肌以下、横结肠及其系膜以上的间隙内，按部位可分为右膈下脓肿（右肝上间隙脓肿）、左膈下脓肿、右肝下间隙脓肿和网膜囊脓肿。右侧多见，双侧者少见。

【临床表现】

1. 腹膜炎或腹部手术后的患者，经治疗体温持续小降或下降数日后又逐渐上升，热型常呈弛张热。

2. 腹痛常为钝痛，可向肩背部放射，深呼吸或咳嗽时加重，有时伴有呃逆、胸痛、腹胀及恶心。

3. 可有寒战、乏力，食欲缺乏等。

4. 局部腹壁及肋间隙查体可见水肿，有压痛及叩击痛，肝浊音界可扩大，下肺呼吸音减弱，常伴有肠麻痹。

【辅助检查】

1. 血常规

白细胞计数及中性粒细胞比例均显著升高，血培养偶见阳性。

2. X线检查

患侧膈肌抬高，活动度受限或消失；肋膈角模糊或有积液；含气脓肿可出现气液平面；左膈下脓肿可见胃受压推移改变。

3. B超检查

可明确脓肿的大小及范围，并可为诊断性穿刺进行定位。

4. CT检查

能准确确定脓肿的部位、大小及范围。

5. 诊断性穿刺

常在B超或CT引导下进行，穿刺抽出液可行细菌培养及药物敏感试验。

【治疗原则】

膈下脓肿的治疗包括脓肿的引流、原发病的控制、抗生素的应用及一般支持治疗。非引流治疗仅适用于部分小脓肿或脓肿形成早期，待其自行吸收；对诊断明确的腹腔脓肿，原则上应及早引流。引流方法包括经皮穿刺置管引流术和切开引流术。

【护理评估】

1. 健康史

询问患者既往有无胃及十二指肠溃疡穿孔、阑尾炎穿孔、胆管化脓性疾病等，了解疾病的发生、经过及进展。了解血常规、X线、B超等检查结果是否异常。

2. 身体状况

（1）局部：评估患者是否有肋缘下或剑突下持续性钝痛，深呼吸时加重，有无肩、颈部牵涉痛，有无呃逆、咳嗽、气促、胸痛等表现。

（2）全身：观察患者生命体征，评估患者有无发热、脉率快等表现，有无乏力、消瘦、厌食等表现。

3. 心理-社会状况

了解患者对所患疾病的认知程度和心理承受能力。

【护理诊断】

1. 急性疼痛

与腹膜受炎症刺激有关。

2. 体温过高

与腹膜炎毒素吸收有关。

3. 有体液不足的危险

与呕吐和禁食、水及胃肠减压、腹膜广泛渗出、发热等因素有关。

4. 营养失调，低于机体需要量

与禁食及机体能量消耗过多等因素有关。

5. 舒适度改变

与腹膜炎症刺激、毒素吸收有关。

6. 焦虑或恐惧

与病情危重、躯体不适、担心术后康复及预后等有关。

7. 潜在并发症

感染性休克、切口感染、粘连性肠梗阻等。

【护理措施】

1. 非手术治疗护理/术前护理

（1）心理护理

做好患者及其家属的解释工作稳定患者情绪，减轻焦虑。介绍有关腹膜炎知识，提高其认识，并配合治疗及护理，帮助其勇敢面对疾病，尽快适应患者角色，增加战胜疾病的信心和勇气。

（2）对症护理

无休克情况下，患者取半卧位，利于改善呼吸、循环和炎症局限，给予禁食、胃肠减压，减轻胃肠道内积气、积液，减轻腹胀等不适，尽量减少搬动或按压腹部，以减轻疼痛。高热患者，给予物理降温。

（3）密切观察病情变化

定时测量生命体征，必要时监测尿量、记录 24 小时液体出入量，加强巡视、多询问患者主诉，观察腹部症状与体征变化，注意治疗前后对比，动态观察。

（4）禁食、胃肠减压

胃肠道穿孔患者必须禁食，并留置胃管持续胃肠减压。其目的是：抽出胃肠道内容物和气体；减少消化道内容物继续流入腹腔；减少胃肠内积气、积液；改善胃肠壁的血运；有利于炎症的局限与吸收；促进胃肠道恢复蠕动。

（5）用药护理

迅速建立静脉通路，遵医嘱补液，合理应用抗生素，纠正水、电解质及酸碱失衡，必要时输血、血浆，维持有效循环血量。

（6）手术准备

做好手术区皮肤准备，交叉配血配合术中用。

2. 术后护理

（1）安置患者半卧位，有利于引流和呼吸。

（2）静脉输液、输血浆或新鲜血，高热者采取降温措施，鼓励多饮水和高营养饮食，以改善全身中毒症状。

（3）遵医嘱给予抗生素。

（4）脓肿切开引流后，应妥善固定引流管，保持引流通畅；观察引流液的性状和量，及时更换敷料；膈下脓肿，应鼓励患者深呼吸，以促进脓液的排出和脓腔的闭合；盆腔脓肿，为控制排便，可给予用阿片类药物；引流管拔除或脱出后，行温水坐浴。

（5）提供必需的生活护理。

【健康教育】

1. 观察变化

教会患者注意腹部症状和体征的变化。

2. 疾病知识

提供疾病护理、疾病知识，向患者说明非手术期间禁食、胃肠减压、半卧位的重要性。

3. 饮食

解释腹部手术肠功能恢复的规律，讲解术后饮食从流质逐渐到普食的知识，鼓励其循序渐进、少量多餐，进食富含蛋白质、热量和维生素的食物，促进机体恢复和切口愈合。

4. 休息与活动

注意休息，体力恢复尽早下地活动，促进肠功能恢复，防止术后肠粘连。解释术后早期活动的重要性，鼓励患者卧床期间进行床上翻身活动，视病情和患者体力可坐于床边和早期下床活动，促进肠功能恢复，防止术后肠粘连，促进术后康复。

5. 随访

术后定期随访。若出现腹胀、腹痛、恶心、呕吐或原有消化道系统症状加重时，应立即就诊。

二、盆腔脓肿

腹腔内炎性渗出物、脓液易积聚在盆腔，形成盆腔脓肿。常见的原因是急性阑尾炎穿孔、盆腔腹膜炎等。因盆腔处于腹腔最低处，面积较小，吸收能力有限，因此盆腔脓肿时全身中毒症状常较轻。

【临床表现】

1. 全身症状

发热、脉速、乏力等，因盆腹膜吸收毒素能力较低，全身中毒症状较膈下脓肿明显为轻。

2. 局部症状

常有典型的直肠或膀胱刺激症状，如大便次数多而量少、黏液便、里急后重、尿急、尿频等。

3. 直肠指检

肛门括约肌松弛，直肠前壁饱满或可扪及肿块，有触痛，有时有波动感。

4. 阴道检查

已婚妇女可经阴道检查（应有他人陪同）。

【辅助检查】

1. 实验室检查

白细胞计数增多。

2. B 超或 CT 检查

可了解脓肿的部位及大小。

3. 经直肠或阴道后穹隆穿刺

抽到脓液可确诊。

【治疗原则】

1. 非手术治疗

小的脓肿或脓肿尚未形成时，可用温盐水灌肠，下腹部理疗、热敷、抗生素及中药治疗。

2. 手术治疗

（1）经直肠或阴道后穹隆切开引流：适用于脓肿已局限者。患者术前排空膀胱，先行直肠指检，了解脓肿的位置，在肛门镜直视下穿刺抽出脓液后，用尖刀切一小口，以止血钳扩大切口排脓，然后用手指探查脓腔，分开其内的间隔，最后置放引流管引流。也可不放引流管而在术后每天用手指扩张引流口，以保持引流通畅，术后继续使用抗生素、热水坐浴及理疗等。

（2）经前腹壁切口进行引流：腹腔、盆腔有多发性脓肿，或并粘连性肠梗阻时，可用此法。

【护理评估】

1. 健康史

询问患者既往有无阑尾穿孔、结直肠手术史等。了解直肠指诊、B超检查等结果有无异常。

2. 身体状况

（1）局部：评估患者有无直肠或膀胱刺激症状，如里急后重，排便次数增多而量少，黏液便，或尿频，排尿困难等。

（2）全身：评估患者有无腹部手术后体温下降又升高，脉数，而腹部检查无阳性发现。

3. 心理-社会状况

了解患者对所患疾病的认知程度和心理承受能力。

【护理诊断】

1. 急性疼痛

与盆腔受炎症刺激有关。

2. 体温过高

与盆腔炎毒素吸收有关。

3. 营养失调，低于机体需要量

与机体能量消耗过多等因素有关。

4. 舒适度改变

与盆腔炎症刺激、毒素吸收有关。

5. 焦虑或恐惧

与病情危重、躯体不适、担心术后康复及预后等有关。

6. 潜在并发症

感染性休克、切口感染等。

【护理措施】

1. 非手术治疗护理/术前护理

（1）心理护理

做好患者及其家属的解释工作，稳定患者情绪，减轻焦虑。介绍有关盆腔炎知识，提高其认识，并配合治疗及护理，帮助其勇敢面对疾病，尽快适应患者角色，增加战胜疾病的信心和勇气。

（2）对症护理

无休克情况下，患者取半卧位，利于改善呼吸、循环和炎症局限。高热患者，给予物理降温。

（3）密切观察病情变化

定时测量生命体征，必要时监测尿量、记录24小时液体出入量，加强巡视、多询问患者主诉，观察腹部症状与体征变化，注意治疗前后对比，动态观察。

（4）禁食、胃肠减压

胃肠道穿孔患者必须禁食，并留置胃管持续胃肠减压。其目的是：①抽出胃肠道内容物和气体；②减少消化道内容物继续流入腹腔；③减少胃肠内积气、积液；④改善胃肠壁的血运；⑤有利于炎症的局限和吸收；⑥促进胃肠道恢复蠕动。

（5）用药护理

迅速建立静脉通路，遵医嘱补液，合理应用抗生素，纠正水、电解质及酸碱失衡，必要时输血、血浆，维持有效循环血量。

（6）术前准备

做好手术区皮肤准备，交叉配血配合术中用。

2. 术后护理

（1）安置患者半卧位，有利于引流和呼吸。

（2）静脉输液、输血浆或新鲜血，高热者采取降温措施，鼓励多饮水和高营养饮食，以改善全身中毒症状。

（3）遵医嘱给予抗生素。

（4）脓肿切开引流后，应妥善固定引流管，保持引流通畅；观察引流液的性状和量，及时更换敷料；膈下脓肿，应鼓励患者深呼吸，以促进脓液的排出和脓腔的闭合；盆腔脓肿，为控制排便，可给予用阿片类药物；引流管拔除或脱出后，行温水坐浴。

（5）提供必需的生活护理。

【健康教育】

1. 观察变化

教会患者注意腹部症状和体征的变化。

2. 疾病知识

提供疾病护理、疾病知识，向患者说明非手术期间禁食、胃肠减压、半卧位的重要性。

3. 饮食

解释腹部手术肠功能恢复的规律，讲解术后饮食从流质逐渐到普食的知识，鼓励其循序渐进、少量多餐，进食富含蛋白质、热量和维生素的食物，促进机体恢复和切口愈合。

4. 休息与活动

注意休息，体力恢复尽早下地活动，促进肠功能恢复，防止术后肠粘连。解释术后早期活动的重要性，鼓励患者卧床期间进行床上翻身活动，视病情和患者体力可坐于床边和早期下床活动，促进肠功能恢复，防止术后肠粘连，促进术后康复。

5. 随访

术后定期随访。若出现腹胀、腹痛、恶心、呕吐或原有消化道系统症状加重时，应立即就诊。

三、肠间脓肿

肠间脓肿是指脓液被包围在肠管、肠系膜与网膜之间的脓肿。脓肿可单发，也可能是多个大小不等的脓肿。

【临床表现】

临床上可表现有弛张热、腹胀或不完全性肠梗阻，有时可扪及压痛的包块。表现为腹痛持续性隐痛，或有阵发性加重。患者消瘦病程多较久，日渐消瘦、衰弱、伴高热或低热。体检可发现腹部有压痛，但无固定某一点，压痛部位多为脓肿所在部位，无肌紧张，肠鸣音亢进或减弱。肠间脓肿的临床特点可有两种类型：

1. 轻症型

主要为感染症状，有不同程度的腹胀和不完全性肠梗阻表现，腹部可触及有压痛的包块，X 线可见小肠积气和肠壁间距增宽。B 超检查或穿刺对诊断具有决定意义。

2. 重症型

主要表现为恶寒、战栗，皮肤苍白，谵妄，呼吸急促，脉速，体温高达 39℃以上，全腹胀满，局限性压痛明显，多为麻痹性肠梗阻体征。

【辅助检查】

X 结可见肠壁间距增宽及局部肠管积气也可见小肠液气平面。

【治疗原则】

1. 非手术治疗

脓肿小或未形成时非手术治疗，包括应用抗生素，物理透热及全身支持治疗。

2. 手术治疗

非手术治疗无效或发生肠梗阻时，应考虑剖腹探查解除梗阻，清除脓液并行引流术，如 B 超或 CT 检查提示脓肿较局限且为单房，并与腹壁贴靠，也可采用 B 超引导下经皮穿刺置管引流术。

【护理评估】

1. 健康史

询问患者既往有无腹腔内脏器疾病及手术史等。

2. 身体状况

（1）局部：评估患者有无腹胀、腹痛、腹部压痛等症状，或是否扪及包块。

（2）全身：评估患者生命体征的改变。

3. 心理-社会状况

了解患者对所患疾病的认知程度和心理承受能力。

【护理诊断】

1. 急性疼痛

与腹膜受炎症刺激有关。

2. 体温过高

与腹膜炎毒素吸收有关。

3. 有体液不足的危险

与呕吐和禁食、水及胃肠减压、腹膜广泛渗出、发热等因素有关。

4. 营养失调，低于机体需要量

与禁食及机体能量消耗过多等因素有关。

5. 舒适度改变

与腹膜炎症刺激、毒素吸收有关。

6. 焦虑或恐惧

与病情危重、躯体不适、担心术后康复及预后等有关。

7. 潜在并发症

感染性休克、切口感染、粘连性肠梗阻等。

【护理措施】

1. 非手术治疗护理/术前护理

（1）心理护理

做好患者及其家属的解释工作稳定患者情绪，减轻焦虑。介绍有关腹膜炎知识，提高其认识，并配合治疗及护理，帮助其勇敢面对疾病，尽快适应患者角色，增加战胜疾病的信心和勇气。

（2）对症护理

无休克情况下，患者取半卧位，利于改善呼吸、循环和炎症局限，给予禁食、胃肠减压，减轻胃肠道内积气、积液，减轻腹胀等不适，尽量减少搬动或按压腹部，以减轻疼痛。高热患者，给予物理降温。

（3）密切观察病情变化

定时测量生命体征，必要时监测尿量、记录24小时液体出入量，加强巡视、多询问患者主诉，观察腹部症状与体征变化，注意治疗前后对比，动态观察。

（4）禁食、胃肠减压

胃肠道穿孔患者必须禁食，并留置胃管持续胃肠减压。其目的是：抽出胃肠道内容物和气体；减少消化道内容物继续流入腹腔；减少胃肠内积气、积液；改善胃肠壁的血运；有利于炎症的局限与吸收；促进胃肠道恢复蠕动。

（5）用药护理

迅速建立静脉通路，遵医嘱补液，合理应用抗生素，纠正水、电解质及酸碱失衡，必要时输血、血浆，维持有效循环血量。

（6）手术准备

做好手术区皮肤准备，交叉配血配合术中用。

2. 术后护理

（1）安置患者半卧位，有利于引流和呼吸。

（2）静脉输液、输血浆或新鲜血，高热者采取降温措施，鼓励多饮水和高营养饮食，以改善全身中毒症状。

（3）遵医嘱给予抗生素。

（4）脓肿切开引流后，应妥善固定引流管，保持引流通畅；观察引流液的性状和量，及时更换敷料；膈下脓肿，应鼓励患者深呼吸，以促进脓液的排出和脓腔的闭合；盆腔脓肿，为控制排便，可给予用阿片类药物；引流管拔除或脱出后，行温水坐浴。

（5）提供必需的生活护理。

【健康教育】

1. 观察变化

教会患者注意腹部症状和体征的变化。

2. 疾病知识

提供疾病护理、疾病知识，向患者说明非手术期间禁食、胃肠减压、半卧位的重要性。

3. 饮食

解释腹部手术肠功能恢复的规律，讲解术后饮食从流质逐渐到普食的知识，鼓励其循序渐进、少量多餐，进食富含蛋白质、热量和维生素的食物，促进机体恢复和切口愈合。

4. 休息与活动

注意休息，体力恢复尽早下地活动，促进肠功能恢复，防止术后肠粘连。解释术后早期活动的重要性，鼓励患者卧床期间进行床上翻身活动，视病情和患者体力可坐于床边和早期下床活动，促进肠功能恢复，防止术后肠粘连，促进术后康复。

5. 随访

术后定期随访。若出现腹胀、腹痛、恶心、呕吐或原有消化道系统症状加重时，应立即就诊。

第十三章 胃和十二指肠疾病患者的护理

第一节 胃和十二指肠溃疡

胃和十二指肠溃疡又称消化性溃疡，是胃溃疡（GU）和十二指肠溃疡（DU）的总称，是指胃和十二指肠黏膜的局限性圆形或椭圆形的全层黏膜缺损。是一种慢性常见病。溃疡病的主要症状是上腹部疼痛，可无明显症状或出现隐匿症状。疼痛与饮食有关，可因进食、饥饿、服药、酸性食物或饮料而诱发，也可以因进食、饮水、服用碱性食物而缓解。

【临床表现】

溃疡病的主要症状是上腹部疼痛，可无明显症状或出现隐匿症状，典型症状主要有以下几个方面：

1. 慢性过程

病史可达数年或数十年。

2. 周期性发作

发作与自发缓解相交替，发作期和缓解期可长短不一，短者数周，长者数年，发作常呈季节性，一般秋至早春为好发季节，疼痛持续数周后好转，间歇 1~2 个月而再发。可因情绪不良或过劳而诱发。

3. 节律性上腹疼痛

十二指肠溃疡的疼痛特点是节律性较明显，与饮食关系密切，表现为餐后延迟痛（餐后 3~4 小时发作）、饥饿痛和夜间痛，疼痛多为烧灼痛、钝痛、锥痛，也可为剧痛。胃溃疡的疼痛则多无明显节律性，多在餐后 1~2 小时内发作，疼痛性质多为胀痛。

【辅助检查】

1. 胃镜检查

除罕见的胃底大弯侧溃疡及壶腹后溃疡外，大多数溃疡均在现代纤维胃镜的良好视角范围内。内镜下见溃疡呈圆形或椭圆形；周边规则光整；基底平坦，覆盖白色或灰黄色苔膜；周围黏膜有不同程度的水肿、充血；可见黏膜皱襞向溃疡的纠集。为避免漏诊胃癌，应常规活检。

2. X线检查

上消化道钡餐诊断溃疡的直接征象包括龛影、残存钡点、壶腹部变形；间接征象为壶腹部激惹征。精细的气钡双重对比造影可发现小而浅表的溃疡。

【治疗原则】

1. 非手术治疗

应用胃三联（即强效制酸药物 H_2 受体阻断剂、质子泵抑制剂、抗幽门螺杆菌药物）正规治疗3个疗程。

2. 手术治疗

（1）胃溃疡手术治疗的首选术式是胃大部切除术。胃肠道重建以毕Ⅰ式胃大部切除术为好，优点是重建后的胃肠道接近正常解剖生理状态，术后因胃肠功能紊乱而引起的并发症较少。

（2）十二指肠溃疡手术方式首选毕Ⅱ式胃大部切除术和高选择性迷走神经切断术。

目前，在胃肠外科已普遍应用吻合器行胃肠道吻合术，操作简便，吻合的质量安全可靠，缩短手术时间，有利于吻合口的愈合，减少并发症的发生。

【护理评估】

1. 术前评估

（1）健康史

评估患者的年龄、性别、职业、饮食、生活习惯、性格特征、药物使用情况，特别是有无非甾体类抗炎药和皮质类固醇等药物服用史。

（2）身体状况

了解患者上腹部疼痛的规律；有无腹部压痛及压痛的部位；有无消瘦和贫血等全身表现。

（3）心理-社会状况

①了解患者对疾病的认知程度，对手术有何顾虑，有何思想负担；

②了解亲属对患者的关心程度、支持力度，家庭对手术的经济承受能力。

2. 术后评估

（1）术中情况

了解麻醉和手术方式、术中出血、补液、输血情况。

（2）康复状况

观察患者术后生命体征的变化，胃肠减压引流液色、质、量，伤口愈合情况及肠蠕动恢复情况。

（3）并发症发生情况

评估有无术后出血、十二指肠残端破裂、吻合口瘘、术后梗阻、倾倒综合征、胃排空障碍、胃小弯坏死和穿孔等并发症。

【护理诊断】

1. 急性疼痛

与胃十二指肠黏膜受侵蚀、手术创伤有关。

2. 潜在并发症

出血、十二指肠残端破裂、吻合口瘘、术后梗阻、倾倒综合征、胃排空障碍、胃小弯坏死和穿孔、腹泻等。

3. 知识缺乏

缺乏术后饮食护理知识。

【护理措施】

1. 非手术治疗护理/术前护理

（1）心理护理

关心、体贴患者，给予悉心的照顾，宣教有关疾病和手术的知识、术前和术后的配合，解释患者的各种疑问。取得患者及家属的信任和配合，有利于手术后的恢复。

（2）饮食护理

择期手术患者饮食应少量多餐，给予高蛋白、高热量、富含维生素、易消化、无刺激的食物。术前1日进流质饮食，术前12小时禁食、禁饮。

（3）用药护理

按时应用减少胃酸分泌、解痉及抗酸的药物，观察药物疗效。

（4）特殊护理

①急性穿孔患者应严密观察患者生命体征、腹痛、腹膜刺激征、肠鸣音变化等，并做好急症手术准备。②合并出血患者观察和准确记录呕血、便血情况，定时监测脉搏、血压、尿量，根据医嘱应用止血药物。③合并幽门梗阻患者术前禁食、洗胃，以减轻胃壁水肿和炎症，有利于术后吻合口愈合。

（5）术日晨放置胃管、导尿管

防止麻醉及手术过程中呕吐、误吸，便于术中操作，减少手术时腹腔污染及术后肠内积气积液，防止手术中尿潴留。

2. 术后护理

（1）病情观察

遵医嘱严密监测生命体征，并观察患者的神志、肤色、尿量、切口渗液及引流液情况。

（3）体位

术后一般取平卧位，血压平稳后取半坐卧位，可减轻腹部切口张力，减轻疼痛，有利于呼吸和循环。

（3）饮食护理

术后禁食3~4日，待肠蠕动恢复正常肛门排气后，拔除胃管当日可少量饮水或进食米汤，第2日进半量流质饮食（如各种菜汤、牛奶），第3日进全量流质，若进食后无腹痛、腹胀等不适，第4日可进半流质饮食（米粉、面条、藕粉、稀饭，以稀饭为好），第10~14日可进软食。少食牛奶、豆类等产气食物，忌食生、冷、硬和刺激性食物。注意少量多餐，开始时每日5~6餐，以后逐渐减少进餐次数并增加每次进餐量，逐步恢复正常饮食。

（4）活动

鼓励患者术后早期活动。早期活动可促进肠蠕动，预防肠粘连，促进呼吸和血液循环，减少术后并发症。术后回病房每2小时翻身1次。一般术后第1日可协助患者坐起刷牙并做轻微的床上活动，第2日下地床边活动，第3日可在室内活动。活动量应根据患者个体差异而定，年老体弱或合并心脏疾病者可稍微延迟下床活动，以免诱发心绞痛发生。

(5) 胃管的护理

妥善固定，防止松动和脱出；每日更换负压引流装置；每班更换胃管固定用的胶布时，应确保胃管固定在规定的位置；保持通畅，经常检查负压引流情况，避免引流管曲折、堵塞、漏气，有效起到抽气减压作用，以降低吻合口张力，防止吻合口瘘的发生。观察引流液的性质和量，术后24小时内可由胃管引流出少量血液或咖啡样液体100~300ml；若有较多鲜血，应警惕有吻合口出血，需及时与医师联系并处理。术后3~4日，胃肠引流液量减少，肠蠕动恢复后即可拔除胃管。

(6) 营养支持

术后禁食应用外科营养支持，为提供患者所需的水、电解质和营养素，并应用抗生素预防感染。目前，因为肠内营养能维持胃肠道黏膜的结构与功能完整，操作亦较肠外营养更为安全与费用较低，肠内营养已在胃手术后广泛应用。在应用肠内营养时一定要了解手术方式及各种管道的作用，毕Ⅰ式胃大部切除术胃管放置于残胃与十二指肠吻合处下端，此胃管既作胃肠减压管又作肠内营养管。毕Ⅱ式胃大部切除术胃减压管放置于十二指肠残端，胃营养管放置于残胃与上段空肠吻合处下端。

(7) 镇痛的护理

术后患者有不同程度的疼痛，适当应用镇痛药物。应用患者自控镇痛泵者，应注意预防并处理可能发生的并发症，如尿潴留、恶心、呕吐等。

(8) 胃大部切除术后术后出血的观察和处理

①腹腔内出血：如果术后发现患者有失血的临床表现，腹腔引流管又有较多的新鲜血引出即可确诊，应立即再手术止血。②胃出血：正常情况下术后经胃管可有少量出血，24小时一般不超过300ml，并逐渐减少、变淡至自行停止。如术后短期内从胃管引流出大量鲜血，甚至呕血和黑便，尤其是在24小时后仍继续出血者，无论血压是否下降，皆可定为术后胃出血。术后胃出血多可采用非手术疗法，处理包括：禁食；应用药物止血，方法一为去甲肾上腺素加入冰生理盐水经胃肠减压管行胃灌注，使血管收缩而达到止血的目的，方法二为应用 H_2 受体阻断剂，如法莫替丁、生长抑素施他宁等；输新鲜血。若非手术疗法不能达到止血效果或出血量大于500ml/h时，应再次行手术止血。

（9）胃大部切除术后术后梗阻的观察和处理

根据梗阻部位分为输入段梗阻、吻合口梗阻和输出段梗阻。①输入段梗阻：多见于毕Ⅱ式胃大部切除术后，可分为急性完全性输入段梗阻和慢性不完全性梗阻。急性完全性输入段梗阻的典型症状为患者突然发生上腹部剧痛、频繁呕吐，量少，不含胆汁，呕吐后症状不缓解；上腹偏右有压痛，甚至扪及包块；血清淀粉酶升高，有时出现黄疸，可有休克症状。应紧急手术治疗。慢性不完全性梗阻较为多见，表现为进食后15~30分钟，上腹突然胀痛或绞痛，并喷射状呕吐大量含胆汁液体，呕吐后症状消失，称为“输入段综合征”。若症状在数周或数月内不能缓解，亦需手术治疗。②输出段梗阻：多因粘连、大网膜水肿或坏死、炎性肿块压迫等所致。表现为上腹饱胀，呕吐食物和胆汁。若不能自行缓解，应手术解除梗阻。③吻合口梗阻：多在术后由流食改为半流食时出现。主要表现为上腹部膨胀感和溢出性呕吐，呕吐物含有或不含有胆汁；体格检查时有时可触到压痛性包块。若为吻合口过小需再次手术扩大吻合口，否则应采取非手术治疗，如气囊扩张术。

（10）胃大部切除术后残胃蠕动无力的观察和处理

残胃蠕动无力：又称胃排空延迟，发生在术后7~10日，多为进食流质数日、情况良好的患者，在改进半流质或不易消化的食物后突然发生上腹饱胀、钝痛，继而呕吐带有食物的胃液和胆汁，甚至呈不完全性高位小肠梗阻表现。处理包括禁食、胃肠减压，肠外营养支持，应用促胃动力药物，如甲氧氯普胺、多潘立酮。轻者3~4日自愈，严重者可持续20~30日，一般均能经非手术治疗治愈。

（11）胃大部切除术后十二指肠残端破裂的观察和处理

十二指肠残端破裂是毕Ⅱ式胃大部切除术后近期的严重并发症，一般多发生在术后24~48小时。表现为右上腹突发疼痛、发热、腹膜炎体征及血白细胞升高，应立即手术处理。

（12）早期倾倒综合征的观察和处理

早期倾倒综合征多发生在餐后10~30分钟，残胃越小越易发生，且程度也越重。因胃容积减少及失去对胃排空的控制，多量高渗食物和液体快速进入十二指肠或空肠，大量细胞外液转移至肠腔，循环血量骤然减少；肠道受刺激后释放多种消化道激素，如5-羟色胺、缓激肽样多肽、血管活性肽、神经紧张素、血管活性肠肽等，引起一系列胃肠功能和血管舒张功能紊乱而出现的特异症候群。临床表现为上腹饱胀不适，恶心呕吐，肠鸣音频繁，可有绞痛，继而腹泻；全身无力、头昏、晕厥、面色潮红或苍白、大汗淋漓、心悸、心动过速等。处理包括：①宜进低碳水化合物、高蛋白饮食，少食多餐，避免过甜、过咸、过浓流质，进餐时限制饮水。②进餐后平卧10~20分钟。多数患者经调整饮食后，症状可减轻或消失。多数患者在术后6个月到1年内能逐渐自愈。极少数症状严重而持久的患者，应考虑手术治疗。

（13）晚期倾倒综合征的观察和处理

晚期倾倒综合征又称低血糖综合征，多在餐后2~4小时出现，表现心血管舒张的症状，如心慌、无力、眩晕、出汗、手颤、嗜睡，也可导致虚脱，消化道症状不明显，但可有饥饿感。原因为高渗食物迅速进入小肠、快速吸收、引起高血糖，后者致使胰岛素大量释放，继而发生反应性低血糖。处理：①出现症状时稍进饮食，尤其是糖类即可缓解。②饮食中减少碳水化合物含量，增加蛋白质比例，少量多餐可防止其发生。

（14）与吻合器有关的并发症的观察和处理

主要有出血、吻合口瘘和狭窄。处理同手工缝合后的并发症。

（15）迷走神经切断术后并发症的观察和处理

①吞咽困难：多见于迷走神经干切断术后，发生率为10%~15%。因食管下段运动失调或食管炎所致。常出现于术后早期开始进固体食物时，下咽时有胸骨后疼痛。X线吞钡见食管下段狭窄，贲门痉挛。多于术后1~2个月能自行缓解。

②胃排空障碍：可发生于各类迷走神经切断术术后，但高选择性迷走神经切断术后较少见。系迷走神经切断术后胃张力减退，蠕动消失所致。表现为术后3~4日，拔除胃管后出现上腹不适、饱胀、呕吐胆汁和食物。X线钡餐造影见胃扩张、大量潴留、无排空。1~2周非手术治疗，症状一般于术后10~14日逐渐自行消失。

③胃小弯坏死穿孔：见于高选择性迷走神经切断术后，穿孔后突然发生上腹部剧烈疼痛和急性弥漫性腹膜炎症状，须立刻进行手术修补。

④腹泻：迷走神经干切断术后最为多见且严重。注意饮食或口服助消化的药物及收敛药，多数患者于术后数月症状可逐渐减轻或消失。

【健康教育】

1. 休息和活动

鼓励患者参加适当的活动，术后 2 个月可参加轻便劳动，3 个月可逐渐适应正常工作。劝导患者避免工作过于劳累，不熬夜，注意劳逸结合。

2. 饮食护理

胃大部切除术后 1 个月内胃容量受限，宜少量多餐，每日 5~6 餐，进食营养丰富的饮食，以后逐步过渡至均衡饮食。饮食宜定时定量，少食腌、熏食品，避免过冷、过烫、过辣及油煎炸食物；戒酒、戒烟。

3. 用药护理

药物的服用时间、方式、剂量，说明药物不良反应。避免服用对胃黏膜有损害性的药物，如阿司匹林、吲哚美辛、皮质类固醇等。

4. 讲解手术后期并发症的表现和防治方法

（1）碱性反流性食管炎：多发生于术后数月至数年，由于碱性十二指肠液、胆汁反流入胃，破坏了胃黏膜的屏障作用所致。主要临床表现有剑突下持续性烧灼痛，进食后加重，制酸剂无效；呕吐物含胆汁，吐后疼痛不减轻；体重减轻或贫血。症状轻者用 H_2 受体阻断剂、考来烯胺等治疗，严重者需手术治疗。

（2）吻合口溃疡：多数发生在术后 2 年内，主要症状为溃疡病症状重现，可有消化道出血；纤维胃镜检查可明确诊断，可行手术治疗。

（3）营养性并发症：由于胃肠道吸收功能紊乱或障碍所致，常见有营养不良、贫血、腹泻、脂肪泻、骨病等。应注意调节饮食，补充缺乏的营养素，必要时，可用药物预防和治疗。

（4）残胃癌：指因良性疾病行胃大部切除术 5 年以上，发生在残胃的原发癌。多发生于术后 20~25 年，与胃内低酸、胆汁反流及肠道细菌逆流入残胃引起慢性萎缩性胃炎有关。患者有胃癌的症状，纤维胃镜可明确诊断，需行手术治疗。

5. 复诊

若有不适及时就诊。

第二节 胃和十二指肠溃疡急性穿孔

胃、十二指肠溃疡穿孔是胃、十二指肠溃疡病的严重并发症之一，起病急、变化快、病情严重，应紧急处理，若诊治不当可危及生命。急性十二指肠溃疡穿孔多见于十二指肠球部前壁偏小弯侧；急性胃溃疡穿孔多见于近幽门的胃前壁，多偏小弯侧。

【临床表现】

1. 症状

典型的溃疡穿孔表现为突发性剧烈腹痛，如刀割样，呈持续性或阵发性加重。疼痛从上腹部开始，很快扩散到全腹。有时，消化液可沿升结肠旁沟向下至右下腹，引起右下腹疼痛。由于腹痛十分强烈，难以忍受，患者常出现面色苍白、出冷汗、肢体发冷、脉搏细数等休克症状。与原来胃痛的性质和程度不一样，患者往往非常清楚地记得这次剧痛突发的明确时间，伴随腹痛，常有恶心、呕吐。数小时后，由于腹膜大量渗出液将消化液稀释，腹痛可以减轻。如患者未得到及时治疗，病情加重，患者可出现全身感染中毒症状。

2. 体征

查体可见患者为急性痛苦面容，仰卧拒动，腹式呼吸减弱，全腹有压痛和反跳痛、腹肌紧张，可呈“木板样”强直，上述体征仍以上腹部最明显。约有75%的患者可出现肝浊音界缩小或消失。

【辅助检查】

1. 实验室检查

白细胞计数总数增多，中性粒细胞比例升高；血淀粉酶可轻度升高。

2. X线检查

站立位腹部X线透视或平片约80%患者可见单侧或双侧膈下线状、新月状游离气体影。

3. 腹部B超

可发现腹腔积液。

4. 腹腔穿刺

可获胆汁或脓性液体。

【治疗原则】

1. 非手术治疗

接近一半患者的溃疡穿孔可自行闭合或经非手术治疗而闭合。

（1）适应证

①空腹状态下溃疡穿孔，症状轻，腹膜炎较局限。②全身条件差，难以耐受麻醉与手术。③无出血、幽门梗阻及恶变等并发症。

（2）处理方法

①禁食、胃肠减压，维持水、电解质平衡，抗生素防治感染及抑酸剂的应用。②严密观察病情变化，若经非手术治疗6~8小时后病情不见好转反而加重者，应改行手术治疗。

2. 手术治疗

（1）穿孔修补术

适用于一般状态差、伴心肺肝肾等重要脏器严重疾病，穿孔时间长，超过8~12小时，腹腔内炎症重及胃、十二指肠严重水肿，估计根治手术风险较大的患者应选择穿孔修补术。

（2）根治性手术

适用于一般情况较好，有幽门梗阻或出血史，穿孔在12小时以内，腹腔内炎症和胃、十二指肠壁水肿较轻的患者。手术方式包括胃大部切除术，穿孔修补术。

【护理评估】

1. 健康史

询问患者既往有无溃疡病史和溃疡病近期活动的病史，评估患者的年龄、性别、性格特征、职业、饮食习惯及用药情况。评估患者的一般情况，如体位、腹痛、腹部体征等。

2. 身体状况

（1）症状：评估腹痛发生的时间、性质、部位、程度、范围，有无恶心、呕吐。

（2）体征：①视诊：急性痛苦病容，蜷曲位、不愿变换体位，腹肌强烈收缩呈舟状，腹式呼吸减弱或消失。②触诊：腹肌紧张呈“木板样”强直，全腹有明显的压痛和反跳痛，以上腹部最为明显。③叩诊：肝浊音界缩小或消失。④听诊：肠鸣音减弱或消失。

（3）全身情况：评估发病前后的饮食、活动情况，体温、脉搏、呼吸、血压的改变情况，有无全身中毒反应和水、电解质、酸碱失衡，有无休克表现等以及患者精神状况。

3. 心理-社会状况

评估患者及其家属对疾病知识的认识；患者是否出现急性穿孔、剧烈疼痛的心理状况；了解患者及其家属对急症手术的心理准备以及社会支持和经济状况。

【护理诊断】

1. 疼痛

与穿孔后胃肠内容物对腹膜的刺激及手术切口有关。

2. 有体液不足的危险

与禁食、胃肠液大量外漏有关。

3. 营养失调，低于机体需要量

与胃肠液大量外漏、炎症和创伤等所致的高消耗有关。

4. 焦虑

与痛觉刺激和担心预后有关。

5. 知识缺乏

缺乏预防胃、十二指肠溃疡急性穿孔的相关知识。

6. 潜在并发症

出血、腹腔感染、吻合口瘘、消化道梗阻、倾倒综合征和低血糖综合征等。

【护理措施】

1. 非手术治疗护理/术前护理

（1）心理护理

手术患者在术前普遍存在紧张、焦虑、恐惧的心理反应，而急诊手术患者受到突发疾病或创伤打击，对立即手术缺乏必要的心理准备，其心理反应更大，在有限的时间里增加与患者的感情交流，建立良好的护患关系，做好急诊手术患者的心理护理，提高患者对接受手术的心理承受能力，使其以良好的心态配合手术，有利于手术后的恢复。

（2）体位

伴有休克者应将其上身及下肢各抬高20°；生命体征平稳后改为半卧位，以利漏出的消化液积聚于盆腔最低位，减少毒素的吸收，同时也可降低腹壁张力和减轻疼痛。

（3）对症护理

给予禁食、持续胃肠减压，可减轻胃肠道内积气、积液，减轻腹胀，减少胃肠内容物继续流入腹腔。尽量减少搬动和按压腹部，以减轻疼痛。高热患者，给予物理降温。

（4）用药护理

迅速建立静脉输液通道，遵医嘱补液，维持水、电解质及酸碱平衡，安排好输液的顺序，根据患者临床表现和补液的监测指标及时调整输液的量、速度和种类，保持每小时尿量达30ml以上。合理应用抗生素抗感染。必要时输血、血浆，维持有效的循环血量。

（5）严密观察患者的病情变化

定时测量生命体征，必要时监测尿量，准确记录液体出入量。加强巡视，多询问患者主诉，观察患者腹部症状和体征的变化。如治疗6~8小时后，症状、体征不见好转反而加重者，做好急症手术准备。

2. 术后护理

（1）心理护理

患者由于发病突然，表现为剧烈腹痛、病情危重，多数患者需紧急手术治疗，加之患者对住院环境的陌生，因而产生焦虑、恐惧心理。因此护理人员要体贴关心患者，语言温和，态度和蔼。消除患者紧张害怕的心理，各项护理操作轻柔，准确到位，减轻其痛苦。为患者创造安静无刺激的环境，缓解患者的焦虑。

（2）术后监护

①术后置患者于监护室，妥善安置患者。主管护士及时了解麻醉及手术方式，对腹腔引流管、胃管、氧气管、输液管妥善固定。若为硬膜

外麻醉应平卧4~6小时，若为全麻在患者未清醒前应去枕平卧，头偏向一侧，保持呼吸道通畅。术后6小时重点监测血压平稳后取半卧位，有利于呼吸并防止膈下脓肿，减轻腹部切口张力有效缓解疼痛。②密切观察生命体征及神志变化，尤其是血压及心率的变化。术后3小时内每30分钟测量1次，然后改为1小时测量1次。4~6小时后若平稳改为4小时测1次。

（3）胃肠减压的护理

①密切观察胃管引流的颜色及性质，记录24小时引流量。胃大部切除术后多在当天有陈旧性血液自胃管流出，24~48小时内自行停止转变为草绿色胃液。②保持有效的胃肠减压，减少胃内的积气、积液，维持胃处于空虚状态，促进吻合口早日愈合。观察胃管是否通畅，发现胃管内有凝血块或食物堵塞时及时用注射器抽出，生理盐水10~20ml反复冲洗胃管致其通畅。③留置胃管期间给予雾化吸入每日2次，有利于痰液排出，并可减轻插管引起咽部不适。④做好健康指导。主管护士应仔细讲解胃管的作用及留置的时间，取得患者的合作。防止其自行拔管，防止重复插管给患者造成痛苦和不良后果。

（4）腹腔引流管的护理

腹腔引流管要妥善固定，避免牵拉、受压、打折。保持其通畅。术后24小时注意观察有无内出血的征兆，一般术后引流量≤50ml，淡红色，多为术中冲洗液。引流液黏稠时经常挤捏管壁保持通畅。每日更换引流袋防止逆行感染，同时利于观察。术后3~5天腹腔引流液<10ml可拔除引流管。

（5）饮食护理

胃大部切除胃空肠吻合术，由于消化道重建改变了正常的解剖生理关系。因此饮食要少食多餐，循序渐进。术后24~48小时肠蠕动恢复可拔除胃管，当日可少量饮水。第2日进全流食50~80ml/次，第3日进全流食100~150ml/次，避免可导致胃肠胀气的食物，以蛋汤、菜汤、藕粉为好。第6日进半流全量，术后10~14天进干饭。2周后恢复正常饮食。

（6）术后常见并发症的观察与护理

①术后出血：术后严密观察血压及脉搏变化，腹腔内出血常表现为失血性休克症状，伴有腹胀、全腹压痛、反跳痛明显等腹膜刺激征。因此护理中要严密观察患者腹部变化。

②感染：饱餐后的胃、十二指肠急性穿孔造成弥漫性腹膜炎，术后可能出现腹腔或切口感染。患者一般术后3~5天体温逐渐恢复正常，切口疼痛消失。若此时体温反而增高，局部出现疼痛和压痛，提示炎症的存在。第4~5天患者体温升高，出现伤口感染，给予拆除部分缝线，充分引流每日伤口换药，约2周后愈合。

③吻合口梗阻：吻合口梗阻表现为患者拔除胃管或进食后腹胀，伴有呕吐胃内容物可混有胆汁液体。患者出现吻合口梗阻，碘剂造影显示胃空肠吻合口狭窄，考虑为炎性水肿。经禁食、输液等保守治疗后水肿消失自行缓解。

【健康教育】

1. 指导患者少食多餐，进食规律。术后1个月内每日进食5~6次，3~6个月恢复每日3餐。术后早期不宜进过甜饮食，餐后应平卧片刻。选择高营养，富含铁、钙、维生素的食物。应以易消化、软烂食物为主，少食油炸、生冷、辛辣刺激性食物。

2. 3个月内避免重体力劳动，注意缓解生活和工作压力。讲解术后迟发性并发症的症状、体征。出现异常时及时就诊。

3. 有烟酒嗜好者戒烟、限酒。

4. 胃十二肠溃疡穿孔修补术后患者，术后3个月后行胃镜检查了解溃疡愈合情况。

第三节　胃和十二指肠溃疡大出血

胃十二指肠溃疡大出血是指有明显出血症状的大出血，即表现为大量呕血或柏油样大便，血红蛋白值明显下降，以致发生循环动力学改变者。胃十二指肠溃疡大出血为上消化道大出血最常见的原因，有5%~10%的患者需要外科手术治疗止血。

发生大出血的溃疡多位于胃小弯或十二指肠后壁，并以十二指肠后壁溃疡为多见。出血是因溃疡的侵蚀导致基底部血管破裂，大多数为中等动脉出血。胃小弯溃疡出血常来自胃右、左动脉的分支，而十二指肠后壁溃疡的出血则多来自胰十二指肠上动脉或胃十二指肠动脉及其分支。血管的侧壁破裂较之断端出血不易自止。有时由于大出血后血容量减少、血压降低，血管破裂处凝血块形成，出血能自行停止，但约有30%病例可出现第2次大出血。

【临床表现】

1. 症状

(1) 急性大呕血和（或）柏油样便

胃十二指肠溃疡大出血的主要症状，多数患者可仅有柏油样便；大量迅猛的十二指肠溃疡出血者黑便的色泽可较鲜红。可伴有乏力、心慌甚至晕厥等失血症状。

(2) 休克

当失血量超过800ml时，可出现明显休克现象，如出冷汗、脉搏细数、呼吸浅促、血压降低等。

2. 体征

腹部常无明显体征，可能有轻度腹胀，上腹部相当于溃疡所在部位有轻度压痛，肠鸣音增多。

【辅助检查】

1. 实验室检查

持续检测血红蛋白、红细胞计数和血细胞比容均呈进行性下降趋势。

2. 内镜检查

内镜下胃十二指肠溃疡出血病灶特征现多采用Forrest分级：①Ⅰa：可见溃疡病灶处喷血；②Ⅰb：可见病灶处渗血；③Ⅱa：病灶处可见裸露血管；④Ⅱb：病灶处有血凝块附着；⑤Ⅱc：病灶处有黑色基底；⑥Ⅲ：溃疡病灶基底仅有白苔而无上述活动性出血征象。根据上述内镜表现除Ⅲ外，只要有其中一种表现均可确定为此次出血的病因及出血部位。

3. 选择性腹腔动脉或肠系膜上动脉造影

也可用于血流动力学稳定的活动性出血患者，可明确病因与出血部位，指导治疗，并可采取栓塞治疗或动脉内注射垂体加压素等介入性止血措施。

【治疗原则】

1. 非手术治疗

（1）补充血容量

快速输液、输血。失血量达全身总血量的20%时，输注右旋糖酐或其他血浆代用品；出血量较大时可输注浓缩红细胞，必要时输全血，应保持血细胞比容不低于30%。

（2）禁食、留置胃管

用生理盐水冲洗胃腔，清除血凝块，直至胃液变清。可经胃管注入200ml含8mg去甲肾上腺素的冰生理盐水溶液，每4~6小时1次。

（3）应用止血、制酸等药物

静脉或肌内注射止血药物；静脉给予H_2受体阻断剂、质子泵抑制剂（奥美拉唑）或生长抑素奥曲肽等。

（4）纤维胃镜下止血

胃镜检查明确出血病灶后可同时施行电凝、激光灼凝、注射或喷洒药物、钛夹夹闭血管等局部止血措施。

2. 手术治疗

（1）手术指征

①严重大出血，短期内出现休克，或较短时间内（6~8小时）需要输入较大量血液（>800ml）方能维持血压和血细胞比容者。②年龄在60岁以上伴血管硬化症者自行止血机会较小，应及早手术。③近期发生过类似的大出血或合并溃疡穿孔或幽门梗阻。④正在进行药物治疗的胃十二指肠溃疡患者发生大出血，表明溃疡侵蚀性大，非手术治疗难以止血。⑤纤维胃镜检查发现动脉搏动性出血或溃疡底部血管显露，再出血危险大者。

（2）手术方式

①胃大部切除术，适用于大多数溃疡出血的患者。②溃疡底部贯穿缝扎术，在病情危急，不耐受作胃大部切除术时，可采用单纯贯穿缝扎止血法；若切除溃疡有困难而予以旷置时，应贯穿缝扎溃疡底部出血的动脉或结扎其主干。③在贯穿缝扎处理溃疡出血后作迷走神经干切断加胃窦切除或幽门成形术。

【护理评估】

1. 健康史

评估患者的年龄、性别、职业、饮食、生活习惯、性格特征、药物使用情况，特别是有无非甾体类抗炎药和皮质类固醇等药物服用史。

2. 身体状况

(1) 症状：评估患者有无呕血和黑便以及量和性质。

(2) 体征：查看腹部有无膨隆。听诊查肠鸣音是否亢进。

(3) 全身情况：观察患者生命体征的变化，有无冷汗、手足湿凉、面色苍白、脉搏细数、血压下降、呼吸急促等休克症状。

3. 心理-社会状况

评估患者及家属对大量呕血或黑便的焦虑、恐惧程度，对疾病知识及治疗方法的了解程度，经济状况。

【护理诊断】

1. 体液不足

与胃十二指肠溃疡大出血致血容量降低有关。

2. 营养失调，低于机体需要量

与失血、炎症和创伤等所致的高消耗有关。

3. 焦虑或恐惧

与突发胃十二指肠溃疡大出血和担心预后有关。

4. 潜在并发症

出血、腹腔感染、吻合口瘘、消化道梗阻、倾倒综合征和低血糖综合征及肝、肾功能障碍等。

【护理措施】

1. 非手术治疗护理/术前护理

(1) 心理护理

首先安排患者卧床休息，保持安静，因安静休息有利于止血。及时清除呕血或黑便后的血液或污物，减少不良刺激，护理人员要冷静果断完成各种治疗抢救措施，关心安慰患者。从而消除患者紧张、恐惧心理。

(2) 体位

绝对卧床，血压低取平卧位，血压平稳后可采取半卧位。发现大出血、休克，应立即将双下肢抬高，保持呼吸道通畅，头偏向一侧，避免误吸。

（3）饮食护理

大量呕血伴恶心、呕吐者应禁食，少量出血无呕吐者，可进温凉清淡无刺激性流质，出血停止后改为半流质，宜少量多餐，以营养丰富易消化的饮食为主。

（4）补充血容量

给予氧气吸入。迅速建立2条静脉通道以补充血容量，输液开始宜快，可加压，在此基础上及时配血和备血，但对年老体弱者应注意避免输血、输液过快过多而引起急性肺水肿，如有异常及时通知医师。

（5）药物护理

按时应用止血药物，经胃肠减压管灌注加入冰生理盐水200ml加去甲肾上腺素8mg，使血管收缩而达到止血的目的。静脉给H_2受体阻断药（如法莫替丁）或质子泵抑制剂（如奥美拉唑）；静脉应用生长抑素等。

（6）严密观察病情变化

每30分钟测生命体征1次，有条件者进行心电监护。观察呕吐物及大便的量、色、性质和次数，估计出血量并及时记录。准确记录24小时出入量。应密切观察患者意识，末梢循环、尿量等变化，注意保暖。如患者由于卧位改为半卧位即出现脉搏增快、血压下降、头晕、出汗，甚至晕厥，则表示出血量大，应立即抢救。

（7）急症手术准备

若经止血、输血等处理，而出血仍在继续者，应配合做好急症手术准备。

2. 术后护理

（1）心理护理

本组患者由于发病突然，表现为剧烈腹痛、病情危重，多数患者需紧急手术治疗，加之患者对住院环境的陌生，因而产生焦虑、恐惧心理。因此护理人员要体贴关心患者，语言温和，态度和蔼。消除患者紧张害怕的心理，各项护理操作轻柔，准确到位，减轻其痛苦。为患者创造安静无刺激的环境，缓解患者的焦虑。

（2）术后监护

①术后置患者于监护室，妥善安置患者。主管护士及时了解麻醉及

手术方式，对腹腔引流管、胃管、氧气管、输液管妥善固定。若为硬膜外麻醉应平卧4~6小时，若为全麻在患者未清醒前应去枕平卧，头偏向一侧，保持呼吸道通畅。术后6小时重点监测血压平稳后取半卧位，有利于呼吸并防止膈下脓肿，减轻腹部切口张力有效缓解疼痛。②密切观察生命体征及神志变化，尤其是血压及心率的变化。术后3小时内每30分钟测量1次，然后改为1小时测量1次。4~6小时后若平稳改为4小时测1次。

（3）胃肠减压的护理

①密切观察胃管引流的颜色及性质，记录24小时引流量。胃大部切除术后多在当天有陈旧性血液自胃管流出，24~48小时内自行停止转变为草绿色胃液。②保持有效的胃肠减压，减少胃内的积气、积液，维持胃处于空虚状态，促进吻合口早日愈合。观察胃管是否通畅，发现胃管内有凝血块或食物堵塞时及时用注射器抽出，生理盐水10~20ml反复冲洗胃管致其通畅。③留置胃管期间给予雾化吸入每日2次，有利于痰液排出，并可减轻插管引起咽部不适。④做好健康指导。主管护士应仔细讲解胃管的作用及留置的时间，取得患者的合作。防止其自行拔管，防止重复插管给患者造成痛苦和不良后果。

（4）腹腔引流管的护理

腹腔引流管要妥善固定，避免牵拉、受压、打折。保持其通畅。术后24小时注意观察有无内出血的征兆，一般术后引流量≤50ml，淡红色，多为术中冲洗液。引流液黏稠时经常挤捏管壁保持通畅。每日更换引流袋防止逆行感染，同时利于观察。术后3~5天腹腔引流液<10ml可拔除引流管。

（5）饮食的护理

胃大部切除胃空肠吻合术，由于消化道重建改变了正常的解剖生理关系。因此饮食要少食多餐，循序渐进。术后24~48小时肠蠕动恢复可拔除胃管，当日可少量饮水。第2日进全流食50~80ml/次，第3日进全流食100~150ml/次，避免可导致胃肠胀气的食物，以蛋汤、菜汤、藕粉为好。第6日进半流全量，术后10~14天进干饭。2周后恢复正常饮食。

（6）术后常见并发症的观察与护理

1）术后出血：术后严密观察血压及脉搏变化，腹腔内出血常表现为失血性休克症状，伴有腹胀、全腹压痛、反跳痛明显等腹膜刺激征。因此护理中要严密观察患者腹部变化。

2）感染：饱餐后的胃、十二指肠急性穿孔造成弥漫性腹膜炎，术后可能出现腹腔或切口感染。患者一般术后3~5天体温逐渐恢复正常，切口疼痛消失。若此时体温反而增高，局部出现疼痛和压痛，提示炎症的存在。本组病例中2例术后第4~5天患者体温升高，出现伤口感染，给予拆除部分缝线，充分引流每日伤口换药，约2周后愈合。

3）吻合口梗阻：吻合口梗阻表现为患者拔除胃管或进食后腹胀，伴有呕吐胃内容物可混有胆汁液体。本组2例患者出现吻合口梗阻，碘剂造影显示胃空肠吻合口狭窄，考虑为炎性水肿。经禁食、输液等保守治疗后水肿消失自行缓解。

【健康教育】

1. 指导患者少食多餐，进食规律。术后1个月内每日进食5~6次，3~6个月恢复每日3餐。术后早期不宜进过甜饮食，餐后应平卧片刻。选择高营养，富含铁、钙、维生素的食物。应以易消化、软烂食物为主，少食油炸、生冷、辛辣刺激性食物。

2. 3个月内避免重体力劳动，注意缓解生活和工作压力。讲解术后迟发性并发症的症状、体征。出现异常时及时就诊。

3. 有烟酒嗜好者戒烟、限酒。

4. 胃十二肠溃疡穿孔修补术后患者，术后3个月后行胃镜检查了解溃疡愈合情况。

第四节　胃和十二指肠溃疡瘢痕性幽门梗阻

胃十二指肠溃疡瘢痕性幽门梗阻指的是幽门附近的溃疡瘢痕愈合后，造成胃收缩时胃内容物不能通过，并因此引起呕吐、营养障碍、水与电解质紊乱和酸碱失衡等一系列改变的情况。

溃疡病引起幽门梗阻的原因有：①幽门痉挛：溃疡活动期幽门括约肌的反射性痉挛。②幽门水肿：溃疡活动期溃疡周围炎性充血水肿。③瘢痕收缩：溃疡修复过程中瘢痕的形成及其收缩，也可因前两种因素同时存在而加重。前两种情况属于间歇性的，不构成外科手术适应证。而瘢痕性幽门梗阻则需手术 方能解除梗阻。

十二指肠溃疡后所致的瘢痕性幽门梗阻远较胃溃疡为多见。

【临床表现】

1. 症状

突出的症状是呕吐，呕吐的特点为朝食暮吐、呕吐宿食；呕吐量大，一次可达 1～2L；呕吐物有酸臭味，吐后自觉舒适，常有患者自行诱吐以缓解上腹胀满之苦。

2. 体征

体检时所见为营养不良（皮肤干燥松弛，皮下脂肪消失），上腹隆起，有时可见自左肋下至右上腹的胃蠕动波，手拍上腹部时有振水音。少数患者胃可以极度扩大，其下极可达下腹中部，使整个腹部隆起，易误认为是肠梗阻。有碱中毒低血钙时，耳前叩指试验（Chvostek 征）和上臂压迫试验（Trousseau 征）可呈阳性。

【辅助检查】

1. 胃镜检查

胃腔于空腹时潴留液增多，甚至可见残存宿食；幽门变形及变窄，镜管不能通过。

2. X 线钡餐检查

胃高度扩大，胃张力减低，钡剂入胃后即下沉。若数小时后胃内仍有25%以上的残留钡剂，诊断即可成立。

【治疗原则】

1. 非手术疗法

适于因活动性溃疡并发幽门水肿及痉挛所致的幽门梗阻或为手术治疗做准备。具体方法有：①禁食，胃肠减压，必要时以温生理盐水洗胃3～7 天。②抗酸、解痉及用胃动力药物。③纠正水、电解质失衡。④全肠外营养支持及适量输血。

2. 手术治疗

（1）术前准备

①纠正脱水，低钾、低氯、碱中毒。②改善营养不良。③给予 H_2 受体阻断剂或质子泵抑制剂。④持续胃肠减压。⑤术前 3 天起温盐水洗胃，术日清洁洗胃。

（2）术式选择

①胃大部切除术：适于胃酸高、溃疡疼痛症状较重的年轻患者。②胃窦切除加迷走神经切断术及幽门成形加迷走神经切断术：可按术者经验选用。③胃空肠吻合术：适用于年老体弱、全身情况差者。

（3）术后问题

①继续加强营养支持。②给予 H_2 受体阻断剂或质子泵抑制剂。

【护理评估】

1. 健康史

评估患者的年龄、性别、职业、饮食、生活习惯、性格特征、药物使用情况，特别是有无非甾体类抗炎药和皮质类固醇等药物服用史。

2. 身体状况

（1）症状：评估患者是否进食后上腹不适；有无食欲减退、恶心等症状；有无呕吐，观看呕吐物的性状及量。

（2）体征：评估患者隆起的上腹部是否存在胃形和蠕动波。手拍上腹部查能否闻及振水声。

（3）全身情况：评估患者营养状况，有无营养不良性消瘦、皮肤干燥；是否存在脱水及电解质紊乱、碱中毒等症状。

3. 心理-社会状况

（1）了解患者对疾病的认知程度，对手术有何顾虑，有何思想负担。

（2）了解亲属对患者的关心程度、支持力度，家庭对手术的经济承受能力。

【护理诊断】

1. 体液不足

与大量呕吐、胃肠减压引起水、电解质的丢失有关。

2. 营养失调：低于机体需要量

与幽门梗阻致摄入不足、禁食和消耗、丢失有关。

3. 焦虑

与长期患病和担心预后有关。

4. 潜在并发症

出血、腹腔感染、吻合口瘘、消化道梗阻、倾倒综合征和低血糖综合征等。

【护理措施】

1. 非手术治疗护理/术前护理

（1）心理护理

对患者应给予热诚的关怀、同情、不嫌脏臭，减轻其紧张，烦躁及怕别人讨厌的心理压力，同时伴有紧张不安的情绪，护士应及时发现，安慰患者，解除其紧张心情。

（2）饮食护理

完全梗阻者手术前禁食；非完全性梗阻者可给予无渣半流质，应少量多餐，给予高蛋白、高热量、富含维生素、易消化、无刺激的食物。

（3）一般护理

患者发生呕吐后清洁口腔，协助给予温开水或生理盐水漱口。必要时更换床单，整理床铺，帮助患者取舒适卧位，将呕吐物的容器及污物拿出病室，使患者有一个安静、清新、舒适的环境。

（4）营养支持

非完全性梗阻者可予无渣半流质饮食，完全梗阻者手术前禁食，以减少胃内容物潴留。根据医嘱静脉补充肠外营养液、输血或其他血制品，以纠正营养不良、贫血和低蛋白血症。

（5）洗胃

术前3日，每晚用300~500ml温生理盐水洗胃，以减轻胃壁水肿和炎症，有利于术后吻合口愈合。

（6）手术准备

术日晨留置导尿管，应配合做好手术准备。

（7）做好护理记录

详细而高质量的护理记录是疾病诊断的重要资料。记录的内容包括呕吐前患者的各种情况，呕吐时伴随的症状。呕吐物的性质、量、色、味及次数，采取的护理措施及效果，同时准确记录24小时出入液量，以利于在患者水和电解质丧失的情况下做出精确的估计，为治疗提出依据。

2. 术后护理

（1）心理护理

患者由于发病突然，表现为剧烈腹痛、病情危重，多数患者需紧急手术治疗，加之患者对住院环境的陌生，因而产生焦虑、恐惧心理。因此护理人员要体贴关心患者，语言温和，态度和蔼。消除患者紧张害怕的心理，各项护理操作轻柔，准确到位，减轻其痛苦。为患者创造安静无刺激的环境，缓解患者的焦虑。

（2）术后监护

①术后置患者于监护室，妥善安置患者。主管护士及时了解麻醉及手术方式，对腹腔引流管、胃管、氧气管、输液管妥善固定。若为硬膜外麻醉应平卧4~6小时，若为全麻在患者未清醒前应去枕平卧，头偏向一侧，保持呼吸道通畅。术后6小时重点监测血压平稳后取半卧位，有利于呼吸并防止膈下脓肿，减轻腹部切口张力有效缓解疼痛。②密切观察生命体征及神志变化，尤其是血压及心率的变化。术后3小时内每30分钟测量1次，然后改为1小时测量1次。4~6小时后若平稳改为4小时测1次。

（3）胃肠减压的护理

①密切观察胃管引流的颜色及性质，记录24小时引流量。胃大部切除术后多在当天有陈旧性血液自胃管流出，24~48小时内自行停止转变为草绿色胃液。②保持有效的胃肠减压，减少胃内的积气、积液，维持胃处于空虚状态，促进吻合口早日愈合。观察胃管是否通畅，发现胃管内有凝血块或食物堵塞时及时用注射器抽出，生理盐水10~20ml反复冲洗胃管致其通畅。③留置胃管期间给予雾化吸入每日2次，有利于痰液排出，并可减轻插管引起咽部不适。④做好健康指导。主管护士应仔细讲解胃管的作用及留置的时间，取得患者的合作。防止其自行拔管，防止重复插管给患者造成痛苦和不良后果。

（4）腹腔引流管的护理

腹腔引流管要妥善固定，避免牵拉、受压、打折，保持其通畅。术后24小时注意观察有无内出血的征兆，一般术后引流量≤50ml，淡红色，多为术中冲洗液。引流液黏稠时经常挤捏管壁保持通畅。每日更换引流袋防止逆行感染，同时利于观察。术后3~5天腹腔引流液<10ml可拔除引流管。

(5) 饮食护理

胃大部切除胃空肠吻合术，由于消化道重建改变了正常的解剖生理关系。因此饮食要少食多餐，循序渐进。术后24~48小时肠蠕动恢复可拔除胃管，当日可少量饮水。第2日进全流食50~80ml/次，第3日进全流食100~150ml/次，避免可导致胃肠胀气的食物，以蛋汤、菜汤、藕粉为好。第6日进半流全量，术后10~14天进干饭。2周后恢复正常饮食。

(6) 术后常见并发症的观察与护理

①术后出血：术后严密观察血压及脉搏变化，腹腔内出血常表现为失血性休克症状，伴有腹胀、全腹压痛、反跳痛明显等腹膜刺激征。因此护理中要严密观察患者腹部变化。

②感染：饱餐后的胃、十二指肠急性穿孔造成弥漫性腹膜炎，术后可能出现腹腔或切口感染。患者一般术后3~5天体温逐渐恢复正常，切口疼痛消失。若此时体温反而增高，局部出现疼痛和压痛，提示炎症的存在。术后第4~5天患者体温升高，出现伤口感染，给予拆除部分缝线，充分引流每日伤口换药，约2周后愈合。

③吻合口梗阻：吻合口梗阻表现为患者拔除胃管或进食后腹胀，伴有呕吐胃内容物可混有胆汁液体。患者出现吻合口梗阻，碘剂造影显示胃空肠吻合口狭窄，考虑为炎性水肿。经禁食、输液等保守治疗后水肿消失自行缓解。

【健康教育】

1. 指导患者少食多餐，进食规律。术后1个月内每日进食5~6次，3~6个月恢复每日3餐。术后早期不宜进过甜饮食，餐后应平卧片刻。选择高营养，富含铁、钙、维生素的食物。应以易消化、软烂食物为主，少食油炸、生冷、辛辣刺激性食物。

2. 3个月内避免重体力劳动，注意缓解生活和工作压力。讲解术后迟发性并发症的症状、体征。出现异常时及时就诊。

3. 有烟酒嗜好者戒烟、限酒。

4. 胃十二肠溃疡穿孔修补术后患者，术后3个月后行胃镜检查了解溃疡愈合情况。

第五节　胃　　癌

胃癌是我国最常见的消化道恶性肿瘤之一，好发于40~60岁，男性明显高于女性，男女比例约为2∶1。胃癌起病隐匿，临床表现缺乏特异性，因此，早期诊断比较困难。胃癌可发生于胃的任何部位，最多见于胃窦部，其次为胃小弯、贲门部，胃大弯和前壁较少见。胃癌的发生是多因素长期作用的结果，近年来发现，胃幽门螺杆菌是胃癌发生的重要原因之一。

在组织病理学上，胃癌90%以上是腺癌，其中又可以细分为乳头状腺癌、管状腺癌、低分化腺癌、黏液腺癌、印戒细胞癌。少见类型包括：腺鳞癌、类癌、小细胞癌、未分化癌等。

【胃癌的扩散与转移】

1. 直接浸润

胃癌组织可沿胃壁浸润生长。侵及黏膜下层后，可沿组织间隙与淋巴网蔓延，扩展距离可达癌灶外5cm。向近端可以侵及食管下端，远端可以浸润十二指肠。胃癌突破浆膜后，易扩散至网膜、横结肠及其系膜、脾、胰腺等邻近脏器。

2. 血行转移

癌细胞浸润血液循环可向身体其他部位播散，形成转移灶。常见转移器官有肝、肺、骨骼等处。

3. 腹膜种植转移

胃癌组织浸润至浆膜外，癌细胞脱落并种植在腹膜和腹腔脏器浆膜，形成种植转移结节。腹膜广泛转移时，可出现大量癌性腹水。直肠前凹的较大种植转移灶可以经肛门触及。

4. 淋巴转移

淋巴转移是胃癌转移的主要途径。胃癌淋巴结转移通常循序进行，但也可发生跳跃转移，即第一站淋巴结无转移而第二站有转移。肿瘤部位不同，需根治性清除的淋巴结分组不同。

【临床表现】

1. 症状

胃癌缺少特异性临床症状，早期胃癌常无症状。常见的临床症状有上腹部不适或疼痛、食欲减退、消瘦、乏力、恶心、呕吐、呕血或黑便、腹泻、便秘、发热等。贲门部癌患者在进食吞咽时有胸骨后剑突后梗阻感，不能进食普食甚至半流饮食。而巨块型幽门部或胃窦部癌都伴有呕吐。晚期患者出现消瘦、贫血。偶有患者以上腹部肿块就诊，多为胃体或胃窦部巨块型癌，多属中晚期。

2. 体征

早期和大部分局部进展期胃癌常无明显体征。晚期胃癌患者可扪及上腹部包块，发生远处转移时，根据转移部位，可出现相应的体征。出现上消化道穿孔、出血或消化道梗阻等情况时，可出现相应体征。

【辅助检查】

1. 实验室检查

粪便潜血试验偶有阳性。血常规可有血红蛋白、红细胞计数下降，血浆蛋白降低。肿瘤指标癌胚抗原（CEA）、CA724、CA19-9 升高。

2. 内镜检查

胃镜检查是确诊胃癌的必需手段，不仅可确定肿瘤的位置，还可获得组织标本以行病理检查。必要时可行超声胃镜检查，以评估胃癌浸润深度及胃周淋巴结转移状况，可用于胃癌的术前分期。而对拟施行内镜下黏膜切除（EMR）、内镜下黏膜下层切除（ESD）等微创手术者必须进行此项检查。

3. 上消化道造影检查

有助于判断胃原发病灶的范围及功能状态，特别是气钡双重对比造影检查是诊断胃癌的常用影像学方法之一。气钡造影可见胃壁病灶处充盈缺损，在病变部可见局限性或广泛性胃壁僵硬，黏膜中断、破坏或变形，溃疡性癌可见腔内龛影，幽门部癌可有部分或完全幽门梗阻。对疑有幽门梗阻的患者建议使用水溶性造影剂。

4. CT 检查

CT 平扫及增强扫描在评价胃癌病变范围、局部淋巴结转移和远处转移状况等方面具有重要价值，可作为胃癌术前分期的常规方法。在胃腔呈良好充盈状态下进行增强 CT 扫描准确性更高。

5. MRI 检查

对CT造影剂过敏者或其他影像学检查怀疑转移者使用。MRI有助于判断腹膜转移状态。

6. PET-CT检查

对常规影像学检查无法明确的转移性病灶，可酌情使用。

7. 腹腔镜检查

对怀疑腹膜转移或腹腔内播散者，可考虑腹腔镜检查。

【治疗原则】

早期发现、早期诊断和早期治疗是提高胃癌疗效的关键。外科手术是治疗胃癌的主要手段，也是目前能治愈胃癌的唯一方法。对中晚期胃癌，积极辅以化疗、放疗及免疫治疗等综合治疗以提高疗效。

1. 手术治疗

（1）根治性手术：则为整块切除包括癌肿和可能受浸润胃壁在内的胃的全部或大部，以及大、小网膜和区域淋巴结，并重建消化道。切除范围：胃壁的切线应距癌肿边缘5cm以上，食管或十二指肠侧切缘应距离贲门或幽门3~4cm。

早期胃癌由于病变局限，较少淋巴结转移，可行内镜下胃黏膜切除术、腹腔镜或开腹胃部分切除术。

扩大胃癌根治术适用于胃癌侵及邻近组织或脏器，是指包括胰体、尾及脾的根治性胃大部切除术或全胃切除术；有肝、结肠等邻近脏器浸润可行联合脏器切除术。

（2）姑息性切除术：用于癌肿广泛浸润并转移、不能完全切除者。通过手术可以解除症状，延长生存期，包括姑息性胃切除术、胃空肠吻合术、空肠造口术等。

2. 化学治疗

是最主要的辅助治疗方法，目的在于杀灭残留的亚临床癌灶或术中脱落的癌细胞，提高综合治疗效果。但4周内进行过大手术、急性感染期、严重营养不良、胃肠道梗阻、重要脏器功能严重受损、血白细胞 $<3.5\times10^9/L$、血小板 $<80\times10^9/L$ 的患者不宜化疗；化疗过程中出现以上情况也应终止化疗。常用的胃癌化疗给药途径有口服、静脉、腹膜腔、动脉插管区域灌注给药等。为提高化疗效果，多选用多种化疗药联合应

用。临床上常用的化疗方案有：①FAM方案由5-FU（氟尿嘧啶）、ADM（多柔比星）和MMC（丝裂霉素）3药组成。②MF方案由MMC和5-FU组成。③EIP方案由CF（叶酸钙）、5-FU和VP-16（依托泊苷）组成。

近年来紫杉醇类（多西他赛）、草酸铂、拓扑异构酶I抑制剂（伊立替康）、卡培他滨等新的化疗药物用于胃癌，含新药的化疗方案呈逐年增高趋势，这些新药单药有效率大于20%，联合用药效果可达50%左右。

3. 其他治疗

包括放射治疗、热疗、免疫治疗、中医中药治疗等。目前尚在探索阶段的还有基因治疗，主要有自杀基因疗法和抗血管形成基因疗法。

【护理评估】

1. 健康史

评估患者的年龄、性别、性格特征、职业、饮食习惯、用药史；患者既往有长期溃疡病史或慢性萎缩性胃炎、胃息肉等胃癌前期疾病史。评估胃癌患者的营养状况、特殊检查结果，了解疾病性质和病理分期。

2. 身体状况

（1）症状：评估患者有无上腹不适、嗳气、反酸、食欲减退；有无进食饱胀、哽噎感；有无呕血和黑便等情况。

（2）体征：评估患者腹部是否膨隆。叩击腹部听有无移动性浊音。触摸腹部查有无肿块，以及了解肿块的大小、活动及压痛程度；左锁骨上有无触及肿大的淋巴结。直肠指诊是否可摸到肿块。

（3）全身情况：评估患者的营养状况，有无贫血、消瘦、乏力、水肿、黄疸等全身表现。

3. 心理-社会状况

胃癌患者对其诊断和预后的恐惧、焦虑程度，患者对疾病、术前各种检查、治疗和护理配合、手术方式和术后康复知识的了解程度。家属对疾病的认知和心理反应，对患者的关心支持情况。家庭对患者手术及术后综合治疗的认识和经济承受能力。

【护理诊断】

1. 焦虑、恐惧或绝望

与对疾病的发展及预后缺乏了解、对疾病的治疗效果没有信心，与死亡威胁、手术、化疗等治疗，以及住院和生活方式改变等因素有关。

2. 营养失调，低于机体需要量

与食欲减退、恶心、呕吐、疼痛、术后禁食或限量进食、消化不良、肿瘤高代谢等因素有关。

3. 体液不足

与呕吐、胃肠减压有关。

4. 疼痛

与癌肿侵及或压迫神经及手术创伤有关。

5. 潜在并发症

吻合口瘘、吻合口梗阻、胃潴留、倾倒综合征。

6. 知识缺乏

缺乏有关胃癌疾病及术后康复知识。

【护理措施】

1. 非手术治疗护理/术前护理

（1）心理护理

在护理工作中要注意发现患者的情绪变化，护士要注意根据患者的需要程度和接受能力提供信息，要尽可能采用非技术性语言使患者能听得懂，帮助分析治疗中的有利条件和进步，使患者看到希望，消除患者的顾虑和消极心理，增强对治疗的信心，能够积极配合治疗和护理。并要求家属配合做好患者的心理护理。

（2）营养支持

胃癌患者要加强营养支持，纠正负氮平衡，提高手术耐受力和术后恢复的效果。能进食者给予高热量、高蛋白、高维生素饮食，食物应新鲜易消化。对于不能进食或禁食患者，应从静脉补给足够能量、氨基酸类、电解质和维生素，必要时可实施全胃肠外营养（TPN）。

（3）无梗阻症状患者的肠道准备

①术前 3 日少渣半流质饮食，如稀饭、面条、米粉、蒸蛋、豆类制品、牛奶等，术前 1 日禁食，予以静脉输液。②术前 3 日予以肠道不吸收抗生素，如甲硝唑 0.2g，庆大霉素 8 万 U，每日 3 次。③术前 3 日口

服维生素K 48mg，每日3次，以补充因服用肠道杀菌剂而致维生素K的合成和吸收的减少。④术前3日口服缓泻剂液状石蜡20～30ml，每日3次；术前1日泡服中药泻剂，如大黄30g、芒硝30g、甘草10g，用500ml开水泡1小时后口服，泡服后大量饮水2500～3000ml以促进肠道的排空。注意观察患者服用泻剂后的效果及不良反应。

（4）有肠梗阻症状患者的肠道准备

①术前准备时间需延长。②禁食，静脉输液。禁服中药泻剂。

（5）其他

术前1日备皮、备血，手术日晨放置胃管、导尿管，防止麻醉及手术过程中呕吐、误吸，便于术中操作，减少手术时腹腔污染。

2. 术后护理

（1）病情观察、饮食活动、胃管的护理、镇痛、营养支持及术后并发症的观察和处理

参见本章第一节“胃和十二指肠溃疡”相关内容。

（2）心理护理

化疗患者大都存在不同程度的心理障碍，特别是首次化疗者，会出现恐惧、疑虑、紧张等心理。对此，应与患者及其家属建立相互信任关系，给患者以诚挚的安慰，鼓励，向患者家属介绍化疗知识，使他们了解可能出现的不良反应，同时介绍一些同类患者的经验与认识，消除他们的顾虑，有信心的接受治疗，积极解答患者及家属提出的问题，帮助患者建立与疾病斗争的信心，积极配合治疗。

（3）用药护理

化疗药物的服用时间、方式、剂量，说明药物不良反应有恶心、呕吐、白细胞下降、脱发等。定期检查血常规、肝肾功能等，注意预防感染。行全胃切除术导致维生素B_{12}的吸收不良并伴有叶酸缺乏引起大细胞性贫血，故应每月肌内注射维生素B_{12} 500μg 1次。

（4）化疗毒副作用护理

①消化道不良反应的护理：进餐时间应避开化疗药物作用的高峰时间。如静脉用化疗药物，最好在空腹时进行，因为通过静脉给予高浓度化疗药物后可能有恶心和呕吐，空腹可减轻恶心、呕吐等症状。如果口

服化疗药物，可能对胃有一定的刺激作用，以餐后服用为好，在药物经过2~3小时后吸收入血液，其浓度达到最高时，即使有消化道反应也是空腹状态，症状会轻得多。②口腔炎：化疗期间嘱患者注意口腔卫生，做到进餐前后漱口。观察口腔黏膜有无溃疡，口含冰块或冷水可预防黏膜溃疡，如黏膜溃疡者给予口泰漱口液含漱。

【健康教育】

1. 保持心情舒畅，注意劳逸结合。胃癌的患者病情得到缓解或相对平稳后，生活要有规律，建立和调节好自己的生物钟，采用适当放松技巧，缓解生活及工作的压力，从而控制病情的发展和促进健康。

2. 与患者一起制定饮食计划，胃癌术后一年胃容量受限，应注意少量多餐，避免辛辣刺激食物的摄入。以高蛋白、高热量、高维生素、低脂肪饮食为主，禁止吸烟和饮酒。由于胃肠道消化吸收功能减弱，应注意定期补充铁剂、钙剂、叶酸、维生素D制剂和维生素B_{12}等营养素。

3. 定期门诊复查。术后1年内，每3个月或半年复查1次，如正常可改为1年检查1次。

4. 向患者讲解有关化疗的知识及必要性，告诉患者胃癌联合化疗的基本方案，说明化疗的不良反应有恶心、呕吐、白细胞下降、脱发等，以及处理这些不良反应的对策，使患者有心理准备。腹腔化疗时嘱患者改变体位，使药物在腹腔内均匀分布，增加药液与腹膜的接触面。指导患者做好口腔护理，预防口腔炎等并发症的发生。

5. 做到早发现、早诊断、早治疗是提高胃癌治愈率的关键。应通过健康教育提高大众的自我保健意识。对下列情况，应深入检查并定期复查：

（1）原因不明的上腹不适、隐痛、食欲不振及消瘦，特别是中年以上者。

（2）原因不明呕血、便血或粪便潜血阳性者。

（3）原有长期胃病史，近期出现胃部症状。

（4）中年既往无胃病史，短期内出现胃部症状。

（5）已确诊为胃溃疡、胃息肉或萎缩性胃炎者。

（6）多年前因胃良性疾病做胃大部切除手术，近年又出现消化道症状者。

第六节 胃 肉 瘤

一、原发性胃恶性淋巴瘤

原发性胃恶性淋巴瘤约占胃恶性肿瘤的5%，但却是最常见的结外淋巴瘤。该病可见于任何年龄，好发于50岁左右，男女发病之比为(2~3)∶1。恶性淋巴瘤分为霍奇金病和非霍奇金病淋巴瘤两种类型，后者占绝大多。多见于胃体中部小弯侧和后壁，始于胃黏膜相关淋巴样组织，逐渐向四周蔓延并侵犯全层。恶性淋巴瘤以淋巴转移为主。

超过90%的胃淋巴瘤与幽门螺杆菌感染有关。早期症状不明显，与很多胃肠道良性或恶性肿瘤症状易混淆，因此会造成临床诊断的困难。

【临床表现】

起初表现为上腹部疼痛或饱胀不适，可持续数年。此外还可出现体重下降、恶心、呕吐、腹胀、消化不良等。与消化性溃疡、胆囊炎、慢性胰腺炎及胃癌相似。乏力、盗汗、发热、黄疸等症状相对少见。部分患者因呕血或黑便而就诊。体格检查有一半患者无体征，常见的体征包括上腹部压痛和肿块。少数患者有肝脾肿大、黄疸和淋巴结肿大。晚期患者有营养不良表现。

【辅助检查】

1. X线钡餐检查

有助于诊断及明确病变的范围。常见广泛性胃壁浸润，呈现巨大黏膜皱襞，排列紊乱，但加压时不变。有时广泛浸润可使胃腔缩小。也可表现多发溃疡或息肉样结节。可有不规则环堤形成，表现为腔内龛影，龛影周围有指压征，类似于溃疡型胃癌。

2. CT检查

表现为胃壁广泛或局部增厚，厚度大多超过2cm，增厚胃壁强化不明显，与正常胃壁间逐渐移行，无明确分界线，可与胃癌鉴别。当病灶内有坏死、出血和水肿时，在增厚的胃壁内可见密度减低区，黏膜面可伴或不伴有溃疡，一般认为增厚的胃壁强化不明显。并可发现直接蔓延侵及肠系膜、大网膜及邻近器官的病变发展；以及区域淋巴结、肝、肺、肾等远处转移。

3. 超声检查

可发现胃部病变及腹腔肿大淋巴结。

4. MRI 检查

可表现为胃壁不规则增厚及黏膜皱褶、黏膜下浸润、肠系膜及腹膜后肿大淋巴结。

5. 胃镜检查

是术前诊断的主要手段，镜下常表现为胃腔内巨大隆起性黏膜下肿块，黏膜皱襞增粗，呈铺路石或脑回状，但黏膜无破坏；或多灶性表浅不规则溃疡，或单发或多发息肉样结节，有的融合成团块。因本病系黏膜下病变，胃镜不易取到病变组织，因此胃镜下观察病变明显而活检阴性时应考虑 PGL。常规活检组织块小，加之活检组织挤压变形，是造成病理误诊的主要原因。应强调多点、多次和深挖活检。

6. 超声内镜（EUS）

EUS 能清楚地显示淋巴瘤与胃壁层次关系及浸润范围，同时可发现胃周肿大淋巴结，对诊断胃淋巴瘤有重要价值。胃淋巴瘤 EUS 声像图特点为：病灶呈低回声，所侵犯胃壁层次结构消失，病灶处胃壁明显增厚，病灶边界清楚，大部分为连续性，少数为多中心，易沿长轴生长。

【治疗原则】

传统以手术为主的治疗，现在大多以化疗为主，部分可行放疗。对于早期胃淋巴瘤，无论手术、化疗或放疗，或者联合治疗，总体的疗效相同。而对于晚期病例，手术无法治愈，应采用化疗，除非有病变部位出血或穿孔的倾向。如果是在术中才诊断淋巴瘤，那么早期病例（ⅠE或ⅡE）应施行包括病灶的胃大部切除；晚期病例应活检经冰冻切片证实；并在术中获取新鲜肿瘤组织，送检流式细胞仪、免疫组化和遗传学检查，同时行骨髓穿刺。

常用的化疗方案有：①CHOP 方案：环磷酰胺 750mg/m^2 静脉滴注，

第1日；多柔比星（阿霉素）500mg/m^2 静脉滴注，第1日；长春新碱 1.4mg/m^2（最大每日剂量 2mg）静脉滴注，第1日；泼尼松 100mg 口服，第1~5日。每3周一疗程重复。②COP 方案：环磷酰胺 400mg/m^2 静脉滴注，第1~5日；泼尼松 100mg/m^2 口服第1~5日，长春新碱 1.4mg/m^2 静脉滴注，第1日。每3~4周一疗程重复。

对于 CD20 阳性的患者还可采用抗-CD20 单克隆抗体利妥昔单抗（美罗华）治疗，一般 375mg/m^2 静脉滴注，第1日，每周重复（4疗程），以作为挽救治疗或联用标准方案化疗（如 CHOP）应用。

放疗可作为手术或化疗的辅助治疗手段。

对于低度恶性的 MALT，根治幽门螺杆菌（阿莫西林、奥美拉唑、甲硝唑、克拉霉素等口服药物进行三联或四联治疗）后可得到完全缓解。

【护理评估】

1. 健康史

评估患者的年龄、性别、性格特征、职业、饮食习惯、Hp 感染史。

2. 身体状况

（1）症状：评估患者有无腹痛，发热，有无呕血、黑便及量。

（2）体征：评估患者腹部触诊有无肿块、肿块大小、活动及压痛程度；有无肝脾大。腹部叩诊查有无移动性浊音。

（3）全身情况：评估患者的营养状况，有无贫血、消瘦、乏力、水肿等全身表现。

3. 心理-社会状况

评估患者对其诊断和预后的恐惧、焦虑程度，患者对疾病、术前各种检查、治疗和护理配合、手术方式和术后康复知识的了解程度；家属对疾病的认知和心理反应，对患者的关心支持情况。家庭对患者手术及术后综合治疗的认识和经济承受能力。

【护理诊断】

1. 焦虑、恐惧或绝望

与对疾病的发展及预后缺乏了解、对疾病的治疗效果没有信心，与死亡威胁、手术、化疗等治疗，以及住院和生活方式改变等因素有关。

2. 营养失调，低于机体需要量

与食欲减退、恶心、呕吐、疼痛、术后禁食或限量进食、消化不良、肿瘤高代谢等因素有关。

3. 体液不足

与呕吐、胃肠减压有关。

4. 疼痛

与癌肿侵及或压迫神经及手术创伤有关。

5. 潜在并发症

吻合口瘘、吻合口梗阻、胃潴留、倾倒综合征。

6. 知识缺乏

缺乏有关胃癌疾病及术后康复知识。

【护理措施】

1. 病情监测

加强病情观察，预防感染及其他并发症的发生。观察患者生命体征的变化，观察腹痛腹胀及呕血、黑便的情况，观察化疗前后症状及体征改善情况。晚期胃癌患者抵抗力下降，身体各部分易发生感染，应加强护理与观察，保持口腔、皮肤的清洁。长期卧床患者，要定期翻身、按摩，指导并协助进行肢体活动，以预防压疮及血栓性静脉炎的发生。

2. 环境护理

休息保持安静、整洁和舒适的环境，有利于睡眠和休息。早期胃癌患者经过治疗后可从事一些轻工作和锻炼，应注意劳逸结合。中晚期胃癌患者需卧床休息，以减少体力消耗。恶病质患者做好皮肤护理，定时翻身并按摩受压部位。做好生活护理和基础护理，使患者能心情舒畅地休息治疗。如有合并症需禁食或进行胃肠减压者，予以静脉输液以维持营养需要。恶心、呕吐的患者，进行口腔护理。此外，环境的控制、呕吐物的处理及进餐环境的空气流通对促进患者的食欲也是极为重要的。

3. 饮食护理

饮食应以合乎患者口味，又能达到身体基本热量的需求为主要目标。给予高热量、高蛋白、丰富维生素与易消化的食物，禁食霉变、腌制、熏制食品。宜少量多餐，选择患者喜欢的烹调方式来增加其食欲。化疗患者往往食欲减退，应多鼓励进食。

(4) 疼痛的护理

疼痛是晚期恶性肿瘤患者的主要痛苦，护理人员应在精神上给予支持，减轻心理压力。可采用转移注意力或松弛疗法，如听音乐、洗澡等，以减轻患者对疼痛的敏感性，增强其对疼痛的耐受力。疼痛剧烈时，可按医嘱予以镇痛剂，观察患者反应，防止药物成瘾。如果患者要求镇痛剂的次数过于频繁，除了要考虑镇痛剂的剂量不足外，也要注意患者的情绪状态，多给他一些倾诉的时间。在治疗性会谈的同时，可给予背部按摩或与医生商量酌情给予安慰剂，以满足患者心理上的需要。

(5) 化疗的护理

无论是对术后或未手术的患者，化疗中均应严密观察药物引起的局部及全身反应，如恶心、呕吐、白细胞减少及肝、肾功能异常等，并应及时与医生联系，及早采取处理措施。化疗期间还应保护好血管，避免药液外漏引起的血管及局部皮肤损害。一旦发生静脉炎，立即予以 2%利多卡因局部封闭或 50%硫酸镁湿敷，局部还可行热敷、理疗等。如有脱发，可让患者戴帽或用假发，以满足其对自我形象的要求。

(6) 心理护理

当患者及家属得知疾病诊断后，往往无法很坦然地面对。患者情绪上常表现出否认、悲伤、退缩和愤怒，甚至拒绝接受治疗，而家属也常出现焦虑、无助，有的甚至挑剔医护活动。护理人员应给予患者及家属心理上的支持。根据患者的性格、人生观及心理承受能力来决定是否告知事实真相。耐心做好解释工作，了解患者各方面的要求并予以满足，调动患者的主观能动性，使之能积极配合治疗。对晚期患者，应予以临终关怀，使患者能愉快地度过最后时光。

【健康教育】

1. 定期门诊复查，若出现腹部不适，应及时就诊，定期化疗。

2. 3 个月内避免疲劳。

3. 保持乐观愉快的情绪。长期出现精神紧张、焦虑、烦躁、悲观等情绪，会使大脑皮质兴奋和抑制过程的平衡失调，所以需要保持愉快的心情。

4. 生活节制注意休息、劳逸结合，生活有序，保持乐观、积极、向上的生活态度对预防疾病有很大的帮助。做到茶饭有规律，生存起居有常、不过度劳累、心境开朗，养成良好的生活习惯。

5. 合理膳食可多摄入一些高纤维素以及新鲜的蔬菜和水果，营养均衡，包括蛋白质、糖、脂肪、维生素、微量元素和膳食纤维等必需的营养素，荤素搭配，食物品种多元化，充分发挥食物间营养物质的互补作用，对预防此病也很有帮助。

6. 适当进行体育锻炼，逐渐增加活动量，以利机体恢复。

二、胃平滑肌肉瘤

胃平滑肌肉瘤占胃恶性肿瘤的1%~3%，胃肉瘤的20%。可见于胃的任何部位，但以近侧胃为多见。可单发也可多发，大小从直径1cm以下到20cm以上不等。最常见的症状是消化道出血，部分患者表现为持续小量出血，另一些患者则以大量黑便或呕血起病。半数以上患者有中上腹隐痛不适，无规律性。如肿瘤增长速度较快、瘤体生长较大可造成瘤体内出血、坏死及囊性变，并在黏膜表面形成溃疡。它的主要转移途径为血行转移，常见的器官为肝，其次为肺。

【临床表现】

1. 腹痛不适或呕吐

表现为上腹部不适、隐痛或剧痛，肿瘤在幽门部可导致梗阻，出现呕吐。

2. 呕血和便血

可突然发生呕血或便血，或同时皆有，为肿瘤部位胃黏膜糜烂、溃疡所致。肿瘤表面的较大血管破溃者，可有大量呕血。

3. 肿块

少数患者在上腹部不适后可发现上腹部肿块。体检时，肿块多可活动、实性、质中等，表面光滑，界限清楚，有分叶状或结节状。

4. 全身症状

少数有低热、消瘦、贫血表现。

【辅助检查】

1. X 线钡餐检查

（1）腔内型：①黏膜下可见圆形或半圆形充盈缺损，边缘光滑，肿瘤表面黏膜皱襞消失，邻近黏膜皱襞柔软；②个别病例见大小不等的溃疡；③胃蠕动达肿瘤边缘。

（2）胃外型：①肿块向腔外生长较大时，胃轮廓呈外压性凹陷变形移位及腔内充盈缺损或龛影形成；②若有胃外巨大肿块同龛影并存，应考虑本型。

（3）哑铃型：肿瘤同时向腔内、外生长，其同内外肿块相连呈哑铃状。

2. B 超检查

上腹部实性肿块或肿块内部有高低不均匀的回声区。

3. CT 检查

胃腔内或向腔外生长的软组织肿块，密度不均匀，形态不规则，肿瘤内可见出血、坏死、囊性变、溃疡形成和钙化，增强后强化不均匀，肿瘤还可直接向周围侵犯胰、结肠、脾等。

4. 胃镜或超声内镜检查

胃镜可见黏膜下肿块，肿瘤表面的黏膜呈半透明状，中央可出现脐样溃疡。如肿瘤较大，肿物周围的桥形皱襞不及良性平滑肌瘤明显，肿块边界不清楚，出现粗大皱襞甚至胃壁僵硬。但腔外型者，因其向腔外生长，特别是胃底大弯侧易漏诊。超声内镜能较清楚地显示胃黏膜五层结构，可明确黏膜下病灶、腔外压迫及肿瘤浸润的深度等，对壁间型和混合型有较大的诊断价值。胃镜活检时应尽可能向黏膜深部钳取，以获得较高的阳性诊断率。

【治疗原则】

只有手术完全切除肿瘤才可能获得治愈。化疗及放射治疗对胃平滑肌肿瘤均不敏感。手术切除原则是完全切除肿瘤，而尽可能保留胃的容量。

1. 局部切除术

适用于小的胃平滑肌瘤。一般距离肿瘤边缘 1~2cm 即可。可采用腹腔镜手术。

2. 胃部分切除或全胃切除

适用于大的肿瘤，尤其是邻近贲门或幽门者，常不能行楔形切除，一般很少有局部淋巴结转移，因此无需行淋巴结清扫。除非肿瘤侵及邻近器官，可连同肿瘤和部分胃一并切除。

【护理评估】

1. 健康史

评估患者的年龄、性别、性格特征、职业、饮食习惯。

2. 身体状况

（1）症状：评估患者有无呕血、黑便以及量，有无诉上腹痛。

（2）体征：评估患者腹部触诊可否扪及肿块以及肿块大小、活动度及压痛程度。

（3）全身情况：评估患者的营养状况，有无贫血、消瘦、乏力。

3. 心理-社会状况

评估患者对其诊断和预后的恐惧、焦虑程度，患者对疾病、术前各种检查、治疗和护理配合、手术方式和术后康复知识的了解程度。家属对疾病的认知和心理反应，对患者的关心支持情况。家庭对患者手术及术后综合治疗的认识和经济承受能力。

【护理诊断】

1. 疼痛：腹痛

与癌细胞浸润有关。

2. 焦虑

与对疾病的不了解，担心手术费用、手术治疗效果有关与患者沟通，让患者说出自己的感受，理解患者感受，向患者讲解疾病相关知识，术前准备，注意事项。还可介绍本院做这种手术的经验，以增强患者的信心，可以建议患者做深呼吸、听轻音乐、聊天等放松心情。

3. 营养失调：低于机体需要量

与食欲减退有关。

【护理措施】

1. 术前护理

（1）心理护理

关心、鼓励患者，增强其对治疗的信心，使患者能积极配合治疗和护理。

（2）饮食护理及营养调整

患者应少量多餐，进高蛋白，高热量、富含维生素、易消化、无刺激的食物。患者起病以来，食欲欠佳，体重减轻约5kg，实验室结果提示中度贫血及低蛋白血症，遵医嘱予以少量多次输血、血浆等，以纠正贫血和低蛋白血症。患者有轻度的电解质紊乱，应遵医嘱以纠正并复查电解质情况。

（3）术前准备

了解患者体温、脉搏、呼吸、血压和出凝血时间，以及心、肝、肾功能，电解质情况；遵医嘱备血，准备术中用物，如特殊药品，X线片，CT、腹带等。

（4）皮肤准备

患者手术部位皮肤无化脓性病灶及其他特殊情况，嘱咐患者术前1天淋浴、理发、剃须、剪指甲，手术日晨做好手术野皮肤准备工作，并更换清洁衣裤。

（5）肠道准备

患者未合并幽门梗阻，术前不需要洗胃，术前晚指导患者口服泻药，交代患者术前12小时禁食，4~6小时禁水。

（6）生活指导

指导患者练习床上大小便，床上翻身及深呼吸、有效咳嗽。

（7）病情监测

手术日晨测量体温、脉搏、呼吸、血压，遵医嘱予以术前用药。

2. 术后护理

（1）体位与活动

全麻未清醒时平卧头偏向一侧（易于口腔分泌物或呕吐物流出，避免窒息）患者清醒后血压平稳的患者取半卧位，利于呼吸及引流，减轻切口疼痛，术后一日可坐起，3~4天可下床在室内活动，7~10天可在走廊活动。

（2）禁食与营养

术后暂禁食，禁食期间，遵医嘱静脉补充液体，维持水电解质平衡并补充营养素。准确记录出入量，保证合理补液，若患者出现营养差或贫血，遵医嘱补充蛋白、血浆或全血。一般术后3~4天胃肠道功能恢复后，实验饮水或米汤，拔出胃管后进流食，逐渐过渡到半流食，全流食，软食，逐渐恢复普通饮食。

（3）病情观察

监测生命体征，每30分钟1次，病情平稳后每1~2小时监测一次。定时观察引流液的颜色、量、性质等。

（4）疼痛的护理

术后1~2天伤口疼痛属正常现象，可用镇疼药缓解（应用镇疼药后出现心悸、气促时应及时报告医护人员进行处理）。

（5）引流管的护理

保持各种引流管通畅，勿扭曲、受压，保持胃肠减压负压吸引有效观察各种引流管颜色，性质和量。正常术后24小时内胃管引出少量暗红色或咖啡色胃液一般300~600ml，量逐渐减少可自行停止，若术后24小时内胃管引出大量鲜血，可能有吻合口出血立即报告医生。术后24~72小时若胃液减少色正常，肠蠕动恢复可拔出胃管。腹腔引流管：观察腹腔内有无出血、渗液。尿管：观察每日尿量，根据尿量多少补充液体量。

（6）鼓励患者早期活动

除年老体弱或病情较重，术后第一天坐起做轻微活动，第2天协助患者下地、床边活动，第3天可在室内活动。患者活动量根据个体差异而定，早期活动可促进胃肠蠕动，预防术后肠粘连和下肢静脉血栓。

（7）术后并发症的护理

①术后出血：严密观察患者的生命体征，包括血压、脉搏、心率、呼吸、神志和体温的变化。禁食和胃肠减压：指导患者禁食。维持适当的胃肠减压的负压，避免负压过大损伤胃黏膜。加强对胃肠减压引流液量和颜色的观察。若术后短期内从胃管引流出大量鲜红色血液，持续不止，应警惕有术后出血，需及时报告医师处理。加强对腹腔引流的观察：观察和记录腹腔引流液的量、颜色和性质；止血和输血：若患者术后发生胃出血，应遵医嘱应用止血药物和输新鲜血等必要时积极完善术前准备，并做好相应的术后护理。

②感染：全麻清醒前取去枕平卧位，头偏向一侧，麻醉清醒后若血压稳定取低半卧位；口腔护理：保持口腔清洁卫生，减少口腔内细菌的生长繁殖。保持腹腔引流通畅：妥善固定引流管：患者卧床时引流管固定于床旁，起床时固定于上身衣服；引流管的长度要适宜；保持引流通畅：确保有效的负压吸引；观察和记录引流液的量、颜色和性质：若术后数日腹腔引流液变混浊并带有异味，同时伴有腹痛和体温下降后又上升，应疑为腹腔内感染，需及时通知医师。严格无菌操作；每日更换引流袋，防止感染。术后早期活动：鼓励患者定时做深呼吸、有效咳嗽和排痰，术后早期协助患者行肢体的伸屈运动，预防深静脉血栓形成，但应根据患者个体差异而决定活动量。

③吻合口瘘或残端破裂：妥善固定胃肠减压和防止滑脱，保持胃肠减压通畅，避免胃管因受压、扭曲、折叠而引流不畅；观察引流液的颜色、性质和量：正常胃液的颜色呈无色透明，混有胆汁时为黄绿色或草绿色；注意观察患者的生命体征和腹腔引流情况。一般情况下，患者术后体温逐日趋于正常；腹腔引流液逐日减少和变清。若术后数日腹腔引流量仍不减、伴有黄绿色胆汁或呈脓性、带臭味，伴腹痛，体温再次上升，应警惕发生吻合口瘘的可能；须及时告知医师，协助处理。保护瘘口周围皮肤：一旦发生瘘应及时清洁瘘口周围皮肤并保持干燥；支持治疗的护理：对漏出量多且估计短期内瘘道难于愈合的患者，遵医嘱给予输液纠正水、电解质和酸碱失衡，或肠内、外营养支持及相关护理，以促进愈合；对继发感染的患者，根据医嘱合理应用抗菌药。

④消化道梗阻：若患者在术后短期内再次出现恶心、呕吐、腹胀，甚至腹痛和停止肛门排便排气，应警惕消化道梗阻或残胃蠕动无力所致的胃排空障碍。护理时应根据医嘱予以：禁食、胃肠减压，记录出入水量。维持水、电解质和酸碱平衡，给予肠外营养支持，纠正低蛋白。对因残胃蠕动无力所致的胃排空障碍患者，应用促胃动力药物，如多潘立酮（吗丁啉）等。加强对此类患者的心理护理，缓解其术后因长时间不能正常进食所致的焦虑不安，甚或抑郁。若经非手术处理，梗阻症状仍不能缓解，应做好手术处理的各项准备。

⑤倾倒综合征：主要指导患者通过饮食加以调整，包括少食多餐，避免过甜、过咸、过浓的流质饮食；宜进低碳水化合物、高蛋白饮食；餐时限制饮水喝汤；进餐后平卧10~20分钟。对晚期倾倒综合征：出现症状时稍进饮食，尤其是糖类即可缓解。饮食中减少碳水化合物含量，

增加蛋白质比例，少量多餐可防止其发生。碱性反流性胃炎：对症状轻者，可指导其遵医嘱正确服用胃黏膜保护剂、胃动力药及胆汁酸结合药物考来烯胺（消胆胺）；对症状严重者需完善术前准备，做好相应心理护理和解释工作，择期行手术治疗。营养相关问题：指导患者在接受药物治疗的同时，加强饮食调节，食用高蛋白、低脂食物，补充铁剂与足量维生素。

【健康教育】

1. 饮食调节

饮食应少量多餐、富含营养素、易消化，忌食生、冷、硬、油煎、酸、辣、浓茶等刺激性及易胀气食物，戒烟酒。

2. 定期复查

术后化疗、放疗期间定期门诊随访，检查肝功能、血常规等，注意预防感染。术后初期每3个月复查一次，以后每半年复查一次，至少复查5年。若有腹部不适、胀满、肝区肿胀、锁骨上淋巴结肿大等表现时，应随时复查。

3. 心理调理

保持良好的心理状态，适当活动。

第七节　十二指肠憩室

十二指肠憩室是部分肠壁向腔外凸出所形成的袋状突起。直径从数毫米至数厘米，多数发生于十二指肠降部，可单发也可多发。75%的憩室位于十二指肠乳头周围2cm范围之内，故有乳头旁憩室之称。

【临床表现】

绝大多数十二指肠憩室没有任何症状，憩室本身也没有特殊体征。十二指肠憩室引起症状者不超过5%，症状都继发于有并发症时。如因憩室内食物潴留引起炎症、溃疡时，出现上腹不适、脐周隐痛、进食后饱胀，并可发生恶心、呕吐、嗳气等症状，此时憩室相应部位可有明显压痛；当憩室压迫胆总管和胰管时，可以出现黄疸、胆道感染和胰腺炎症状；憩室合并的出血可以是慢性小量出血导致贫血，也可以是急性大出血引起呕血及便血；十二指肠降段憩室的穿孔常波及腹膜后引发严重的腹膜后感染。

【辅助检查】

十二指肠憩室的诊断依赖X线钡餐检查，小的十二指肠憩室甚至在X线钡餐检查时也常难发现。憩室的X线表现为与十二指肠腔相连的圆形或分叶状充钡阴影，轮廓整齐，外形可随时改变，阴影内可有气液平面。肠道钡剂排空后憩室内常仍有钡剂残留。

【治疗原则】

1. 非手术治疗

无症状者，可不予处理。非手术治疗包括调节饮食，给予抗酸、解痉、抗炎药物，体位引流等，若症状可得以减轻或缓解则不需手术治疗。

2. 手术治疗

（1）手术指征

①症状确因憩室所致，且内科治疗无效。②十二指肠乳头旁憩室与胆道、胰腺疾病同时存在。③憩室发生出血、穿孔、十二指肠梗阻等并发症。

（2）手术术式

①憩室内翻缝合术：适用于十二指肠降部外侧和横部、升部小的单纯憩室。憩室经肠腔翻入后，于颈部结扎或缝合。②憩室切除术：较大的憩室以及有炎症、溃疡、结石的憩室以切除为宜。③憩室旷置术：对显露困难或切除危险性过大的憩室，可考虑胃部分切除胃空肠吻合术，以转流食物。空肠输入、输出袢间应加侧侧吻合或采用胃空肠“Y”式吻合以保证转流完全。

寻找憩室是手术中的难点，可在手术前服少量钡剂，手术中向十二指肠肠腔注射空气，有助于定位。

【护理评估】

1. 健康史

评估患者的年龄、性别、性格特征、职业、饮食习惯。既往有无腹腔感染史。

2. 身体状况

（1）症状：评估患者有无上腹饱胀不适、恶心及嗳气，饱食后加重。

（2）体征：评估患者腹部触诊察看有无固定的深压痛。

（3）全身情况：评估患者有无波动性黄疸、贫血、营养不良等。

3. 心理-社会状况

（1）了解患者对疾病的认知程度，对手术有何顾虑，有何思想负担。

（2）了解亲属对患者的关心程度、支持力度，家庭对手术的经济承受能力。

【护理诊断】

1. 焦虑

与患者对十二指肠憩室的恐惧、担心治疗效果和预后有关。

2. 营养失调，低于机体需要量

与长期食欲减退、消化吸收不良及导致的消耗增加有关。

3. 疼痛

与十二指肠憩室压痛对腹膜的刺激及手术切口有关。

4. 潜在并发症

出血、穿孔、十二指肠梗阻、梗阻性黄疸、胆管炎、胆石症、急性或慢性胰腺炎、十二指肠瘘等。

5. 知识缺乏

缺乏与康复及综合治疗相关的知识。

【护理措施】

1. 非手术治疗护理/术前护理

（1）体位引流

进食后采取左侧卧位、俯卧位或胸膝位。

（2）其余

参见“胃和十二指肠溃疡”的相关内容。

2. 术后护理

（1）十二指肠瘘的观察和处理

十二指肠瘘多因分离憩室过程中损伤十二指肠壁血管，或过多分离造成肠壁血运障碍，或十二指肠切口缝合过密导致局部缺血。应及时手术，充分引流瘘口处，切忌行瘘口修补术，并经鼻或插管行十二指肠腔内引流减压，同时行空肠造口，术后肠道内营养治疗。

（2）胆总管损伤，急、慢性胰腺炎或胰瘘的观察和处理

胆总管损伤，急、慢性胰腺炎或胰瘘多因分离乳头旁憩室时，误伤或切断了附着于憩室壁处的胆总管，应立即修补，并行胆总管切开置T形管引流。对位于乳头旁憩室尽量避免行内翻或缝闭术，术后应预防性应用生长抑素2~3日，以抑制胰腺分泌，减少胰瘘发生。

（3）十二指肠梗阻的观察和处理

巨大憩室内翻或憩室切除边缘埋入过多，术后均可并发十二指肠梗阻，可先行非手术治疗，包括持续胃肠减压和胃肠道外营养支持治疗，若2周后症状仍无好转，且胃肠造影证实有十二指肠狭窄，可考虑行转流术。

（4）其余

参见“胃和十二指肠溃疡”的相关内容。

【健康教育】

参见“胃和十二指肠溃疡”的相关内容。

第八节　十二指肠血管压迫综合征

十二指肠血管压迫综合征又称为肠系膜上动脉压迫综合征、良性十二指肠淤滞症等，是指十二指肠第三或第四段受肠系膜上动脉（或其分支结肠中动脉）压迫所致的慢性梗阻。有些急性胃扩张也可能是本症的急性梗阻型。本疾病较为少见，多发于20~40岁瘦长体形的青、中年女性。

【临床表现】

1. 长期反复发作的餐后上腹慢性绞痛，有时也有急性发作。

2. 伴有上腹饱胀，偶有隐痛、钝痛的感觉，以及嗳气、恶心和呕吐。呕吐物含有胆汁和隔餐食物。

3. 呕吐常发生于餐后2~3小时或夜间，吐后症状暂缓解。患者进食后站立或坐位易诱发呕吐。

4. 发作时如患者采取某种体位可减轻症状，如俯卧位或左侧卧位、胸膝位、前倾坐位将双膝放在颌下等。

5. 发作时上腹部可偶见胃蠕动波及振水音。

6. 慢性患者常年有间歇性腹痛伴呕吐、厌食和焦虑，体重进行性下降。

【辅助检查】

1. X线检查

腹平片可见胃扩张。钡餐检查见十二指肠扩张，钡剂潴留，水平段特征性垂直外压中断。透视下可见十二指肠逆蠕动，胸膝位或卧位时消失。

2. CT检查

CT可发现十二指肠扩张，并可见肠系膜上动脉与腹主动脉距离缩小，三维立体重建诊断率更高。并可排除十二指肠肿瘤、肠系膜根部淋巴结肿大等其他因素。

【治疗原则】

1. 非手术治疗

急性梗阻发作期时采用此方法。具体方法有：发作时予以禁食、鼻胃管减压或洗胃、用解痉药物、静脉补液及营养治疗。症状缓解后进稀软易消化食物，少食多餐，餐后采俯卧位或左侧卧位。下床活动时可用腹带以防止内脏下垂。

2. 手术治疗

（1）手术适应证：①男性患者，梗阻症状明显，有典型X线血管压迫征象者，特别是45岁以上的中老年人，宜采用手术疗法。②出现十二指肠高压引起的并发症者，宜在并发症缓解后，择期行手术治疗。③对症状反复发作，影响营养发育者，宜手术解除机械性梗阻，术后仍有症状者，再配合其他综合性非手术疗法。④年轻女性患者，病史短，或并有其他神经者；或虽然反复发作，但对营养发育影响不大，均宜先采用非手术综合治疗。

（2）手术术式：①十二指肠空肠吻合术：吻合口尽可能靠近梗阻部位。在横结肠系膜下将空肠与十二指肠二、三段交界处做侧-侧或端-侧吻合，效果确切。②十二指肠悬韧带松解术：适用于十二指肠悬韧带过短者。③胃空肠吻合术：仅在患者全身情况极差时考虑，一般不宜采用。

【护理评估】

1. 健康史

评估患者的年龄、性别、体型、体重。

2. 身体状况

（1）症状：评估患者有无反复发作性上腹部饱胀、腹痛、呃逆、恶心及呕吐，症状与体位有无关系。

（2）体征：评估患者上腹是否膨隆，部分患者可见胃型。无明显腹部压痛与肌紧张。听诊：肠鸣音正常。

（3）全身情况：评估患者有无消瘦、贫血、脱水及营养不良。

3. 心理-社会状况

（1）了解患者对疾病的认知程度，对手术有何顾虑，有何思想负担。

（2）了解亲属对患者的关心程度、支持力度，家庭对手术的经济承受能力。

【护理诊断】

1. 抑郁/焦虑

与患者对十二指肠血管压迫综合征的恐惧、担心治疗效果和预后有关。

2. 营养失调：低于机体需要量

与长期食欲减退、消化吸收不良及导致的消耗增加有关。

3. 舒适的改变

与十二指肠水平部梗阻有关。

4. 有体液不足的危险

与手术导致失血、体液丢失、禁食禁饮、液体量补充不足有关。

5. 知识缺乏

缺乏与康复及综合治疗相关的知识。

【护理措施】

1. 非手术治疗护理/术前护理

(1) 心理护理

由于长期上腹不适伴有精神抑郁，故往往需要给予必要的心理治疗，以增强治愈的信心。

(2) 饮食护理

急性发作期应禁食，静脉补充营养；症状缓解应多次少量流质饮食；如无症状复发，可逐渐增加饮食，减少餐数。

(3) 体位引流

进食后采取左侧卧位、俯卧位或胸膝位，并将床脚抬高。

(4) 活动

下床活动时可用围腹或腹带防止内脏下垂，加强腹肌锻炼，校正脊柱前凸。

2. 术后护理

参见“胃和十二指肠溃疡”的相关内容。

【健康教育】

参见“胃和十二指肠溃疡”的相关内容。

第十四章 阑尾疾病患者的护理

第一节 急性阑尾炎

阑尾起始于盲肠根部，为一细长而管腔狭小的盲管，仅一端与盲肠相通。阑尾是一个淋巴器官，参与B淋巴细胞的产生和成熟，具有一定的免疫功能。

急性阑尾炎是最常见的外科急腹症之一，可在各个年龄层发病，以青壮年发病率最高，男性比女性发病率高。阑尾腔的机械性梗阻是诱发阑尾急性炎症的主要病因。阑尾腔阻塞后，黏液分泌增多、腔内压力升高致血运发生障碍，阑尾壁充血、水肿，甚至坏死、穿孔。此外，胃肠道疾病（急性胃肠炎、炎性肠病、血吸虫病等）直接蔓延至阑尾，或引起阑尾管壁肌肉痉挛，使其血运障碍引起炎症。同时，在机体或局部抵抗力降低时，阑尾也可因细菌入侵而引起炎症。

【临床表现】

1. 症状

(1) 腹痛

转移性右下腹疼痛伴胃肠道症状是急性阑尾炎的典型症状，也可伴有全身症状。腹痛最初通常定位于上腹部或脐周，程度一般不重，多持续数小时；当炎症波及局部腹膜表面时，疼痛转化为躯体型疼痛，表现为持续疼痛且程度较前加重，通常定位于右下腹。由于阑尾解剖位置的变异，急性阑尾炎的症状可有差异。

(2) 胃肠道症状

病程早期常出现恶心、呕吐，盆腔位阑尾炎可刺激直肠、膀胱引起腹泻、尿痛症状。弥漫性腹膜炎时可致麻痹性肠梗阻。

(3) 全身反应

早期可有乏力、头痛等。急性单纯性阑尾炎患者体温一般在37.5～

38℃，化脓性常伴寒战、高热（体温在 38.5~39℃以上）。如并发门静脉炎可出现黄疸。老年人反应性低，体温可不太高，小儿体温多在 38℃以上。体温升高一般发生在腹痛以后。

2. 体征

典型体征为右下腹局限性固定压痛，多位于麦氏点附近，严重者可有肌紧张及反跳痛。

（1）右下腹压痛

是急性阑尾炎最常见的重要体征。压痛点通常位于麦氏点，可随阑尾位置的变异而改变，但压痛点始终在一个固定的位置上。当炎症加重，压痛的范围也随之扩大。当阑尾穿孔时，疼痛和压痛的范围可波及全腹。

（2）腹膜刺激征

反跳痛、肌紧张、肠鸣音减弱或消失等是壁层腹膜受炎症刺激出现的防卫性反应，提示阑尾炎症加重，出现化脓、坏疽或穿孔等病理改变。

（3）右下腹包块

查体可发现右下腹饱满，可扪及一压痛性包块，边界不清、固定，应考虑阑尾周围脓肿的诊断。

（4）其他体征

包括结肠充气试验、腰大肌试验、闭孔内肌试验、经肛门直肠指诊。

【辅助检查】

1. 实验室检查

多数患者的白细胞计数和中性粒细胞比例增高。

2. 尿常规检查

尿检一般无阳性发现，但盲肠后位阑尾炎可刺激邻近的右输尿管，尿中可出现少量红细胞和白细胞。

3. 粪便常规检查

盆位阑尾炎和穿孔性阑尾炎合并盆腔脓肿时，粪便中也可发现血细胞。

4. X 线检查

对不典型急性阑尾炎有一定帮助，可表现为：①回肠末端反射性肠腔积气积液。②阑尾区条索状气影。③部分患者可发现阑尾结石。④阑尾穿孔后部分患者可产生腹、肠管扩张、积气、积液明显。

5. B超检查

用加压超声探头检查可发现急性阑尾炎的阑尾呈低回声的管状结构，压之形态不改变、僵硬，横切面呈同心圆似的靶样结构图像，并以此特征作为急性阑尾炎的超声诊断标准。

【治疗原则】

1. 非手术治疗

（1）适应证：急性单纯性阑尾炎，有其他手术禁忌者；阑尾周围脓肿已有局限趋势，并中毒症状不重者。待脓肿消散后3个月，再考虑阑尾切除。

（2）治疗方法：卧床休息，流质饮食或禁食、补液；应用有效抗生素（庆大霉素、氨苄西林）及甲硝唑联合治疗；右下腹热敷或局部理疗，促进炎症消散和吸收；辅以中药、针灸等治疗。

2. 手术治疗

（1）绝大多数急性阑尾炎一旦确诊应及早施行阑尾切除手术。阑尾切除术可以通过开腹或者腹腔镜途径完成，按照阑尾解剖位置选择顺行或逆行切除。

（2）切口一期缝合，术后一般不常规放置引流，对于局部有脓液或阑尾残端处理不满意及处理困难者可考虑放置引流。

（3）术后继续应用抗生素（广谱抗生素联合抗厌氧菌抗生素）治疗。

（4）对于病程超过3~5天，在腹部发现可触及肿物，考虑阑尾周围脓肿的患者，原则上应保守治疗，应接受广谱抗生素、静脉补液、休息等治疗，待炎症消退（一般3个月左右）后再行阑尾切除手术。如肿物逐渐增大、保守治疗无效、患者感染症状加重，可考虑超声引导下穿刺抽脓、冲洗或置管引流，以及手术切开引流。术后加强支持治疗，合理应用抗生素。

【护理评估】

1. 术前评估

（1）健康史

询问患者既往病史，尤其有无阑尾炎发作史、胃和十二指肠溃疡、右侧输尿管结石，育龄妇女特别要注意妇产科疾病，手术治疗史；患者发病前是否有剧烈运动及不洁饮食的诱因；老年患者有无心血管疾病、糖尿病及肾功能不全等病史。

（2）身体状况

①症状：了解腹痛发生的时间、部位、性质、程度及范围，有无转移性右下腹疼痛。

②体征：触诊是否有右下腹固定压痛或压痛性包块，有无腹膜刺激征。

③全身情况：生命体征变化及全身反应，是否出现口渴、出汗、脉率加快、寒战、高热等全身感染中毒症状。

（3）心理–社会状况

急性阑尾炎起病急，腹痛明显，且需紧急手术治疗。术前了解患者及家属对疾病和手术的认知程度，对手术前后的配合及康复知识的掌握程度，同时了解家庭的经济承受能力。

2. 术后评估

评估患者麻醉和手术方式、术中情况、原发病变。若有留置引流管的患者，了解引流管放置的位置、是否通畅及其作用，评估引流液的色、量、性状等。评估术后切口愈合情况，是否发生并发症等。

【护理诊断】

1. 急性疼痛

与阑尾炎症刺激壁腹膜或手术创伤有关。

2. 焦虑

与对疾病的发生及预后缺乏了解、生活方式改变有关。

3. 体温过高

与阑尾化脓性感染有关。

4. 潜在并发症

腹腔脓肿、门静脉炎、出血、切口感染、阑尾残株炎及粘连性肠梗阻等。

5. 知识缺乏

缺乏阑尾疾病的相关知识。

【护理措施】

1. 非手术治疗护理/术前护理

(1) 病情观察

定时测量体温、脉搏、血压和呼吸；加强巡视，观察患者的腹部症状和体征，尤其注意腹痛的变化；在非手术治疗期间，出现右下腹痛加剧、发热；血白细胞计数和中性粒细胞比例上升，应做好急诊手术的准备。

(2) 体位护理

卧床休息，取半坐卧位，以降低腹壁张力，减轻疼痛。

(3) 饮食护理

禁食，遵医嘱予以静脉输液。

(4) 避免肠内压力增高

非手术治疗期间，予以禁食，甚至胃肠减压，同时给予肠外营养；禁服泻药及灌肠，以免肠蠕动加快，增高肠内压力，导致阑尾穿孔或炎症扩散。

(5) 控制感染

遵医嘱及时应用有效的抗生素；脓肿形成者可配合医师行脓肿穿刺抽液，根据脓液的药敏结果选用有效的抗生素。

(6) 镇痛

已明确诊断或已决定手术的患者疼痛剧烈时可遵医嘱给予解痉或镇痛药，以缓解疼痛。

(7) 腹腔脓肿的观察和护理

腹腔脓肿是阑尾炎未经有效治疗的结果。以阑尾周围脓肿最常见，也可在盆腔、膈下或肠间隙等处形成脓肿。临床表现有压痛性肿块，麻痹性肠梗阻所致的腹胀，亦可出现直肠、膀胱刺激症状及全身中毒症状等。B 超和 CT 检查可协助定位。可采用 B 超引导下穿刺抽脓、冲洗或置管引流。必要时做好急诊手术的准备。

(8) 门静脉炎的观察和护理

门静脉炎少见。急性阑尾炎时细菌栓子脱落进入阑尾静脉中，可沿肠系膜上静脉至门静脉，导致门静脉炎。表现为寒战、高热、轻度黄疸、肝大、剑突下压痛等。若进一步加重可致全身性感染，亦可发展为细菌性肝脓肿。一旦发现，除应用大剂量抗生素治疗外，做好急诊手术的准备。

(9) 急诊手术前准备

拟急诊手术者应紧急作好备皮、配血、输液等术前准备。

(10) 心理护理

了解患者及家属在紧急情况下的应激反应，通过良好的沟通，告诉患者及家属有关疾病的知识、手术的重要性和手术前后注意事项，以缓解和稳定患者情绪，积极配合治疗及护理。

(11) 用药护理

遵医嘱抗感染、纠正水、电解质平衡紊乱。禁灌肠，禁服泻药，禁用吗啡及哌替啶等镇痛剂，以免掩盖病情变化。

2. 术后护理

(1) 密切监测病情变化

遵医嘱测量体温、脉搏、呼吸、血压，观察腹部症状体征，肛门排气排便情况，及时发现术后并发症，通知医师协助处理。

(2) 体位护理

全麻术后清醒或硬膜外麻醉平卧6小时后，血压、脉搏平稳者，改为半卧位，以降低腹壁张力，减轻切口疼痛，有利于呼吸和引流，并可预防膈下脓肿形成。

(3) 腹腔引流管的护理

阑尾切除术后较少留置引流管，只有在局部有脓肿，或阑尾残端包埋不满意及处理困难时采用，目的在于引流脓液，或若有肠瘘形成，肠内容物可从引流管流出。一般在1周左右拔除。妥善固定引流管，防止扭曲、受压，保持通畅；经常从近端至远端挤压引流管，防止因血块或脓液而堵塞；观察并记录引流液的颜色、性状及量。

(4) 饮食护理

术后当日禁食，遵医嘱静脉输液，第1日进食流质，第2日半流质，3~4日后普食。重症患者待肛门排气后进食流质。

(5) 抗生素的应用

术后应用有效抗生素，控制感染，防止并发症发生。

(6) 早期活动

鼓励患者早期下床活动，以促进肠蠕动恢复，防止肠粘连的发生。手术当日即可下床活动，重症或身体虚弱者应在床上活动，待病情稳定后再下床活动。

(7) 出血的观察和护理

多因阑尾系膜的结扎线松脱而引起系膜血管出血。常发生在术后24~48小时，表现为腹痛、腹胀和失血性休克等。一旦发生出血，应立即输血、补液，紧急手术止血。

(8) 切口感染的观察和护理

切口感染是阑尾切除术后最常见的并发症，多见于化脓性或穿孔性阑尾炎。表现为术后3日左右体温升高，切口局部胀痛或跳痛、红肿、压痛，甚至出现波动等。感染伤口先行试穿抽出脓液，或在波动处拆除缝线敞开引流，排出脓液，定期换药。

(9) 粘连性肠梗阻的观察和护理

粘连性肠梗阻与局部炎性渗出、手术损伤和术后长期卧床等因素有关，不完全梗阻者行胃肠减压，完全性肠梗阻者则应手术治疗。

(10) 阑尾残株炎的观察和护理

阑尾切除时若残端保留过长超过1cm，术后残株易复发炎症，表现为阑尾炎的症状，X线钡剂检查可明确诊断。症状较重者，应手术切除阑尾残株。

(11) 粪瘘的观察和护理

粪瘘少见，发生的原因有残端结扎线脱落、盲肠原有结核或癌肿等病变、手术时因盲肠组织水肿脆弱而损伤等。可于术后数日内见切口处排出粪臭分泌物，其余表现类似阑尾周围脓肿。经换药等非手术治疗后，粪瘘多可自行闭合，少数需手术治疗。

【健康教育】

1. 日常生活指导

术后7~10日拆线，拆线后2~3日允许洗澡、淋浴。1个月内避免增加腹压的剧烈运动。2周左右可恢复日常工作。

2. 社区预防指导

指导健康人群改变不良的生活习惯，如改变高脂肪、高糖、低膳食纤维的饮食习惯，注意饮食卫生。积极治疗或控制消化性溃疡、慢性结肠炎等。

3. 疾病知识指导

向患者提供阑尾炎护理、治疗知识。告知手术准备及术后康复方面的相关知识及配合要点。

4. 出院后自我监测

告诉患者出院后，若出现腹痛、腹胀等不适，应及时就诊。阑尾周围脓肿未切除阑尾者，出院时告知患者3个月后再行阑尾切除术。

第二节 慢性阑尾炎

大多数慢性阑尾炎由急性阑尾炎转变而来，少数病变也可能开始即呈慢性过程。

慢性阑尾炎的阑尾壁一般有纤维化增生肥厚，阑尾粗短坚韧，表面灰白色，可以自行蜷曲，四周可有大量纤维粘连，管腔内存有粪石或其他异物；阑尾系膜也可增厚、缩短和变硬；有时由于阑尾壁纤维化而致管腔狭窄，甚至闭塞。远端管腔内可充盈黏液，形成黏液囊肿。

【临床表现】

1. 症状

（1）腹痛

常为慢性右下腹痛，腹痛可为间歇性发作或持续性隐痛或不适。间歇性腹痛多见且常有典型的急性阑尾炎发作史，以后有多次右下腹痛发作。剧烈活动、饮食不洁可诱发腹痛。

（2）胃肠道功能障碍

表现为上腹部不适、食欲缺乏、腹痛、便秘、大便次数增加等。

2. 体征

主要体征表现为右下腹局限性固定压痛，且压痛常持续存在。部分患者左侧卧位时触诊右下腹可扪及条索样阑尾。

【辅助检查】

X线钡餐

具有意义的表现为透视下显示阑尾有明显压痛；或阑尾未显示，但在盲肠一方有局限性压痛，且压痛点随盲肠位置的改变而移动。

【治疗原则】

慢性阑尾炎诊断明确者，仍以手术切除阑尾为宜。手术既作为治疗手段，也可作为最后明确诊断的措施。

如手术发现阑尾增生变厚、系膜缩短变硬，阑尾扭曲，四周严重粘连，则可证实术前慢性阑尾炎的诊断。若阑尾外观正常，应尽可能检查附近器官（盲肠、末段回肠、小肠系膜、右侧输卵管等），必要时还可以另做一右旁正中切口，以探查胃、十二指肠和胆囊、胆道等有无其他疾病，并做相应的处理。因此，对术前诊断不明确者，以右侧旁正中切口为佳，以便发现异常时做进一步探查。

【护理评估】

1. 健康史

询问患者的一般情况，如女性患者有无停经，月经期，妊娠；了解有无不洁饮食史，有无经常进食高脂肪，高糖、少纤维食物。

2. 身体状况

（1）评估患者腹痛开始时间，持续时间，疼痛性质。

（2）评估患者有无胃肠道反应如厌食，恶心，呕吐，腹泻，便秘，腹胀，排便排气减少。

（3）评估患者有无早期乏力，低热，炎症加重出现全身中毒症状：寒战，高热，脉速，烦躁不安或反应迟钝的症状。

（4）评估患者和家属对有关阑尾炎知识的掌握情况。

（5）评估患者术前准备是否完善。

3. 心理-社会状况

了解患者及家属对急性腹痛及阑尾炎的认知，心理承受程度和对手术的认知。了解妊娠期患者及家属对胎儿风险的认知，心理承受能力及应对方式。

解释阑尾炎的可治性，消除患者及其家属的悲观焦虑情绪，积极配合治疗和护理。

【护理诊断】

1. 疼痛

术前与阑尾炎症有关；术后与手术创伤有关。

2. 恶心、呕吐

与神经反射有关。

3. 体温过高

与阑尾发生化脓性感染有关。

4. 潜在并发症

术前可出现急性腹膜炎、感染性休克、腹腔脓肿、门静脉炎等；术后可出现切口感染、腹腔出血、肠梗阻、肠瘘等。

【护理措施】

1. 手术前护理

（1）一般护理

患者应卧床休息，禁食或给予流质饮食、输液；化脓性坏疽性阑尾炎或阑尾穿孔者，应选用有效的抗生素治疗。

（2）药物护理

在明确诊断之前不宜用吗啡等镇痛剂以免影响诊断、延误病情，同时禁服泻药及灌肠，以免肠蠕动、肠内压增高，导致阑尾穿孔或炎症扩散。

（3）病情观察

①生命体征：体温升高、脉搏、呼吸增快，提示炎症较重，或炎症已有扩散。②观察腹痛和腹部体征：若腹痛加剧，范围扩大，腹膜刺激征更明显，说明病情加重；若腹痛突然减轻，但体征和全身中毒症状迅速加重，常见于阑尾穿孔引起的弥漫性腹膜炎。③阑尾周围脓肿时，若右下腹肿块逐渐增大，体温持续升高，压痛范围扩大，应考虑有脓肿穿破的可能。

（4）心理护理

术前先对患者和家属做术前谈话，对患者要重视心理护理，给予安慰和解释，以减少患者不必要的忧虑。

2. 手术后护理

（1）体位护理

手术后回病房，应根据不同的麻醉给予适当卧位。腰麻患者应去枕平卧6小时，防止脑脊液外漏引起头痛。如全身麻醉，清醒后可取半卧位。

（2）饮食护理

轻症患者术后当日禁食；禁食期间静脉补液，并应用抗生素控制感染。术后1日，进流食，术后第2天半流食，术后3~4天可进普食。重症患者须禁食，待肛门排气，肠蠕动恢复后，进流食，禁止食用胀气食物如牛奶、蚕豆、黄豆等。

（3）早期活动

阑尾炎术后鼓励患者早期活动，以防肠粘连，轻症患者手术后24小时即可下床活动，重症患者也要在床上多做翻身运动，待病情稳定后，及早下床活动。同时增进血液循环加速伤口愈合。出院后仍强调活动以预防肠粘连发生。手术后三个月避免重体力劳动，特别是增加腹压的活动防止切口疝的发生。

（4）术后并发症的观察及护理

①切口感染：是术后最常见的并发症，阑尾穿孔者，切口感染发生率要高于未穿孔者。多因手术时污染切口、存留血肿和异物所致。表现为术后2~3天体温升高，切口局部胀痛或跳痛，局部有红、肿、热、痛或波动感，可局部热敷、理疗，形成脓肿者，应剪去缝线，充分引流。

②腹腔内出血：因阑尾系膜结扎线脱落所致。常发生在术后24小时内表现为腹痛、腹 胀、面色苍白、血压下降、脉搏细数，放置引流管者，可有血性液体自引流管流出口腹腔脓肿：常见部位有盆腔、膈下、肠间隙等处。常发生于术后5~7天，临床表现为体温升高或下降后再度升高，伴有腹痛、腹胀、腹部包块及直肠膀胱刺激症状。以化脓性或坏疽性阑尾炎术后者为多见。

③肠瘘：原因较多，如结扎线脱落，术中误伤盲肠等。一般经非手术治疗后瘘可以闭合自愈。经久不愈时，可考虑手术。

④粘连性肠梗阻：因手术损伤、阑尾浆膜炎症影响等因素。多数患者经非手术治疗可以治愈。

（5）阑尾切除术术后护理

阑尾切除术是外科最古老和最常见的手术之一。现在有开腹切除阑尾和腹腔镜根除阑尾两种术式。①开腹做阑尾根除术，术后保养重恢复体力，阑尾手术虽然是一个常见手术，但它对人体的损伤是存在的，所以可以用食补的方式，但不要太油腻。术后初期饮食选择易消化的食物，两周后基本可以正常饮食。恢复期要注意保持适量的身体活动，减少肠粘连的可能。②腹腔镜做阑尾手术，手术本身创伤会小一些，同样采取食补的方式，只是身体活动可以进行的再早一些。

【健康教育】

1. 术后若无病情变化，一般一周左右可拆线出院。

2. 保持良好的饮食、卫生习惯，餐后不做剧烈运动，饮食上保持清淡易消化，富含粗纤维的食物，多吃新鲜蔬菜水果。

3. 自我监测，出院后如有腹痛腹胀，里急后重感，恶心、呕吐、停止排便、停止排气等应及时就诊。

4. 注意休息，避免劳累，两周内避免重体力劳动。

第三节　其他类型阑尾炎

一、老年急性阑尾炎

老年人血管、淋巴管有退行性改变，阑尾黏膜变薄、脂肪浸润和阑尾组织纤维化，加上血管硬化，组织供血相对减少，故阑尾发炎后容易发生坏死穿孔。老年人对痛觉迟钝，一旦发生该疾病，往往病情更为复杂，且很易延误诊治。

【临床表现】

1. 老年人反应低下，发病时症状不典型，腹痛、压痛、肌紧张、体温升高等症状、体征均较轻。

2. 老年人防御能力弱，急性炎症易扩散，病情发展快，以急性炎症表现至阑尾化脓、坏疽、穿孔、阑尾脓肿形成，可在数天内发生。

3. 老年人常伴发动脉硬化、糖尿病、肾功能不全等，使病情更趋复杂、严重。

【辅助检查】

参见“急性阑尾炎”的相关内容。

【治疗原则】

急性阑尾炎的一般治疗原则也适用于老年患者。必须手术时，年龄本身并非手术治疗的禁忌证。由于老年人阑尾病变的程度常较临床表现为重，故凡症状已较明显者，及时手术切除阑尾更为必要。重要的是注意围术期管理，控制并存疾病所产生的影响，使老年人安全度过围术期。

【护理评估】

参见“急性阑尾炎”的相关内容。

【护理诊断】

1. 焦虑

与对疾病的发生及预后缺乏了解、生活方式改变有关。

2. 疼痛

与阑尾炎症及手术创伤有关。

3. 体温不高、白细胞不升

与老年人免疫系统功能减退有关。

4. 潜在并发症

切口感染、腹腔脓肿，粘连性肠梗阻，心、肺等部位的并发症。

5. 知识缺乏

与缺乏阑尾疾病的相关知识有关。

【护理措施】

1. 减轻焦虑

（1）评估焦虑的原因与程度。

（2）向患者讲解手术的必要性、安全性，解除患者顾虑，增强战胜病痛的信心。

（3）提供相关疾病知识及增加舒适感的方法。

（4）帮助患者熟悉住院环境，关心患者，减轻患者的陌生感。

2. 解除疼痛不适

（1）评估疼痛的部位和性质，以及患者的耐受程度，安排舒适的体位。

（2）手术后待生命体征平稳给予半卧位，松弛腹肌，减轻疼痛，同时促进炎症局限。

（3）做好心理护理，减轻患者焦虑感，缓解心理因素引起的疼痛。

3. 体温、白细胞恢复正常

（1）遵医嘱合理给予抗生素治疗。

（2）定时测量生命体征，准确记录。

（3）术后及早给予半卧位，利于炎症局限和吸收，早期下床活动。

（4）保持皮肤清洁、干燥。

（5）肠功能恢复后，鼓励患者进食，增进营养。

4. 切口感染的预防

密切观察患者生命体征和腹部情况，如发生体温升高、腹痛加重，局部红肿、压痛，立即报告医生，及时给予穿刺、引流、换药的处理。

5. 粘连性肠梗阻的预防

术后6小时改为半卧位，鼓励患者及早下床活动，并密切观察其腹胀、腹痛情况。

6. 其他

给予有关内科疾病的观察和治疗。

【健康教育】

1. 保持心情舒畅，注意劳逸结合，生活有规律。
2. 待肛门排气、肠功能恢复后开始进食，注意少食多餐，避免辛辣刺激食物的摄入。
3. 注意保暖，避免感冒。遵医嘱服用抗炎药物治疗。
4. 保持伤口清洁干燥，待伤口完全愈合后洗澡。
5. 定期门诊复查，并给予有关内科疾病的检查和治疗。

二、妊娠期急性阑尾炎

妊娠期由于消化道位置的改变及妊娠的生理变化，较易发生阑尾炎，一般多发生在妊娠前6个月内。妊娠期间孕妇盆腔器官充血，阑尾炎症发展迅速，因此，阑尾穿孔及坏死率较高。

【临床表现】

1. 妊娠早期急性阑尾炎与一般阑尾炎相似。

2. 随着妊娠的发展，子宫逐渐增大，阑尾逐渐向外上移位，此时如发生急性阑尾炎，其腹痛与局部压痛的位置也有所改变，开始时向上偏移，以后逐渐向右侧或外侧偏移。

3. 至妊娠 8 个月时，阑尾可位于髂嵴上 2cm，盲肠和阑尾逐渐为子宫所遮盖，胀大的子宫将腹前壁向前推移而与炎症阑尾分开，故局部可无明显阳性体征。

4. 右腰部疼痛可能重于腹痛，压痛点也由右下腹转至右腰部或右侧腹部，局部反跳痛和腹肌紧张可能消失。

5. 阑尾炎症严重时可刺激引起子宫收缩增加。

【辅助检查】

参见“急性阑尾炎”的相关内容。

【诊断依据】

妊娠早期急性阑尾炎具有较典型的临床表现而易于诊断。中期以后，随着子宫的增大，临床表现逐渐变为不典型，此时，应根据妊娠期阑尾位置改变的规律，初步确定阑尾的位置，然后与腹痛和压痛点对照，从而做出是否为妊娠期合并急性阑尾炎的诊断。妊娠后期急性阑尾炎的压痛点转移至右腰部或右侧腹部，患者左侧卧位时子宫偏后部可扪到较明显的压痛，对诊断有重要意义。

【治疗原则】

1. 妊娠早期急性阑尾炎

是指处于妊娠 1~3 个月的阑尾炎，与一般阑尾炎一样，症状轻可采用非手术治疗。症状重时在加强保胎基础上手术治疗，理由是手术可致流产。

2. 妊娠中期急性阑尾炎

是指处于妊娠 4~7 个月的阑尾炎，与一般阑尾炎一样，症状轻可非手术治疗，症状重应手术治疗，理由是手术牵拉子宫可引起早产。

3. 妊娠晚期阑尾炎

是指处于妊娠8个月以上的阑尾炎，多数人主张一经确诊立即手术。此类阑尾炎主张尽量不用腹腔引流，加强术后护理，运用广谱抗生素，加强保胎以防流产、早产。

【护理评估】

参见“急性阑尾炎”的相关内容。

【护理诊断】

1. 焦虑

与担心对胎儿有影响、生活方式改变有关。

2. 疼痛

与阑尾炎症及手术创伤有关。

3. 体温过高

与阑尾化脓性感染有关。

4. 潜在并发症

腹腔感染、流产或早产。

5. 知识缺乏

与缺乏阑尾疾病的相关知识有关。

【护理措施】

1. 减轻焦虑

（1）评估焦虑的原因与程度。

（2）提供相关疾病知识及增加舒适感的方法。

（3）建立信任感，解除患者对胎儿过多的顾虑，增强战胜病痛的信心。

（4）帮助患者熟悉住院环境，关心患者，减轻患者的陌生感。

2. 解除疼痛不适

（1）评估疼痛的部位和性质，以及患者的耐受程度。

（2）协助取舒适体位。

（3）手术后待生命体征平稳给予半卧位，松弛腹肌，减轻疼痛，同时促进炎症局限。

（4）做好心理护理，减轻患者紧张情绪，缓解心理因素引起的疼痛。

（5）必要时遵医嘱给予镇痛药，并及时观察疗效。

3. 体温不再升高或恢复正常

（1）遵医嘱合理给予抗生素治疗（选择对胎儿安全的抗生素）。

(2) 定时测量生命体征，准确记录。

(3) 术后及早给予半卧位，利于炎症局限和吸收，早期下床活动。

(4) 保持皮肤清洁、干燥，体温高时采用冰袋、温水擦浴等物理降温。

4. 腹腔感染的预防

密切观察患者生命体征和腹部情况. 如发生体温升高、腹痛加重，立即报告医生，及时处理。

5. 流产和早产的预防

炎症和手术刺激子宫收缩易引起孕妇流产和早产，定时监测胎心和孕妇有无宫缩等体征，配合专科治疗。

【健康教育】

1. 保持心情舒畅，生活有规律。

2. 待肛门排气、肠功能恢复后开始进食，注意开始少食多餐，避免辛辣刺激食物的摄入。肠功能恢复后科学有序地增加营养，保证胎儿发育。

3. 注意保暖，避免感冒。遵医嘱服用对胎儿无影响的抗炎药物治疗。

4. 保持伤口清洁干燥，待伤口完全愈合后洗澡。

5. 定期门诊复查，加强孕期检查和保健。

三、小儿急性阑尾炎

小儿急性阑尾炎的发病年龄以6~12岁最为常见，占90%；3岁以下少见，新生儿罕见。婴幼儿急性阑尾炎发病率虽低，但其诊断困难，穿孔率高，术后并发症多，因而更应早诊断、早治疗。

【临床表现】

1. 腹痛

小儿急性阑尾炎早期的主要临床表现及体征是急性腹痛，并伴有恶心、呕吐。腹痛初期在肚脐周围及上腹部，之后转移至右下腹，查体时，出现右下腹固定压痛。

2. 发热

小儿急性阑尾炎起病初期表现低热，腹痛持续6~8小时后体温在37.5~38℃，此后体温随病情发展，可逐渐升至38~39℃；如阑尾穿孔并发腹膜炎，则可出现持续高热、精神不振等症状；婴儿急性阑尾炎初期均表现哭闹、烦躁不安、频繁呕吐及高热症状。

3. 其他症状

当出现腹膜炎时，患儿腹部肌肉紧张，有压痛，拒绝他人按压腹部，有时伴有腹泻；患儿喜侧卧位，走路时腰不能伸直，弯向右侧；梗阻性阑尾炎因阑尾痉挛，引起较重的腹痛。

【辅助检查】

参见“急性阑尾炎”的相关内容。

【诊断依据】

小儿急性阑尾炎发展快，穿孔率高，需要及早诊断。一般来说，腹痛仍然是小儿急性阑尾炎的主要症状，但小儿不会表达，家长和医生均易疏忽。婴幼儿发病开始时常哭闹不安，有时仅面色苍白和身体蜷缩，极易漏诊。胃肠道症状如恶心、呕吐、腹胀、腹泻等也易被误诊为胃肠炎。高热可以较早出现，可达39℃以上，同时可有精神萎靡、寒战、惊厥及中毒性休克等表现。体检上，腹部触痛和腹肌紧张仍是最重要体征。临床上如疑有急性阑尾炎可能，而屡次体检均发现右下腹有明显触痛，应视为急性阑尾炎。小儿急性阑尾炎时，白细胞往往明显升高，平均在15×10^9/L以上，甚至更高，对诊断和鉴别诊断均有参考价值。

【治疗原则】

儿童的病情发展较快，故一般不主张用非手术疗法（包括各种中医疗法）。未穿孔者可无手术死亡，即使穿孔合并腹膜炎，早期手术的病死率也明显低于延迟手术的病死率。故对小儿急性阑尾炎，治疗的重点在于及时手术，应采取积极的手术治疗，以免延误时机而致阑尾穿孔，引发腹膜炎和休克而危及生命。

【护理评估】

参见“急性阑尾炎”的相关内容。

【护理诊断】

1. 恐惧

与住院手术、生活方式改变有关。

2. 疼痛

与阑尾炎症及手术创伤有关。

3. 体温过高

与阑尾化脓性感染有关。

4. 潜在并发症

急性腹膜炎。

5. 知识缺乏

缺乏阑尾疾病的相关知识。

【护理措施】

1. 减轻恐惧

（1）评估恐惧的原因与程度。

（2）详细介绍住院环境与入院须知，为患儿提供一个舒适、具有家庭气氛的环境。

（3）患儿入院后多陪伴患儿，耐心、通俗地解答患儿提出的问题。提供相关疾病知识及增加舒适感的方法。

（4）向患儿介绍病室内的环境及周围小伙伴，介绍同种疾病的小伙伴痊愈后的情形，以建立信任感和亲切感，解除患儿顾虑，增强战胜病痛的信心。

（5）在检查、治疗、换药前后告诉患儿有关操作的过程、目的，避免突然的疼痛刺激。

2. 解除疼痛不适

（1）评估疼痛的部位和性质，以及患儿的耐受程度。

（2）安排舒适体位，协助患儿取半卧位，可使腹肌松弛，有助于减轻疼痛。

（3）鼓励年长患儿术后早期活动，减少肠粘连，使炎症局限。

（4）做好心理护理，安慰患儿，减轻患者恐惧感，有效缓解心理因素引起的疼痛。指导年长儿掌握放松术，以减轻疼痛。

（5）避免用力咳嗽增加腹压，使切口疼痛，如有咳嗽，可用手按压保护切口，以减轻疼痛。

（6）在诊断未明确前禁用镇痛药。术后切口疼痛不能忍受、影响休息者，遵医嘱可给予镇痛药，并观察疗效。

（7）根据医嘱给予抗生素控制炎症，改善病情。观察切口情况，发现渗血、渗液、局部红肿、膨隆等异常，及时通知医生给予妥善处理。

3. 体温不再升高或恢复正常

（1）遵医嘱合理给予抗生素、退热药，并观察记录降温效果。

（2）定时测量生命体征，准确记录。体温突然升高或骤降时，要随时复查并记录；肛温≥39℃时，给予物理或药物降温，如冰敷、酒精擦浴、温水擦浴等。

（3）术后及早给予半卧位，利于炎症局限和吸收，早期下床活动。

（4）保持皮肤清洁、干燥。出汗过多时，及时更换衣服，并保持床褥清洁、平整。做好口腔和皮肤护理，每日 2 次。

（5）保持室内空气新鲜，每天通风 2 次，每次 15~30 分钟，通风时注意保暖。

（6）能进食者，鼓励患儿多饮水以利尿，加快毒素排出或遵医嘱给予输液、补充电解质。

4. 急性腹膜炎的预防

阑尾炎确诊后，立即手术治疗以防止急性腹膜炎等并发症发生，术后同时密切观察患者腹部情况，如腹痛突然加重，全腹出现腹膜刺激症状，立即报告医生，及时处理。

5. 腹腔出血的预防

术后 6 小时内每 30 分钟测生命体征一次，病情平稳后改为4~6 小时测一次，如患者出现烦躁不安，面色苍白，需立即报告医生，做好紧急处理的准备。

6. 切口感染的预防

术后每 3~5 天每日测量生命体征 4 次，同时密切观察伤口情况，协助医生定时换药并注意无菌原则。

【健康教育】

1. 术前给予家长及年长患儿有关疾病、手术及康复知识的指导。

2. 术后告知家长患儿术后生活起居要有规律，术后2~4周活动量适宜。

3. 待肛门排气、肠功能恢复后开始进食，注意少食多餐，避免辛辣刺激食物的摄入，并保持排便通畅。

4. 注意保暖，避免感冒，咳嗽可增加腹压，引起伤口疼痛甚至疝气。

5. 保持伤口清洁干燥，待伤口完全愈合后洗澡。

6. 术后3个月定期门诊复查。

第十五章　肠疾病患者的护理

第一节　肠　梗　阻

一、粘连性肠梗阻

肠内容物不能正常顺利运行通过肠道时，称为肠梗阻，是外科常见的急腹症之一，而粘连性肠梗阻是肠梗阻最常见的一种类型，占肠梗阻的40%~60%。粘连性肠梗阻是指肠与肠或其他组织粘连致肠管成角或腹腔内粘连带压迫肠管引起的肠梗阻。

粘连性肠梗阻的主要原因是手术后粘连，约80%的患者属于这一类型，如阑尾切除术、妇科手术等。其次为炎症后粘连，多继发于既往盆腔、腹腔内炎症，占10%~20%。

【临床表现】

1. 症状

（1）腹痛

腹痛为阵发性剧烈绞痛，腹痛发作时患者常自觉肠道“窜气”，伴有肠鸣或腹部出现可移动的包块。

（2）腹胀

腹胀多发生于腹痛之后，低位肠梗阻腹胀更为明显，闭袢式肠梗阻可出现局限性腹胀。

（3）呕吐

高位肠梗阻呕吐发生较早，表现为频繁呕吐，初始为胃内容物，其后为胃液、十二指肠液和胆汁。低位肠梗阻呕吐出现较晚，初始为胃内容物，后期为带臭味的肠内容物。

（4）停止排便排气

梗阻发生早期，可以仍有排便排气，随着疾病进展，完全停止排便排气是完全性肠梗阻的表现。

(5) 其他症状

梗阻早期，患者生命体征平稳，随着疾病进展，患者可能出现脱水甚至休克表现。

2. 体征

查体可以观察到不同程度的腹胀，腹壁较薄的患者可以见到肠型和蠕动波。有时梗阻部位可有压痛，当梗阻近端积聚较多液体时可以听到振水音。腹部叩诊多呈鼓音。肠鸣音亢进，可伴有气过水声和高调的金属音。

【辅助检查】

1. 实验室检查

梗阻早期一般无异常发现。应常规检查白细胞计数，血红蛋白，血细胞比容，CO_2 结合力，血清钾、钠、氯及尿便常规。

2. 腹部立卧位X线平片检查

是临床最常用的辅助检查手段之一，根据不同的X线征象能推测梗阻的部位，但对梗阻原因的判断较为困难。肠梗阻时，卧位腹平片可见肠管胀气扩张，立位腹平片则可见多个气液平面。若腹腔内渗出较多时，可见肠间隙明显增宽。小肠梗阻时可见扩张肠管内空肠黏膜皱襞形成的“鱼骨刺”征，结肠梗阻时可见扩张的结肠袋。

【治疗原则】

1. 非手术疗法

对于单纯性、不完全性肠梗阻，特别是广泛粘连者，一般选用非手术治疗；对于单纯性肠梗阻可观察24~48小时，对于绞窄性肠梗阻应尽早进行手术治疗，一般观察不宜超过4~6小时。

基础疗法包括禁食及胃肠减压，纠正水、电解质紊乱及酸碱平衡失调，防治感染及毒血症。还可采用中药及针刺疗法。

2. 手术疗法

粘连性肠梗阻经非手术治疗病情不见好转或病情加重；或怀疑为绞

窄性肠梗阻，特别是闭袢性肠梗阻；或粘连性肠梗阻反复频繁发作，严重影响患者的生活质量时，均应考虑手术治疗。手术方式和选择应按粘连的具体情况而定。①粘连带或小片粘连行简单切断分离。②小范围局限紧密粘连成团的肠袢无法分离或肠管已坏死者，可行肠切除吻合术，如肠管水肿明显，一期吻合困难，或患者术中情况欠佳，可先行肠造瘘术。③如患者情况极差或术中血压难以维持，可先行肠外置术。④肠袢紧密粘连又不能切除和分离者，可行梗阻部位远、近端肠管侧侧吻合术。⑤广泛粘连而反复引起梗阻者可行肠排列术。

【护理评估】

1. 健康史

询问患者的年龄，评估有无感染。饮食不当，既往有无腹部手术史及外伤史，肿瘤等病史。

2. 身体状况

（1）症状：①是否有腹痛，腹胀，呕吐，肛门停止排气排便等症状的出现及出现的时间。②呕吐物、胃肠减压抽出液的性质和量。

（2）体征：①腹部触诊有无腹膜刺激征的出现及变化，是否可扪及包块。②腹部听诊是否有高调肠鸣音。

（3）全身情况：有无生命征的变化，有无眼窝内陷，皮肤弹性差，尿量减少等脱水现象，有无四肢冰冷，面色苍白等休克的表现。

3. 心理-社会状况

评估患者对疾病有无认识，对治疗有无信心，疾病是否引起患者和家属的焦虑和恐惧，患者和家属对疾病的了解程度。了解患者的家庭经济状况及社会关系等。

【护理诊断】

1. 疼痛

与肠内容物不能正常运行、通过障碍，肠蠕动亢进或手术有关。

2. 组织灌注量改变

与肠梗阻致胃肠道血运障碍有关。

3. 舒适度改变

与肠梗阻致肠腔积液、积气有关。

4. 体液不足

与呕吐、禁食、肠腔积液、胃肠减压有关。

5. 潜在并发症

出血、肠粘连、肠坏死、腹腔感染、中毒性休克。

【护理措施】

1. 非手术治疗护理/术前护理

（1）心理护理

向患者及家属解释肠梗阻的发生及治疗，消除其顾虑，增加对疾病治疗的信心，积极配合各项护理治疗。

（2）饮食护理

禁食，梗阻症状解除后可进食流质饮食，忌食引起胀气的食物，如牛奶，同时观察进食后反应。

（3）体位护理

生命体征平稳可采取半坐卧位，使膈肌下降，减轻腹胀对呼吸的影响。

（4）胃肠减压

胃肠减压期间应观察记录引流液的色、量、性状，若发现有血性液，应考虑有绞窄性肠梗阻的可能。

（5）缓解腹痛和腹胀

对于无肠绞窄的患者，可酌情给予阿托品类抗胆碱药物缓解腹痛，但禁用吗啡类镇痛剂，以免掩盖病情。

（6）呕吐的护理

呕吐时扶患者坐起或头偏向一侧，以免发生误吸引起吸入性肺炎或窒息；及时清除口腔内呕吐物，予以漱口，保持口腔清洁，记录呕吐物的色、量、性状。

（7）记录出入水量、合理输液

观察记录呕吐物的量、胃肠减压量、尿量，建立静脉通道，根据医嘱安排输液。

（8）病情观察

遵医嘱进行生命体征的监测，并严密观察腹痛、腹胀、呕吐及腹部体征的情况，症状不见好转或加重，提示有肠绞窄的可能，积极做好术前准备，必要时紧急手术治疗。

2. 术后护理

（1）饮食护理

禁食期间按医嘱补液。待肠蠕动恢复并有肛门排气后开始进食少量流质，如各种汤类，若无不适，再逐步过渡到半流质，如稀饭、蒸蛋、面条等。

（2）体位与活动

血压平稳后予以半卧位，并经常在床上改变体位，可用松软的枕头将腰背部垫起。在病情许可时，尽量帮助患者进行肢体锻炼，早期下床活动，其方法为第1日可扶患者坐在床沿，待适应后，第2日可协助在床旁活动，并逐步扩大活动范围，第3日可室外小范围活动。

（3）管道护理

了解管道的作用，严格无菌操作，妥善固定，防止移位、脱出。保持引流管的通畅，避免受压、扭曲、堵塞；观察记录引流液的色、量、性状，待引流管量少，色清后方可拔除。

（4）并发症的观察护理

术后若出现腹痛、发热、切口红肿或腹腔引流管周围流出较多粪臭味的液体时，提示有切口感染和肠瘘的可能，及时报告医师。

（5）观察病情

观察患者的生命体征，腹部症状和体征的变化。观察腹痛、腹胀的改善程度，呕吐及肛门排气排便情况等。

【健康教育】

1. 嘱患者出院后进易消化食物，少食刺激性食物，避免餐后剧烈活动，保持大便通畅。注意饮食卫生，不吃不洁的食物，避免暴饮暴食。

2. 适当休息，避免重体力劳动。

3. 出院后若有腹痛腹胀，肛门停止排便排气等不适，应及时就诊。

二、肠扭转

肠扭转是一种常见的肠梗阻类型，是一段肠管甚至全部小肠及其系膜沿系膜轴扭转360°~720°，既有肠管本身受压的机械性梗阻，又有肠系膜血管受压造成的血运性梗阻。因此，受累肠管可能迅速发生坏死和穿孔，疾病进展迅速，有较高的死亡率和肠管缺失率。

【临床表现】

1. 突发持续性腹部剧痛，阵发性加重，脐周疼痛，可放射至腰背部。

2. 呕吐频繁，出现较早。

3. 腹胀明显，可表现为不均匀腹胀。

4. 早期即可有腹部压痛，肌紧张不明显，肠鸣音减弱。

5. 腹平片表现为全部小肠扭转，仅见胃十二指肠充气扩张，而小肠充气不多见，部分小肠扭转见小肠普遍充气，并有多个液平面，或者巨大扩张的充气肠袢固定于腹部某一部位，并且有很长的液平面。

【辅助检查】

1. 小肠扭转时的X线检查

可见空肠和回肠换位，或排列成多种形态的小跨度蜷曲肠袢。

2. 乙状结肠扭转时的钡灌肠检查

可见钡剂在扭转处受阻，尖端呈“鸟嘴状”。

【治疗原则】

1. 非手术治疗

早期可先试用非手术疗法，如：①胃肠减压：吸除梗阻近端胃肠内容物。②手法复位：患者膝胸卧位，按逆时针方向手法按摩。

2. 手术治疗

（1）小肠扭转的诊断明确后，虽未出现腹膜炎的症状或体征，也应积极准备手术治疗，早期手术可以降低死亡率，更可减少大量小肠坏死切除后导致短肠综合征的发生率。

（2）手术探查时先行手法复位，同时观察血运，可在肠系膜血管周围注射利多卡因或罂粟碱改善肠道血液循环，切除已经坏死的肠袢，行小肠端-端一期吻合；如果肠管血运可疑，可先行肠外置，24小时后再次探查，切除坏死肠管行肠吻合术。

【护理评估】

1. 健康史

询问患者的年龄，评估患者有无饱餐后立即剧烈活动史，既往有无便秘史。

2. 身体状况

（1）症状：评估患者是否有腹部绞痛，呈持续性疼痛伴阵发性加剧；是否有呕吐，呕吐的次数、量、性质。

（2）体征：评估患者是否有被动的蜷曲侧卧位；腹部听诊有无高调的肠鸣音；是否可触及有压痛的扩张的肠袢。

（3）全身情况：评估患者早期是否有休克的症状。

3. 心理-社会状况

评估患者对疾病有无认识，对治疗有无信心，以及疾病是否引起患者和家属的焦虑和恐惧。

【护理诊断】

1. 疼痛

与肠内容物不能正常运行、通过障碍，肠蠕动亢进或手术有关。

2. 组织灌注量改变

与肠梗阻致胃肠道血运障碍有关。

3. 舒适度改变

与肠梗阻致肠腔积液、积气有关。

4. 体液不足

与呕吐、禁食、肠腔积液、胃肠减压有关。

5. 潜在并发症

出血、肠粘连、肠坏死、腹腔感染、中毒性休克。

【护理措施】

1. 非手术治疗护理/术前护理

（1）心理护理

向患者及家属解释肠梗阻的发生及治疗，消除其顾虑，增加对疾病治疗的信心，积极配合各项护理治疗。

（2）饮食护理

禁食，梗阻症状解除后可进食流质饮食，忌食引起胀气的食物，如牛奶，同时观察进食后反应。

（3）体位护理

生命体征平稳可取半坐卧位，使膈肌下降，减轻腹胀对呼吸的影响。

（4）胃肠减压

胃肠减压期间可观察记录引流液的颜色、量、性状，若发现有血性液，应考虑有绞窄性肠梗阻的可能。

（5）缓解腹痛和腹胀

对于无肠绞窄的患者，可酌情给予阿托品类抗胆碱药物缓解腹痛，但禁用吗啡类镇痛剂，以免掩盖病情。

（6）呕吐的护理

呕吐时扶患者坐起或头偏向一侧，以免发生误吸引起吸入性肺炎或窒息；及时清除口腔内呕吐物，予以漱口，保持口腔清洁，记录呕吐物的色、量、性状。

（7）记录出入水量、合理输液

观察记录呕吐物的量、胃肠减压量、尿量，建立静脉通道，根据医嘱安排输液。

（8）病情观察

遵医嘱进行生命体征的监测，并严密观察腹痛、腹胀呕吐及腹部体征的情况，症状不见好转或加重，提示有肠绞窄的可能，积极做好术前准备，必要时紧急手术治疗。

2. 术后护理

（1）饮食护理

禁食期间按医嘱补液。待肠蠕动恢复并有肛门排气后开始进食少量流食，如各种汤类，若无不适，再逐步过渡到半流食，如稀饭、蒸蛋、面条等。

（2）体位与活动

血压平稳后予以半卧位，并经常在床上改变体位，可用松软的枕头将要腰背部垫起，在病情许可时，尽量帮助患者进行肢体锻炼，早期下床活动，其方法为第一日可扶患者坐在床沿，待适应后，第二日可协助在床旁活动，并逐步扩大活动范围，第三日可室外小范围活动。

（3）管道护理

了解管道的作用，严格无菌操作，妥善固定，防止移位、脱出。保持引流管的通畅，避免受压、扭曲、堵塞；观察记录引流液的色、量、性状，待引流管量少，色清后方可拔除。

（4）并发症的观察护理

术后若出现腹痛、发热、切口红肿或腹腔引流管周围流出较多粪臭味的液体时，提示有切口感染和肠瘘的可能，及时报告医师。

（5）观察病情

观察患者的生命体征，腹部症状和体征的变化。观察腹痛、腹胀的改善程度，呕吐及肛门排气排便情况等。

【健康教育】

1. 嘱患者出院后进易消化食物，少食刺激性食物，避免餐后剧烈活动，保持大便通畅。注意饮食卫生，不吃不洁的食物，避免暴饮暴食。

2. 适当休息，避免重体力劳动。

3. 出院后若有腹痛腹胀，肛门停止排便排气等不适，应及时就诊。

第二节　肠　结　核

肠结核是指结核杆菌在肠道所引起的慢性特异性感染，多见于青壮年，女性患病略多于男性。肠结核所致的肠管狭窄、炎性肿块以及肠穿孔需外科治疗。

肠结核多数继发于肺结核，继发性肠结核最常见的感染方式为肺结核患者吞咽自己的痰液，未被消化而进入肠道，65%～95%的肺结核患者同时伴有肠结核。原发性肠结核少见，原发性肠结核的主要感染原因是饮用被结核杆菌污染的牛奶。比较少见的感染途径还有：结核菌经血液循环进入肝脏后随胆汁进入肠道、急性粟粒性结核经血行播散、由邻近结核病灶直接蔓延、淋巴途径等。

【临床表现】

1. 腹痛

在溃疡型肠结核患者中，腹痛可呈隐痛、钝痛及痉挛性绞痛，多以右下腹及脐周为主，但严重时也可累及上腹部甚至全腹部。而在增生型肠结核患者中，由于肿块持续增大，肠腔狭窄明显，可出现较明显的肠梗阻样腹痛，呈阵发而逐渐加剧的绞痛。腹痛可伴有纳差、恶心、呕吐等非特异性胃肠道症状，也可伴腹胀、停止排气排便等肠梗阻症状。

2. 腹泻

在活动性肺结核患者中出现腹泻症状时应疑有伴发肠结核的可能。腹泻可能是单纯溃疡、部分肠梗阻或肠壁的交感神经丛被累及所导致。腹泻的次数一般每日3~6次，多为稀便，若伴有结肠受累时可有黏液及脓血便。

3. 腹部肿块

在增生型肠结核患者中多见，右下腹可见因梗阻而导致的肠型或直接可触及肿块，肿块多不能推动，质硬，多无压痛。

4. 全身症状

主要表现为结核菌所致的中毒症状，如身体虚弱、食欲不振、体重减轻、低热、盗汗。

【辅助检查】

1. 实验室检查

化验检查可有血红蛋白下降、红细胞沉降率增快。合并肺结核的患者痰找结核杆菌可以呈阳性。粪便浓缩找结核杆菌及结核杆菌培养，尽管阳性率不高，但对痰找结核杆菌阴性的患者具有诊断意义。

2. 消化道钡剂造影

有助于肠结核的诊断，溃疡型肠结核的典型表现为肠管运动加快、痉挛收缩，甚至持续性痉挛产生激惹现象，造成肠管无法被钡剂充盈，而病变的上下肠段均充盈良好，出现所谓的跳跃征。增生型肠结核的典型表现为盲肠和升结肠近段肠腔狭窄、僵硬、黏膜紊乱、结肠袋正常形态消失，可见息肉样充盈缺损，升结肠缩短致回盲部上移，伴有末端回肠扩张时提示回盲瓣受累。

3. 胸部X线片检查

有助于发现肺内可能存在的活动性或陈旧性结核病灶。

4. 结肠镜检查

可明确回盲部或结肠结核的诊断。

【治疗原则】

1. 非手术治疗

抗结核药物治疗，采取早期治疗、联合用药、服药规律、全程督导的原则。常用药物：①异烟肼，日剂量 0.3～0.4g；利福平，日剂量 0.45～0.6g。②乙胺丁醇，日剂量 0.75～1.0g。③对氨水杨酸（PAS），日剂量 8～12g。④链霉素，日剂量 0.75～1.0g。采用二联或三联用药，除 PAS 宜分次口服外，其余口服药均可一次顿服。疗程 6 个月至 1 年，同时应注意支持疗法及护肝治疗。

2. 手术治疗

（1）适应证：适用于回盲部增生型结核包块、肠梗阻、急性穿孔、保守治疗无效的大出血及肠外瘘时。

（2）手术原则：应视病变部位及局部病理改变做相应的肠段切除、右半结肠切除或引流术等，并应继续抗结核治疗。

（3）手术方式：肠切除吻合术或肠造口术。回盲部结核做右半结肠切除，回肠结肠对端吻合术；回肠结核做局部切除，到健康肠管后对端吻合，多发性病变应分段切除吻合，避免做广泛性肠切除术；结核并发梗阻、穿孔、出血、肠外瘘均应切除病变肠段后行肠吻合术，但肠外瘘与周围肠管粘连紧密，甚至包裹成团者，可做病变远近端短路手术或近端造口术，术后加强抗感染及抗结核治疗，待全身情况好转或局部炎症吸收后再行Ⅱ期手术。

【护理评估】

1. 健康史

了解患者的生活环境和劳动强度，以判断是否有诱发因素；评估患者是否接种了卡介苗；是否患过肺结核；服用抗结核药及用药的时间、剂量等，用药后有无耳鸣、耳聋、口唇麻木等药物毒性反应，以便合理的使用抗结核药；家庭成员中是否有结核病史等。

2. 身体状况

（1）症状：评估患者是否有肠炎或肠梗阻的表现，如腹痛、腹胀、腹泻、呕吐及排便不畅等症状。腹痛的性质如何，是否为痉挛性绞痛，与进食和排便有无关联，如进食后加重，排便后缓解。排便习惯有无改变，性质如何，如排便次数增加、稀便或便秘。

（2）体征：评估患者腹部触诊是否有隆起肠形，右下腹是否可以摸到肿块。

（3）全身情况：①评估患者是否有午后低热、盗汗、食欲减退、体重减轻等全身中毒表现。②评估患者营养状况如何，是否为贫血貌。

3. 心理-社会状况

评估患者对疾病有无认识，对治疗有无信心，了解患者的职业，劳动强度，主要经济来源，家庭经济状况及社会关系等。

【护理诊断】

1. 焦虑/恐惧

与不了解疾病的发展及预后、对疾病的治疗效果没有信心、担心手术治疗以及术后生活方式改变等因素有关。

2. 活动无耐力

与心排血量减少，组织灌注不足有关

3. 营养失调：低于机体需要量

与食欲不振、恶心、呕吐有关。

4. 疼痛

与肠内容物不能正常运行、通过障碍，肠蠕动亢进或手术有关。

5. 知识缺乏

缺乏抗结核药物治疗的知识。

【护理措施】

1. 非手术治疗护理/术前护理

（1）心理护理

结核病为慢性疾病，病程长、抗结核药应用时间长，用药过程中易出现毒副作用，加上患者体质弱，自理能力下降，使患者很容易产生悲观厌世的情绪。我们应深入病房，耐心解释病情及预后，解除顾虑，取得患者及家属的支持与配合。调动其积极性，主动配合治疗，对治疗充满信心。

（2）饮食护理

告知患者和家属，充足的营养是促进结核病早日治愈的重要措施之一，鼓励患者进食高蛋白、高热量、富含维生素的食物，如牛奶、鸡蛋、豆类、鱼和水果等。保证总热量在8368～12552kJ/d，其中蛋白质15～20g/(kg·d)。

（3）皮肤护理

肠结核患者由于营养低下，活动无耐力，长期卧床，极易出现皮肤破损。应经常为患者擦浴，按摩受压部位及骨隆突处。保持床单位的清洁干燥，鼓励患者多活动。

（4）用药护理

①大多数抗结核药物对肝脏都有一定的毒性作用，应定时进行肝功能检测。②若出现指趾末端麻木、疼痛，系异烟肼引起的周围神经炎，可遵医嘱予以维生素 B_6 治疗。③若出现耳聋、耳鸣、眩晕等症状，系链霉素、卡那霉素对听觉神经的损害，宜及时停药。④若出现视力改变，系乙胺丁醇对视神经的损害，应及时停药。

（5）病情观察

①腹痛及排便情况：观察患者是否腹痛减轻或加重；观察排便情况，腹泻次数是否减少，是否有排便不畅的情况，或肛门停止排便排气的情况。

②体温和脉搏：应每日 3 次准确测量，以观察其变化，从而判断抗结核药物的疗效。

2. 术后护理

（1）饮食护理

禁食，胃肠减压期间由静脉补充水、电解质，待 2～3 日肛门排气后可拔除胃管，进流质饮食，如各种营养汤类；无不良反应，可改为半流质饮食，如牛奶、粥类、面条、米粉、蒸蛋；术后 1 周可进少渣饮食，应给予高蛋白、高热量、丰富维生素、低渣的食物。

（2）体位与活动

病情平稳者，术后可改为半卧位，以利于腹腔引流。并经常在床上翻身变换体位，可用松软的枕头将腰背部垫起。病情许可时，尽量协助患者早期下床活动，促进肠蠕动恢复，防止肠粘连。其方法为第 1 日可扶患者坐在床沿，待适应后，第 2 日可协助在床旁活动，并逐步扩大活动范围，第 3 日可室外小范围活动。

（3）管道的护理

了解管道的作用，严格无菌操作，妥善固定，防止移位、脱出。保持引流管的通畅，避免受压、扭曲、堵塞；观察记录引流液的色、量、性状，待引流管量少，色清后方可拔除。

（4）用药护理

手术后仍必须继续服用抗结核药物，观察用药的反应。

（5）严密观察病情

观察患者的生命体征，腹部症状和体征的变化。观察腹痛腹胀的改善程度，肛门排气排便的情况。

【健康教育】

1. 保证营养供给，给予高蛋白、高热量的食物。

2. 适当休息，避免重体力劳动。

3. 服药在医师指导下连续服用抗结核药半年至两年，不可间断，并注意观察药物的毒副作用，每月检查血常规、肝功能和听力等。

4. 定期复查。

第三节 肠伤寒穿孔

肠穿孔是伤寒病的严重并发症，发生率为2%~3%，病死率较高。主要发生在青壮年男性患者，穿孔常发生于伤寒发病后2~3周内，但少数患者穿孔前可无症状，易误诊为阑尾穿孔。

肠伤寒病变最显著部位为末段回肠，肠壁的淋巴结发生坏死，黏膜脱落形成与肠纵轴相平行的溃疡。穿孔与溃疡形成的期间一致，多在伤寒病程的2~3周。80%的穿孔发生在距回盲瓣50cm以内；多为单发，多发穿孔占10%~20%。

【临床表现】

1. 伤寒病临床表现

①持续性高热。②表情淡漠。③相对缓脉。④脾大。⑤皮肤玫瑰疹。

2. 肠穿孔症状及体征

①病程2~3周后，突发右下腹痛，迅速弥散至全腹。②右下腹及全腹明显压痛。③肠鸣音消失。④有病例穿孔前有腹泻或便血史。

【辅助检查】

1. 实验室检查

白细胞计数迅速升高，血清肥达反应阳性，大便病原菌培养阳性。

2. X线检查

腹部平片或透视约2/3病例可发现气腹。

【治疗原则】

伤寒肠穿孔确诊后应及时剖腹手术。手术原则为穿孔修补缝合术，并应对术中发现的其他肠壁菲薄接近穿孔病变处一一做浆肌层缝合，以防术后新的穿孔。对病变严重或多发穿孔，可考虑缝合穿孔后加做病变近侧回肠插管造口术。肠切除应严格限制于穿孔过多、并发肠道大出血、患者全身情况允许等少数病例。术后均应放置引流并继续对伤寒病的治疗。

【护理评估】

1. 健康史

询问患者的年龄、性别、职业以及患者的既往史。

2. 身体状况

（1）症状：评估患者腹痛发生的时间、腹痛的部位、程度和性质，是否与饮食有关系，腹痛加剧或减缓的因素，伴随症状。

（2）体征：评估患者腹膜刺激征的程度。

（3）全身情况：评估患者是否有体温初降后升、脉搏加速，呼吸、血压、神志的变化。

3. 心理-社会状况

评估患者及家属对疾病有无认识，对治疗有无信心，了解患者的职业，主要经济来源，家庭经济状况及社会关系等。

【护理诊断】

1. 疼痛

与肠内容物不能正常运行、通过障碍，肠蠕动亢进或手术有关。

2. 焦虑/恐惧

与不了解疾病的发展及预后、对疾病的治疗效果没有信心、担心手术治疗以及术后生活方式改变等因素有关。

3. 有体液不足的危险

与手术导致失血、体液丢失、禁食禁饮、液体量补充不足有关。

【护理措施】

1. 非手术治疗护理/术前护理

（1）心理护理

患者起病急，腹痛较剧烈，且病情发展快，患者缺乏思想准备，担心不能得到及时治疗和预后不良，往往急躁和焦虑。护士应主动关心患者，向患者解释腹痛的原因，以稳定患者情绪，取得患者的积极配合。

（2）体位护理

采取半坐卧位，可使腹腔内炎症局限，减轻全身中毒症状，并有利于积液或脓液引流；其次可使腹肌放松，膈肌下降，有助于改善呼吸功能。

（3）禁食和胃肠减压

可减少胃肠积聚，减少消化液自穿孔处漏出，减轻腹痛和腹胀。

（4）维持水、电解质、酸碱平衡

迅速建立静脉通路，根据医嘱合理安排输液。

（5）加强病情观察

生命体征；腹部体征：患者腹痛加剧，表示病情加重。

2. 术后护理

（1）严密观察病情

术后每2小时测量血压、脉搏、呼吸，连续测量6次正常后可延长间隔时间。

（2）治疗护理

术后继续抗伤寒治疗。

（3）其余参见“肠结核”的相关内容。

【健康教育】

1. 告知患者注意饮食卫生，避免不洁饮食，忌暴饮暴食及坚硬的食物。

2. 继续抗伤寒治疗。

3. 不适随诊。

第四节　非特异性炎性肠疾病

一、溃疡性结肠炎

溃疡性结肠炎是发生在结、直肠黏膜层的一种弥漫性的炎症性病变。它可发生在结肠、直肠的任何部位，以直肠和乙状结肠常见，向上可累及全部结肠甚至于回肠末端 15cm 以内，又称为“倒流性回肠炎”。

溃疡性结肠炎多发生于中青年，20～50 岁最多，男女比例 0.8∶1。病变多累及乙状结肠和直肠，直肠几乎总是受累，也可累及升结肠和其他部位，严重时可累及整个结肠，少数病变可波及末端回肠。

【临床表现】

1. 症状

多数起病缓慢，少数急骤，发作诱因常为精神刺激、疲劳、饮食失调、继发感染。

（1）腹泻

为主要症状，腹泻轻重不一，轻者每日 2～3 次，重者 1～2 小时一次，多为糊状便，混有黏液、脓血，常有里急后重。

（2）腹痛

腹痛一般不太剧烈，部位多局限在左下腹或下腹部；常为阵发性痉挛性疼痛，有腹痛-便意-便后缓解规律。

（3）全身症状

病程较长者常有乏力、食欲缺乏、消瘦、贫血等；急性发作期常有低热或中等发热，重症可有高热、心率加速等全身毒血症状及水、电解质平衡紊乱等。

（4）肠外表现

主要为关节疼痛，皮肤病变（结节性红斑、坏疽性脓皮症）、肝损害和眼病（急性眼色素膜炎、虹膜炎、巩膜炎）等，其发生率较 Crohn 病为低。

2. 体征

部分病例可触及肠壁增厚或痉挛如硬管状的降结肠或乙状结肠；结

肠扩张者有腹胀、腹肌紧张、腹部压痛或反跳痛。

【辅助检查】

1. 粪便检查

黏液脓血便，镜检见大量红、白细胞和脓细胞。

2. 免疫学检查

活动期IgG、IgM常升高，部分患者抗大肠黏液抗体阳性：淋巴细胞毒试验阳性。

3. 血液检查

贫血常见，急性发作期有中性粒细胞增多、红细胞沉降率加速。病程长者血浆总蛋白及白蛋白降低。

4. 结肠镜检查

发作期可见黏膜呈细颗粒状，弥漫性充血、水肿，脆性增加易出血；常见肠壁有糜烂和溃疡，附有黏液和脓性渗出物；晚期有肠壁增厚、肠腔狭窄、假性息肉形成。

5. X线检查

钡剂灌肠可见结肠黏膜粗糙不平、皱襞紊乱、边缘不规则呈锯齿状，晚期可见结肠袋消失、肠壁变硬僵直、肠管缩短失去张力如“铅管”状；炎性息肉者可见充盈缺损。

【治疗原则】

1. 一般治疗

减少体力活动，急性期应卧床休息，不吃乳制品。给予高热量、高维生素（特别是维生素B、维生素C）和少渣饮食，注意蛋白质的补充和纠正贫血。

2. 抗炎治疗

（1）首选柳氮磺吡啶（水杨酸偶氮磺胺吡啶）0.5~1g口服，每日4次。磺胺类药物对控制急性发作有效。

（2）甲硝唑（灭滴灵）0.2~0.4g口服，每日4次（次选）。

（3）氢化可的松100mg加生理盐水60~100ml保留灌肠，每晚1次。

（4）重度发作者，可每日静脉给予氢化可的松100~300mg，或泼尼松龙20~80mg，待症状控制后逐渐减量，并改为口服给药或可的松灌肠。

（5）对于中度或重度发作者，在上述治疗无效时，可试用阿达木单抗，该抗体为抗人肿瘤坏死因子（TNF）的人源化单克隆抗体。

3. 手术治疗

（1）手术指征：①出现急性梗阻、大量出血、穿孔、中毒性巨结肠等并发症者需急诊手术。②暴发型重症病例，经内科治疗1周无效。③慢性病变，反复发作，严重影响工作及生活者。④结肠已经成为纤维狭窄管状物，失去其正常功能者。⑤已有癌变或黏膜已有间变者。⑥肠外并发症，特别是关节炎，不断加重。

（2）手术方式：①肠造瘘术：包括横结肠造瘘术及回肠造瘘术，适合于病情严重，不能耐受一期肠切除吻合术者。②肠切除术：包括结肠大部切除术及全大肠切除，回肠造瘘/回肠储袋-肛管吻合术。

【护理评估】

1. 健康史

询问患者的性别、年龄，既往史是否有反复发作的症状；家族史，过敏史。了解患者过去常使用的有效控制疼痛的方法。

2. 身体状况

（1）症状：评估患者是否有腹泻、脓血便、甚至大量便血的表现，是否有阵发性腹痛，多在左下腹，且在排便后消失或缓解。

（2）全身情况：评估患者是否有消瘦、全身乏力等营养不良症状，是否有头晕、面色苍白等贫血改变。

3. 心理-社会状况

评估患者对疾病有无认识，对治疗有无信心，了解患者的家庭经济状况以及患者家属对患者的支持关心等。

【护理诊断】

1. 焦虑、恐惧

与不了解疾病的发展及预后、对疾病的治疗效果没有信心、担心手术治疗以及术后生活方式改变等因素有关。

2. 疼痛

与溃疡及手术创伤有关。

3. 体液不足

与腹泻、呕吐有关。

4. 营养失调，低于机体需要量

与食欲不振、恶心、呕吐有关。

5. 自我形象改变

与造口有关。

6. 排便异常

与疾病有关。

7. 知识缺乏

缺乏有关溃疡性结肠炎的医护有关知识。

【护理措施】

1. 非手术治疗护理/术前护理

（1）心理护理

由于本病病程持续，影响日常生活，患者易产生焦虑或抑郁情绪，护士应经常深入病房，耐心解释病情及预后，解除顾虑，取得患者及家属的支持与配合。调动其积极性，主动配合治疗，使其对治疗充满信心。

（2）饮食护理

饮食要规律，宜进食营养丰富而又清淡的食物，避免刺激、辛辣、生冷的食物，如辣椒，咖啡，浓茶等，忌饮酒。急性发作期进食无渣的流质或禁食，予以胃肠外营养。

（3）体位与活动

急性发作时应卧床休息，病情稳定时可适当的下床活动。

（4）病情观察

测量生命体征，观察大便的量、色及性状。

（5）肛周的护理

做好肛周的清洁卫生，保持患者肛周的皮肤清洁干燥，防止皮肤破损和感染。因为大便次数多，患者肛周的皮肤易出现潮红，甚至糜烂，所以每次大便后用温水或高锰酸钾溶液水清洗肛门及肛周皮肤，待干燥后再涂以氧化锌软膏保护。

2. 术后护理

（1）心理护理

由于行全结肠切除术，术后大便次数多，致使患者心理变化，护士应尊重和理解，给予患者心理安慰和支持，耐心解释病情及预后，解除患者顾虑，帮助患者树立战胜疾病的信心。

（2）饮食护理

禁食，予以全胃肠外营养，待肠道功能恢复后给予流质饮食，如各种营养汤类；1～2 日后可改为半流质饮食，如牛奶、粥类、面条、米粉、蒸蛋；再逐步过渡到高蛋白、高热量、低渣、低脂的软食。

（3）体位与活动

病情平稳者，术后可改为半卧位，以利于腹腔引流。并经常在床上翻身变换体位，可用松软的枕头将腰背部垫起。病情许可时，尽量协助患者早期下床活动，促进肠蠕动恢复，防止肠粘连。其方法为第 1 日可扶患者坐在床沿，待适应后，第 2 日可协助在床旁活动，并逐步扩大活动范围，第 3 日可室外小范围活动。

（4）管道的护理

了解管道的作用，严格无菌操作，妥善固定，防止移位、脱出。保持引流管的通畅，避免受压、扭曲、堵塞；观察记录引流液的色、量、性状，待引流管量少，色清后方可拔除。

（5）帮助患者重建控制排便的能力

根据排便的时间和规律定时给予便器，促使患者按时排便；指导患者进行肛门括约肌和盆底肌收缩锻炼。

【健康教育】

1. 讲解此病的诱发因素、治疗后效果，并保持情绪稳定。

2. 指导患者饮食，保证足够的热量、蛋白质、无机盐，以增强体质，利于病情缓解。不宜吃油炸食物，烹调各种菜肴应尽量少油。在发作期，因不能食用蔬菜，应注意适量补充肠内营养制剂。严重发作时，前几日宜禁食，静脉内补充营养，使肠道得以休息并保证机体的需求。禁食刺激性食物，并避免牛奶和乳制品。

3. 急性发作期必须卧床休息。精神神经过度紧张者，可适当服用镇静剂。

4. 注意饮食有规律，起居有常、避免劳累，戒除烟酒，预防肠道感染。

5. 按时正确服药，配合治疗和护理。

二、克罗恩病

克罗恩（Crohn）病是一种慢性非特异性肉芽肿性炎症疾病，可发生于消化道任何部位，好发于末端回肠和右半结肠。其特征是病变呈跳跃式分布，肠壁全层受累。

Crohn 病以年轻者居多，女性多于男性。病变可侵犯胃肠道的任何部位，但主要累及末端回肠。病变肠段的分布多呈节段性，和正常肠段的分界清楚。炎性病损可累及肠壁各层。

【临床表现】

1. 症状

（1）发病特点

男女发病率大致相当，但中青年人常见，60%的患者<40 岁，病变可位于胃肠道的任一部位。

（2）病史

大多患者发病较缓，呈间歇性腹痛，常可持续数月；少数起病急的多位于右下腹或脐周，呈痉挛性疼痛；患者常伴发腹泻，每日 2～5 次，多为稀便，约 30%患者可有便血，也可仅为便潜血阳性，少数为脓血便。如发生不全性肠梗阻者，则有便秘、低热、食欲减退以及消瘦、贫血。

（3）肠外表现

可有口疮性口炎、眼虹膜炎、结膜炎、葡萄膜炎；皮肤结节性红斑、坏死性脓皮炎、游走性关节炎、关节强硬性脊椎炎；肾病综合征、肾淀粉样变性；贫血、血小板增多症等。

2. 体征

患者多有贫血、消瘦，部分患者腹部可触及肿块，多位于右下腹部，腹部柔软，右下腹部常有深压痛，20%～25%以肠梗阻就诊。

【辅助检查】

1. 实验室检查

（1）贫血及红细胞沉降率增快、白细胞计数升高。

（2）粪便潜血试验阳性，有时可见红细胞、白细胞。

2. X线检查

胃肠钡餐检查主要表现是节段性肠道病变，呈“跳跃”现象，多见于回肠末端与右半结肠，病变黏膜皱襞粗乱、有裂隙状溃疡，呈铺路卵石征，肠腔轮廓不规律，单发或多发性狭窄，瘘管形成或息肉与肠梗阻的X线征象。

3. 结肠镜检查

可见整个结肠至回肠末端，黏膜呈慢性炎症、铺路卵石样改变和裂隙状溃疡以及肠腔狭窄、炎性息肉等，病变呈节段分布，组织活检有非干酪性肉芽肿形成。

【治疗原则】

1. 内科治疗

给以肾上腺皮质激素、柳氮磺吡啶（水杨酸柳氮磺吡啶，SASP），对有活动性症状者有效，前者用于早期较急性者，后者用于慢性病例。甲硝唑则多对有继发感染者有效。

2. 手术治疗

（1）适应证：继发慢性肠梗阻、急性肠穿孔、肠道大出血、慢性肠穿孔形成瘘、脓肿、诊断困难、不能排除恶性病变或肠结核者。

（2）手术方式：短路手术、短路及旷置术、肠管部分切除吻合术，切除病变部位包括远近端正常肠管15~20cm，术后约1/2易复发。

【护理评估】

1. 健康史

询问患者的性别、年龄、既往史、家族史、手术史。

2. 身体状况

（1）症状：评估患者是否有反复发作的腹痛，腹泻，是否有右下腹或脐周痉挛性疼痛。

（2）体征：评估患者腹部触诊是否扪及包块，包块的大小、活动度、压痛程度。

(3) 全身情况：是否有消瘦、乏力、体重下降等营养不良症状。

3. 心理–社会状况

评估患者对疾病有无认识，对治疗有无信心，了解患者的家庭支持程度等。

【护理诊断】

参见“溃疡性结肠炎”的相关内容。

【护理措施】

参见“溃疡性结肠炎”的相关内容。

【健康教育】

参见“溃疡性结肠炎”的相关内容。

第五节 急性出血性肠炎

急性出血性肠炎是一种原因尚不明确的急性肠管炎症性病变，临床主要症状之一是血便。可发生于任何年龄，以儿童和青少年居多。

病变主要在空肠或回肠，甚至整个小肠，偶见可累及结肠。肠道病变范围可局限，亦可呈多发性，主要为坏死性炎性病变。常发生于夏秋季，可有不洁饮食史。本病起病急，严重时可出现休克。

【临床表现】

1. 症状

①骤起发病。②急性腹痛，多呈持续性隐痛伴阵发性加剧，以上中腹和脐周为甚。③腹泻和便血、腹泻每日数次至10余次，黄色水样便或血水便，甚至有鲜血便或暗红色血块；便中可混有糜烂组织，有腥臭味。④恶心、呕吐，呕吐物可为胆汁或呈咖啡样、血水样。⑤全身中毒症状：起病时可有寒战、发热，一般38~39℃，少数可更高。全身虚弱无力、面色苍白，重者神志不清、抽搐、昏迷，并有酸中毒和中毒性休克等。

2. 腹部体征

腹胀显著，压痛明显，可有反跳痛。肠鸣音一般减弱，有腹水时可叩出移动性浊音。

【辅助检查】

1. 血常规检查

白细胞升高可达（12~20）×10^9/L，中性粒细胞增多伴核左移，甚至出现中毒颗粒。

2. 粪便检查

镜下可见大量红细胞，有血便或潜血强阳性，可有少量或中量脓细胞。

3. X线检查

腹部平片可见肠腔明显充气、扩张及气液平。动态观察可发现肠壁积气、门静脉积气及向肝内呈树枝状影像，以及腹腔积液或积气征象等。

【治疗原则】

1. 非手术治疗

禁食，胃肠减压，加强全身支持疗法，纠正水、电解质紊乱，应用广谱抗生素控制肠道细菌，抗休克治疗。

2. 手术治疗

对于已有肠穿孔，坏死伴大量出血时，做病变肠段切除吻合术。适应证：①有明显的腹膜炎表现，或腹腔穿刺有脓性、血性渗液。②不能控制的肠道大出血。③有肠梗阻表现，经非手术治疗不能缓解。④经积极非手术治疗，全身中毒症状无好转，局部体征加重者。

【护理评估】

1. 健康史

询问患者的性别、年龄、既往史。

2. 身体状况

（1）症状：评估患者是否有腹胀，腹痛，是否有恶心、呕吐、腹泻和腥臭血便。是否有不洁饮食史。

（2）体征：评估患者腹部触诊腹肌是否紧张；腹部听诊肠鸣音是否减弱。

（3）全身症状：评估患者是否有发热、恶心、呕吐及全身中毒症状。生命体征是否正常，有无四肢冰冷，尿量减少等休克症状。

3. 心理-社会状况

评估患者对疾病有无认识，对治疗有无信心，疾病是否引起患者和家属的焦虑和恐惧。

【护理诊断】

1. 疼痛

与肠坏死、溃疡甚至穿孔及手术创伤有关。

2. 有体液不足的危险

与腹泻、呕吐有关。

3. 排便异常

与疾病有关。

4. 营养失调，低于机体需要量

与食欲不振、恶心、呕吐有关。

5. 生命体征的改变

与四肢冰冷、尿量减少等休克症状有关。

6. 焦虑、恐惧

与不了解疾病的发展及预后、对疾病的治疗效果没有信心、担心手术治疗以及术后生活方式改变等因素有关。

7. 知识缺乏

缺乏有关急性出血性肠炎的医护有关知识。

【护理措施】

1. 非手术治疗护理/术前护理

（1）心理护理

由于起病急，全身中毒症状较明显，且患者多为儿童，家属较紧张，病儿易哭闹，不配合治疗。应亲切和蔼地对待患者，做评估时动作应轻柔，做各项护理操作时要耐心解释，技术熟练，取得患者及家属的配合。

（2）禁食和胃肠减压

可减少胃肠内的积聚，减轻腹痛和腹胀。

（3）维持水、电解质酸碱平衡

建立静脉通道，遵医嘱安排输液。

（4）皮肤护理

由于患者腹泻，大便为腥臭血便，患者肛周的皮肤易出现潮红，甚至糜烂，所以每次大便后用温水或高锰酸钾溶液水清洗肛门及肛周皮肤，待干燥后再涂以氧化锌软膏保护。

（5）病情观察

①是否有休克表现：严密观察患者生命体征，是否有烦躁不安，表情淡漠，是否有尿量减少，皮肤苍白湿冷等表现。给予吸氧、休克体位、快速建立静脉通路等对症处理。

②腹部体征：患者腹痛加剧，表示病情有所加重，应立即采取相应的处理措施，如给予舒适的体位、同情安慰患者、让患者做深呼吸。

③遵医嘱使用抗生素，预防或控制感染。

④严密观察病情变化，积极完善术前准备，有异常情况及时通知医师处理，但在明确诊断前禁用强镇痛药物。

2. 术后护理

（1）饮食护理

禁食，胃肠减压期间由静脉补充水、电解质，待2~3日肛门排气后可拔除胃管，进流质饮食，如各种营养汤类；无不良反应，可改为半流质饮食，如牛奶、粥类、面条、米粉、蒸蛋；术后1周可进少渣饮食，应给予高蛋白、高热量、丰富维生素、低渣的食物。

（2）体位与活动

病情平稳者，术后可改为半卧位，以利于腹腔引流。并经常在床上翻身变换体位，可用松软的枕头将腰背部垫起。病情许可时，尽量协助患者早期下床活动，促进肠蠕动恢复，防止肠粘连。其方法为第1日可扶患者坐在床沿，待适应后；第2日可协助在床旁活动，并逐步扩大活动范围；第3日可室外小范围活动。

（3）管道的护理

了解管道的作用，严格无菌操作，妥善固定，防止移位、脱出。保持引流管的通畅，避免受压、扭曲、堵塞；观察记录引流液的色、量、性状，待引流管量少，色清后方可拔除。

（4）严密观察病情

术后每2小时测量血压、脉搏、呼吸，连续测量6次后可延长间隔时间；观察患者腹部症状和体征的变化，以及局部伤口情况，肛门排气排便的情况。

【健康教育】

1. 告知患者注意饮食卫生，不吃不洁的食物，避免暴饮暴食，进食易消化食物。

2. 适当休息，避免重体力劳动。

3. 不适时随时复诊。

第六节　肠系膜血管缺血性疾病

肠系膜血管缺血性疾病是由各种原因引起肠道急性或慢性血流灌注不足或回流受阻所致的肠壁缺血坏死和肠管运动功能障碍的一种综合征。凡全身血液循环动力异常、肠系膜血管病变以及其他全身或局部疾病引起的肠壁缺血，均可引发本病。此病可累及全消化道。但以左半结肠较为常见，尤以结肠脾曲多见。

本病是一种绞窄性动力性肠梗阻，以老年人居多。由于肠管可能在短时间内广泛坏死，术前诊断困难，术中需要切除大量肠管，术后遗留营养障碍，故病情较一般绞窄性机械性肠梗阻更为严重。

【临床表现】

1. 初始症状为剧烈的腹部绞痛，难以用一般药物所缓解，可以是全腹痛也可见于脐旁、上腹、右下腹或耻骨上区，初期由于肠痉挛所致，出现肠坏死后疼痛转为持续性。

2. 多数患者伴有频繁呕吐、腹泻等胃肠道排空症状。

3. 初期无明显阳性体征，肠鸣音活跃，疾病进展迅速，数小时后患者就可能出现麻痹性肠梗阻，此时有明显的腹部膨胀，压痛和腹肌紧张、肠鸣音减弱或消失等腹膜炎的表现和低血容量性休克或感染性休克表现。

【辅助检查】

1. 实验室检查

可见白细胞计数在 $20\times10^9/L$ 以上，并有血液浓缩和代谢性酸中毒表现。

2. 腹部X线平片检查

在早期仅显示肠腔中等或轻度胀气，当有肠坏死时，腹腔内有大量积液，平片显示密度增高。

3. 腹腔穿刺

可抽出血性液体。

4. 腹部选择性动脉造影

对本病有较高的诊断价值，不仅能帮助诊断，还可鉴别是动脉栓塞、血栓形成或血管痉挛。

【治疗原则】

1. 非手术治疗

（1）积极治疗控制原发病。

（2）动脉造影后，动脉持续输注罂粟碱30~60mg/h，并试用尿激酶或克栓酶动脉溶栓治疗。

2. 手术治疗

（1）栓塞位于某一分支，累及局部肠管坏死，行肠段切除吻合术。

（2）栓塞位于肠系膜上动脉主干，全部小肠和右半结肠已坏死，则行全部小肠，右半结肠切除术，术后肠外营养支持。

（3）栓塞位于肠系膜上动脉主干，肠管未坏死，行动脉切开取栓术。

（4）如取栓后肠系膜上动脉上段无血或流出血较少，则应行自体大隐静脉或人工血管在腹主动脉或髂总动脉与肠系膜上动脉间搭桥吻合术。

（5）如累及范围广泛，取栓后不能确定肠管切除范围，可先切除确定坏死的肠管，将血运可疑的肠管外置，待24~48小时后再次探查，切除坏死肠管行肠吻合术。

（6）术后积极抗凝和充分的支持治疗。

【护理评估】

1. 健康史

询问患者以往是否有冠心病史或有心房颤动、动脉硬化等病史。了解患者腹痛的发生时间、部位、性质及腹痛相关的伴发症状。

2. 身体状况

（1）症状：评估患者是否有突然发生的剧烈腹痛，频繁发生的恶心呕吐，腹泻，便血。

（2）体征：评估患者腹部触诊有无压痛，反跳痛，腹肌紧张等腹膜刺激征。腹腔穿刺可抽得血性液体。

（3）全身情况：评估患者有无休克的表现。

3. 心理-社会状况

该疾病往往发病突然，腹痛较剧烈，且病情发展快，患者缺乏思想准备，担心不能得到及时治疗或预后不良，表现出急躁情绪和焦虑。评估患者对疾病突然发生产生的精神上的变化，评估患者对肠系膜缺血性疾病预防及治疗知识的掌握程度。

【护理诊断】

1. 疼痛

与肠痉挛、肠缺血有关。

2. 有体液不足的危险

与呕吐、胃肠减压、炎性渗出有关。

3. 知识缺乏

缺乏有关肠系膜血管缺血性疾病的相关知识。

4. 营养失调，低于机体需要量

与禁食、切除大量肠管致消化吸收障碍或限量进食有关。

5. 潜在并发症

中毒性休克、再栓塞、肠瘘、短肠综合征。

【护理措施】

1. 非手术治疗护理/术前护理

（1）心理护理

患者起病急，腹痛较剧烈，且病情发展快，患者缺乏思想准备，担心不能得到及时治疗和预后不良，往往急躁和焦虑。护士应主动关心患者，向患者解释腹痛的原因，以稳定患者情绪，取得患者的积极配合。

（2）禁食和胃肠减压

可减少胃肠积聚，减轻腹痛和腹胀。

（3）体位护理

采取半坐卧位，可使腹腔内炎症局限，减轻全身中毒症状，其次可使腹肌放松，膈肌下降，有助于改善呼吸功能。

（4）维持水、电解质，酸碱平衡

迅速建立静脉通路，根据医嘱合理安排输液。

（5）加强病情观察

①生命体征。②腹部体征：患者往往疼痛定位不明确，故应密切加强观察，听取患者的主诉。若患者腹痛由阵发性转为持续性且剧烈难忍，应用镇痛药不能缓解，应尽快手术治疗。③应密切注意患者呕吐和大便的次数、量、性质。

（6）口腔护理

禁食或体液不足的患者常常口干，易发生口腔感染，应定期给予口腔护理，并经常用温开水湿润口腔。

（7）呕吐的护理

呕吐时扶患者坐起或头偏向一侧，以免发生误吸引起吸入性肺炎或窒息；及时清除口腔内呕吐物，予以漱口，保持口腔清洁，记录呕吐物的色、量、性状。

2. 术后护理

（1）饮食护理

术后禁食，待胃肠减压排气后给予少量饮水 1～2 日，后给予流质饮食，根据病情好转情况逐步增量。忌油腻、生、冷、硬食物，给予易消化含丰富维生素的食物，如鲜果汁等。

（2）体位与活动

血压平稳后予以半卧位，并经常在床上改变体位，可用松软的枕头将腰背部垫起。在病情许可时，尽量帮助患者进行肢体锻炼，早期下床活动，其方法为第 1 日可扶患者坐在床沿，待适应后；第 2 日可协助在床旁活动，并逐步扩大活动范围；第 3 日可室外小范围活动。

（3）管道的护理

了解管道的作用，严格无菌操作，妥善固定，防止移位、脱出。保持引流管的通畅，避免受压、扭曲、堵塞；观察记录引流液的色、量、性状，待引流管量少，色清后方可拔除。

（4）术后继续根据医嘱进行抗凝治疗

要求术中静脉抗凝，术后3~5日持续静脉肝素维持［1mg/(kg·d)］或低分子皮下注射（5000U/d），至改用口服抗凝药。护理中要防止患者身体部位和硬物碰撞，注射点压迫时间较正常时间延长，并注意观察有无出血现象，如伤口出血或血肿、消化道出血、尿道出血等。

【健康教育】

1. 向患者讲解肠系膜血管缺血性疾病的有关预防、治疗和自我护理知识，由于此病多与血管硬化、血液黏稠、血栓脱落等有关，要积极治疗原发病，晨起饮水、低脂饮食，必要时进行抗凝治疗，防止血液黏稠。

2. 向患者详细介绍抗凝治疗药物的剂量、作用及不良反应，说明定期进行出、凝血时间和凝血酶原活动度、血常规检查的重要性，若有异常，及时就诊。

3. 继续服用抗凝药物3个月，且每周测一次凝血酶原时间（PT），一般PT维持在16~20秒，根据PT的变化而及时纠正抗凝药物的剂量。在服用抗凝药物时应注意避免外伤以及有无自发性出血。

4. 肠管大部分切除后，小肠消化吸收功能降低，指导患者在饮食上应进食低渣、易消化、高蛋白饮食，加强营养支持。

5. 保持心情通畅，注意劳逸结合，患者病情得到缓解或相对平稳后，生活要有规律，建立和调节好自己的生物钟，采用适当放松的技巧，缓解生活及工作的压力，从而促进健康。

6. 若出现腹痛呈阵发性绞痛，应立即来院就诊，以防肠粘连或肠梗阻。

第七节　短肠综合征

短肠综合征是由于各种病因行广泛的小肠段切除后，小肠消化、吸收面积骤然显著减少，残余肠道无法吸收足够的营养物质以维持患者生理代谢的需要，而导致整个机体处于营养不足、水电解质紊乱的状况，继而出现器官功能衰退、代谢功能障碍、免疫功能下降，由此而产生的系列综合征。其远期病死率较高，即便是在肠内外营养支持治疗已有了极大发展的今天，仍是普外科的难题之一。目前的共识是，若成年人手术后仅保留小肠100cm，具有回盲部；或是残留小肠长150cm，但无回盲部时即谓之“短肠”。残存小肠越短，引起的短肠综合征也越重。若同时合并有胃大部切除、回盲瓣或结肠切除，则患者的营养吸收将会更差。

【临床表现】

广泛小肠切除术后的吸收不良，仍沿用Pullan（1959）分期。各期持续时间受多种因素影响。

1. 第一期（腹泻期）

持续2~10周，表现为严重腹泻，每日可达5~10L。严重的吸收障碍致体液和电解质紊乱、营养负平衡、免疫功能低下。

2. 第二期（适应代偿期）

持续数月至1年。腹泻减轻，水电解质紊乱有所好转，而营养素的吸收不良表现突出，患者可有脂肪泻、疲乏无力、体重下降、手足搐搦、骨痛、骨软化、紫癜及周围神经病变，乃至精神症状。

3. 第三期（恢复期）

又称稳定期，多在术后1~2年进入此期。临床已无明显脂肪泻，可耐受通常易消化的食物，全身情况稳定，体重低于正常水平，有轻度贫血。

短肠综合征患者若无特殊营养支持治疗，会逐渐出现营养不良症状，包括体重减轻、疲乏、肌萎缩、贫血、低蛋白血症、贫血、皮肤角化过度、肌肉痉挛、凝血功能差及骨痛等。钙、镁缺乏可使神经、肌肉兴奋性增强和手足搐搦，长期缺钙还可引起骨质疏松。若剩余的小肠已适应代偿了，则吸收不良可得到一定程度的改善，体重可略有回升，此时有部分患者则可并发胆囊结石或尿路结石。

【辅助检查】

1. 血液检查

可有贫血和血清钾、钠、钙、镁、白蛋白、胆固醇等浓度降低，以及凝血酶原时间延长。

2. 小肠功能检查

可行粪脂定量测定、血清胡萝卜素测定、维生素 B_{12} 吸收试验、D-木糖吸收试验等。

3. 小肠液细菌培养

一般超过 $10^8/L$ 为细菌生长过度。

4. 胆盐浓度测定

血中结合胆盐浓度下降甚至缺乏。

5. X线小肠钡剂造影

可估计和观察剩余小肠的长度及代偿功能。

【治疗原则】

1. 非手术治疗

(1) 第一期治疗

①严格监测每日入出量，纠治水、电解质和酸碱平衡失调。②禁食、全肠外营养治疗。③抑制高胃酸分泌：可静脉滴注法莫替丁、奥美拉唑（洛赛克）等。④抑制肠蠕动、减轻腹泻：可酌情选用洛哌丁胺、十六角蒙脱石（思密达）、考来烯胺。

(2) 第二期治疗

为防止肠黏膜萎缩，宜早期开始肠内营养治疗。腹泻量小于每日 2500ml 时就应开始经口进食。从糖盐水开始，依次过渡到肠内营养制剂-要素饮食-清淡半流饮食-低脂半流饮食。宜用中链三酰甘油代替 50%~75%的食物脂肪，补充多种维生素及矿物质，暂禁用乳糖制品。有高草酸尿患者应限制水果、蔬菜入量。对残肠内有过多细菌生长者，可用氨苄西林、甲硝唑等治疗。

(3) 第三期治疗

饮食以高糖、高蛋白、低脂半流质或软食为主。避免用高渗饮料，补充矿物质和维生素。

2. 手术治疗

术后持续吸收不良而严格非手术治疗效果不佳时，可考虑手术。短肠的补救性手术宜在前次手术6~12个月以后再考虑。手术方式分延缓小肠排空、增加吸收面积及小肠移植三类。小肠延长术、肠黏膜替补术等增加吸收面积的术式尚处于研究阶段，小肠移植也远非确切的治疗手段。目前，临床多用且有效的为多种延缓小肠排空手术。

【护理评估】

1. 健康史

询问患者的年龄、性别、既往史和手术史等。

2. 身体状况

（1）症状：评估患者是否有腹泻，腹泻的次数、量及性状。

（2）全身情况：①评估患者是否有脱水、电解质紊乱和酸碱平衡失调存在。②评估患者是否有体重减轻、疲乏，贫血和低蛋白血症等营养不良的症状。③评估患者是否有全身软弱无力、软瘫、麻痹等低钾表现。④评估患者是否有口唇手足麻木，腱反射亢进等低钙表现。⑤评估患者是否有自理能力低下。

3. 心理-社会状况

评估患者对疾病有无认识，对治疗有无信心。由于疾病病程长，症状明显，患者可能出现焦虑、恐惧心理，护士应给予其热情指导，更重要的是对患者心理上的诱导，要与患者多沟通，解除其焦虑心情。

【护理诊断】

1. 焦虑

与担心疾病预后有关。

2. 体液不足

与腹泻有关。

3. 营养失调，低于机体需要量

与腹泻、小肠吸收面积剧减、肠道消化吸收障碍有关。

4. 腹泻

与大量肠管切除有关。

5. 知识缺乏

缺乏短肠综合征饮食及康复护理知识。

6. 潜在并发症

急性肺水肿、感染。

【护理措施】

1. 非手术治疗护理/术前护理

(1) 心理护理

此类患者的心情往往比较急躁，对由于手术突然造成短肠综合征这一事实承受不足，又因严重腹泻、进行性体重减轻、营养不良而感到恐惧、焦虑，担心自己的预后和生活质量。针对患者的这些情况，医护人员耐心地与患者交谈，倾听其主诉，对其痛苦表示同情和理解。给予适当的安慰和解释，讲解本病的治疗方法，告知治疗方案和治疗作用，使他们产生信赖感和安全感，让其能理解随着时间的延长，通过增加营养、注意锻炼、少量多餐，再加上额外的静脉给药是能够恢复健康的，从而积极主动地配合治疗和护理。

(2) 饮食护理

最初几日应禁食，根据医嘱予以 TPN，以满足机体代谢需要，若 2~3 周以后病情稳定，腹泻次数减少，大便排出量每日在 2L 以下可少量经口服进食。给予易消化吸收的营养物质（营养米粉），也可给予要素饮食，但要稀释成等渗浓度，少量多餐，以防腹泻加重，但热量仍主要以静脉营养维持。若 8~10 周以后，大便次数和量已接近正常，可以全部经口进食，同时应注意多种维生素和钙镁的补充。有些特殊物质，如谷氨酰胺、纤维素、生长激素等对小肠功能的代偿具有显著的促进作用，现都已开始临床应用，可望使短肠综合征者的代偿过程提早完成。

(3) 体位护理

生命体征平稳时，应取半坐卧位，予以下肢及腹部保温。在病情许可时，尽量帮助患者进行肢体锻炼，早期下床活动。

(4) 腹泻护理

①严密观察腹泻的次数、性质及伴随症状，必要时留标本送检。为了减少排便的次数，可酌情给予肠动力抑制药物，如口服洛哌丁胺、可待因等。

②保持肛周皮肤清洁。由于频繁的粪水刺激，患者肛周皮肤潮红，甚至糜烂，所以每次大便后用温水或高锰酸钾溶液水清洗肛门及肛周皮肤，待干燥后再涂以氧化锌软膏保护。并嘱患者穿着宽松、纯棉布的病服，避免紧身的内衣裤。

(5) 肠内、肠外营养支持的护理

参见“营养支持患者的护理”的相关内容。

（6）卫生护理

指导或协助患者做好个人卫生，禁食或胃肠减压者应口腔护理每日2~3次；留置导尿管者应每日清洁会阴部2~3次。

（7）预防压疮的护理

保持床单位清洁、干燥，随时更换污染的衣物、被服。定时协助患者变换体位，每2小时1次，一般不超过4小时，同时按摩骨隆突处。正确使用便器、气圈、气垫等器具，减少对局部皮肤的摩擦。

（8）提高自理能力的护理

与患者讨论其自理能力下降的程度，观察评估患者现存的自理能力，制订可行的锻炼计划，鼓励患者逐步自主完成生活自理。将患者所需物品放置于患者伸手可及处，帮助患者自理。协助患者完成基本生活自理：①协助患者洗头、床上擦浴，每周1~2次。②落实完成晨晚间护理，包括洗漱、梳头、修剪指甲、更衣，使患者保持良好的外表形象和舒适的感觉。③及时提供便器，做好便后清洁工作。

【健康教育】

1. 饮食护理

由于大部分小肠被切除，营养物质尤其是脂肪和蛋白质的消化吸收障碍，很易引起脂肪泻。因此，日常膳食宜低脂、低蛋白、高热量、高维生素，多吃新鲜蔬菜和水果。但要注意饮食卫生，避免生冷和刺激性食物，以免引起或加重腹泻。

（1）宜用食物：①肠道功能初步恢复时，宜选用低蛋白、低脂肪流质饮食，如稀米汤、稀藕粉、果汁水、维生素糖水、胡萝卜汁等，每次50~100ml，每日3~6次。②肠道功能进一步恢复，可选用营养均衡型肠道营养制剂，如安素、百普素、能全力等，按说明书冲服饮用。

（2）忌（少）用食物：高脂、高纤维、辛辣刺激性食物，如动物脂肪、芹菜、菠菜、韭菜、葱、蒜、辣椒等。若稀便且每日次数达4~6次以上，可口服洛哌丁胺等止泻药予以控制。

2. 技术指导

如需长期肠外营养，应培训患者及其家属，掌握无菌技术及营养液的配液技术。

3. 定期复查

该病早期的并发症主要有腹泻、进行性营养不良等，远期的并发症主要是骨质疏松和尿路结石。因此，应定期到医院复查，检查肝肾功能、电解质有无异常，B超和X线摄片是否正常。平时可遵医嘱补充钙剂和维生素D_3，限制脂肪摄入，这对预防病理性骨折和尿路结石有较好的疗效。

4. 心理护理

良好的心态是战胜疾病的动力，有时甚至达到良医妙药的功用。因此，要鼓励患者培养良好情绪，保持开朗、豁达的心境，多听音乐，还可参阅一些康复指南，树立战胜疾病的信心。

第八节 肠息肉及肠息肉病

一、肠息肉

肠息肉可发生在肠道的任何部位。息肉为单个或多个，大小可自直径数毫米到数厘米，有蒂或无蒂。小肠息肉症状不明显，可表现为反复发作的腹痛和肠道出血。大肠息肉多发生于乙状结肠和直肠，大多无临床症状，当发生并发症时才被发现。

【临床表现】

根据息肉生长的部位、大小、数量多少，临床表现不同。

1. 间断性便血或大便表面带血，多为鲜红色；继发感染可伴多量黏液或黏液血便；可有里急后重；便秘或便次增多。长蒂息肉较大时可引致肠套叠；息肉巨大或多发者可发生肠梗阻；长蒂且位置近肛门者息肉可脱出肛门。

2. 少数患者可有腹部闷胀不适，隐痛或腹痛症状。

3. 伴发出血者可出现贫血，出血量较大时可出现休克状态。

【辅助检查】

1. 直肠指诊

可触及低位息肉。

2. 肛镜、直肠镜或纤维结肠镜

可直视见到息肉。

3. 钡灌肠

可显示充盈缺损。

4. 病理检查

可明确息肉性质，排除癌变。

【治疗原则】

1. 微创治疗（内镜）

符合内镜下治疗指征的息肉可行内镜下切除，并将切除标本送病理检查。

2. 手术治疗

息肉有恶变倾向或不符合内镜下治疗指征；或内镜切除后病理发现有残留病变或癌变。

3. 药物治疗

（1）对症治疗：如有出血，给以止血，并根据出血量多少进行相应处置。

（2）病因治疗：溃疡性结肠炎导致的炎性息肉参见溃疡性结肠炎的治疗。

（3）预防治疗：家族性腺瘤性息肉病（FAP）患者可服用塞来昔布减少腺瘤性结直肠息肉数目，每日两次，与食物同服。

【护理评估】

1. 健康史

询问患者的年龄、性别、既往史和家族史等。

2. 身体状况

（1）症状：①评估患者有无反复发作的腹痛、有无大便带血。②评估患者有无排便习惯改变，腹泻便秘交替。③评估患者有无腹痛、腹胀、肛门停止排便排气等肠梗阻症状。

（2）体征：评估患者盲肠指检是否可触及中下段息肉。

3. 心理-社会状况

评估患者对疾病有无认识，对治疗有无信心。

【护理诊断】

1. 疼痛

与反复发作的腹痛及手术创伤有关。

2. 排便异常

与疾病有关。

3. 焦虑、恐惧

与不了解疾病的发展及预后、对疾病的治疗效果没有信心、担心手术治疗以及术后生活方式改变等因素有关。

4. 潜在并发症

腹痛、腹胀、出血。

5. 知识缺乏

缺乏相关疾病的有关知识。

【护理措施】

1. 非手术治疗护理/术前护理

(1) 心理护理

主动关心患者，增加对疾病治疗的信心，积极配合各项护理治疗。告知患者术中、术后可能发生的并发症，解除思想顾虑及恐惧心理，取得合作。

(2) 饮食护理

术前3日进食高蛋白，低渣，低脂的半流质饮食，术前1日禁食。术前3日口服肠道不吸收的抗生素，如庆大霉素、甲硝唑等。术前1日可口服泻药清洁肠道。内镜摘除术后，嘱患者当日禁食，静脉输液。术后3日内进食无渣流质饮食，不要进食牛奶及豆制品以免引起腹胀，可进食米汤、菜汤、肉汤等。以后改半流质饮食，且要控制饮食入量，防止大便量多及便秘。

(3) 病情观察

观察腹痛的情况，必要时遵医嘱使用镇痛剂。

2. 术后护理

(1) 饮食护理

禁食，予以全胃肠外营养，待肠道功能恢复后给予流质饮食，如各种营养汤类；1~2日后可改为半流质饮食，如牛奶，粥类，面条，米粉，蒸蛋；再逐步过渡到高蛋白、高热量、低渣、低脂的软食。

(2) 体位护理

病情平稳者，术后可改为半卧位，并嘱患者卧床休息1~2日，1周内勿进行剧烈运动及重体力劳动。

（3）管道的护理

了解管道的作用，严格无菌操作，妥善固定，防止移位、脱出。保持引流管的通畅，避免受压、扭曲、堵塞；观察记录引流液的色、量、性状，待引流管量少，色清后方可拔除。

（4）严密观察病情

注意有无腹痛、腹胀、便血等情况。

【健康教育】

1. 饮食指导

进食高蛋白，低渣，低脂的半流质饮食，且要控制饮食入量，防止大便量多及便秘。

2. 运动指导

一周内勿进行剧烈运动及重体力劳动，避免创面结痂组织过早脱落致出血。

3. 预防指导

注意有无腹痛、腹胀、便血等情况，嘱患者如有不适，随时就诊。

4. 随时复诊

嘱患者术后3~6个月肠镜随诊复查。

二、肠息肉病

在肠道广泛出现数目多于100颗的息肉，并具有其特殊临床表现，称为息肉病。较常见的息肉病有：①色素沉着息肉综合征（Peutz-Jeghers综合征），以青少年多见，常有家族史，可癌变。主要累及小肠，可在口唇及其周围、口腔黏膜、手掌、足趾或手指上有色素沉着，为黑斑，也可为棕黄色斑。②家族性肠息肉病，与遗传因素有关，其特点是婴幼儿时期并无息肉，常开始出现于青少年时期，癌变的倾向大，主要累及结肠及直肠。③肠息肉病合并多发性骨瘤和多发性软组织瘤（Gardner综合征），也与遗传因素有关，多在30~40岁出现。

【临床表现】

1. 排便为黏液血便，次数增多。
2. 消瘦、乏力、贫血及程度不同的腹部不适或腹痛。

3. 伴软骨瘤等肠道外肿瘤。

4. 息肉位于大肠为主。

5. 肛门指诊可触及息肉。

6. 伴色素斑或色素沉着以及其他组织器官肿瘤。

【辅助检查】

1. 结肠镜检查

可见大量息肉布满结肠黏膜，活检可确诊。

2. 钡灌肠检查

可见结肠多处或广泛充盈缺损。

【治疗原则】

1. 单纯结肠或结肠息肉为主，可行全结肠切除，回肠腹部造瘘、回肠贮袋成形直肠吻合术，定期随诊，检查直肠残端黏膜情况。

2. 全结肠切除加直肠黏膜剥除，回肠贮袋成形，直肠鞘内肛管吻合术。

3. 伴有全消化道息肉无法根治者，当出现肠套叠、大出血等并发症时可做部分肠切除术。

4. 对症支持疗法。

5. 中药内服外治、灌肠等。

6. 不能手术者，可用庆大霉素、甲硝唑、一般止血药物、维生素及中药灌肠。

【护理评估】

1. 健康史

询问患者的年龄、家族史、既往史、过敏史。

2. 身体状况

（1）症状：评估患者是否有腹痛反复发作，持续多年的病史；是否有血便或黑便。

（2）体征：①评估患者是否在口唇周围、口腔黏膜、手掌、足趾或手指上有色素沉着。②评估患者腹部触诊是否扪及包块。③评估患者直肠指检是否可触及息肉。

3. 心理-社会状况

评估患者对疾病有无认识，对治疗有无信心。

【护理诊断】

参见“非特异性炎性肠疾病”的相关内容。

【护理措施】

参见“非特异性炎性肠疾病”的相关内容。

【健康教育】

参见“非特异性炎性肠疾病”的相关内容。

第九节　小 肠 肿 瘤

小肠肿瘤是指从十二指肠到回盲瓣的小肠肠管所发生的肿瘤。小肠占胃肠道全长的75%，其黏膜表面积约占胃肠道黏膜表面积的90%以上，但是小肠肿瘤的发生率仅占胃肠道肿瘤的5%左右，小肠恶性肿瘤更是少见，约占胃肠道恶性肿瘤的1%。

小肠肿瘤可分为良性和恶性两类，我国2/3为恶性，1/3为良性。良性肿瘤中平滑肌瘤较多见，其他有腺瘤、血管瘤、脂肪瘤、纤维瘤、淋巴瘤和神经纤维瘤等。恶性肿瘤中腺癌、平滑肌肉瘤、间质瘤多见，其他少见的有网织红细胞肉瘤、淋巴肉瘤、霍奇金病、腺瘤性息肉癌变、胶样癌和纤维肉瘤等。

小肠肿瘤发生的部位，以回肠肿瘤较空肠肿瘤发病率高，而空肠肿瘤以间质瘤为多见。

【临床表现】

1. 腹痛

隐痛、腹胀和绞痛，隐痛为持续性，绞痛为阵发性，绞痛多见于不全性、完全性梗阻时或在肠套叠后发生。

2. 腹块

良性肿瘤者多光滑、活动度大；恶性肿瘤者活动度较小。腹块的触及多见于消瘦明显或为恶性肿瘤者。良性肿瘤或恶性肿瘤的早期较少能触及肿瘤。

3. 梗阻

当肿瘤向腔内生长、巨大肿瘤或肿瘤并发肠套叠时可导致不全或完全性肠梗阻。据统计，约 30% 小肠肿瘤因肠梗阻而就诊。

4. 出血

小肠肿瘤尤其是恶性肿瘤患者常见的起病原因是反复胃镜、结肠镜检查后仍有不明原因的消化道出血，约 35% 的患者表现为反复黑便、大量柏油样便或血便或仅有便潜血试验阳性

5. 体重减轻

无论良性还是恶性肿瘤，因长期腹痛、食欲不振、肿瘤消耗等因素，约 1/3 的患者可有体重减轻。

6. 全身症状

大部分患者可有食欲减退、低热、腹泻、腹胀等非特异性的症状。

【辅助检查】

1. X 线气钡造影

确诊率 60%～80%，应特别注意对小肠的检查，临床高度怀疑小肠肿瘤时应吞钡后每 15 分钟透视一次，逐段检查小肠。

2. 超声检查

对于较大的肿块可发现肿瘤部位，但不能确定肿瘤发生的脏器。

3. 内镜检查

小肠镜可做经口、经肛的进镜方式，能发现绝大多数的小肠肿瘤。而近年来发展起来的胶囊内镜则使小肠肿瘤诊断的准确率有了较大的提高。

4. CT 检查

可发现小肠壁弥漫性增厚，管壁外压迫和管腔内肿块，而近年来随着小肠 CT 三维重建技术的普及，腹部 CT 对小肠肿瘤的定性、定位诊断的准确率有了较大的提高。

【治疗原则】

小肠肿瘤确诊后应采取手术治疗。根据病变的性质及其大小，采取

不同的手术：

1. 良性肿瘤

做肿瘤肠段切除肠吻合术。

2. 恶性肿瘤

做肠切除连同肠系膜及区域淋巴结根治性切除术。但因病情特异性表现较少，发病率较低，常会因诊断延误而致预后较差。

【护理评估】

1. 健康史

询问患者有无癌症病史、便血史，家族成员有无恶性肿瘤病史。

2. 身体状况

（1）症状：评估患者有无腹部隐痛，腹胀甚至腹部绞痛；有无间断血便或柏油便。

（2）体征：评估患者腹部触诊有无位置不固定，可活动的包块。

（3）全身情况：评估患者有无贫血症状，有无消瘦、乏力等营养不良情况。

3. 心理-社会状况

评估患者对疾病有无认识，对手术及治疗效果是否存在焦虑、恐惧等护理问题。

【护理诊断】

1. 疼痛

与反复发作的腹痛及手术创伤有关。

2. 焦虑、恐惧

与不了解疾病的发展及预后、对疾病的治疗效果没有信心、担心手术治疗以及术后生活方式改变等因素有关。

3. 营养失调：低于机体需要量

与小肠吸收面积剧减、肠道消化吸收障碍有关。

4. 潜在并发症

伤口出血，伤口感染，有消化道出血的危险。

5. 知识缺乏

缺乏相关疾病的有关知识。

【护理措施】

1. 非手术治疗护理/术前护理

（1）心理护理

该类患者因本身患有肿瘤并对手术及治疗效果等存在焦虑、恐惧等护理问题，故入院宣教和心理护理在整个治疗护理中显得尤为重要。患者入院后安排具有一定护理经验的护士对其进行心理疏导，耐心解答患者提出的问题，主动向其介绍疾病相关知识，检查治疗的配合要求，说明手术的必要性、可行性，鼓励患者面对现实，给予同情、心理支持，使患者积极配合治疗和护理，并对今后的生活充满信心。

（2）饮食护理

术前3~4日给予高蛋白、丰富维生素、易消化的半流质饮食；术前3日口服肠道抗菌药物，如甲硝唑、庆大霉素等；术前1日禁食，静脉输液，口服泻药清洁肠道。

（3）疼痛的护理

观察疼痛性质，遵医嘱予以镇痛剂。中度持续性疼痛或加重，使用弱麻醉剂，如布桂嗪、可待因等；强烈持续性疼痛，使用强麻醉剂，直到疼痛消失，如吗啡、哌替啶等。

2. 术后护理

（1）心理护理

对于已确诊为小肠恶性肿瘤的患者，护理人员首先应具有理解同情的心理，多关心他们、爱护他们，力所能及帮助其解决各种疑难问题、生活问题，鼓励其积极主动配合治疗，争取早日康复。

（2）饮食护理

禁食，胃肠减压期间由静脉补充水、电解质，待2~3日肛门排气后可拔除胃管，进流质饮食，如各种营养汤类；无不良反应，可改为半流质饮食，如牛奶，粥类，面条，米粉，蒸蛋；术后1周可进少渣饮食，应给予高蛋白、高热量、丰富维生素、低渣的食物。

（3）体位与活动

病情平稳者，术后可改为半卧位，以利于腹腔引流。并经常在床上翻身变换体位，可用松软的枕头将腰背部垫起。病情许可时，尽量协助患者尽早下床活动，促进肠蠕动恢复，防止肠粘连。其方法为第1日可扶患者坐在床沿，待适应后；第2日可协助在床旁活动，并逐步扩大活动范围；第3日可室外小范围活动。

（4）管道的护理

了解管道的作用，严格无菌操作，妥善固定，防止移位、脱出。保持引流管的通畅，避免受压、扭曲、堵塞；观察记录引流液的色、量、性状，待引流管量少，色清后方可拔除。

参见本章第一节“肠结核”相关内容。

（5）并发症的护理

术后若出现腹痛、发热、切口红肿时，提示有切口感染的可能，及时报告医师。

（6）化疗及放疗的护理

化疗前向患者解释化疗的目的，化疗前后的反应、措施，取得患者及家属的配合。观察化疗并发症，做出相应的处理，如化疗药物的使用会使患者产生恶心、呕吐等，放疗会产生脱发、身体虚弱等。

【健康教育】

1. 饮食护理

保证足够的营养，少食多餐。饮食有规律，注意饮食卫生，不吃生、冷、坚硬食物，防止消化不良和腹泻。

2. 活动

生活要有规律，参加适当的文化娱乐和体育锻炼，避免过度疲劳。由于术后患者多较衰弱，要逐步恢复体力，不要急于求成。

3. 特殊治疗及用药护理

对需要继续化疗者，定期化疗，不要轻易中止化疗，坚持完成各项化疗疗程，是维持机体生命存活的关键。

4. 疼痛护理

指导癌症患者有不同程度的疼痛，为了提高患者的生活质量，可给予镇痛治疗，指导家属掌握使用方法，学会观察不良反应，如呼吸抑制、嗜睡、皮肤瘙痒、恶心呕吐、尿潴留。

5. 复诊

癌症手术后患者一定要密切随访，一般半年内每个月1次，然后3个月1次，以后半年1次，早期发现有无肿瘤复发。

第十节 肠 瘘

肠瘘是指肠管与其他脏器、肠管与腹壁外出现病理性通道，造成肠内容物流出肠腔，引起感染、体液丢失、营养不良和器官功能障碍等一系列病理生理改变。

肠瘘按病因分为先天性、病理性和创伤性（腹部损伤、腹部手术后并发症）。按肠瘘走向分为肠外瘘和肠内瘘。按病理形态分为管状瘘、唇状瘘和完全瘘。按漏管所在位置分为高位瘘及低位瘘。

【临床表现】

肠瘘的临床表现可因瘘管的部位及其所处的病理阶段不同而异。

1. 腹膜炎期

多在创伤或手术后 3~5 日。

（1）局部：由于肠内容物外漏，对周围组织器官产生强烈刺激，患者有腹痛、腹胀、恶心呕吐或由于麻痹性肠梗阻而停止排便、排气。肠外瘘者，可于体表找到瘘口，并见消化液、肠内容物及气体排出，周围皮肤被腐蚀，出现红肿、糜烂、剧痛，甚至继发感染，破溃出血。

瘘口排出物的性状与瘘管位置有关。如高流量的高位小肠瘘漏出的肠液中往往含有大量胆汁、胰液等，多呈蛋花样、刺激性强，腹膜刺激征明显；而结肠瘘等低位肠瘘，若瘘口小，其漏出液排出量小，也可形成局限性腹膜炎。因漏出液内含有粪渣，有臭气。

（2）全身：继发感染的患者体温升高，达 38℃以上；患者可出现严重水、电解质及酸碱平衡失调，严重脱水者可出现低血容量性休克。若未得到及时、有效处理，则有可能并发脓毒症、多器官功能障碍综合征，甚至死亡。

2. 腹腔内脓肿期

多发生于瘘形成后 7~10 日。排至腹腔的肠内容物引起腹腔内纤维素性渗出等炎性反应，若漏出物和渗出液得以局限，则形成腹腔内脓肿。患者可因脓肿所在部位的不同而表现为恶心呕吐、腹泻、里急后重等；瘘口排出大量的脓性液体甚至脓血性液体。全身可继续表现为发热，若引流通畅，全身症状可逐渐减轻。

3. 瘘管形成期

在引流通畅的情况下，腹腔脓肿逐渐缩小，沿肠内容物排出的途径形成瘘管。这时患者的感染基本已控制，仅留有瘘口局部刺激症状及肠粘连表现，全身症状较轻甚至消失，营养状况逐渐恢复。

4. 瘘管闭合

瘘管炎症反应消失，瘢痕愈合，患者临床症状消失。

【辅助检查】

1. 实验室检查

血常规检查可出现血红蛋白值、红细胞计数下降；严重感染时白细胞计数及中性粒细胞比例升高。血生化检查可有血清 Na^+、K^+浓度降低等电解质紊乱的表现；反映营养及免疫状态的血清清蛋白、转铁蛋白、前清蛋白水平和总淋巴细胞计数下降；肝酶谱（GPT、GOT、AKP、r-GT 等）及胆红素值升高。

2. 口服染料或药用炭检查

是最简便实用的检查手段。适用于肠外瘘形成初期。通过口服或胃管内注入亚甲蓝、骨炭末等染料后，观察、记录其从瘘口排出的情况，包括部位、排出量及时间等，以初步判断瘘的部位和瘘口大小。

3. 瘘管组织活检及病理学检查

可明确是否存在结核、肿瘤等病变。

4. B 超及 CT 检查

有助于发现腹腔深部脓肿、积液、占位性病变及其与胃肠道的关系等。

5. 瘘管造影检查

适用于瘘管已形成者。有助于明确瘘的部位、长度、走向、大小、脓腔范围及引流通畅程度，同时还可了解其周围肠管或与其相通的肠管情况。

【治疗原则】

1. 非手术治疗

（1）输液及营养支持

给予补液，纠正水、电解质及酸碱平衡失调；根据病情给予肠外或肠内营养支持。

(2) 控制感染

根据肠瘘的部位及其常见菌群或药物敏感性试验结果选择抗生素。

(3) 药物治疗

生长抑素制剂如奥曲肽等，能显著降低胃肠分泌量，从而降低瘘口肠液的排出量，以减少液体丢失。当肠液明显减少时，改用生长激素，可促进蛋白质合成，加速组织修复。

(4) 经皮穿刺置管引流

对肠瘘后腹腔感染比较局限、或者少数脓肿形成而患者全身情况差、不能耐受手术引流者，可在B超或CT引导下，经皮穿刺置管引流。

(5) 封堵处理

对于瘘管比较直的单个瘘，可用胶片、胶管、医用胶等材料进行封堵瘘口，也能取得一定疗效。

2. 手术治疗

(1) 早期腹腔引流术

肠瘘发生后，腹膜炎症状明显，甚至有明显中毒症状者，及有局限性腹腔内脓肿或瘘管形成早期经皮穿刺置管引流有困难者，应早期行腹腔引流术。术中可在瘘口附近放置引流管或双套管，以有效引流外溢肠液、促进局部炎症消散、组织修复及瘘管愈合。

(2) 瘘口造口术

对于瘘口大、腹腔污染严重、不能耐受一次性彻底手术者，可行瘘口造口术。待腹腔炎症完全控制、粘连组织大部分吸收、患者全身情况改善后再行二次手术，切除瘘口，肠管行端端吻合。

(3) 肠段部分切除吻合术

对经以上处理不能自愈的肠瘘均需进一步手术治疗。可切除瘘管附近肠袢后行肠段端端吻合，该方法最常用且效果最好。

(4) 肠瘘局部楔形切除缝合术

较简单，适合于瘘口较小且瘘管较细的肠瘘。

【护理评估】

1. 健康史

评估有无腹部外伤史和手术史，若为手术并发症，则需要了解手术情况及肠瘘发生后的治疗经过和效果。

2. 身体状况

（1）体征：①视诊：评估肠瘘的类型、数目，腹壁上多个瘘口的相互关系；肠液外漏情况，肠液量的多少，有无漏口周围皮肤受损。②触诊：评估患者有无腹痛、腹部压痛、反跳痛、肌紧张等腹膜炎征象。

（2）全身情况：①评估患者有无消瘦、乏力、水肿等营养不良表现。②评估患者有无寒战、高热、呼吸快、脉率快等脓毒血症的表现。

3. 心理-社会状况

评估患者是否有因病程长、工作和生活受到影响、家庭经济负担增加、担心疾病的预后而感到焦虑不安；是否因肠内容物不断流出刺激皮肤并引起破损而感到非常痛苦；是否因治疗时间长、治疗效果欠佳而对治疗失去信心；家庭成员是否能给予足够的心理支持。

【护理诊断】

1. 体液不足

与禁食、肠液大量外漏有关。

2. 体温过高

与腹腔感染有关。

3. 营养失调：低于机体需要量

与肠液大量外漏、炎症和创伤等所致的高消耗、消化道的吸收功能降低有关。

4. 皮肤完整性受损

与瘘口周围皮肤被消化液腐蚀有关。

5. 焦虑

与疾病病程长、久治不愈有关。

6. 自我形象紊乱

与瘘口流出物有异臭难以进行常规的工作和生活有关。

7. 潜在并发症

出血、腹腔感染、粘连性肠梗阻。

8. 知识缺乏

缺乏肠瘘治疗、康复方面的知识。

【护理措施】

1. 非手术治疗护理/术前护理

（1）心理护理

由于病程长，瘘口愈合慢，治疗效果不显著，患者缺乏信心，应正确评估患者焦虑悲哀的原因，向患者和家属做好解释说服工作，使家属给予患者最大的支持，让患者感到温暖，树立战胜疾病的信心，配合各项医疗和护理。

（2）体位护理

协助患者采取舒适的半卧位，可用松软的枕头将腰背部垫起，并经常变换体位。瘘口量较少，病情许可时，尽量协助患者进行肢体锻炼，早期下床活动。

（3）饮食护理

禁食期间遵医嘱补液。

（4）营养支持

根据医嘱予以胃肠外营养，合理安排输液，每日补充蛋白质，脂肪乳剂和氨基酸等。由于患者需要长时间输液，应注意保护血管，从远端小静脉开始留置一次性套管针。

（5）皮肤护理

保持全身皮肤完整性，使瘘口周围皮肤清洁、干燥。保持床单位清洁、干燥，随时更换污染的衣服、被服。瘘口液量较少时，用敷料加压包扎，每日及时更换渗湿敷料，观察瘘口周围组织的情况，准确评估和记录患者皮肤损伤的情况，周围皮肤用溃疡粉、溃疡贴等湿性敷料保护；瘘出液量多时，行瘘口周围负压抽吸，用烧伤支架保护，避免管腔和皮肤受压，冬天时应注意保暖。

（6）负压引流管的护理

①引流管的选择与安放。根据瘘口情况选择合适的引流管，引流管的顶端应放置在肠壁内口附近，不可放入肠腔内。②负压大小的调解。根据肠液黏稠度，流出量调节，一般以 4kPa 或更低为宜。③准确记录 24 小时瘘口丢失的液体量，维持出入水量的平衡。④保持负压引流管的通畅。

（7）生活护理

协助患者完成基本生活自理，协助患者洗头，床上擦洗，落实完成晨晚间护理，使患者保持良好的外表形象和舒适的感觉。

2. 术后护理

（1）饮食护理

禁食，根据医嘱使用TPN，等待肠功能恢复后，改禁食为流质。进食正确，对患者后期的治疗是一个很重要手段。故应严格掌握少量多餐。选用产气少、刺激小、清淡、稀烂、易于消化吸收、营养丰富的食物。

（2）体位与活动

病情平稳者，术后可改为半卧位。活动包括床上被动活动和主动活动、早期下床活动3种方法，先开始被动活动，如按摩四肢、肢体屈伸运动；指导患者做深呼吸。随着体质的恢复，指导患者自行床上活动，并逐渐增加活动量。若腹部伤口愈合，无其他制动因素，可指导患者早期离床活动。

（3）切口的护理

观察有无伤口感染，腹腔感染及再次瘘的发生情况，伤口局部有无红肿痛的征象，有无高热、腹痛、腹胀、腹部压痛的腹腔感染等征象。

（4）管道的护理

了解管道的作用，严格无菌操作，妥善固定，防止移位、脱出。保持各引流管通畅，观察并记录各引流液的色、量及性状。

（5）术后出血的护理

术后出血的常见原因包括：①术中止血不彻底，引起创面渗血。②创面感染累及血管，引起出血。③负压吸引力过大，损伤肠黏膜。应严密监测生命体征，观察切口渗血、渗液情况，以及各引流液的性状、颜色和量。若发现出血，及时通知医师，并协助处理。

（6）腹腔感染的护理

由于肠瘘患者营养物质大量流失，全身状况较差，术后容易发生切口及腹腔感染，甚至再次发生肠瘘，应加强监测。除保持引流通畅、预防性应用抗生素外，尚需注意观察有无切口局部或腹部疼痛、腹胀、恶心呕吐等不适，切口有无红肿、发热；腹部有无压痛、反跳痛、肌紧张等腹膜刺激征表现以及生命体征的变化，及早发现感染征象。

（7）粘连性肠梗阻的护理

若术后患者体质虚弱，活动少，或并发术后腹腔感染，均可导致肠粘连。术后患者麻醉反应消失、生命体征平稳，可予半坐卧位。指导患者在术后早期进行床上活动，如多翻身、肢体伸屈运动；在病情许可的前提下，鼓励其尽早下床活动，以促进肠蠕动，避免术后发生肠粘连。

观察患者有无腹痛、腹胀、恶心呕吐、停止排便排气等肠梗阻症状，若发生，应及时汇报医师，并按医嘱给予相应的处理。

(8) 严密观察病情

严密观察生命征的变化，伤口渗液、渗血的情况，腹腔引流的色、量和性状。

【健康教育】

1. 饮食护理

肠瘘患者由于较长时间未能正常饮食及手术切除部分肠段，消化吸收功能有所减退，故开始进食以低脂肪、适量蛋白质、高糖、低渣饮食为主，随肠功能恢复，可逐步增加蛋白质与脂肪量。

2. 活动

鼓励患者进行床上被动和主动活动。先开始被动性肢体活动，如按摩四肢、肢体伸屈运动，指导患者做深呼吸，随着体质的恢复，直到患者自行床上活动，并逐渐增加活动量。若腹部伤口愈合，无其他制动因素，可指导患者早期离床活动。腹腔双套管冲洗期间，可暂将腹腔冲洗液和负压吸引器关闭，鼓励患者下床活动，待患者上床后再继续进行腹腔冲洗。

3. 复诊

指导患者如果出现下列症状，如持续性发热，体温超过 38.5℃，腹部异常疼痛、腹胀等，应及时就医。

第十一节　结　肠　癌

结肠癌是胃肠道中常见的恶性肿瘤之一，以 41～50 岁发病率最高。癌肿在乙状结肠部占 60%，余占 40%。结肠癌的病因虽未明确，但其相关的高危因素渐被认识，如过多的动物脂肪和动物蛋白饮食；缺乏新鲜蔬菜及纤维素食品；缺乏适度的体力活动等。遗传易感性也在结肠癌的发病中具有重要地位。另家族性肠息肉病目前被公认为癌前期疾病；结肠腺瘤、溃疡性结肠炎以及结肠血吸虫病肉芽肿与结肠癌的发生也有密切的关系。结肠癌早期常无特殊症状或症状轻微，易被忽视。

【临床表现】

1. 早期症状

早期结肠癌的临床特征主要为便血和排便习惯改变，在癌肿局限于直肠黏膜时便血作为唯一的早期症状占85%，当时做肛指检查，多可触及肿块。

2. 中晚期症状

中晚期结肠癌患者除一般常见的食欲不振、体重减轻、贫血等全身症状外，还有排便次数增多、排便不尽、便意频繁、里急后重等癌肿局部刺激症状。癌肿增大可致肠腔狭窄，出现肠梗阻征象。肠癌晚期常侵犯周围组织器官，如膀胱和前列腺等邻近组织，引起尿频、尿急和排尿困难。侵及骶前神经丛，出现骶尾和腰部疼痛。直肠癌还可以向远处转移到肝脏，引起肝肿大，腹腔积液、黄疸，甚至恶病质等表现。

3. 不同部位的特殊表现

（1）右半结肠癌：右半结肠癌常表现出腹部肿块、贫血、腹痛、全身乏力与消瘦等症状。腹痛亦是右半结肠癌患者就诊的主要症状之一。便血与贫血是右半结肠癌的较常见的症状。

（2）左半结肠癌：便血是左半结肠癌最常见的症状，约占75%。常表现为粪便表面带有暗红色血，易被患者发现而引起重视。也可出现黏液便或黏液脓血便。

（3）直肠癌：直肠癌主要的临床表现为便血及排便习惯的改变。便血是直肠癌患者最常见的症状，多呈鲜血或暗红色血液，与大便不相混淆，大量出血者则罕见。有时便血中含有血块和脱落的坏死组织。排便习惯改变亦是直肠癌患者的主要临床症状之一。主要表现为大便次数的增多，每日数次至十数次，多者甚至每日数十次，每次仅排少量的血液及黏液便，多伴持续性肛门坠胀感及排便不尽感。大便常变细、变形，甚至有排便困难及便闭。

【辅助检查】

1. 大便潜血试验

是结肠癌早期发现的主要手段之一。

2. 内镜检查

纤维肠镜，可取组织做病理检查，最有效、最可靠的方法。

3. X线钡剂灌肠或气钡双重检查

对病变形态、范围和部位可以很好显示。

4. CT扫描

对结肠腔内形态变化的观察，一般气钡灌肠检查优于CT，但CT有助于了解癌肿侵犯程度，CT可观察到肠壁的局限增厚、突出，但有时较早期者难鉴别良性与恶性，CT最大优势在于显示邻近组织受累情况、淋巴结或远处脏器有无转移，因此有助于临床分期。

5. 癌胚抗原测定。

【治疗原则】

以手术为主，辅以化疗、放疗、中医中药的综合治疗。手术治疗：结肠癌根治术；姑息性手术；腹腔镜结肠癌切除术。结肠癌并发肠梗阻的处理：右侧结肠癌，可做右半结肠切除一期回肠吻合术；左侧结肠癌，一般应在梗阻部位的近侧作横结肠造口，在肠道准备充分的条件下，再二期手术行根治性切除。

【护理评估】

1. 健康史

询问患者的性别、年龄及饮食习惯；家族中有无大肠癌或其他肿瘤患者；既往有无溃疡性结肠炎，结肠克罗恩病，家族性结肠息肉病等。

2. 身体状况

（1）症状：评估患者有无排便习惯及粪便性状的改变，腹泻、便秘、大便带血、黏液和脓液的情况。

（2）体征：触诊看有无肠梗阻的表现。评估患者腹部有无肿块、肿块大小、活动度及压痛程度。听诊查有无高调肠鸣音。

（3）全身情况：评估患者有无贫血、乏力、体重减轻等表现。

3. 心理-社会状况

评估患者及家属对疾病的认知程度，对手术、麻醉方式及康复知识的掌握程度，社会、家庭的支持程度及经济承受能力等。

【护理诊断】

1. 焦虑、恐惧或绝望

与对疾病的发展及预后缺乏了解；对疾病治疗效果没有信心；与手术、化疗及术后生活方式的改变等因素有关。

2. 疼痛

与癌肿侵及或压迫神经及手术创伤有关。

3. 营养失调，低于机体需要量

与肿瘤高代谢及禁食或限制进食等因素有关。

4. 自我形象紊乱

与手术、放疗、化疗、造口等引起的外表改变有关。

5. 知识缺乏

与缺乏结、直肠癌的治疗护理知识有关。

6. 潜在并发症

出血、感染。

【护理措施】

1. 非手术治疗护理/术前护理

（1）心理护理

通过沟通充分了解患者的心理反应，分析其产生不良反应的原因，有针对性地为患者缓解心理压力。关心患者，治疗护理时做好解释，真实而技巧地回答患者的问题。寻求可能的社会支持以帮助患者增强治疗疾病的信心，提高适应能力。有必要时可邀请情绪乐观、恢复较好的类似手术后的患者介绍手术、治疗的配合经验。

（2）加强营养

结肠癌患者由于长期的食欲下降、腹泻、癌肿的消耗，致患者营养不良，低蛋白血症。因此术前予以高蛋白、高热量、丰富维生素，易于消化的少渣饮食。必要时少量多次输血。纠正水、电解质平衡的紊乱，以增强患者对手术的耐受性。

（3）肠道准备

术前清洁肠道，可以减少术中污染，防止术后腹胀，切口感染及吻合口瘘。

1）无梗阻症状患者的肠道准备：①术前 3 日少渣半流质饮食，如稀饭、面条、米粉、蒸蛋、豆类制品、牛奶等，术前 1 日禁食，予以静脉输液。②术前3日予以肠道不吸收抗生素，如甲硝唑0.2g，庆大霉素8万U，每日3次。③术前3日口服维生素K 48mg，每日3次，以补充因服用肠道杀菌剂而致维生素K的合成和吸收的减少。④术前3日口服缓泻剂液状石蜡20~30ml，每日3次；术前1日泡服中药泻剂，如大黄30g、芒硝30g、甘草10g，用500ml开水泡1小时后口服，泡服后大量饮水2500~3000ml以促进肠道的排空。注意观察患者服用泻剂后的效果及不良反应。

2）有肠梗阻症状患者的肠道准备：①术前准备时间需延长。②禁食，静脉输液。禁服中药泻剂。

（4）手术日晨放置胃管及导尿管。

2. 术后护理

（1）饮食护理

禁食，待肛门排气后可进食流质饮食，如无不良反应，可改为半流质，术后1周可进食少渣半流质，2周左右可进普食。

（2）体位护理

全身麻醉苏醒后即可改为半卧位，以利呼吸及引流。

（3）活动

早期鼓励患者深呼吸，有效咳嗽排痰及翻身，视患者恢复情况及活动能力，术后第1日可床沿坐起，第2日床边活动，第3日可进行室内及室外小范围活动。

（4）加强引流管的护理

①胃肠减压管放置于肛门排气后可拔除。②导尿管一般于术后第1日可拔除，若因手术方式、年老体弱等原因暂不能拔除者，应定期夹放，做好会阴护理，每日2次。③腹腔引流管一般放置5~7日，待引流量少，色清方可拔除。

（5）病情观察

术后严密监测生命体征、腹部体征及腹腔引流量和性质，以便尽早发现腹腔出血。若发现生命体征变化，腹腔引流管不断有血液引出时，说明有腹腔的活动性出血，应立即报告医师并协助处理。

（6）并发症的观察及处理

切口感染：术后予以抗感染；保持伤口的清洁干燥，及时换药；观察体温及切口有无红、肿、热、痛表现，如发现感染，则开放创口，彻底清创。

【健康教育】

1. 合理饮食，避免高脂肪，低纤维饮食，多食新鲜蔬菜水果。

2. 参加适量运动，术后 3 个月可基本恢复正常的工作和劳动，但避免重体力劳动。

3. 定期检查，根据病情需要定期化疗，不适随诊。

第十六章　直肠和肛管疾病患者的护理

第一节　痔

痔是直肠下端黏膜和肛管皮肤下静脉丛扩张、迂曲形成的柔软静脉团，是一种常见病。任何年龄均可发病，并随着年龄的增长发病率也随之增高，女性发病率高于男性。

尽管现代医学对痔的病因及发病机制尚不完全明了，但目前认为痔的成因与以下因素有关：①肛门局部的解剖结构因素。②生活习惯的因素。③感染的因素。④职业的因素。⑤其他因素：如妊娠、下腹部包块、肝硬化引起的门脉高压症等。

痔的分类以齿状线为界，分为外痔、内痔、混合痔 3 大类。其临床表现根据痔的分类不同而有所不同。内痔的症状和体征主要是出血、痔块脱出、黏液流出致肛门瘙痒、便秘。内痔一般不觉疼痛，但当内痔血栓或脱出嵌顿，则可引起剧烈疼痛。外痔的症状主要是疼痛和肛门异物感。混合痔则兼有内痔和外痔的症状和体征。

【临床表现】

1. 内痔

主要临床表现是便血及痔块脱出。其便血的特点是无痛性间歇性便后出鲜血。便血较轻时表现为粪便表面附血或便纸带血，严重时则可出现喷射状出血，长期出血患者可发生贫血。若发生血栓、感染及嵌顿，可伴有肛门剧痛。

2. 外痔

主要临床表现是肛门不适感、常有黏液分泌物流出、有时伴局部瘙痒。若发生血栓性外痔，疼痛剧烈，排便、咳嗽时加剧，数日后可减轻，可在肛周看见暗紫色椭圆形肿物，表面皮肤水肿、质硬、压痛明显。

3. 混合性痔

兼有内痔及外痔的表现。严重时可呈环状脱出肛门，在肛周呈梅花状，称环状痔。脱出痔块若发生嵌顿，可引起充血、水肿甚至坏死。

【内痔的病理分期】

1. Ⅰ期

痔静脉淤血，痔区黏膜呈结节隆起，痔块不脱出，排便时带血，有时滴血、喷鲜血。

2. Ⅱ期

静脉淤血加重，痔块变大，排便时痔块脱出。但便后痔块可自行还纳入肛内，便时可伴较多的出血。

3. Ⅲ期

由于支撑肛垫的组织纤维化、失去弹性，排便后痔块脱出不能自行还纳入肛内，需借助手托送或平卧休息后回纳肛内。稍有咳嗽、剧烈运动等腹压增大时，痔块就脱出来，便血却较少。

4. Ⅳ期

痔块因长期脱出肛外，即使复回便时又脱出，此已是内外痔相通，表面覆盖黏膜和肛管上皮。肛门常有分泌物、瘙痒。内痔脱出、肛门括约肌收缩致使痔块不能还纳，可发生内痔嵌顿，表面水肿、疼痛。有时发生循环障碍致痔块坏死，称绞窄性痔，剧痛。

【外痔的病理分期】

1. 血栓性外痔

多发于排便后或剧烈活动之后，肛门突然疼痛，出现肿块。检查肛缘有一界限分明的紫色或暗红色结节，触痛明显。

2. 结缔组织性外痔

简称皮垂，内无静脉，肛门有异物感、瘙痒。

3. 静脉曲张性外痔

肛管皮下的静脉丛曲张，排便、下蹲时明显。肛门有时瘙痒，压之柔软。

【辅助检查】

1. 肛门视诊

可见肛门有无外痔、混合痔、痔脱出等。双手拇指牵开肛门，还可见内痔的病理表现。

2. 直肠指诊

可扪及内痔有血栓形成或纤维化。同时，还可了解肛管直肠中下段的其他疾病。

3. 肛门镜检查

观察痔块的部位、数目、大小及有无糜烂、溃疡、出血等，必要时可取组织病理检查。

【治疗原则】

1. 一般治疗

在痔的初期和无症状静止期的痔，只需增加纤维性食物，改变不良的大便习惯，保持大便通畅，不需特殊治疗。熏洗疗法可促进局部血液和淋巴循环，水肿消退，炎症吸收，缓解症状。外敷药疗法将药物制成膏剂、散剂等，直接涂敷患处，可消肿镇痛，收敛止血，生肌长皮。肛门内注入栓剂有消炎镇痛、止血等作用。嵌顿痔初期也采用一般治疗，用手轻轻将脱处的痔块推回肛门内，阻止脱出。

2. 注射疗法

就是将药物注入痔块内部，使痔块组织发生蛋白质凝固，黏膜层和肌层粘连，静脉丛周围形成无菌性炎症，从而引起痔血管发生萎缩，硬化或坏死脱落。主要适用于Ⅱ、Ⅲ度内痔。

3. 结扎疗法

就是用丝线或药线或橡皮圈结扎痔核根部，阻断痔的血流，造成缺血性坏死、脱落，创面自愈。

4. 红外线凝固疗法

适用于Ⅰ、Ⅱ度内痔。通过红外线直接照射痔块基底部，引起蛋白凝固、纤维增生，痔块硬化萎缩脱落。术后常有少量出血，且复发率高，临床少用。

5. 多普勒超声引导下痔动脉结扎术

适用于Ⅱ～Ⅳ度内痔。采用带有多普勒超声探头的直肠镜，于齿状线上方探测痔上方的动脉并结扎，通过阻断痔的血液供应以达到缓解症状的目的。

6. 其他

包括冷冻疗法、枯痔钉疗法等，原理类似红外线凝固疗法。

7. 手术治疗

当保守治疗效果不满意、痔脱出严重、套扎治疗失败时，手术切除痔是最好的方法。手术方法包括：①痔切除术，主要用于Ⅱ～Ⅳ度内痔和混合痔的治疗。②吻合器痔上黏膜环行切除术，主要适用于Ⅲ～Ⅳ度内痔、环形痔和部分Ⅱ度大出血内痔。③激光切除痔核。④血栓性外痔剥离术，用于治疗血栓性外痔。

【护理评估】

1. 健康史

评估患者的职业、饮食习惯及生活习惯；评估患者有无肠道及肛周的感染史；有无致静脉回流不畅的全身性疾病，如门脉高压症、腹部肿块等。

2. 身体状况

（1）症状：评估患者有无便血或肛门肿物脱出；有无肛门不适、潮湿瘙痒或异物感。

（2）体征：①视诊：外痔可查肛周有无隆起的肿块及曲张的静脉团。内痔有无脱出，脱出内痔的部位、大小及有无出血，黏膜有无充血、水肿、糜烂、疼痛。②肛门指诊：血栓性外痔有明显的触痛；反复脱出的Ⅲ度、Ⅳ度内痔可触及齿状线上的纤维化痔组织。

3. 心理-社会状况

评估患者及家属对疾病及治疗方法的认知程度，对手术、康复知识的掌握。

【护理诊断】

1. 急性疼痛

与血栓形成、痔块嵌顿、术后创伤等有关。

2. 便秘

与不良饮食、排便习惯等有关。

3. 潜在并发症

贫血、肛门狭窄、尿潴留、创面出血、切口感染等。

【护理措施】

1. 非手术治疗护理/术前护理

(1) 饮食与活动

嘱患者多饮水，多吃新鲜水果蔬菜、多吃粗粮，少饮酒，少吃辛辣刺激食物。养成良好生活习惯，养成定时排便的习惯。适当增加运动量，促进肠蠕动，切忌久站、久坐、久蹲。

(2) 热水坐浴

便后及时清洗，保持局部清洁舒适，必要时用1∶5000高锰酸钾溶液3000ml坐浴，控制温度在43～46℃，每日2～3次，每次20～30分钟，以预防病情进展及并发症。

(3) 痔块回纳

痔块脱出时应及时回纳，嵌顿性痔应尽早行手法复位，注意动作轻柔，避免损伤；血栓性外痔者局部应用抗生素软膏。

(4) 术前准备

缓解患者的紧张情绪，指导患者进少渣食物，术前排空大便，必要时灌肠，做好会阴部备皮及药敏试验，贫血患者应及时纠正。

2. 术后护理

(1) 饮食与活动

术后1～2日应以无渣或少渣流质、半流质为主。术后24小时内可在床上适当活动四肢、翻身等，24小时后可适当下床活动，逐渐延长活动时间，并指导患者进行轻体力活动。伤口愈合后可以恢复正常工作、学习和劳动，但要避免久站或久坐。

(2) 控制排便

术后早期患者会存在肛门下坠感或便意，告知其是敷料刺激所致；术后3日尽量避免解大便，促进切口愈合，可于术后48小时内口服阿片酊以减少肠蠕动，控制排便。之后应保持大便通畅，防止用力排便，崩裂伤口。如有便秘，可口服液状石蜡或其他缓泻剂，但切忌灌肠。

(3) 疼痛护理

大多数肛肠术后患者创面疼痛剧烈，是由于肛周末梢神经丰富，或因括约肌痉挛、排便时粪便对创面的刺激、敷料堵塞过多等导致。判断疼痛原因，给予相应处理，如使用镇痛药、去除多余敷料等。

(4) 尿潴留的观察与护理

术后24小时内，每4~6小时嘱患者排尿1次。避免因手术、麻醉刺激、疼痛等原因造成术后尿潴留。若术后8小时仍未排尿且感下腹胀痛、隆起时，可行诱导排尿、针刺或导尿等。

（5）创面出血的观察与护理

由于肛管直肠的静脉丛丰富，术后容易因为止血不彻底、用力排便等导致创面出血。通常术后7日内粪便表面会有少量出血，如患者出现恶心、呕吐、心慌、出冷汗、面色苍白等并伴肛门坠胀感和急迫排便感进行性加重，敷料渗血较多，应及时通知医师行相应处理。

（6）切口感染的观察与护理

直肠肛管部位由于易受粪便、尿液等的污染，术后易发生切口感染。应注意术前改善全身营养状况；术后2日内控制好排便；保持肛门周围皮肤清洁，便后用1∶5000高锰酸钾溶液坐浴；切口定时换药，充分引流。

（7）肛门狭窄的观察与护理

术后观察患者有无排便困难及大便变细，以排除肛门狭窄。如发生狭窄，及早行扩肛治疗。

【健康教育】

1. 饮食护理

多吃新鲜蔬菜、水果，忌烟、酒、辛辣等刺激性食物。

2. 活动

勿负重远行，防止过度疲劳，进行适当体育锻炼，忌久坐、久立、久蹲。

3. 肛门护理

保持肛门清洁，避免刺激，便纸宜柔软，不穿紧身或粗糙内裤。

4. 治疗护理

养成定时排便习惯，及时治疗泄泻或便秘，坚持每晚或便后热水或中药液坐浴。

第二节　直肠脱垂

直肠脱垂是指肛管、直肠甚至部分下端乙状结肠向下移位脱出至肛门外。通常所指为直肠全层的脱出，而仅有直肠黏膜层的脱出则称直肠黏膜脱垂，或见于直肠的不完全脱出。

直肠脱垂常见于儿童及老年。在儿童，直肠脱垂是一种自限性疾病，可在5岁前自愈，故以非手术治疗为主。成人完全性直肠脱垂较严重，长期脱垂将致阴部神经损伤产生肛门失禁、溃疡、肛周感染、直肠出血、脱垂肠段水肿、狭窄及坏死，应以手术治疗为主。

【临床表现】

1. 直肠黏膜或直肠全层脱出

这是直肠脱垂的主要症状，早期排便时直肠黏膜脱出，便后自行复位；随着病情的发展，直肠全层甚至部分乙状结肠脱出，甚至咳嗽、负重、行路、下蹲时也会脱出，而且不易复位，需要用手推回复位。

2. 出血

一般无出血症状，偶尔大便干燥时，擦伤黏膜有滴血，粪便带血或手纸拭擦时有血，但出血量较少。

3. 潮湿

由于直肠脱出没有及时复位，或反复脱出导致的肛门括约肌松弛，黏液自肛内溢出刺激肛周皮肤而引起，并导致瘙痒。

4. 坠胀

由于黏膜下脱，引起直肠或结肠套叠，压迫肛门部，产生坠胀，有的还感觉股部和腰骶部坠胀。

5. 嵌顿

直肠脱出未能及时复位，局部静脉回流受阻，肠黏膜和肠壁炎症肿胀可导致嵌顿。嵌顿后黏膜逐渐变成暗红色，甚至出现表浅黏膜糜烂、坏死、或脱垂肠段因肛门括约肌收缩而绞窄坏死。患者疼痛、坠胀、出血等症状加剧，发生肠梗阻症状。

【辅助检查】

1. 视诊

排便时肿物脱出肛门外，令患者蹲位做排便动作时，可见或“同心环状”皱襞，黏膜表面充血、水肿、溃疡等。

2. 指诊	3. 直肠镜检查
直肠指诊感括约肌松弛无力，直肠壶腹可触及折叠黏膜，柔软且上下活动。	直肠内有折叠黏膜。

【治疗原则】

1. 保守治疗

（1）适应证	（2）注意要点
①儿童的直肠脱垂。②成人直肠脱垂的辅助治疗。	①排便后立即将脱出的直肠复位，取俯卧位，用胶布固定双臂。②积极治疗咳嗽、便秘、排尿困难等增加腹压的疾病。③多做收缩肛门的运动以增强盆底肌群的力量。

2. 硬化剂注射治疗

（1）适应证	（2）注意要点
①成人的直肠部分脱垂。②保守治疗无效的儿童直肠脱垂。	①将硬化剂注射到脱垂部位的黏膜下层。②一般使用5%石炭酸植物油和5%盐酸奎宁尿素水溶液。③对儿童和老年患者效果好，对青壮年患者易复发。

3. 手术治疗

（1）适应证	（2）禁忌证
成人的直肠完全脱垂。	高龄、内科合并症多、心肺储备功能差、恶病质等不适合手术治疗者。

（3）术前准备	（4）手术入路及特点
①饮食：术前1天流食、术晨禁食水。②导泻：术前1天口服10%甘露醇500ml。③抗生素：术前3天每日口服肠道灭菌药。④清洁肠道：术前晚及术晨清洁灌肠。	①直肠悬吊固定术。②吻合器痔上黏膜环切术（PPH）。③肛门紧缩术。

（5）注意要点

①直肠脱垂有很多治疗方法，应按年龄、脱垂种类和全身情况选择不同治疗。②每一种手术均有其优缺点及复发率，没有任何一种手术方法可用于所有患者。③有时对同一患者需同时用几种手术方法。

【护理评估】

1. 健康史

评估患者既往有无致腹压增高的因素，如便秘、前列腺肥大、慢性咳嗽、排尿困难等；有无外伤手术史；有无其他慢性疾病，如心血管疾病、糖尿病、营养不良等。

2. 身体状况

（1）症状：评估患者肛门有无红、肿、热、痛、瘙痒等不适；有无便秘或腹泻、里急后重感。

（2）体征：①视诊：肛门外脱出物的长度、形状，黏膜表面是否充血、水肿、糜烂、出血等。②触诊：黏膜的厚度，肛门括约肌的力量。

3. 心理-社会状况

评估患者及家属对疾病及治疗方法的认知程度，对手术、康复知识的掌握。

【护理诊断】

1. 潜在并发症

脱出肛管感染，脱出肛管嵌顿坏死。

2. 自我形象紊乱

与直肠脱垂肛门部黏液渗出污染衣物有关。

【护理措施】

1. 非手术治疗及术前护理

（1）饮食护理

多食新鲜蔬菜、水果，多饮水，少吃辛辣食物，避免饮酒。

（2）体位护理

脱垂嵌顿者应卧床休息。

（3）肠道准备

术前3日进食少渣饮食，并口服缓泻剂液状石蜡及肠道杀菌药甲硝唑、庆大霉素等，以预防感染。术前1日进食全流，泡服中药泻剂大黄30g，芒硝30g，甘草10g或术前晚清洁灌肠。

（4）保持大便通畅

养成定时排便习惯，便秘者可口服缓泻剂，大便时不宜采用蹲位，采用坐姿，每日做提肛运动。

（5）脱垂后处理

一经发现，指导患者及时复位，取侧卧位托住脱出物，轻轻还纳，并用“井”字敷料和“丁”字带压迫固定。如脱垂后嵌顿水肿，须报告医师处理。

（6）减轻肛周瘙痒不适

①嘱患者选用宽松、柔软的内裤，勤洗勤换，便纸应选用清洁、柔软、吸水的卫生纸，以减轻摩擦刺激。②剪短患者指甲，嘱患者不要用手搔抓肛周皮肤，以免破溃后并发出血、感染。③观察患者睡眠情况，如瘙痒导致精神紧张、神经衰弱而影响睡眠时，可遵医嘱予以镇静催眠药，保证睡眠。

2. 术后护理

（1）饮食护理

术后禁食，第2日进食流质，第3日进食半流质，1周后进食无渣软食，避免食用产气和刺激性食物。

（2）体位护理

术后平卧位，病情许可血压平稳后改半坐卧位，术后当日可在床上坐起，第1日可下床活动。行直肠硬化剂注射治疗者，术后俯卧6小时后仍须卧床休息。

（3）疼痛护理

大肠肛门疾病手术后的疼痛多是急性疼痛，所引起的病理生理改变可影响术后体力恢复，可发生呼吸、心血管系统的各种并发症。因此应尽量避免和减轻术后疼痛或尽早给予处理。①一般处理：肛门部手术的可给予局部理疗，如热敷、红外线照射等；避免粪便干结，口服缓泻剂或开塞露塞肛以协助排便；如无出血早期拔除肛管填塞物。②镇痛治疗：肌内注射哌替啶50~100mg，硬膜外镇痛或患者自控镇痛。

（4）熏洗坐浴

坐浴是肛门直肠手术后必不可少的一项治疗方法。通过对肛门局部的坐浴和热敷，利用蒸气和水温对肛门进行加热，缓解括约肌痉挛，减轻疼痛，减少渗出，促进血液循环和炎症的吸收，加速切口愈合。水温高时，蒸气熏浴，水温降至适度时坐浴。将肛门切口浸泡在药液中，坐浴水温43~46℃为宜，时间为5~15分钟。坐浴盆应较大而深，能盛放3000ml溶液，并配备高度适宜的坐浴凳，方便患者坐浴。常用药物有：在沸水中加入适量的高锰酸钾，浓度不超过1∶5000；在沸水中加入少许食盐和花椒；或使用中药祛毒汤坐浴。熏洗坐浴在排便后进行，若治疗需要，每日可坐浴2~3次。

(5) 控制排便

控制排便可服用复方苯乙哌啶1~2片，每日2~3次。尽量避免术后3日内解大便，有利于手术切口愈合。若有便秘，可口服缓泻剂，但禁忌灌肠。

(6) 病情观察

观察患者全身与局部情况，注意创面疼痛，肛缘水肿与渗血。渗血者可加压包扎，出血不止者通知医师及时处理。

(7) 尿潴留的观察及处理

尿潴留是盆腔直肠手术后常见的并发症。主要表现为拔除尿管后仍不能自行排尿，当尿潴留膀胱极度充盈时，感到腹胀，伴充盈性尿失禁。①一般处理：病情许可改立位排尿，排尿时用力收缩腹壁肌肉，或于耻骨上手法适度加压。也可用下腹部热敷和针刺疗法。②药物疗法：给予提高膀胱逼尿肌收缩力的药物，如新斯的明；提高膀胱逼尿肌紧张力的药物，如溴化双吡己胺；提高膀胱颈和后尿道平滑肌紧张度的药物，如麻黄碱，用于治疗尿失禁。③神经损伤所致的尿潴留需重新留置导尿管，控制感染以等待自行恢复。

(8) 肛门失禁的观察及处理

可先行保守治疗，做好基础护理及解释工作，给予减少肠管蠕动的药物，如复方苯乙哌啶或给予收敛药，如碳酸铋，使大便干燥，随着时间的推移可能逐渐恢复。

【健康教育】

1. 保持大便通畅，掌握适宜的排便体位、时间、排便环境和心理影响。

2. 多饮水，摄取粗细纤维混合食物。

3. 术后3个月禁重体力劳动，剧烈运动及长时间站立、下蹲或半弯腰体位，避免咳嗽、便秘，有感染者及时治疗。

4. 每日做提肛运动。

5. 便后如有脱垂，及时还纳，有嵌顿不宜还纳时，立即就医。

第三节　直肠肛管周围脓肿

发生于直肠肛管周围软组织及其间隙的急性化脓性感染，称为直肠肛管周围脓肿，简称肛周脓肿。此病可发生在任何年龄，一般以20~40岁的青壮年多见，男性多于女性。发病急骤者疼痛剧烈，并伴有明显的全身症状，脓肿破溃后，多形成肛瘘。直肠肛管周围脓肿多数由肛腺感染引起，也可由肛周皮肤感染、损伤、某些全身性疾病，如糖尿病、白血病、再生障碍性贫血等引起。临床也可见肛门直肠手术引起感染形成脓肿。

【临床表现】

1. 肛门周围脓肿

最常见，初起时表现为肛周局部红肿、硬结，逐渐发展疼痛加重，甚至有搏动性疼痛，触痛明显并有波动感。自溃或切开后形成低位肛瘘。全身症状轻微。

2. 坐骨直肠间隙脓肿

较常见；感染从开始时就出现发热等全身症状，局部从胀痛演变为跳痛，但早期局部体征不明显，可有里急后重或排尿困难的症状。

3. 骨盆直肠间隙脓肿

脓肿位于肛提肌以上，顶部为盆腔腹膜，位置深，属高位肌间脓肿。全身感染症状明显，如发热、乏力、寒战等，直肠内有明显沉重坠胀感。排便排尿不畅。指检可觉直肠内温度增高，直肠壁饱满隆起，有压痛和波动感。

4. 其他少见脓肿

如直肠后间隙脓肿、括约肌间隙脓肿，因位置较深，多以全身症状为主，局部可有下坠感。

【辅助检查】

1. 局部穿刺抽脓

有确诊价值，且可将抽出的脓液行细菌培养检查。

2. 实验室检查

有全身感染症状的患者血常规可见白细胞计数和中性粒细胞比例增高，严重者可出现核左移及中毒颗粒。

3. 直肠超声、MRI 检查

直肠超声可协助诊断。MRI 检查对肛周脓肿的诊断很有价值，可明确与括约肌的关系及有无多发脓肿，部分患者可观察到内口。

【治疗原则】

1. 一般治疗

(1) 全身应用抗生素

如青霉素、庆大霉素、喹诺酮类药氟哌利多，或磺胺类、甲硝唑等。

(2) 局部理疗

温水坐浴可促进炎症吸收。

(3) 促进排便

口服缓泻剂。

2. 手术治疗

切开引流根据位置不同手术方式而不同。

(1) 肛门周围脓肿

在局麻下进行，以波动感明显处做放射形切口。

(2) 坐骨直肠间隙脓肿

在鞍麻或骶麻下切开，应距肛缘 3~5cm 做弧形切口。

(3) 骨盆直肠间隙脓肿

在硬膜外麻醉或全麻下应先做诊断性穿刺，钝性分离肛提肌，脓液引流后，放置多孔的乳胶管或烟卷引流，也可以经直肠切开引流。

(4) 其他

如直肠后间隙脓肿、括约肌间隙脓肿：向直肠内突出，可经直肠切开引流。

【护理评估】

1. 健康史

评估患者的饮食习惯及卫生习惯；有无直肠肛门手术史、外伤史；有无慢性全身性疾病，如糖尿病、白血病、再生障碍性贫血等。

2. 身体状况

（1）症状：评估肛周是否有红、肿、热、痛的感染特征；有无排便、排尿的异常表现。

（2）体征：①视诊：肛门局部红肿。②触诊：按压疼痛，可触及硬结及肿块，或波动感的包块。肛内指诊评估脓肿的位置、形态、范围等。

（3）全身情况：评估患者有无寒战、高热、周身不适等。

3. 心理–社会状况

评估患者及家属对疾病及治疗方法的认知程度，对手术、康复知识的掌握。

【护理诊断】

1. 急性疼痛

与肛周炎症及手术有关。

2. 便秘

与疼痛惧怕排便有关。

3. 体温过高

与脓肿继发全身感染有关。

4. 潜在并发症

肛门狭窄、肛瘘。

【护理措施】

1. 非手术治疗及术前护理

（1）饮食护理

多食新鲜蔬菜、水果，多饮水，少吃辛辣食物，避免饮酒。

（2）体位护理

避免坐位，高热及病情较重者，应卧床休息，宜取侧卧位。

（3）卫生护理

脓肿初期未溃时，应加强肛周保护及清洁护理，定时用药液或温开水坐浴。内裤宜柔软、透气、干燥。

（4）病情观察

密切观察局部皮肤红肿范围、温度、疼痛程度，有无波动感。观察体温变化及精神、体力、大小便情况。

(5)高热的护理

①观察患者体温变化，每日测量4~6次，必要时随时测量。②观察伴随的症状、体征和白细胞数的变化。③调节室内温度、湿度，使患者舒适。④体温超过39℃，给予物理降温，如酒精浴、冷敷等，并观察降温效果，30分钟后复测体温。⑤遵医嘱合理使用药物降温，应注意患者出汗情况，及时更换汗湿的衣物、被服，防止虚脱、受凉。⑥鼓励患者多饮水，必要时遵医嘱静脉输液。⑦卧床休息，寒战时注意保暖。

2. 术后护理

(1)饮食护理

饮食宜清淡、富营养，忌辛辣刺激食物。为减少排便对局部的刺激可予少渣流质或半流质。

(2)体位护理

体位多采取平卧位或侧卧位，病情许可也可根据患者自己的喜爱选择体位，以不引起疼痛和出血为原则。

(3)疼痛的护理

大肠肛门疾病手术后的疼痛多是急性疼痛，所引起的病理生理改变可影响术后体力恢复，可发生呼吸、心血管系统的各种并发症。因此应尽量避免和减轻术后疼痛或尽早给予处理。①一般处理：肛门部手术的可给予局部理疗，如热敷、红外线照射等；避免粪便干结，口服缓泻剂或开塞露塞肛以协助排便；如无出血早期拔除肛管填塞物。②镇痛治疗：肌内注射哌替啶50~100mg，硬膜外镇痛或患者自控镇痛。

(4)坐浴护理

切开排脓48小时后坐浴，每日2次，坐浴后更换敷料，坐浴溶液用1∶5000高锰酸钾，每次便后亦需坐浴。

(5)病情观察

切开排脓术后观察伤口情况，引流物的色、量、气味，有无出血或渗血。若发现渗血不止、出血或引流物稀薄、脓臭等应及时报告医师。

【健康教育】

1. 每次排便后，用温水坐浴。

2. 治疗期间戒烟酒，忌辛辣食物。
3. 多吃粗纤维和高蛋白食物，有助于保护伤口和促进伤口愈合。
4. 腹泻时，及时应用抗生素控制感染。
5. 出现肛门不适、疼痛，及时就诊。

第四节　直　肠　癌

直肠癌是消化道常见的恶性肿瘤，占消化道癌的第 2 位。直肠癌是乙结肠直肠交界处至齿状线之间的癌。发病率略高于结肠癌。

直肠癌的发病原因尚不清楚，可能与下列因素有关：①饮食因素及致癌物质的影响。②癌前病变。③直肠慢性炎症刺激。④遗传因素等。直肠癌病理分型可分为肿块型（又称菜花型，预后较差）、溃疡型（多见，分化程度低，较早转移）和浸润型（转移早且预后差）。

【临床表现】

1. 症状

（1）肠刺激症状

排便习惯改变，大便次数增多或便秘。

（2）感染破溃症状

排便性状改变，大便带血或黏液血便、脓血便，有大便后不净感，大便变细。

（3）肿物局部侵犯和远处转移症状

直肠内或骶部剧痛，向下腹腰部和下肢放射；尿频尿痛；腹水、肝肿大、黄疸等表现。

（4）慢性低位肠梗阻症状

2. 体征

约 70%的直肠癌经仔细的直肠指诊能触及直肠肿块，形状不规则、高低不平、质硬，指套可染脓血。可发现肿块位置、范围、固定程度。

【辅助检查】

1. 肛管直肠指诊

可触及肿块的位置、形态、大小、活动度、侵犯范围以及与邻近脏器的关系。低位直肠癌晚期腹股沟区有时可触及转移的淋巴结。

2. 直肠镜检

可直接观察肿瘤的病理变化，并可取活组织病理检查而确诊。

3. 钡剂灌肠和纤维结肠镜检查

如无明显的肠梗阻，应行此检查，可明确结肠有无多发性癌灶。

4. CT 检查

CT 检查的作用在于明确病变侵犯肠壁的深度、向壁外蔓延的范围和远处转移的部位。

5. MRI 检查

MRI 检查的适应证同 CT 检查。推荐用于直肠癌的术前分期及结直肠癌肝转移病灶的评价。

6. 经直肠腔内超声

推荐直肠腔内超声或内镜超声检查为中低位直肠癌诊断及分期的常规检查。

7. PET-CT

不推荐常规使用，但对于常规检查无法明确的转移复发病灶可作为有效的辅助检查。

8. 排泄性尿路造影

仅适用于肿瘤较大可能侵及尿路的患者。

【治疗原则】

手术切除是直肠癌的主要治疗方法，辅助化疗、放疗及其他治疗，如基因治疗、靶向治疗、免疫治疗等。手术方式的选择根据癌肿所在部位、大小、活动度，细胞分化程度以及术前排便控制能力等因素综合判断。①局部切除术。②腹会阴联合直肠癌根治术（Miles 术）。③经腹直肠癌切除术（直肠前切除术，Dixon 术）。④经腹直肠癌切除、近端造口、远端封闭术（Hartmann 术）。⑤腹腔镜直肠癌切除术。

近年来，随着消化道缝合器的广泛应用，使许多原来需作肠造口的直肠癌患者免去了人工肛门的苦恼，提高了生活质量。

【护理评估】

1. 健康史

评估患者的年龄、性别、饮食习惯；家族中有无家族性肠息肉病、直肠癌或其他肿瘤患者；既往有无溃疡性结肠炎、克罗恩病、腺瘤病史。

2. 身体状况

（1）症状：评估患者有无大便习惯及性状的改变，是否存在腹泻、便秘、大便带血、黏液和脓液的情况；有无下腹疼痛不适或肛门坠胀或泌尿系症状。

（2）体征：评估患者腹部有无肿块、肿块大小、活动及压痛程度；评估直肠指检结果。

（3）全身情况：评估患者的营养状况，有无消瘦、贫血、水肿、黄疸、疼痛等全身表现。

3. 心理-社会状况

评估患者及家属对疾病诊断，治疗、预后，尤其是需行肠造口的患者对造口的认知程度；对接受手术，术后可能导致的并发症及肠造口带来的自我形象紊乱和生理功能改变的心理承受程度；对此次手术及肠造口护理器具的经济承受能力等。

【护理诊断】

1. 焦虑、恐惧或绝望

与对疾病的发展及预后缺乏了解；对疾病治疗效果没有信心；与手术、化疗及术后生活方式的改变等因素有关。

2. 自我形象紊乱

与手术、放疗、化疗、造口等引起的外表改变有关。

3. 潜在并发症

吻合口瘘、尿潴留、性功能障碍、造口并发症。

4. 知识缺乏

缺乏肠造口的护理知识。

【护理措施】

1. 术前护理

（1）阴道冲洗

女患者若肿瘤已侵犯阴道后壁，术前3日每晚需冲洗阴道。

(2) 加强营养

直肠癌患者由于长期的食欲下降、腹泻、癌肿的消耗，致患者营养不良，低蛋白血症。因此术前予以高蛋白、高热量、丰富维生素，易于消化的少渣饮食。必要时少量多次输血。纠正水、电解质平衡的紊乱，以增强患者对手术的耐受性。

(3) 心理护理

直肠癌患者除具有一般癌症患者的心理特性，如焦虑、恐惧、抑郁外，还有其自身的特殊性，害怕肠造口，对术后生活、工作有很重的思想顾虑。护理人员应对患者及其家属做好解释、宣传教育工作，耐心回答患者的问题并倾听他们讲述对疾病及造口的恐惧和担心。对需作肠造口的患者，让患者了解肠造口手术对消化功能并无影响，向患者介绍造口的目的、必要性、造口的位置，造品的器具及护理方法，通过给患者看有关造口的书籍、图片、宣传教育资料，请已做造口的患者与之交流，让患者了解只要护理得当，对其生活、劳动、学习并不会造成很大的困难，消除其心理障碍，增强战胜疾病的信心。

(4) 肠道准备

术前清洁肠道，可以减少术中污染，防止术后腹胀，切口感染及吻合口瘘。

1）无梗阻症状患者的肠道准备：①术前3日少渣半流质饮食，如稀饭、面条、米粉、蒸蛋、豆类制品、牛奶等，术前1日禁食，予以静脉输液。②术前3日予以肠道不吸收抗生素，如甲硝唑0.2g，庆大霉素8万U，每日3次。③术前3日口服维生素K 48mg，每日3次，以补充因服用肠道杀菌剂而致维生素K的合成和吸收的减少。④术前3日口服缓泻剂液状石蜡20~30ml，每日3次；术前1日泡服中药泻剂，如大黄30g、芒硝30g、甘草10g，用500ml开水泡1小时后口服，泡服后大量饮水2500~3000ml以促进肠道的排空。注意观察患者服用泻剂后的效果及不良反应。

2）有肠梗阻症状患者的肠道准备：①术前准备时间需延长。②禁食，静脉输液。禁服中药泻剂。

(5) 术日晨留置胃管

2. 术后护理

(1) 饮食护理

术后禁食，待肛门排气后拔除胃管，可进食流质，如无不适，改为半流质，术后1周进食低渣饮食，2周左右进食普食。如为结肠造口患者，术后第1日可拔除胃管，进食流质，如无不适，可进食半流质直至普食。

（2）体位护理

全身麻醉苏醒，病情平稳可改为半坐卧位，以利呼吸及引流。

（3）切口及管道护理

保持伤口敷料清洁干燥、固定。如为结肠造口患者，应粘贴合适的两件式造口袋，以便及时收集造口分泌物及排泄物，防止污染腹部伤口。保持骶前引流管通畅，防止脱落、受压、扭曲；每班进行管道挤压，防止渗血、渗液潴留于残腔；观察记录引流液的颜色、量及性质的变化。如发现引流袋有气体充盈或混浊液流出，应及时报告医师处理。

（4）留置导尿管护理

导尿管放置1~2周，保持通畅，观察尿液情况并记录，每日2次进行会阴抹洗。拔管前先试行夹管，嘱患者有尿意时开放，以训练膀胱舒缩功能，防止拔管后排尿功能障碍。

（5）吻合口瘘的观察及处理

吻合口瘘是直肠癌前切除术后常见并发症之一，表现为从引流管中排出混浊粪样物，伴有高热和下腹部炎症体征。处理：禁食，胃肠减压；支持疗法，以TPN营养支持；抗感染治疗；利用骶前引流管或腹腔引流管进行抗生素盐水冲洗，给予负压吸引，保持瘘口周围无积液，如果引流管已拔除的，应重置管引流。

（6）尿潴留的观察及处理

尿潴留是盆腔直肠手术后常见的并发症。主要表现为拔除尿管后仍不能自行排尿，当尿潴留膀胱极度充盈时，感到腹胀，伴充盈性尿失禁。①一般处理：病情许可改立位排尿，排尿时用力收缩腹壁肌肉，或于耻骨上手法适度加压。也可用下腹部热敷和针刺疗法。②药物疗法：给予提高膀胱逼尿肌收缩力的药物，如新斯的明；提高膀胱逼尿肌紧张力的药物，如溴化双吡己胺；提高膀胱颈和后尿道平滑肌紧张度的药物，如麻黄碱，用于治疗尿失禁。③神经损伤所致的尿潴留需重新留置导尿管，控制感染以等待自行恢复。

(7) 性功能障碍的观察及处理

性功能障碍是直肠癌根治术后的常见并发症。主要原因是盆腔自主神经的损伤所致，是器质性原因，另一主要原因是功能性原因，与结肠造口术后的心理因素以及夫妻感情等因素有关。①心理护理：强化术前术后的心理教育，咨询和指导，敦促亲友、配偶的相互配合、理解和鼓励。②药物治疗：对勃起障碍的可给予神经赋活剂，如胆碱能药、维生素等；对射精障碍的（只适用于逆行性射精的患者）可用左旋多巴，抗5-羟色胺及α-肾上腺素能兴奋剂等。

【健康教育】

1. 饮食调整

根据患者情况调节饮食，保肛手术者应多吃新鲜蔬菜、水果，多饮水，避免高脂肪及辛辣、刺激性食物；行肠造口者则需注意避免太稀或粗纤维太多的食物，多食蛋白类等，使大便干燥，便于清洁处理。

2. 活动指导

参加适量体育锻炼，生活规律，教会患者适当掌握活动强度，避免过度活动增强腹压而引起人工肛门黏膜脱出。

3. 指导患者学会掌握人工肛门的护理

定时指扩，若发现狭窄或排便困难，及时到医院复查，让患者掌握人工肛门袋的应用方法。

第五节 肛　　裂

肛裂是齿状线下肛管皮肤裂伤后形成经久不愈的溃疡。好发于20～40岁的青壮年人。长期便秘粪便干结引起排便时的机械性创伤是肛裂形成的直接原因。临床上以肛门疼痛、出血、便秘三大特征为其主要症状，因害怕疼痛不愿排便，久而久之引起便秘，粪便更为干结，便秘又加重肛裂，形成恶性循环。

急性肛裂因病期短，裂口新鲜，底浅、整齐，无瘢痕形成。慢性肛裂常见一深达内括约肌的慢性溃疡，上端有肥大的乳头，下端有结缔组织外痔（前哨痔）。因肛裂、前哨痔、肛乳头肥大常同时存在，称为肛裂“三联征”。在此基础上合并肛周脓肿，称为肛裂“四联征”，同时合并肛瘘，称为肛裂“五联征”。

【临床表现】

1. 症状

肛裂患者大部分有长期便秘史，典型的临床表现为疼痛、便秘、出血。

（1）疼痛

周期性疼痛是肛裂的主要临床表现。排便时感到肛门口灼痛，便后数分钟缓解，此期为疼痛间歇期。不久内括约肌痉挛，产生剧痛，常为便后严重的烧灼样或刀割样疼痛，持续数分钟或数小时；直至括约肌疲劳后，疼痛方缓解。再次排便时又产生疼痛，因此称为肛裂疼痛周期。

（2）便秘

患者因肛门疼痛不愿意排便，久之引起大便干结，便秘。便秘又使肛裂加重，形成恶性循环。

（3）出血

排便使肛裂创面受损而引起出血，附着在粪便表面或卫生纸上，为鲜红色。

2. 体征

典型体征是肛裂“三联征”，若在肛门检查时发现此体征，即可明确诊断。肛裂患者行肛门检查时，常会引起剧烈疼痛，有时需在局麻下进行。

【辅助检查】

1. 肛门视诊

将肛门周围皮肤向两侧分开，肛门见一椭圆形或梭形肛管皮肤的溃疡创面，多为后正中位，其下缘可有皮垂，即“前哨痔”。溃疡内侧可有肛乳头肥大，检查时可感到外括约肌痉挛。

2. 肛门指诊

明确肛裂后，不宜再行指诊或肛门镜检查，以免引起剧痛。

【治疗原则】

1. 非手术治疗

（1）保持排便通畅

养成排便的良好习惯，使大便软化，可服缓泻剂，多食含纤维素丰富的食物。

（2）保持肛门局部清洁

每晚或排便后可用 1∶5000 高锰酸钾溶液或 3%温盐水坐浴。

（3）局部麻醉下扩肛

解除肛门括约肌痉挛。

2. 手术治疗

（1）肛裂切除术

局部麻醉或腰麻下全部切除前哨痔、肥大的肛乳头、肛裂，必要时切断部分内括约肌。术后换药、坐浴、保持大便通畅。缺点是愈合较慢。

（2）内括约肌侧方切断术

局部麻醉下在肛管侧位的内、外括约肌间沟处做 1.5cm 长纵形切口，用有槽探针或血管钳进入内外括约肌间挑起内括约肌下缘将其切断，断端结扎止血，切口缝合。术后肛门坐浴（1∶5000 高锰酸钾溶液），1 周后拆线。本方法治愈率，但手术不当可导致肛门失禁。

【护理评估】

1. 健康史

评估患者有无肛门周期性疼痛及大便秘结的病史。

2. 身体状况

（1）症状：评估患者肛门疼痛的性质、程度与持续时间，大便是否带血，出血量的多少。

（2）体征：①视诊：用手指向外侧牵拉肛缘，可见肛管有梭形溃疡。②指诊：在肛管内可摸到突起纵形的裂口。

3. 心理-社会状况

评估患者及家属对疾病及治疗方法的认知程度，对手术、康复知识的掌握。

【护理诊断】

1. 急性疼痛

与粪便刺激及肛管括约肌痉挛、手术创伤有关。

2. 便秘

与患者惧怕疼痛不愿排便有关。

3. 潜在并发症

出血、排便失禁等。

【护理措施】

1. 心理支持

向患者详细讲解肛裂的相关知识，鼓励患者克服因惧怕疼痛而不敢排便的情绪，配合治疗。

2. 保持大便通畅

长期便秘是引起肛裂的主要病因。指导患者养成每日定时排便的习惯，进行适当的户外锻炼，必要时可服缓泻剂或液体石蜡等，也可选用蜂蜜、番泻叶等泡茶饮用，以润滑、松软大便利于排便。

3. 调理饮食

增加膳食中新鲜蔬菜、水果及粗纤维食物的摄入，少食或忌食辛辣和刺激食物，多饮水，以促进胃肠蠕动，防止便秘。

4. 切口出血的预防和护理

切口出血多发生于术后1～7日，常见原因多为术后便秘、猛烈咳嗽等导致创面裂开、出血。预防措施包括：保持大便通畅，防止便秘；预防感冒；避免腹内压增高的因素如剧烈咳嗽、用力排便等。密切观察创面的变化，一旦出现切口大量渗血，紧急压迫止血，并报告医师处理。

5. 排便失禁的预防和护理

排便失禁多由于术中不慎切断肛管直肠环所致。询问患者排便前有无便意，每日的排便次数、量及性状。若仅为肛门括约肌松弛，可于术后3日开始指导患者进行提肛运动；若发现患者会阴部皮肤常有黏液及粪便沾染，或无法随意控制排便时，立即报告医师，及时处理。

【健康教育】

1. 注意肛周卫生，养成定时排便习惯，不要忍便，每日晨空腹服淡盐水一杯。

2. 指导坚持腹肌锻炼，发生肛裂要及早治疗，防止继发其他肛门疾病。

第六节 肛 瘘

肛瘘是肛管直肠与肛门周围皮肤相通的异常管道，由内口、管道和外口三部分组成，是常见的直肠肛管疾病之一，多见于青壮年男性。肛瘘是直肠肛管周围脓肿的后遗症，绝大多数肛瘘都要经过直肠肛管周围脓肿的阶段。

肛瘘按瘘管位置高低可分为低位肛瘘和高位肛瘘；按肛瘘和括约肌的关系可分为肛管括约肌间型、经肛管括约肌型、肛管括约肌上型和肛管括约肌外型。

【临床表现】

1. 症状

肛门部潮湿、瘙痒，甚至出现湿疹。较大的高位肛瘘外口可排出粪便及气体。当外口因假性愈合而暂时封闭时，脓液积存，再次形成脓肿，可出现直肠肛管周围脓肿症状，脓肿破溃或切开引流后，脓液排出，症状缓解。上述症状反复发作是肛瘘的特点。

2. 体征

在肛周皮肤可见单个或多个外口，呈红色乳头状隆起，挤压可排出少量脓液或脓血性分泌物。直肠指诊：在内口处有轻压痛，瘘管位置表浅时可触及硬结样内口及条索样瘘管。

【辅助检查】

确定内口位置对明确肛瘘诊断非常重要。常用的辅助检查有：

1. 内镜检查

肛门镜检查有时可发现内口。

2. 实验室检查

当发生直肠肛管周围脓肿时，患者血常规检查可出现白细胞计数及中性粒细胞比例增高。

3. 特殊检查

若无法判断内口位置，可将白色纱布条填入肛管及直肠下端，并从外口注入亚甲蓝溶液，根据白色纱布条染色部位确定内口。

4. 影像学检查

碘油瘘管造影是临床常规检查方法，可明确瘘管分布；MRI 检查可清晰显示瘘管位置及与括约肌之间的关系。

【治疗原则】

由于肛瘘无法自愈，必须及时治疗以避免反复发作。具体方法有两种。

1. 堵塞法

瘘管用 0.5% 甲硝唑、生理盐水冲洗后，自外口注入生物蛋白胶。该方法适用于单纯性肛瘘，但治愈率较低。最近亦有用动物源生物条带填充在瘘管内，疗效高待观察。

2. 手术治疗

手术切开或切除瘘管，术中应避免损伤肛门括约肌，防止肛门失禁。手术方法主要有：

（1）瘘管切开术

适用于低位肛瘘。瘘管全部切开，靠肉芽组织生长使切口愈合。

（2）肛瘘切除术

适用于低位单纯性肛瘘。切除全部瘘管壁直至健康组织，创面敞开，使其逐渐愈合。

（3）挂线治疗

适用于距肛缘 3~5cm，有内、外口的低位单纯性肛瘘、高位单纯性肛瘘或作为复杂性肛瘘切开、切除的辅助治疗。是利用橡皮筋或有腐蚀作用的药线进行机械性压迫，使结扎处组织发生血运障碍而坏死，以缓慢切开肛瘘。

【护理评估】

1. 健康史

评估患者既往是否有肛门直肠周围脓肿破溃或切开排脓的病史。

2. 身体状况

（1）症状：评估患者肛门部是否有疼痛，湿痒或流脓等不适。

（2）体征：①视诊：瘘管外口的数目，有无凹陷，不规整或有肉芽水肿、结缔组织增生。外口脓液的情况。②触诊：右手示指可从瘘管外口触摸到瘘管的走行方向和深浅。示指伸入肛管直肠部位触诊可了解内口的具体位置。

（3）全身情况：评估患者有无发热、食欲不振、全身不适等。

3. 心理-社会状况

评估患者及家属对疾病及治疗方法的认知程度，对手术、康复知识的掌握。

【护理诊断】

1. 急性疼痛

与肛周炎症及手术有关。

2. 皮肤完整性受损

与肛周脓肿破出皮肤、皮肤瘙痒、手术治疗等有关。

3. 潜在并发症

肛门狭窄、肛门松弛。

【护理措施】

挂线疗法护理措施如下：

1. 皮肤护理

保持肛门皮肤清洁，嘱患者局部皮肤瘙痒时不可搔抓，避免皮肤损伤感染。术前清洁肛门及周围皮肤；术后采用每次便后高锰酸钾或中成药坐浴，创面换药至药线脱落后1周。

2. 饮食护理

挂线治疗前1日晚餐进半流质，术晨可进流质。术后予清淡、易消化食物，保持大便通畅。

3. 温水坐浴

术后第2日开始每日早晚及便后采用1∶5000高锰酸钾或中药坐浴，既可缓解局部疼痛，又有利于局部炎症的消散、吸收。

【健康教育】

1. 饮食护理

多吃新鲜蔬菜、水果，忌烟、酒、辛辣等刺激性食物。

2. 收紧药线

嘱患者每5~7日至门诊收紧药线，直到药线脱落。脱线后局部可涂生肌散或抗生素软膏，以促进伤口愈合。

3. 扩肛或提肛运动

为防止肛门狭窄，术后5~10日内可用示指扩肛，每日1次。肛门括约肌松弛者，术后3日起可指导患者进行提肛运动。

4. 温水坐浴

保持肛门清洁，每晚及便后温水坐浴。

5. 积极治疗

发现肛门附近有脓肿、脓液等应及时来院检查治疗。继发性肛瘘应积极治疗。

第十七章　肝脏、脾脏疾病患者的护理

第一节　肝　脓　肿

一、细菌性肝脓肿

细菌性肝脓肿指在患者抵抗力弱时，化脓性细菌经胆道、肝动脉、门静脉、开放性肝损伤等途径侵入肝，引起感染形成多腔或融合成单腔的肝脓肿。致病菌多为 G^- 杆菌，其次是 G^+ 球菌和厌氧菌。本病多见于男性，男女之比约为 2:1。临床上以寒战、高热、肝区疼痛、肝大和压痛为主要表现。

细菌性肝脓肿又称化脓性肝脓肿，由化脓性细菌引起。引起细菌性肝脓肿最常见的致病菌是大肠杆菌和金黄色葡萄球菌，其次为链球菌、类杆菌属等。胆管源性或门静脉播散者以大肠杆菌为最常见，其次为厌氧性链球菌。肝动脉播散或“隐源性”者，以葡萄球菌，尤其是金黄色葡萄球菌为常见。病原菌侵入肝的途径中以经胆道系统较多见。

【临床表现】

本病通常继发于某种感染性疾病，起病较急，主要症状是寒战、高热、肝区疼痛和肝肿大。

1. 症状

（1）寒战和高热

是最常见的症状。体温常可高达 39～40℃，多表现为弛张热，伴有大量出汗、脉率增快等感染中毒症状。

（2）肝区钝痛或胀痛

多为持续性，有的可伴右肩牵涉痛，右下胸及肝区叩击痛。肿大的肝有压痛；如脓肿在肝前下缘比较表浅部位时，可伴有右上腹肌紧张和局部明显触痛。

（3）全身症状

主要表现为恶心、呕吐、乏力、食欲不振等。因肝脓肿对机体的营养消耗大，患者可在短期内出现重病消耗面容。严重者或并发于胆道梗阻者，可出现黄疸。

2. 体征

肝区压痛和肝肿大最常见。右下胸部和肝区有叩击痛。脓肿巨大时，右季肋部或上腹部饱满，局部皮肤可出现红肿、皮温升高，甚至局限性隆起。若能触及肿大肝或波动性肿块，可出现腹肌紧张。

【辅助检查】

1. 实验室检查

（1）血白细胞计数明显升高，常大于 20×10^9/L，中性粒细胞可高达90%以上，有核左移现象和中毒颗粒。

（2）血清转氨酶升高。

2. X线检查

肝阴影增大；右肝脓肿显示右膈肌抬高、局限性隆起和活动受限；有时示胸腔积液；X线钡餐造影有时可见胃小弯受压和推移。

3. B超检查

B超检查为首选方法，能分辨肝内直径1～2cm的液性病灶，并明确其部位和大小。

4. CT、MRI、放射性核素扫描

对肝脓肿的定位与定性有很大诊断价值。

5. 诊断性肝穿刺

必要时可在B超定位下或肝区压痛最剧烈处行诊断性穿刺，抽出脓液即可证实，脓液送细菌培养。

【治疗原则】

早期诊断，积极治疗，包括处理原发病、防治并发症。

1. 非手术治疗

适用于急性期肝局限性炎症、脓肿尚未形成及多发性小脓肿、较大脓肿的基础治疗。

(1) 应用抗生素

大剂量、联合应用抗生素。在未确定病原菌以前，可首选对大肠杆菌、金黄色葡萄球菌及厌氧性细菌等敏感的抗生素，如青霉素或氨苄西林+氨基糖苷类抗生素、头孢菌素类+甲硝唑或替硝唑等药物，或根据脓液或血液细菌培养、药物敏感试验结果选用有效抗生素。重度感染者，应用亚胺培南等新型强有力的广谱抗生素。多发性小脓肿经全身抗生素治疗无效者，可肝动脉或门静脉置管应用抗生素。

(2) 全身支持治疗

①肠内、外营养支持，积极补液，纠正水、电解质酸碱失调；补充B族维生素、维生素C、维生素K；必要时反复多次输清蛋白或血浆，纠正低蛋白血症。②护肝治疗。

(3) 积极处理原发病灶

尽早处理胆道结石与感染、阑尾炎等腹腔感染。

(4) 经皮肝穿刺抽脓或脓肿置管引流术

单个较大的脓肿如已经液化，可在B超定位引导下穿刺抽脓，抽脓后可向脓腔内注入抗生素或行脓肿置管引流术。

(5) 中医中药治疗

多与抗生素和手术治疗配合应用，以清热解毒为主，可根据病情选用柴胡解毒汤等方剂加减。

2. 手术治疗

(1) 脓肿切开引流术

适用于脓肿较大有穿破可能或已并发腹膜炎、脓胸及胆源性肝脓肿或慢性肝脓肿者。在抗生素治疗同时行脓肿切开引流术，放置2条引流管以便术后冲洗。常用的手术途径有经腹腔、经前侧腹膜外和经后侧腹膜外脓肿切开引流术。如果脓肿破入腹腔、胸腔或胆源性肝脓肿，应同时行腹腔、胸腔或胆道引流。

(2) 肝叶切除术

适用于慢性厚壁肝脓肿切开引流术后长期不愈，或肝内胆管结石合并左外叶多发性肝脓肿致肝叶严重破坏者。

【护理评估】

1. 健康史

评估患者既往是否体健，有无胆道疾病和其他部位化脓性病变，有无腹部外伤史，是否有药物、食物过敏史。了解患者发病诱因及病史治疗经过，是首诊还是多次诊治，药物使用情况，以及是否曾经手术治疗，效果如何，以便正确制订治疗方案。

2. 身体状况

（1）肝区情况：①视诊：是否有因肝脏肿大致右季肋区局限性隆起或局部皮肤出现凹陷性水肿等情况。②触诊：判断是否有右下胸部和肝区叩击痛，右上腹有无肌紧张等。③问诊：了解患者是否出现肝区疼痛，以及疼痛的时间、性质，有无规律，是否为持续性胀痛或钝痛，是否伴有右肩牵涉痛。

（2）全身情况：评估患者有无寒战、高热及神志改变，生命体征是否正常，四肢末梢血运如何，尿液是否正常，从而判断患者是否存在菌血症引起的感染性休克。患者是否出现恶心、呕吐、食欲不振、周身乏力、消瘦、贫血等因肝功能不良而导致的消化系统功能紊乱，以便及时调整饮食结构，给予营养支持。

3. 心理-社会状况

评估患者对拟施手术及可能出现并发症的心理反应，对治疗和康复知识的掌握程度，家庭对患者治疗的经济承受能力等。

【护理诊断】

1. 体温过高

与肝脓肿及其产生的毒素吸收有关。

2. 营养失调：低于机体需要量

与进食减少、感染、高热引起分解代谢增加有关。

3. 体液不足

与高热致大量出汗、进食减少等有关。

4. 潜在并发症

腹膜炎、膈下脓肿、胸腔内感染、休克。

5. 知识缺乏

出院后的自我护理知识。

【护理措施】

1. 非手术治疗及术前护理

(1) 心理护理

由于本病短期内呈现严重病容，全身中毒症状明显，患者及家属多紧张，应亲切和蔼对待患者，做各种护理操作时耐心解释，及时、恰当进行健康宣传教育。介绍有关的疾病知识，增强患者战胜疾病、恢复健康的信心与勇气。

(2) 营养支持

鼓励患者多食高蛋白、高热量、富含维生素和膳食纤维的食物；保证足够的液体摄入量；贫血、低蛋白血症者应输注血液制品；进食较差、营养不良者，提供肠内、外营养支持。

(3) 疼痛的护理

遵医嘱应用镇痛剂。

(4) 高热的护理

①调节室温：使室温维持在18~22℃，湿度为50%~70%。保证室内空气新鲜，定时开窗通风。②患者宜穿棉质衣裤、且衣着适量，及时更换汗湿的衣裤及床单位，以免受凉感冒。③体温观察：体温在39℃以上，给予物理降温如睡冰枕、酒精浴、冰盐水（4℃）灌肠等；必要时使用解热镇痛药如肌内注射安乃近、柴胡注射液等。④除须控制入水量者，应保证高热患者每日摄入2000ml液体，以防脱水。⑤遵医嘱应用抗生素，并观察用药后的反应，对使用抗生素时间较长者应警惕假膜性肠炎及继发性感染。

(5) 并发症的观察和处理

严密观察患者的生命体征和腹部情况，如持续高热、血培养阳性，则提示为继发性脓毒血症；如出现雷诺尔德Reynoids五联征，则提示继发急性化脓性胆管炎；如出现大汗淋漓、四肢湿冷、呼吸急促、血压下降、脉率增快等症状和体征，则提示已发生中毒性休克；因此，一旦发现上述情况，立即通知医师处理。

(6) 用药护理

①使用抗生素前，在患者高热寒战时采血送检做细菌培养及药物敏感试验。②使用抗生素时，注意药物的配伍禁忌，了解药物在血中的浓度和半衰期，合理安排用药时间。③使用抗生素后，密切观察用药后的

反应，慎防不良反应的发生，积极防治二重感染如菌群失调、口腔黏膜溃疡等。

2. 术后护理

（1）饮食护理

术后禁食，肠蠕动恢复后，先进流质饮食，无不良反应逐步过渡至普食。指导患者进食富含蛋白、热量、维生素和膳食纤维的食物，同时做好口腔护理。

（2）体位与活动

术后绝对卧床休息，定时翻身、拍背，动作轻柔，保持皮肤完整性。肝叶切除术后为防止肝断面出血，不宜过早活动，常规用腹带加压包扎伤口。

（3）保持呼吸道通畅

肝细胞对缺氧非常敏感，肝叶切除术后应给氧 3 日左右，术后及时清除呼吸道分泌物，必要时进行雾化吸入（2 次/天），有利于痰液的稀释与清除，术后早期不宜用力咳嗽，咳嗽时要对抗性按压腹部切口，以免引起肝断面出血。

（4）引流管护理

①解释引流管的重要意义，使患者及家属自觉保护引流管。②妥善固定引流管，长短适宜，避免扭曲、受压、滑脱。③置患者于半卧位，以利于引流和呼吸。④每日更换引流袋，观察引流液量、色及性质，并如实记录。⑤严格遵守无菌原则，遵医嘱用生理盐水加抗生素多次或持续冲洗脓腔，观察和记录脓腔引流的色、量。

（5）疼痛的护理

指导患者翻身，深呼吸，咳嗽时用手掌按压切口部位，减少因切口张力增加或震动而引起的疼痛，必要时给予镇痛处理。

（6）病情观察

密切监测生命体征变化，观察伤口敷料是否干燥，有无渗血及渗液。术后伤口引流管中鲜红血性液体超过 100ml/h，并持续数小时，应高度警惕有腹腔内出血的可能，发现异常及时通知医师处理。

【健康教育】

1. 注意休息，加强营养。嘱患者出院后多进食高热量、高蛋白、富含维生素和纤维素的食物，多饮水。

2. 养成良好的个人卫生习惯，防止感染。

3. 遵医嘱服药，不得擅自改变剂量或停药。

4. 一个月后复查 B 超，出现水肿、黄疸、发热、腹痛等不适及时就诊。

二、阿米巴性肝脓肿

阿米巴性肝脓肿是肠道阿米巴感染的并发症，阿米巴原虫经结肠溃疡侵入门静脉所属分支进入肝组织所致。本病通常并发于治疗不及时的阿米巴肠病，主要见于热带、亚热带地区。

阿米巴性肝脓肿多为单发，以肝右叶，尤其是右顶叶常见。典型的阿米巴性肝脓肿，其脓液呈巧克力样，无臭味，由坏死、液化的肝组织和白细胞组成，其内很少能找到阿米巴滋养体，阿米巴滋养体主要位于脓肿壁上。当阿米巴性肝脓肿合并细菌感染时，其脓液为黄色或黄绿色，常有恶臭。

【临床表现】

阿米巴性肝脓肿的临床表现与病程、脓肿大小及部位、有无并发症有关。常有食欲不振、腹胀、恶心、呕吐，腹泻、痢疾等症状。较为特异的表现为：

1. 大多缓慢起病，有不规则发热、盗汗等症状，发热以间歇型或弛张型居多，有并发症时体温常达 39℃以上，并可呈双峰热。体温大多午后上升，傍晚达高峰，夜间热退时伴大汗。

2. 肝区痛为本病之重要症状，呈持续性钝痛，深呼吸及体位变更时增剧，夜间疼痛常更明显。右叶顶部脓肿可刺激右侧膈肌，引起右肩痛，或压迫右下肺引起肺炎或胸膜炎征象，如气急、咳嗽、肺底迫右下肺引起肺炎或胸膜炎征象，如气急、咳嗽、肺底浊音界升高，肺底闻及湿啰音，局部有胸膜摩擦音等。脓肿位于肝下部时可引起右上腹痛和右腰痛。

3. 肝脏往往呈弥漫性肿大，病变所在部位有明显的局限性压痛及叩击痛，肝脏下缘钝圆，质韧。

4. 黄疸少见且多轻微，多发性脓肿的黄疸发生率较高。

5. 慢性病例呈衰竭状态，消瘦、贫血、营养性水肿，发热反不明显，部分晚期患者肝肿大质坚，局部隆起，易误为肝癌。

【细菌性肝脓肿与阿米巴性肝脓肿的鉴别】

表 17-1　细菌性肝脓肿与阿米巴性肝脓肿的鉴别

	细菌性肝脓肿	阿米巴性肝脓肿
病史	继发于胆道感染或其他化脓性疾病	继发于阿米巴痢疾
症状	病情急骤严重，全身脓毒症，症状明显，伴寒战、高热	起病较缓慢，病程较长，可有高热或不规则发热、盗汗
体征	肝大常不显著，多无局限性隆起	肝大显著，可有局限性隆起
血液检查	白细胞计数及中性粒细胞比例明显升高	白细胞计数可增加，血清学阿米巴抗体检测阳性
血培养	血液细菌培养可阳性	若无继发细菌感染，血液细菌培养阴性
粪便检查	无特殊表现	部分患者可找到阿米巴滋养体
脓液	多为黄白色脓液、恶臭，涂片和培养可发现细菌	大多为棕褐色脓液、无臭味，镜检有时可找到阿米巴滋养体；若无混合感染，涂片和培养无细菌
诊断性治疗	抗阿米巴药物治疗无效	抗阿米巴药物治疗有好转
脓肿	较小，常为多发性	较大，多为单发，多见于肝右叶

【辅助检查】

1. 实验室检查

重度贫血，急性期白细胞总数增高，为 15×10^9/L 左右，中性粒细胞 70%～80%，慢性期白细胞计数可正常。血沉普遍增快，肝功能多正常。

新鲜大便寻找阿米巴包囊及原虫有助于诊断，但阳性率不高，阴性者不能否定本病。

2. 超声和CT检查

显示液平或液性暗区。CT可显示病变部位、大小和数目。

3. X线检查

可见肝脏阴影增大，右膈肌抬高，活动受限，膈顶部可呈半球形隆起，右下肺炎症改变，同时可有右侧胸腔积液。

4. 肝脏穿刺

在超声定位下穿刺，如能抽出典型的巧克力色黏稠无臭脓液，则可肯定诊断。

【治疗原则】

1. 全身治疗

患者多有营养不良及贫血，应给予高碳水化合物、高蛋白质、高维生素饮食，有严重贫血者少量多次输血。

2. 药物治疗

（1）甲硝唑（灭滴灵）：成人400~800mg，每日3次，连续5~7日为一疗程。儿童每日50mg/kg，分3次服用，连服7日。本品毒性小、疗效高，为目前最常用的抗阿米巴药物。

（2）依米丁（盐酸吐根碱）：成人每日剂量0.06g肌内注射，7~10日为一疗程。总量不超过0.6g。必要时3~4周后重复一个疗程。本品毒性大，可引起心肌损害，已不常用。

（3）氯喹：成人每次口服0.5g，每日2次，连服2日后改为每次0.25g，每日2次，14~20日为一疗程。其疗效与依米丁相似，不良反应较小，但常有胃肠道反应及皮肤瘙痒。

3. 手术治疗

（1）经皮肝穿刺置管闭式引流术适用于病情较重、脓肿较大、有穿破危险者，或经抗阿米巴治疗，同时行多次穿刺吸脓，而脓腔未见缩小者。应在严格无菌操作下，行套管针穿刺置管闭式引流术。

（2）切开引流适用于：①经抗阿米巴治疗及穿刺吸脓，而脓肿未见缩小，高热不退者。②脓肿伴继发细菌感染，经综合治疗不能控制者。③脓肿已穿破入胸腹腔或邻近器官。切开排脓后采用持续负压闭式引流。

切开排脓后，脓腔内置双套管负压吸引，术后仍须加强全身综合治疗，并给予抗阿米巴药物治疗。

【护理评估】

1. 健康史

询问患者有无疫区接触史、阿米巴痢疾史、细菌性肠炎史，有无药物或食物过敏史，体内化脓性病史以及发病的急缓、病程长短等。

2. 身体状况

（1）肝区情况：触诊和视诊：肝脏局部有无明显压痛和叩击痛，肝脏是否肿大；右上腹是否持续性隐痛，有无右肩胛部或右腰背部放射痛。

（2）全身情况：观察体温是否持续于38～39℃，呈弛张热或间隙热，伴大汗，并出现寒战。评估患者有无恶心、呕吐、食欲不振、腹胀，甚至腹泻、痢疾等症状；有无消瘦、贫血；有无胸痛、刺激性咳嗽、白色黏液痰、呼吸急促，严重时有无突咳大量“巧克力”样痰。

3. 心理-社会状况

评估患者对拟施手术及可能出现并发症的心理反应，对治疗和康复知识的掌握程度，家庭对患者治疗的经济承受能力等。

【护理诊断】

1. 体温过高

与阿米巴性肝脓肿有关。

2. 营养失调：低于机体需要量

与分解代谢增加、进食减少、肠道功能紊乱等有关。

3. 潜在并发症

继发细菌感染、腹膜炎、膈下脓肿、胸腔内感染、心包填塞。

【护理措施】

1. 心理护理

由于病程长，久治不愈，患者忧虑而致失眠。应经常与患者谈心，给予安慰和鼓励，使其树立战胜疾病的信心，同时帮助患者解决生活中的实际困难。向患者介绍病情及治疗方面的进展，或请已治愈的患者现身说教，以减少其疑虑，取得其配合，顺利接受治疗。

2. 营养护理

（1）阿米巴性肝脓肿患者如未得到及时的诊断和治疗，由于病程长，机体长期处于消耗状态，易导致营养低下而出现消瘦、贫血、体力下降，甚至出现恶病质等症状，因此，应鼓励患者多食高蛋白、高热量、丰富维生素、易消化的食物。对于食欲差的患者，宜少食多餐，以利消化、吸收。后期可鼓励患者多食一些滋补肝肾及补气养血的食物，如鸡蛋、牛奶、瘦肉及动物肝肾等，忌食辛辣、生、冷、硬、腥等食物。制作时应注意营养的搭配以及色、香、味，以增强食欲，增强机体抵抗力。

（2）静脉输入新鲜血液，也可输入白蛋白、氨基酸、脂肪乳剂等营养物质，或肠外营养支持如三升袋，以增强机体抵抗力。

3. 预防并发肺－支气管瘘

观察患者有无胸痛，刺激性咳嗽，白色黏液痰或突咳大量“巧克力”样痰，呼吸急促，甚至窒息等症状，一旦发生，立即通知医师处理。

4. 用药护理

（1）使用抗生素前，在患者高热寒战时采血送检做细菌培养及药物敏感试验。

（2）使用抗生素时，注意药物的配伍禁忌，了解药物在血中的浓度和半衰期，合理安排用药时间。

（3）使用抗生素后，密切观察用药后的反应，慎防不良反应的发生，积极防治二重感染如菌群失调、口腔黏膜溃疡等。

【健康教育】

1. 养成良好的卫生习惯，严格粪便管理。
2. 注意休息，加强营养。
3. 进食高蛋白、高热量、高维生素饮食。
4. 出现发热、腹痛、腹泻等不适及时就诊。

第二节　肝　　癌

一、原发性肝癌

原发性肝癌简称肝癌，指来源于肝细胞和肝胆管细胞的恶性肿瘤，是我国常见的恶性肿瘤，病死率很高。可发生于任何年龄组，以 40~50 岁居多，男性多见。东南沿海地区发病率较其他地区高，其起病隐匿，早期没有症状或症状不明显，进展迅速，确诊时大多数患者已经达到局部晚期或发生远处转移，治疗困难，预后很差，如果仅采取支持对症治疗，自然生存时间很短。

原发性肝癌主要包括肝细胞癌、肝内胆管细胞癌和肝细胞癌-肝内胆管细胞癌混合型等不同病理类型，在其发病机制、生物学行为、组织学形态、临床表现、治疗方法及预后等方面均有明显的不同。目前认为，肝癌发病与肝硬化、病毒性肝炎、黄曲霉素等某些化学致癌物质作用和水土因素有关。

【临床表现】

在肝癌早期，多数患者没有明显的症状和体征，随着疾病进展可出现轻度肝肿大、黄疸和皮肤瘙痒等非特异性表现。中晚期肝癌，常见肝区疼痛、黄疸、肝脏肿大（质地硬，表面不平，伴有或不伴结节，血管杂音）和腹腔积液等。如原有肝炎、肝硬化背景，可发现肝掌、蜘蛛痣、红痣、腹壁静脉曲张及脾脏肿大等。

1. 肝癌的亚临床前期

即指从病变开始至诊断亚临床肝癌之前，患者没有临床症状与体征，临床上难以发现，通常大约 10 个月时间。

2. 肝癌亚临床期（早期）

瘤体 3~5cm，大多数患者仍无典型症状，诊断仍较困难，多为血清 AFP 普查发现，平均 8 个月左右，期间少数患者可以有上腹闷胀、腹痛、乏力和食欲不振等慢性基础肝病的相关症状。因此，对于具备高危因素，发生上述情况者，应该警惕肝癌的可能性。

3. 肝癌的临床期

即出现典型症状后，往往已达中、晚期肝癌，此时病情发展迅速，共 3~6 个月，主要表现为：①肝区疼痛：右上腹疼痛最常见，为本病的重要症状。常为间歇性或持续性隐痛、钝痛或胀痛，随着病情发展加剧。②食欲减退：饭后上腹饱胀，消化不良，恶心、呕吐和腹泻等症状，因缺乏特异性，容易被忽视。③消瘦、乏力：全身衰弱，少数晚期患者可呈现恶病质状况。④发热：比较常见，多为持续性低热，37.5～38℃，也可呈不规则或间歇性、持续性或者弛张型高热。⑤肝外转移灶症状：如肺部转移可以引起咳嗽、咯血；胸膜转移可以引起胸痛和血性胸腔积液；骨转移可以引起骨痛或病理性骨折等。⑥晚期症状：患者常出现黄疸、出血倾向（牙龈、鼻出血及皮下淤斑等）、消化道出血、肝性脑病，以及肝、肾功能衰竭等。⑦旁癌综合征：即肝癌组织本身代谢异常或癌组织对机体产生的多种影响引起的内分泌或代谢紊乱的症候群。临床表现多样且缺乏特异性，常见的有自发性低血糖症，红细胞增多症；其他有高脂血症、高钙血症、性早熟、促性腺激素分泌综合征、皮肤卟啉症、异常纤维蛋白原血症和类癌综合征等，但比较少见。

【辅助检查】

1. 肝癌血清标志物甲胎蛋白（AFP）的检测

血清 AFP≥400μg/L，持续性升高并能排除妊娠、活动性肝病、生殖腺胚胎源性肿瘤等，即可考虑肝癌的诊断。AFP 低度升高者，应做动态观察，并结合肝功能变化及影像学检查加以综合分析判断。临床上约 30%肝癌患者 AFP 不升高，此时应检测 AFP 异质体，如为阳性，则有助于诊断。

2. 血液酶学及其他肿瘤标志物检查

肝功能相关的酶可能升高，但缺乏特异性。绝大多数胆管细胞癌患者 AFP 正常，部分患者癌胚抗原（CEA）或 CA19-9 升高。

3. 超声检查

是目前有较好诊断价值的非侵入性检查方法，并可用作高发人群中的普查工具。超声可显示肿瘤部位、数目、大小、形态以及肝静脉或门静脉内有无癌栓等，诊断符合率可达 90%左右，经验丰富的超声医生能发现直径 1.0cm 左右的微小癌；通过超声造影可提高肝癌的确诊率。

4. CT 检查

CT 分辨率较高，诊断符合率高达 90%以上；CT 动态扫描与动脉造影相结合的 CT 血管造影（CTA），可提高微小癌的检出率。多层螺旋 CT、三维 CT 成像更提高了分辨率和定位的精确性。

5. 磁共振成像（MRI）

诊断价值与 CT 相仿，对良、恶性肝内占位病变，特别与血管瘤的鉴别优于 CT，且可进行肝静脉、门静脉、下腔静脉和胆道重建成像，可显示这些管腔内有无癌栓。

6. 选择性肝动脉造影

诊断正确率达 95%左右，对血管丰富的癌肿其分辨率低限约 0.5cm。由于是创伤性检查，只有在必要时才考虑采用。

7. 超声导引下肝穿刺针吸细胞学检查

发现癌细胞有确定诊断意义，但可能出现假阴性，偶尔会引起肿瘤破裂、穿刺针道出血和癌细胞沿针道扩散，临床上是否采用存在争论。肿瘤位于肝表面、经过各种检查仍不能确诊者，可行腹腔镜检查。

【治疗原则】

早期手术切除是目前治疗肝癌最有效的方法，小肝癌的手术切除率高达 80%以上，术后 5 年生存率可达 60%～70%。大肝癌目前主张应先行综合治疗，争取二期手术。

1. 手术治疗

（1）肝切除术

遵循彻底性和安全性两个基本原则。癌肿局限于 1 个肝叶内，可做肝叶切除；已累及 1 叶或刚及邻近肝叶者，可做半肝切除；若已累及半肝，但无肝硬化者，可考虑做三叶切除；位于肝边缘的肿瘤，亦可做肝段或次肝段切除或局部切除；对伴有肝硬化的小肝癌，可采用距肿瘤 2cm 以外切肝的根治性局部肝切除术。肝切除手术一般至少保留 30%的正常肝组织，对有肝硬化者，肝切除量不应超过 50%。

1）适应证：①全身状况良好，心、肺、肾等重要内脏器官功能无严重障碍，肝功能代偿良好、转氨酶和凝血酶原时间基本正常。②肿瘤局限于肝的 1 叶或半肝以内而无严重肝硬化。③第一、第二肝门及下腔静脉未受侵犯。

2）禁忌证：有明显黄疸、腹水、下肢水肿、远处转移及全身衰竭等晚期表现和不能耐受手术者。

（2）手术探查不能切除肝癌的手术

可做液氮冷冻、激光气化、微波或做肝动脉结扎插管，以备术后做局部化疗。也可做皮下植入输液泵、术后连续灌注化疗。

（3）根治性手术后复发肝癌的手术

肝癌根治性切除术后5年复发率在50%以上。在病灶局限、患者尚能耐受手术的情况下，可再次施行手术治疗。复发性肝癌再切除是提高5年生存率的重要途径。

（4）肝移植

原发性肝癌是肝移植的指征之一，疗效高于肝切除术，但术后较易复发。目前在我国，肝癌肝移植仅作为补充治疗，用于无法手术切除、不能进行射频、微波治疗和肝动脉栓塞化疗（TACE）、肝功能不能耐受的患者。

2. 非手术治疗

（1）局部消融治疗

主要包括射频消融（RFA）、微波消融（MWA）、冷冻治疗（cryoablation）、高功率超声聚焦消融（HIFU）及无水乙醇注射治疗（PEI）；具有微创、安全、简便和易于多次施行的特点。适合于瘤体较小而又无法或不宜手术切除者，特别是肝切除术后早期肿瘤复发者。

（2）肝动脉栓塞化疗（TACE）

是一种介入治疗，即经股动脉达肝动脉做超选择性肝动脉插管，经导管注入栓塞剂和抗癌药物。对于不能手术切除的中晚期肝癌患者，能手术切除，但因高龄或严重肝硬化等不能或不愿手术的肝癌患者，TACE可以作为非手术治疗中的首选方法。经剖腹探查发现癌肿不能切除，或作为肿瘤姑息切除的后续治疗者，可采用肝动脉和（或）门静脉置泵（皮下埋藏式灌注装置）做区域化疗栓塞。常用的栓塞剂为碘油和吸收性明胶海绵。抗癌药物常选用氟尿嘧啶、丝裂霉素、阿霉素等。经栓塞化疗后，部分中晚期肝癌肿瘤缩小，为二期手术创造了条件。但对有顽固性腹水、黄疸及门静脉主干瘤栓的患者则不适用。

（3）放射治疗

肿瘤较局限、无远处广泛转移而又不适宜手术切除者，或手术切除后复发者，可采用放射为主的综合治疗。

（4）生物治疗

主要是免疫治疗，可与化疗等联合应用。常用有胸腺肽、干扰素、免疫核糖核酸和白细胞介素-2 等。此外，还可用细胞毒性 T 细胞（CTL）和肿瘤浸润淋巴细胞（TIL）等免疫活性细胞行过继性免疫治疗。

（5）中医中药治疗

常与其他治疗配合应用，以改善患者全身情况，提高机体免疫力。

（6）系统治疗

①分子靶向药物治疗：索拉非尼是一种口服的多靶点、多激酶抑制剂，能够延缓 HCC 进展，明显延长晚期患者生存期，且安全性较好。②系统化疗：指通过口服或静脉途径给药进行化疗的方式。近年来，亚砷酸注射液、奥沙利铂（OXA）被证实对晚期肝癌有一定疗效。

【护理评估】

1. 术前评估

（1）健康史

评估患者是否居住于肝癌高发区，了解患者饮食和生活习惯，有无进食含黄曲霉的食品，有无亚硝胺类致癌物质的接触史等。家族成员中有无肝癌或其他肿瘤病史。有无肝炎、肝硬化等其他既往疾病史。

（2）身体状况

1）腹部情况：①视诊：腹部有无膨隆，腹围是否异常，有无腹部静脉曲张。②触诊：判断肝脏有无肿大，肝区有无压痛。③问诊：是否存在持续性隐痛、刺痛或胀痛，有无右肩背部牵涉痛。

2）全身情况：评估患者有无食欲减退、全身乏力、消瘦、腹胀等全身和消化系统症状。

（3）心理-社会状况

①认知程度：患者及家属对疾病本身、治疗方案、疾病预后及手术前、后康复知识的了解和掌握程度。②心理承受能力：患者及家属对本病、手术、术后并发症及疾病预后所产生的恐惧、焦虑程度和心理承受能力。③社会支持状况：亲属对患者的关心程度、支持力度，家庭对患者手术等治疗的经济承受能力；社会和医疗保障系统支持程度。

2. 术后评估

(1) 手术情况

手术、麻醉方式，术中病变组织切除范围、出血、补液、输血及引流管安置等情况。

(2) 身体情况

严密监测患者生命体征、意识状态、血氧饱和度、尿量、肝功能等；监测腹部与创口情况，观察胃管、腹腔引流管等是否通畅，引流液的颜色、量及性状等。

【护理诊断】

1. 悲伤

与担忧手术效果、疾病预后和生存期限有关。

2. 急性疼痛

与肿瘤迅速生长导致肝包膜张力增加或手术、介入治疗、放疗、化疗后的不适有关。晚期疼痛与全身广泛转移、侵犯后腹膜或癌症破裂出血有关。

3. 营养失调：低于机体需要量

与厌食、胃肠道功能紊乱、放疗和化疗引起的胃肠道不良反应、肿瘤消耗等有关。

4. 舒适受损

与疼痛、腹胀、放化疗的副作用及恶病质等有关。

5. 潜在并发症

消化道或腹腔内出血、肝性脑病、膈下积液或脓肿、肺部感染等。

【护理措施】

1. 非手术治疗及术前护理

(1) 心理护理

绝大多数肝癌患者都经历着不同程度的恐惧、愤怒、抑郁、焦虑、孤独、绝望等心理障碍，很难保持心理平衡。对健康极为不利，护士应为患者创造整洁舒适的环境，提供一切便利条件，满足患者基本所需，耐心、细致地做好解释工作，消除、降低患者负性情绪，增强信心，克服预感性、悲哀性心理，主动配合治疗。

(2) 饮食护理

原则上加强营养，保护肝功能。

①肝功能良好的患者，宜给高蛋白、高热量、高维生素、低脂饮食；肝功能严重受损者，补充支链氨基酸，限制芳香族氨基酸的摄入。

②腹腔积液者，宜低钠饮食。

③明显低蛋白血症者，可静脉输入白蛋白、血浆或血浆替代品，贫血及凝血功能障碍者可选择性输入成分血，肌内注射或静脉滴注维生素 K。

(3) 体位护理

以患者感觉舒适的体位为主，腹水严重影响呼吸的患者，给予半卧位。下肢水肿患者，可抬高患肢。巨块型肝癌患者慎右侧卧位，避免剧烈咳嗽，用力排便等致腹内压骤升的动作，并予以腹带加压包扎腹部，防止癌肿破裂、出血。

(4) 疼痛护理

①评估疼痛发生的时间、部位、性质、诱因和程度，疼痛是否位于肝区，是否呈间歇性或持续性钝痛或刺痛，与体位有无关系，是否夜间或劳累时加重；有无牵涉痛，是否伴有嗳气、腹胀等消化道症状。②遵医嘱按照三级镇痛原则给予镇痛药物，并观察药物效果及不良反应。③指导患者控制疼痛和分散注意力的方法。

(5) 潜在并发症的预防

巨块型原发性肝癌疑有癌肿破裂者，应严密监测生命体征变化，避免剧烈咳嗽、用力排便等增加腹部压力的现象发生。腹部用多头腹带包扎，防止腹部受外力撞击，发现患者突发腹部剧痛，且伴腹膜刺激征等不良体征时，及时报告医师，并做好抢救工作。

2. 术后护理

(1) 饮食护理

患者胃肠道功能恢复肛门排气后当日，嘱患者进食少量水，无不适，次日进食流质、半流质，再过渡到普通饮食。少食多餐，鼓励家属按患者饮食习惯，提供其喜爱的色、香、味俱全的食物，以刺激食欲。

(2) 活动与体位

术后 6 小时若病情允许可取半卧位，以降低切口张力，缓解疼痛，利于腹腔引流。为防止术后肝断面出血，一般不鼓励患者早期活动，术后24~48小时内静卧休息，术后予以腹带加压包扎伤口，避免剧烈咳嗽。口腔呕吐物或分泌物要及时清除，咳痰困难要协助其翻身拍背，必要时负压吸痰，确保呼吸道通畅。

（3）疼痛护理

视肝功能具体情况遵医嘱使用镇痛药，尽量避免使用对肝功能有损伤的药物。

（4）切口和引流管护理

保持伤口敷料清洁、干燥和固定。引流管应妥善固定，避免受压、扭曲和折叠，防止滑脱，确保有效引流，观察引流液的量、色和性质，并如实记录，发现异常，及时通知医师处理。

（5）肝动脉插管化疗护理

1）向患者解释肝动脉插管化疗的目的、化疗过程中和化疗后可能出现的反应及预防措施，取得患者的合作。

2）导管护理：①妥善固定和维护导管。②严格遵守无菌原则，每次注药前消毒导管，注药后用无菌纱布包扎，防止逆行感染。③为防止导管堵塞，注药后用肝素稀释液（50U/ml）3~5ml冲洗导管。④治疗期间患者可出现剧烈腹痛、恶心、呕吐、食欲不振及不同程度的血白细胞数减少。若症状严重，药物要减量；血白细胞计数$<3\times10^9/L$，应暂停化疗；若系胃、胆、胰、脾动脉栓塞而出现上消化道及胆囊坏死等并发症时，须密切监测生命体征和观察腹部体征，如有异常及时通知医师处理。

3）拔管后，穿刺点加压压迫15分钟且卧床24小时，防止局部血肿形成。

（6）腹腔内出血的预防和护理

腹腔内出血为手术后最为凶险的并发症，常见肝切面渗血或血管缝线滑脱，或腹腔感染侵袭血管，或凝血功能障碍等原因引起。术后应密切监测生命体征及病情观察，如切口敷料有无渗血及腹腔引流液的量、色和性质等情况。如短时间内引流出大量血性液，并含有血凝块，则提示腹腔内出血。如患者脉搏细数（>120次/分），血压进行性下降，并伴有躁动不安、大汗淋漓、四肢厥冷等症状，在排除补液不足的情况下，首先考虑为腹腔内出血性休克。发现异常情况要如实记录，稳定患者情绪，保持输液通畅，及时通知医师处理，并准确执行医嘱：吸氧、加快输液或输血速度，严密观察尿量，记录24小时出入水量等，必要时再次入手术室处理。

（7）消化道出血的预防和护理

术后两周内可发生应激性溃疡出血和食管下段胃底静脉曲张破裂出血，如胃肠减压管引流血性或咖啡色胃液或出现呕血、黑便，则提示有上消化道出血，护理按消化道出血护理常规执行。

（8）胆汁瘘的预防和护理

严密观察伤口敷料，观察有无胆汁渗出，腹腔引流管内有无胆汁流出，腹部是否出现压痛、反跳痛等腹膜刺激征，监测心率有无加快、体温是否升高等生命体征。一旦出现异常，应及时更换敷料，伤口周围皮肤涂氧化锌软膏保护，通知并协助医师放置引流管，或完善术前准备行剖腹探查。

（9）肝性脑病的预防和护理

肝性脑病为手术后最严重的并发症，常是肝癌晚期患者致死的主要原因。常发生于肝功能失代偿或濒临失代偿的原发性肝癌患者，护理要点为：①避免肝性脑病诱因，如上消化道出血、高蛋白饮食、感染、便秘、应用镇静催眠药及手术等。②禁用肥皂水灌肠。③口服新霉素，减少氨的产生。④使用降血氨药物。⑤给予富含支链氨基酸的制剂或溶液。⑥肝性脑病者限制蛋白质摄入。⑦便秘者可口服乳果糖，促使肠道内氨的排除。⑧加强生命体征的监测和意识状态的观察，如出现欣快感、表情淡漠或扑翼样震颤等症状，及时通知医师处理。

（10）膈下脓肿的预防和护理

膈下脓肿是肝脏手术后严重并发症之一。观察要点为有无下胸痛、刺激性咳嗽，上腹有无压痛、反跳痛和肌紧张。X 线摄片是否示患侧膈肌升高，患侧胸膜有无积液和/或肺不张。B 超或 CT 检查明确诊断后，予以相应的穿刺抽脓或切开引流，多可治愈。

（11）胸腔积液的预防和护理

观察患者是否有胸闷、气急、心悸、发热等症状。右胸叩诊是否有浊音，有无气管移位。B 超查胸腔积液宽度大于 3cm，则在 B 超定位下抽液，每次抽液不超过 1000ml。胸腔积液严重者，须行胸腔闭式引流，观察并记录引流物量、色和性质。拔管后注意患者有无胸闷、呼吸困难、切口漏气、渗液、出血、皮下气肿等异常。

【健康教育】

1. 饮食护理

多吃高热量、优质蛋白质、富含维生素和纤维素的食物。食物以清淡、易消化为宜。若有腹水、水肿，应控制水和食盐的摄入量。

2. 休息

在身体允许情况下适量活动，但切忌过量、过度。

3. 用药护理

遵医嘱使用免疫治疗，中医中药治疗。

4. 疾病指导

注意防治肝炎，不吃霉变食物。有肝炎、肝硬化病史者和肝癌高发地区人群应定期行 AFP 检测或 B 超检查，以早期发现。

5. 心理护理

告知患者和家属肝癌虽然是严重疾病，但不是无法治疗，应树立战胜疾病的信心，遵医嘱坚持综合治疗。给予晚期患者精神上的支持，鼓励患者和家属共同面对疾病，尽可能让患者平静舒适地度过生命的最后历程。

6. 自我观察和定期复查

遵医嘱每 1~2 个月复查 B 超或 CT、抽血查 AFP 定性定量、肝功能等检查，如血常规正常每个月 1 次，连续 5 次入院接受化疗。如有水肿、体重减轻、出血倾向、黄疸或疲倦等症状，及时就诊。

二、继发性肝癌

继发性肝癌又称为转移性肝癌，是原发于肝脏外器官或组织的恶性肿瘤通过血液循环或淋巴系统转移至肝脏，在肝内继续生长、发展而发生的肿瘤。由于肝脏接受肝动脉和门静脉双重血供，血流量异常丰富，全身各脏器的恶性肿瘤大都可转移至肝脏，但以肺、乳腺、结肠、胰腺和胃部肿瘤最为常见。好发于 40~60 岁，可以是单个或多个结节，弥漫性更多见。

继发性肝癌的转移途径分 3 种。①经门静脉：为肝内转移的最主要途径，是其他途径引起肝转移的 7 倍；以来源于胃肠道原发癌最为多见。②经肝动脉：肺癌和肺内形成的癌栓，可进入体循环，经肝动脉血流于肝内形成转移。③经淋巴道：此路径少见，胆囊癌可沿胆囊窝淋巴管扩展至肝内。

【临床表现】

1. 继发性肝癌的临床表现与原发性肝癌相似，但因无肝硬化，常较后者发展缓慢，症状也较轻。

2. 早期主要为原发灶的症状，肝脏本身的症状并不明显，大多在原发癌术前检查、术后随访或剖腹探查时发现。

3. 随着病情发展，肿瘤增大，肝脏的症状才逐渐表现出来，如肝区痛、闷胀不适、乏力、消瘦、发热、食欲不振及上腹肿块等。

4. 晚期则出现贫血、黄疸、腹水、恶病质。

5. 少数患者（主要是来源于胃肠、胰腺等）肝转移癌症状明显，而原发病灶隐匿不明显。

【辅助检查】

1. 实验室检查

早期多数肝功能均正常，广泛转移时血清胆红素、碱性磷酸酶、乳酸脱氢酶、γ-谷氨酰转肽酶均增高。肿瘤标志物：CEA、CA19-9、CA125 等对胃癌、结直肠癌、胆囊癌、胰腺癌、肺癌、卵巢癌等的肝转移具有诊断价值。AFP 检测则常为阴性。

2. 影像学检查

B 超、CT 可基本上肯定确诊，可判断转移瘤的程度，肝脏单发、多发转移；此外必须做肺部平片，甚至脊柱、骨盆、四肢摄片，以除外肝外有无广泛、全身转移，以作为进一步治疗、判断预后参考。MRI 和 PET 等影像学检查有重要诊断价值。

【治疗原则】

肝切除是治疗转移性肝癌最有效的办法，同时根据患者情况及原发性肿瘤病理性质，行综合治疗。

1. 手术治疗

肝病变手术治疗方法与原发性肝癌相似，能接受手术切除者比例仅20%~30%。①如转移癌病灶为孤立性，或虽为多发但局限于肝的一叶或一段，而原发肿瘤已被切除，患者全身情况允许，又无其他部位转移者，应首选肝叶（段）切除术。②如原发和肝继发性肿瘤同时发现又均可切除，且符合肝切除条件者，则根据患者耐受能力，采取与原发肿瘤同期或分期手术治疗。

2. 化学治疗

全身或局部化疗（TACE）可以控制肿瘤生长，缓解患者症状，应根据原发癌细胞的生物学特性，以及对化疗药物的敏感性选用相应药物治疗。

3. 其他

无水乙醇注射、射频消融、冷冻等局部治疗可与手术切除相互补充。

【护理评估】

1. 健康史

评估患者有无其他恶性肿瘤或慢性病史，如胃肠道疾病、女性生殖系统疾病。家族人员是否有恶性肿瘤史。本次发病时间、主要症状、发展过程、治疗情况；疼痛性质、时间，以及是否有夜间或劳累后加剧，服用何种镇痛药，效果如何。

2. 身体状况

（1）视诊：有无黄疸、腹水等恶病质。

（2）问诊：了解饮食情况。

（3）触诊：有无腹部肿块，肝脏是否肿大，肝区有无压痛。

3. 心理-社会状况

评估患者是否有悲观、忧郁、绝望、轻生的心理，家属对疾病的了解程度等，以便给予针对性心理疏导。

【护理诊断】

1. 悲伤

与担忧手术效果、疾病预后和生存期限有关。

2. 急性疼痛

与肿瘤迅速生长导致肝包膜张力增加或手术、介入治疗、放疗、化疗后的不适有关。晚期疼痛与全身广泛转移、侵犯后腹膜或癌症破裂出血有关。

3. 营养失调：低于机体需要量

与厌食、胃肠道功能紊乱、放疗和化疗引起的胃肠道不良反应、肿瘤消耗等有关。

4. 舒适受损

与疼痛、腹胀、放化疗的副作用及恶病质等有关。

5. 潜在并发症

消化道或腹腔内出血、肝性脑病、膈下积液或脓肿、肺部感染等。

【护理措施】

1. 非手术治疗及术前护理

（1）心理护理

继发性肝癌，特别是原发灶没有查明的患者，内心极度痛苦、恐惧、绝望，因此，根据患者的心理特点，有针对性地实施护理。

1）适时告知患者诊断结果：①有利于患者进入角色，自我调节，更好地配合检查与治疗。②使患者面对现实，正确地对待余生，提高生活质量，努力发挥余热。③有利于患者减少心理冲突和对死亡的恐惧。

2）合理满足患者的生理需要：①关心体贴患者，讲述癌症患者康复实例，增强其自信心。②注意沟通技巧，针对患者受教育程度及心理承受能力，选择性地进行健康宣传教育。③可进行暗示性心理护理。

3）倡导积极健康的行为：安排患者集体散步、下棋比赛、趣味游戏、欣赏音乐、读书等。让患者感到生活充满希望，在健身活动和愉快忘我的心境中提高机体免疫能力，促进病情康复。

（2）营养支持

继发性肝癌患者，由于肿瘤的不断生长，对机体营养物质的消耗增加，致使体重下降，引起负氮平衡，最后出现全身衰竭的恶病质表现。因此宜给予营养丰富、易消化、高热量饮食以加强营养增强体质。同时进行全身的支持疗法，如遵医嘱少量多次输新鲜血、血浆、人血白蛋白、复方氨基酸等，增强患者的抵抗力，力求纠正贫血、维持正氮平衡。

（3）饮食护理

原则上加强营养，保护肝功能。

①肝功能良好的患者，宜给高蛋白、高热量、高维生素、低脂饮食；肝功能严重受损者，补充支链氨基酸，限制芳香族氨基酸的摄入。

②腹腔积液者，宜低钠饮食。

③明显低蛋白血症者，可静脉输入白蛋白、血浆或血浆替代品，贫血及凝血功能障碍者可选择性输入成分血，肌内注射或静脉滴注维生素K。

（4）疼痛的护理

剧烈、顽固的疼痛是继发性肝癌患者的主要痛苦，为提高其生存质量，应及时有效地控制疼痛。

（5）并发症的预防

继发性肝癌患者，大多无手术指征，预后差，应耐心、细致地做好基础护理，尽量满足患者的需求，使其舒适、愉快，注意安全保护措施，防止坠床、跌倒、走失等意外发生。

（6）体位护理

以患者感觉舒适的体位为主，腹水严重影响呼吸的患者，给予半卧位。下肢水肿患者，可抬高患肢。巨块型肝癌患者慎右侧卧位，避免剧烈咳嗽，用力排便等致腹内压骤升的动作，并予以腹带加压包扎腹部，防止癌肿破裂、出血。

2. 术后护理

参见“原发性肝癌”的相关内容。

【健康教育】

参见“原发性肝癌”的相关内容。

第三节 肝良性肿瘤

肝良性肿瘤较恶性肿瘤少见，主要包括肝血管瘤、肝局灶性结节增生以及肝腺瘤三大类。肝脏良性肿瘤通常没有临床表现，大多数病例都是通过超声或其他扫描检查偶然发现，还有些病例则因为肝肿大、右上腹不适或腹腔内出血而被发现。此类患者肝功能检查往往正常或仅有轻微变化，虽然扫描技术和血管造影常可提供一些术前诊断线索，但确诊常有赖于剖腹探查。

肝良性肿瘤根据肝组织胚胎来源可分为以下3类：①上皮组织肿瘤、肝细胞腺瘤、胆管腺瘤、混合腺瘤。②间叶组织肿瘤、血管瘤、纤维瘤、脂肪瘤、黏液瘤。③肝畸胎瘤、错构瘤、肝脏炎性假瘤、肝脏局灶性结节性增生等。本节仅讨论几种常见的肝良性肿瘤。

【临床表现】

1. 肝血管瘤

随肿瘤部位、大小、增长速度及肝实质受累程度不同而异。小者无症状，大者可压迫胃肠及胆道而引起腹痛、黄疸或消化不良症状。少数因肿瘤自发性破裂或瘤蒂扭转而呈急腹症表现。临床上可将其分为4型：隐匿型、腹块型、内出血型及瘤蒂扭转型，以腹块型最多见。腹块位于上腹部，表面光滑，质地软硬不一，有囊性感和有较大的可变性。边界清楚，与肝脏相连，随呼吸上下移动，一般无压痛。部分病例在病变区可闻及血管杂音，少数患者可伴有微血管性溶血性贫血。血栓形成后导致凝血因子被消耗，亦可表现血小板减少或低纤维蛋白原血症。肝功能试验一般正常。

2. 肝腺瘤

肿瘤体积小者，可无任何症状；当肿瘤增大压迫正常肝细胞或影响邻近器官功能时，可出现上腹部胀痛不适、恶心、纳差和上腹牵拉感等症状。约1/3的患者上腹部可触及表面光滑、质硬的肿块。随着肿瘤增大，其中心部可发生坏死和出血，其主要临床表现为急腹症。瘤内出血者，常有发作性右上腹痛、发热，偶有黄疸或寒战，右上腹肌紧张、压痛，白细胞计数及中性粒细胞比例增高等表现。肿瘤破裂引起腹腔内出血者，突发右上腹剧痛，心慌、出冷汗，腹部有压痛、反跳痛等腹膜刺激症状，严重者可出现休克。

3. 肝局灶性结节增生

一般无症状，可表现为腹部肿块，少数病例可自发性破裂而大出血，出现急腹症表现。

【辅助检查】

1. B型超声检查

此方法能早期发现病变，分辨直径1～2cm的肿瘤，而且能准确定位。B超检查大多数血管瘤为低回声，少数为边界光滑的低回声占位；肝局灶性结节增生可以有低、高或混合回声，缺乏特征性，可见纤维分隔。B超对判断肝腺瘤部位、大小及内容物有一定帮助，是首选检查方法。

2. CT 检查

平扫时肝血管瘤为低密度病变，CT 增强扫描时病变周围出现增强的晕环，随后向中心弥散使病变完全充盈。平扫时肝局灶性结节增生为肝内低密度或等密度改变，边界清楚。当中心存在纤维性瘢痕时，可见从中心向边缘呈放射状分布的低密度影像为其特征。

3. MRI 检查

对肝血管瘤有特殊的诊断意义，T2 加权图像呈高信号密集区，称为“灯泡征”改变。

4. 肝血管造影

诊断准确率高，假阳性率低，并能准确显示病变范围，有助于选择治疗方案；但此法对于肝血管瘤为创伤性检查，应留待其他方法不能确定诊断时施行。肝局灶性结节增生典型病变可表现为血管呈放射状分布如轮辐样和外围血管的“抱球”现象。

5. 放射性核素肝扫描

采用^{99m}Tc 标记的自体红细胞行放射性核素血池填充扫描，对血管瘤有确诊意义。肝局灶性结节增生 65%的病变可见有核素浓聚，因该种病变内有肝巨噬细胞，所以能凝聚核素，这点和其他良恶性肿瘤不同，因而有较高诊断价值。肝腺瘤直径 2～3cm 者，肝内可显示放射性稀疏区。

【治疗原则】

1. 非手术治疗

肝血管瘤直径小于 5cm，无临床症状者，可 1 年内每 2~3 个月行 B 超或 CT 检查。

2. 手术治疗

适应证：肝血管瘤大于 5cm 或有临床症状者，肿瘤生长迅速，肿瘤破裂者；肝错构瘤、肝畸胎瘤、肝腺瘤一旦明确诊断均须手术治疗。

【护理评估】

1. 健康史

了解此次病程的长短，评估患者有无慢性病史，是否为特殊生理期(月经期、妊娠期等)，有无服用避孕药史，及服药时间长短，了解其家族病史。

2. 身体状况

了解腹部情况及相关情况：①视诊和触诊：有无腹胀，是否能触及上腹部包块，扪及包块有无囊性感，上腹有无隐痛、不适，或有无压痛、反跳痛，是否伴随恶心、呕吐、黄疸等症状。②听诊：肿瘤处能否听到血管杂音。

3. 心理-社会状况

了解患者及家属对疾病的认知程度，心理承受能力和经济承受能力。

【护理诊断】

1. 疼痛

与肿瘤压迫、扭转、破裂及手术后伤口有关。

2. 知识缺乏

缺乏疾病认知、检查的相关知识。

【护理措施】

1. 非手术治疗及术前护理

（1）心理护理

向患者及家属讲解肝良性肿瘤的相关知识，介绍疾病的治疗效果与自护措施，需手术治疗者，告知手术的必要性及安全性。

（2）体位与活动

肝巨大良性肿瘤及生长在肝表面的腺瘤患者，嘱其卧床休息，避免剧烈咳嗽、用力大便等使腹压骤升的动作，避免外力撞击腹部。

（3）饮食护理

进食营养丰富，无刺激性，易消化食物，避免便秘。

（4）病情观察

观察患者有无出现腹痛加剧、腹部压痛、反跳痛、腹肌紧张，生命体征是否异常，警惕肿瘤破裂及出血，发现情况，立即通知医师，积极处理。

（5）随访指导

指导门诊随访患者，1年内2~3个月行B超或CT检查1次，出现腹痛加剧、面色苍白、出冷汗、血压下降等不适，及时就诊。

2. 术后护理

参见“原发性肝癌”的相关内容。

【健康教育】

1. 加强营养	2. 康复指导
进高蛋白、高热量、高维生素、清淡、易消化食物。	出现水肿、黄疸等不适，及时就诊。
3. 注意休息	**4. 复诊**
避免劳累。	定期复查，每6个月至1年复查1次。

第四节　肝　囊　肿

肝囊肿分为寄生虫性和非寄生虫性，肝包虫病是最主要的寄生虫囊肿，非寄生虫性囊肿是常见的良性肿瘤，按发病原因分为先天性和后天性两类。按形态可分为孤立性、多发性、增生性、假性、皮样、淋巴、内皮性。临床上肝囊肿通常为先天性肝囊肿，并以孤立性肝囊肿及多囊肝较多见。女性发病率高于男性，好发年龄为45~55岁。

本病的病因与先天发育异常有关，孤立性囊肿好发于右肝近膈面，多发性肝囊肿多数累及整个肝脏，肝大变形，并偶可导致门静脉高压症合并食管曲张静脉出血。

【临床表现】

先天性肝囊肿生长缓慢，小的囊肿可无任何症状，常偶发上腹无痛性肿块、腹围增加，临床上多数是在体检B超发现，当囊肿增大到一定程度时，可因压迫邻近脏器而出现症状。

1. 肝区胀痛伴消化道症状：如食欲不振、嗳气、恶心、呕吐、消瘦等。

2. 若囊肿增大压迫胆总管，则有黄疸。

3. 囊肿破裂可有囊内出血而出现急腹症。

4. 带蒂囊肿扭转可出现突然右上腹绞痛，肝肿大但无压痛，约半数患者有肾、脾、卵巢、肺等多囊性病变。

5. 囊内发生感染，则患者往往有畏寒、发热、白细胞升高等。

6. 体检时右上腹可触及肿块和肝大，肿块随呼吸上下移动，表面光滑，有囊性感，无明显压痛。

【辅助检查】

1. B超检查

是首选的检查方法，是诊断肝囊肿经济、可靠而非侵入性的一种简单方法。超声波显示肝大且无回声区，二维超声可直接显示囊肿大小和部位。

2. CT检查

可发现直径1~2cm的肝囊肿，可帮助临床医师准确定位病变，尤其是多发性囊肿的分布状态定位，从而有利于治疗。

3. 放射性核素肝扫描

显示肝区占位性病变，边界清楚，对囊肿定位诊断有价值。

4. X线检查

大的肝囊肿可因其所在部位不同，X线检查可显示膈肌抬高或胃肠受压移位等征象。

【治疗原则】

1. 非手术治疗

适用于全肝小囊肿、全身情况差不适合做手术的肝囊肿患者，以囊肿穿刺抽液及引流术为主。

2. 手术治疗

有囊肿开窗术或去顶术，囊肿切除术，肝叶或肝部分切除术。

【护理评估】

1. 健康史

评估患者是否居住在疫区，有无疫区接触史，并了解其饮食、既往疾病史和家族病史等。

2. 身体状况

（1）腹部情况：视诊与触诊：腹围是否增大，腹部触及有无张力，带囊性感的肿块，是否有压痛。

（2）全身情况：评估患者有无恶心、呕吐、腹泻、腹痛等压迫症状，有无畏寒、发热、肝区疼痛等囊肿内感染症状，有无腹水、黄疸等。

3. 心理-社会状况

了解患者及家庭对疾病的认识，对康复的期望值如何，以及经济承受能力。

【护理诊断】

参见“肝良性肿瘤”的相关内容。

【护理措施】

1. 非手术治疗及术前护理

(1) 心理护理

肝囊肿患者病程长、有恶变的可能，特别多囊肝病变累及整个肝脏，一般可以根治，患者心理压力大，对预后缺乏信心。应针对性疏导患者，需手术治疗者，告知手术的必要性及安全性。

(2) 饮食护理

有腹水及合并多囊肾的肝囊肿患者，严格限制入水量，采用低盐、低蛋白、高热量饮食。

(3) 病情观察

①对囊肿反复穿刺抽液患者，严密观察体温及血常规的变化，并严格执行无菌操作原则，杜绝及早日发现继发感染。②多囊肝合并多囊肾患者，准确记录 24 小时出入水量，每小时尿量<17ml 者，警惕肾衰竭，发现异常及时报告医师处理。

(4) 体位与活动

肝巨大良性肿瘤及生长在肝表面的腺瘤患者，嘱其卧床休息，避免剧烈咳嗽、用力大便等使腹压骤升的动作，避免外力撞击腹部。

(5) 随访指导

指导门诊随访患者，1 年内 2~3 个月行 B 超或 CT 检查 1 次，出现腹痛加剧、面色苍白、出冷汗、血压下降等不适，及时就诊。

2. 术后护理

参见“原发性肝癌”的相关内容。

【健康教育】

参见“肝良性肿瘤”的相关内容。

第五节　门静脉高压症

门脉高压症不是一个独立的疾病，是门静脉系统血流受阻或血流量增加所致的以门静脉压力升高、脾大脾功能亢进、食管胃底静脉曲张和腹水为特点的临床综合征，是肝硬化最为常见的并发症之一。

门静脉高压症按阻力增加的部位分为肝前、肝内和肝后3型，肝内型又可分为窦前、窦后和窦型。在我国肝炎后肝硬化是引起肝窦和窦后阻塞性门静脉高压症的常见病因，肝内窦前阻塞性病因主要是血吸虫病。肝前型门静脉高压症的常见病因是肝外门静脉血栓形成、先天性畸形和外在压迫。肝后型门静脉高压症的常见病因为Budd-Chiari综合征、缩窄型心包炎及严重右心衰等。门静脉高压形成后，临床表现为进行性脾大、脾功能亢进、食管胃底静脉曲张、呕血和黑便、最后发生腹水。

【临床表现】

1. 症状

门静脉高压症在我国是常见病，症状因病因不同而有所差异，但主要是脾大和脾功能亢进、呕血或黑便、腹水。

（1）脾大、脾功能亢进

所有患者均有不同程度的脾大，严重的脾下极可达盆腔，巨脾在血吸虫病性肝硬化患者中多见。早期肿大的脾质软；晚期质地变中等硬度，少数因脾周围粘连而活动度减少。脾大均伴发程度不同的脾功能亢进，引起外周血细胞减少。表现为黏膜及皮下出血，少数容易发生感染，感染后较难控制。

（2）呕血和（或）黑便

大约半数患者发生，食管胃底曲张静脉破裂出血所致，是门静脉高压症常见的危及生命的并发症。出血部位多在食管下段和胃上端。发生急性出血时，患者呕吐鲜红色血液，排出柏油样黑便。25%～30%患者在第1次大出血时可因失血引起严重休克或肝功能衰竭而死亡。部分患者出血虽止，但常易复发；首次出血后1～2年内50%～70%患者会再次出血，再次出血病死率达30%～50%。

(3) 腹水

约 1/3 患者出现腹水，表现为腹胀、气急、食欲减退。大出血常引起或加剧腹水形成。有些顽固性腹水甚难消退。少部分患者出现腹水感染、脐疝。

(4) 其他

多数患者有疲乏、厌食、虚弱无力，部分患者有恶心呕吐、腹泻、营养不良、嗜睡等肝性脑病症状。

2. 体征

查体时可能发现患者有肝病面容、黄疸、肝掌、蜘蛛痣。可以存在腹壁静脉曲张，如存在则应注意其血流方向（有助于病因诊断），脐周可闻及静脉杂音。患者可有肝脏肿大或萎缩，脾肿大，有腹水时可能有移动性浊音阳性。双下肢可以出现水肿或静脉曲张。

【辅助检查】

1. 血常规检查

脾功能亢进时，血细胞计数减少，以白细胞计数降至 3×10^9/L 以下和血小板计数降至 80×10^9/L 以下最为明显。

2. 肝功能检查

血浆白蛋白降低，球蛋白增高，白/球比例倒置，部分患者还存在血清胆红素、转氨酶增高。

3. 凝血分析

凝血酶原时间延长，凝血酶原活动度降低，纤维蛋白原定量降低。

4. 其他

肝炎病毒指标、甲胎蛋白、自身抗体检测等。术前应测定肝炎病毒 DNA 和 RNA 定量。

5. 彩色超声多普勒检查

了解门静脉系统情况，其血流方向，血流量，有无血栓形成；肝动脉血流量代偿增加情况，检查肾静脉情况及下腔静脉情况。了解肝、脾的大小，有无肝硬化、腹水及其严重程度。有无并发肝癌。

6. 放射学检查

上消化道钡餐观察有无食管胃底静脉曲张，了解病变范围和程度有无合并消化性溃疡。有条件时可行肝静脉造影并测定肝静脉楔入压，可区别窦前或窦后梗阻，术前间接评估门静脉压力。

7. CT检查

了解肝脾的病变情况，显示侧支循环，有无合并其他肝脾病变，尤其是肝癌。了解下腔静脉有无阻塞狭窄，门静脉系统内有无血栓形成。有条件时测量肝体积用于术前评价。

8. 纤维胃镜检查

直视下观察食管胃底曲张静脉的程度和范围，用于明确诊断，评估曲张静脉破裂出血的危险性，且可测量曲张静脉压力。急性大出血时可进行紧急硬化剂注射止血和预防再出血。了解胃底曲张静脉情况，有无门静脉高压性胃病及其严重程度等。

9. 核素心肝比值测定

是目前术前惟一无创性的测量门静脉压力的方法，有条件时可采用。

10. 肝脏储备功能

测定吲哚氰绿（ICG）法进行肝脏储备功能评价，用于术前对患者的肝功能状态进行综合评估。

11. 细针穿刺肝活检

必要时用于术前明确肝硬化及其类型。

【治疗原则】

外科治疗主要是预防和控制急性食管、胃底曲张静脉破裂引起的上消化道出血；其次是解除或改善脾大伴脾功能亢进和治疗顽固性腹水。根据患者具体情况，采用非手术治疗、手术治疗。

1. 食管-胃底曲张静脉破裂出血的治疗

（1）非手术治疗：适应证：①有黄疸、大量腹水、肝功能严重受损（C级）的患者发生大出血者。②上消化道大出血病因尚不明确，诊断未明确者。③作为手术前的准备工作。主要措施如下：

1）补充血容量：立即输血、输液。若收缩压低于80mmHg，应快速输血；肝硬化者宜用新鲜全血，因其含氨量低，且保存有凝血因子，有利止血和预防肝性脑病；避免过量扩容，以防门静脉压力反跳性增高而引起再出血。

2）药物止血：首选血管收缩药或与硝酸酯类血管扩张药合用。①血管加压素：可使内脏小动脉收缩、减少门静脉回血量，降低门静脉压力，使曲张静脉破裂处形成血栓而达到止血作用。对高血压和冠心病患者不适用，必要时加用硝酸甘油以减轻副作用。②生长抑素：生长抑素能选择性减少内脏血流量，尤其是门静脉系的血流量，从而降低门静脉压力，有效控制出血。

3）内镜治疗：采用双极电凝、微波、激光、注射硬化剂和套扎等方法止血。硬化剂注射疗法和套扎术对胃底曲张静脉破裂出血均无效。①硬化剂注射疗法（EVS）：经内镜将硬化剂（鱼肝油酸钠）直接注射到曲张静脉腔内，使曲张静脉闭塞，其黏膜下组织硬化，以治疗食管静脉曲张出血和预防再出血。②经内镜食管曲张静脉套扎术（EVL）：比硬化剂注射疗法操作相对简单和安全，此法治疗后近期再出血率较高。

4）三腔二囊管压迫止血：利用充气气囊分别机械性压迫胃贲门及食管下段破裂的曲张静脉而起止血作用，是治疗食管胃底曲张静脉破裂出血简单而有效的方法，通常用于对血管加压素或内镜治疗无效的患者。该管有三腔，一腔为圆形气囊，可充气 150~200ml 后压迫胃底；一腔为长椭圆形气囊，可充气 100~150ml 后压迫食管下段；一腔为胃腔，经此腔可吸引、冲洗或注入药物。牵引重量约为 0.25kg。此方法止血成功率在 44%~90%，再出血率约 50%，仅作为一种暂时性措施。

5）经颈静脉肝内门体分流术（TIPS）：采用介入法经颈静脉途径在肝内肝静脉与门静脉主要分支间置入支架建立通道而实现门体分流，其内支撑管直径为 8~12mm。目前主要用于等待行肝移植的患者，其次是内科治疗无效、肝功能差或手术治疗失败的曲张静脉破裂出血患者。TIPS 可使门静脉压力降低至原来的一半，止血效果较好。但技术难度较大，而且内支撑管可进行性狭窄，堵塞率高达 40%~50%；肝性脑病发生率高达 20%~40%。

（2）手术治疗：适应证：①无黄疸和明显腹水（肝功能 A、B 级）患者发生大出血。②经非手术治疗 24~48 小时无效者。食管胃底曲张静脉一旦破裂出血，反复出血概率很高，且每次出血必将损害肝脏。积极手术止血不仅可以防止再出血，也是预防肝性脑病的有效措施。

1）分流术：手术方式很多，全口径门体分流术，因术后肝性脑病发生率高，已被弃用。现在常用的有：①近端脾肾静脉分流术。②“限制性”侧侧门腔静脉分流术。③肠系膜上、下腔静脉间桥式 H 形分流术。④远端脾肾静脉分流术。

2）断流术：阻断门奇静脉间反常血流，同时切除脾，以达到止血的目的。

2. 严重脾大，合并明显脾功能亢进的治疗

最多见于晚期血吸虫患者，也见于脾静脉栓塞引起的左侧门静脉高压症。对于这类患者单纯行脾切除术效果良好。

3. 肝硬化引起的顽固性腹水的治疗

最有效的方法是肝移植，其他包括TIPS和腹腔、上腔静脉转流术。

对于终末期肝硬化门静脉高压症的患者特别是并发食管胃底曲张静脉出血者，肝移植是唯一有效的根治性治疗手段，既替换了病肝，又使门静脉系统血流动力学恢复正常。

【护理评估】

1. 术前评估

(1) 健康史

了解患者居住环境，饮食习惯，有无疫区接触史，有无慢性肝炎史，消化道出血史。以及患者家族疾病史等。

(2) 身体状况

1）腹部情况：①望诊和触诊：腹部有无膨隆，腹壁静脉是否曲张，左肋缘下是否扪及肿大的脾脏，右腹是否扪及明显肿大的肝脏。②测量：腹围是否增大。

2）全身情况：评估患者有无呕血和黑便现象，有无黄疸、贫血、蜘蛛痣，下肢是否水肿。

(3) 心理-社会状况

了解患者是否感到紧张、恐惧；有否因长期、反复发病，工作和生活受到影响而感到焦虑不安和悲观失望；评估家庭成员能否提供足够的心理和经济支持；患者及家属对门脉高压症诊疗、预防再出血知识了解程度。

2. 术后评估

(1) 健康史

了解手术情况中麻醉方式和手术类型、范围，术中出血量、补液量及引流管安置情况。

(2) 身体状况

评估患者生命体征、意识状态、血氧饱和度、尿量、肝功能等，了解有无出血、肝性脑病、感染等并发症的发生。

(3) 心理-社会状况

了解患者对疾病和术后各种不适的心理反应；患者及家属对术后康复过程及出院健康教育知识的掌握程度。

【护理诊断】

1. 恐惧

与突然大量呕血、便血、肝性脑病及病情危重等有关。

2. 体液不足

与食管胃底曲张静脉破裂出血有关。

3. 体液过多：腹水

与肝功能损害致低蛋白血症、门静脉压增高、血浆胶体渗透压降低及醛固酮分泌增加等有关。

4. 营养失调：低于机体需要量

与肝功能损害、营养素摄入不足和消化吸收障碍等有关。

5. 潜在并发症

出血、肝性脑病、感染、门静脉血栓形成、肝肾综合征。

【护理措施】

1. 非手术治疗及术前护理

(1) 心理护理

门静脉高压症患者，因病情反复、患病时间长，对疾病的治疗缺乏足够的信心，一旦并发急性大出血，会极度恐惧和焦虑。因此在生活上我们要尽量提供方便，满足患者的基本需求，宣传教育时多给予心理安慰和精神支持，缓解其精神压力，消除其不良情绪，使之树立战胜疾病的信心，能够积极、主动地配合医务人员进行各项治疗和护理。

(2) 饮食护理

加强营养，保护肝功能，并发大出血者禁食。

①肝功能良好的患者，宜给高蛋白、高热量、高维生素、低脂饮食；肝功能严重受损者，补充支链氨基酸，限制芳香族氨基酸的摄入。

②腹腔积液者，宜低钠饮食；肝性脑病先兆者，应暂时给予低蛋白饮食；食管静脉曲张者，禁烟酒，少喝咖啡和浓茶；免渣软食，避免进

食粗糙、干硬、带骨或多刺、油炸及辛辣食物，饮食不宜过热，以免损伤食管黏膜而诱发出血。

③明显低蛋白血症者，可静脉输入白蛋白、血浆或血浆替代品，贫血及凝血功能障碍者可选择性输入成分血，肌内注射或静脉滴注维生素 K。

（3）体位与活动

腹水患者伴有呼吸困难时协助取半卧位，利于呼吸顺畅。身体极度虚弱的患者，注意采取保护性措施（如护栏、拐杖），避免体位突然变化，防止坠床、摔倒等意外事件发生。患者大多贫血消瘦，告知要确保休息时间充分，必要时卧床休息，尽可能减少活动量，降低机体耗氧量，减轻肝脏负担。活动要适度，避免剧烈咳嗽、用力排便等腹压升高因素，防止曲张的静脉破裂出血。

（4）用药护理

适当使用肌苷、辅酶 A 等护肝药物。避免使用巴比妥类、盐酸氯丙嗪等有损肝脏的药物。并注意清除肠道内积血，口服硫酸镁溶液或酸性溶液，生理盐水灌肠，禁用碱性溶液、肥皂水灌肠，以减少氨的吸收。也可用肠道不吸收的抗生素，减少肠道细菌数。

（5）观察出血倾向

观察患者有无呕血、黑便现象，及时发现内出血征兆，防治上消化道出血。

（6）减少腹水形成

①每日测量腹围 1 次，每周测体重 1 次。标记腹围测量部位，每次在同一时间、同一体位和同一部位测量。②尽量取平卧位，以增加肝、肾血流灌注。若影响呼吸，取半卧位。③限制水和钠的摄入：每日钠摄入量控制在 500~800mg（氯化钠 1.2~2.0g）内，进液量约 1000ml。少食含钠高的食物，如咸肉、酱菜、酱油、罐头和含钠味精等。④遵医嘱合理使用利尿药，如螺内酯、氢氯噻嗪，准确记录尿量或出入水量，严密监测血电解质变化，防止低钾、低钠血症发生。

（7）急性出血期的一般护理

①绝对卧床休息，将患者安置到有抢救设备、安静的病房。②减轻患者焦虑，稳定患者情绪，必要时遵医嘱给予镇静药，以免情绪紧张而加重出血。③及时清理血迹和呕吐物，做好口腔清洁。

(8) 急性出血期恢复血容量的护理

迅速建立静脉通路，输液、输血，恢复血容量，防治休克，保证心、脑、肝、肾等重要器官的血流灌注，避免不可逆性损伤。宜输新鲜血，因其含氨量低、凝血因子多，有利于止血及预防肝性脑病。

(9) 急性出血期的止血护理

冰盐水加去甲肾上腺素胃内灌注，静脉滴注垂体后叶素等止血药物。

(10) 急性出血期严密观察病情

监测生命体征、神志、每小时尿量及中心静脉压的变化，维持水电解质及酸碱平衡。

(11) 术前准备

反复大出血，保守治疗无效，决定手术治疗，遵医嘱术前2~3日口服肠道不吸收抗生素，术前1日晚及术晨清洁灌肠，排空大便，减少细菌数量，减少肠道氨的产生，避免或减轻术后肠胀气，促进肠蠕动、恢复胃肠功能，减少肝性脑病发生的诱发因素。

(12) 移植准备

肝移植是治疗终末期肝病并发门静脉高压食管胃底静脉曲张出血患者的理想方法。

2. 术后护理

(1) 饮食护理

术后禁食，肠蠕动恢复胃管拔出后，可给流质、半流质饮食，再逐步过渡到普通饮食，分流术后患者应限制蛋白质和肉类摄入，蛋白质每日摄入量不能超过30g，避免诱发和加重肝性脑病。忌食粗糙和过热食物、禁烟酒。

(2) 体位与活动

脾切除术后患者血压平稳后可取半卧位，分流术后患者48小时内取平卧位或15°低坡卧位，避免过多活动，翻身时动作宜轻柔，手术后不宜过早下床活动，一般需卧床1周，以防血管吻合口破裂出血。

(3) 病情观察

①密切监测生命体征、神志变化。②保持伤口敷料干燥固定，一旦敷料渗湿，及时通知医师更换。③保持引流管通畅，观察并准确记录引流液量、色及性质，发现异常及时报告医师处理。④腹水患者定时测量腹围和体重并记录，遵医嘱监测血电解质和记录24小时尿量或出入水量，维持水电解质及酸碱平衡。

（4）日常护理

术后给予吸氧，满足肝脏、心、脑、肾的需氧量，增强肝细胞活性，促进肝功能的恢复。禁用或少用吗啡、巴比妥类、盐酸氯丙嗪等有损肝脏的药物。遵医嘱使用抗生素、护肝药物及分流术患者的抗凝药物等。协助患者翻身、拍背，及时清除呼吸道分泌物，痰液黏稠者予以雾化吸入，每日2~3次，并指导患者有效咳嗽排痰。

（5）肝性脑病的观察与预防

观察患者是否有神志淡漠、嗜睡、谵妄，发现异常立即通知医师。遵医嘱测定血氨浓度，对症使用谷氨酸钾、谷氨酸钠，降低血氨水平。限制蛋白质的摄入，减少血氨的产生；忌用肥皂水灌肠，减少血氨的吸收。

（6）静脉血栓形成的观察与预防

术后2周定期或必要时隔日复查1次血小板计数，术后血小板常迅速上升，应注意观察有无肠系膜静脉血栓形成征象，有无腹痛、腹胀、便血现象，如血小板计数超过$600 \times 10^9/L$，立即通知医师，协助抗凝治疗。应注意用抗凝药物前后的凝血时间变化。脾切除术后不用维生素K和其他止血药物，以防血栓形成。

【健康教育】

1. 疾病知识指导

向患者讲解疾病的原因及相关知识，指导患者及家属认识门静脉高压症的症状及严重程度。门静脉高压症的外科治疗并未能解决肝硬化，术后再出血、肝性脑病的危险仍然存在，故需要终生护肝，切勿掉以轻心，一旦有出血征象，立即到医院就诊。

2. 饮食指导

少量多餐，养成规律进食习惯；进食高热量、丰富维生素饮食，维持足够的能量摄入；进食无渣软食，避免粗糙、干硬及刺激性食物，以免诱发大出血。①肝功能损害较轻者，可酌情摄取优质高蛋白饮食（50~70g/d）；②肝功能严重受损及分流术后患者应限制蛋白质摄入；③有腹水患者限制水和钠摄入。

3. 生活指导

（1）避免劳累和过度活动，保证充分休息；一旦出现头晕、心悸、出汗等症状，应卧床休息，逐步增加活动量。

（2）避免引起腹内压增高的因素，如咳嗽、打喷嚏，用力排便，提举重物等，以免诱发曲张静脉破裂出血。

（3）保持乐观、稳定的心理状态，避免精神紧张、抑郁等不良情绪。

（4）用软毛牙刷刷牙，避免牙龈出血，防止外伤。

（5）指导患者制订戒烟酒计划。

4. 用药指导

遵医嘱服用护肝药物，定期复查肝功能，指导患有严重食管静脉曲张的患者及家属，掌握识别出血先兆和拟定一份急救计划。帮助家属学会基本观察出血方法。

5. 定期复诊

指导患者及家属掌握出血先兆、基本观察方法和主要急救措施，熟悉紧急就诊的途径和方法。

第六节 脾脏疾病

脾有丰富的血液循环，实际上是脾动脉与脾静脉间的一个大血窦；脾又是体内最大的淋巴器官，约占全身淋巴组织总量的25%，内含大量的淋巴细胞和巨噬细胞，其功能与结构上又与淋巴结有许多相似之处，故脾又是一个重要的免疫器官。

脾脏切除术的适应范围广泛，主要为外伤性脾破裂，其次为各种造血系统疾病，其他为脾本身的疾病，如游走脾、脾囊肿、脾肿瘤、脾动脉瘤和脾脓肿等。

【临床表现】

外伤性脾破裂，在战时和平时均较常见，可发生在腹部闭合性损伤（腹部皮肤完整，腹腔未经伤口与外界相沟通），也可发生在腹部开放性损伤（腹部皮肤丧失完整性，腹腔经伤口与外界相沟通）。可由多种致伤因素引起，如：①挤压伤、撞击伤、拳打脚踢伤、坠落伤等累及左季肋部（左下胸）或左上腹部致其损伤；②冲击伤（气浪或水波）或座带综合征等，受伤部位虽在左肩、右腹、足臀部等，但其形成的冲击外力可传导至脾脏致其损伤；③锐器伤（刀、剑刺伤）或火器伤（子弹或爆炸弹片）等，穿透腹部伤及脾脏。需指出，远离脾脏的火器伤，尤其是高速且重量轻的子弹等，射入体内碰到不同密度的组织或脏器，可发生偏斜而改变方向，呈现远达效应，或其进出口可处于较远离脾脏的部位，但仍有致脾脏损伤的可能。

此外，在判断伤情时，不可忽视致伤物的特性，如：①致伤物的作用强度（机械动能），取决于重量和运动速度，可用公式 $KE = mv^2/2g$（式中 KE 为动能，m 为物体重量，v 为速度，g 为重力加速度）。由式可见，挤压伤的致伤物重量或子弹、弹片等火器伤速度高，则其破坏性严重。②子弹或弹片伤贯穿组织形成的伤道，既有前冲力也有侧冲力及其带来的作用。通常将伤道大致分为三区：即原发伤道区（系致伤物直接造成的损伤区，其中可有失去活性的组织、带入的异物、污染物等）和挫伤区（系紧邻原发伤道区，可于伤后 2~3 天发生坏死组织脱落，甚或继发出血等）以及震荡区（系在挫伤区之外受影响的部位，多呈现血循环障碍，可为感染提供条件）。

外伤性脾破裂，依其被膜的完整性，可区分为真性破裂和中央或被膜下破裂。

（1）真性破裂：即脾实质损伤和其被膜破裂，受伤即刻出现脾周围、腹腔内出血。损伤的脾实质可呈线状、星状或破碎状等。

（2）中央或被膜下破裂：其被膜完整性未破坏，损伤部位分别位于脾实质内或被膜下，呈现裂伤、出血或形成血肿，无明显临床征象。但经过一段或长或短的时间，其被膜也可破裂，则发展成为真性破裂，表现为腹腔内出血或形成脾周围血肿；可于脾实质损伤部位继发感染，发生脾周围炎、脾脓肿亦或形成脾囊肿。脾脏损伤处愈合后可不遗留痕迹，但也可纤维化形成瘢痕组织。

脾脏破裂可发生在多发伤或复合伤中，多发伤是指由单一致伤因素而造成的多脏器或组织的损伤；复合伤则指两种或以上的致伤因素所致者。其伤情多严重复杂，常伴危及生命的大出血、休克、窒息、脑疝、心跳骤停以及严重的生理功能紊乱等，急救和处理有时颇为困难和棘手，诊治过程极易出现失误，应予以高度警惕。

1. 脾破裂的症状

随出血的多少和快慢、破裂的性质和程度以及有无其他脏器的合并伤或多发伤而有不同的表现。仅有包膜下破裂或中央破裂的患者，主要表现为左上腹疼痛，于呼吸时可加剧；同时脾脏多有肿大，且具压痛，腹肌紧张一般不明显，多无恶心、呕吐等现象，其他内出血的表现也多不存在。如不完全破裂一旦转为完全性破裂，急性症状将迅速出现，病情也将迅速恶化。完全性破裂一旦发生后首先将有腹膜刺激症状。出血缓慢而量亦不多者，腹痛可局限于左季肋部；如出血较多散及全腹者，可引起弥漫性腹痛，但仍以左季肋部最为显著。反射性呕吐常见，特别是在起病的初期。有时因血液刺激左侧膈肌，可引起左肩部（第4颈神经的分布区域）牵涉性痛，且常于深呼吸时加重，称为Kehr征。随后患者于短时期内即可出现明显的内出血症状，如口渴、心悸、耳鸣、四肢无力、呼吸急促、血压下降、神志不清等；严重者可于短期内因出血过多、循环衰竭而死亡。

2. 脾破裂的体征

脾破裂在体检时可以发现腹壁有普遍性的压痛和肌肉强直，以左上腹部为最显著。左季肋部之脾浊音区也常有增大。如腹内有多量血液积聚，还可发现有移动性浊音；但因脾周围常有凝血块存在，故患者左侧卧时右腰部可呈空音，右侧卧时左腰部却常呈固定之浊音，称Ballance征。

3. 脾破裂的分型

除所谓自发性脾破裂外，一般外伤性脾破裂在临床上大致可以分为3种类型：

（1）立即脾破裂：即临床上通常所说的脾破裂，占外伤性脾破裂的80%~90%，是在外伤时即刻发生脾脏破裂、腹腔内出血、失血性休克，严重者可因急性大出血而于短期内死亡。

（2）延迟性（迟发性）脾破裂：是外伤性脾破裂的一种特殊类型，约占闭合性脾脏破裂的10%，在外伤和脾破裂、出血之间有48小时以上的无症状期（Baudet潜伏期）。

（3）隐匿性脾脏破裂：脾脏外伤后仅有包膜下出血或轻微裂伤，症状不明显，甚至无明确外伤史可追溯，诊断不易肯定。在出现贫血、左上腹部肿块、脾脏假性囊肿或破裂、腹腔内大出血等才被诊断。此类型少见，在闭合性脾脏破裂中发生率不足1%。

4. 脾破裂的过程

一般来说脾破裂的患者临床上又可以有以下3个过程：

（1）早期休克阶段：是继腹部外伤后的一种反射性休克。

（2）中期隐匿阶段：患者已从早期休克中恢复，而内出血症状尚不明显。此期长短不一，短者3~4小时，一般10小时至3~5天，个别病例如包膜下出血或轻微裂伤也可长达2~3周，才进入明显出血阶段。在此期间，患者轻微的休克现象已经过去，严重的出血症状尚未出现，故情况多属良好；除左季肋部有疼痛、压痛、肌痉挛外，仅局部有隐约肿块，腹部稍有膨隆；左肩部的放射痛不常见。不能及时做出诊断，为多数患者预后不良的主要原因，故切宜谨慎从事，不可因外伤的历史不明确、患者的情况尚良好、无明显的内出血症状，无典型的Kehr征或Ballance征而麻痹大意或误事。

（3）晚期出血阶段：此期诊断已无疑问，出血症状与体征均已甚为明显，患者情况已经恶化，预后比较严重。

【辅助检查】

B超及腹腔穿刺抽液可对脾破裂及时作出诊断。B超示脾大，临床实验室检查示外周血一种或多种血细胞减少和骨髓呈增生现象，可诊断为脾功能亢进综合征。若B超未能明确诊断，可选用CT、MRI检查，作为脾脏病变是良性、还是恶性的鉴别。

【治疗原则】

临床实践中必须遵循“抢救生命第一，保留脾脏第二”的原则。

1. 非手术治疗

脾切除对缓解脾功能亢进无明显疗效者，4岁以下脾脏疾病患儿。

2. 手术治疗

脾外伤，治疗血液病及脾脏自身疾病。

【护理评估】

1. 健康史

了解患者的家族疾病史、遗传病史及原发病史，是否存在肝炎、血吸虫病、肝硬化、门脉高压等疾病。有无近期外伤史。

2. 身体状况

（1）腹部情况：①问诊：腹部及左季肋部是否遭到直接创击伤或挤压伤。②视诊：有无腹部、胸部、背部开放性伤口或擦伤，腹部是否膨隆。③触诊：有无腹部压痛、反跳痛和腹肌紧张，是否以左上腹不适最为显著。能否触及肿大的脾脏、肝脏。④叩诊：腹部叩诊有无浊音及移动性浊音。⑤听诊：肠鸣音是否存在或减弱、消失。

（2）全身情况：①视诊：有无贫血、黄疸、出血性紫癜。皮肤是否有红斑、出血点、大疱性皮炎及下肢溃疡等损害。②问诊：有无心内不适、恶心、呕吐等症状。③体格检查：有无面色苍白、大汗淋漓、四肢厥冷、躁动、脉搏细数、血压下降等休克症状。

3. 心理-社会状况

了解患者对所患疾病的认知程度，及其对治疗的心理承受能力和经济承受能力。

【护理诊断】

1. 疼痛

与肿瘤压迫、扭转、破裂及手术后伤口有关。

2. 恐惧和焦虑

与担心疾病的预后、对手术效果有疑虑，工作和生活受到影响有关。

3. 营养失调：低于机体需要量

与进食减少、感染和贫血有关。

4. 活动无耐力

与营养摄入减少、贫血有关。

5. 体液不足

与高热致大量出汗、进食减少等有关。

6. 潜在并发症

出血、脾切除术后暴发感染综合征（OPSI）、膈下脓肿、肺部感染等。

7. 知识缺乏

缺乏预防上消化道出血及手术治疗的相关知识。

【护理措施】

1. 非手术治疗及术前护理

（1）心理护理

脾外伤系意外伤害，创伤时的惊吓、受伤后的剧痛，伴随着全身的机体反应，以及失血性休克危及生命，因此首要的是稳定患者情绪，尽早与患者家属取得联系，配合医护人员积极做好手术的准备。血液疾病、脾功能亢进患者病程长、反复治疗、费用较高，患者多表现为焦虑，对治疗失去信心，因此入院后要积极、主动、妥善安置好患者，提供一切便利条件，满足患者基本需求，使其有宾至如归的感觉，耐心、细致地做好解释工作，尽可能消除或降低患者的负性情绪，顺利接受手术。

（2）饮食护理

脾外伤初期应禁食、禁饮。行胃肠减压，待病情稳定，肠蠕动恢复后可拔除胃管，进食流质饮食。禁食期间需及时补充液体，必要时静脉补充高营养，防止水、电解质和酸碱失衡。

（3）体位与活动

观察期间脾外伤患者绝对卧床休息，不要随便搬动，待病情稳定后可改为半卧位，逐步过渡到自由体位。避免局部再次受到创伤，或过早负重。

（4）病情观察和护理

①急救：迅速建立静脉通道，及时补充液体，维持机体生理平衡，必要时输血。

②严密监测生命体征及病情观察：有无脉搏细数、脉压缩小、血压下降、四肢湿冷、躁动不安等失血性休克症状。是否持续性剧烈腹痛、且进行性加重，腹膜刺激征是否存在，一旦发现异常，立即通知医师处理。

（5）潜在并发症的预防

①出血：被膜下脾破裂患者可形成张力性血肿，当血肿继续增大或因剧烈活动或重体力劳动过猛，而导致被膜破裂发展成真性脾破裂，引起腹腔内急性大出血。这种情况多在受伤后2周内出现，因此应严密观察患者腹部情况，发现异常及时通知医师处理。

②自发性脾破裂：病理性脾大、脾血管瘤、脾动脉瘤应杜绝腹外伤，禁止剧烈运动，呕吐、用力排便等腹内压骤增因素。

2. 术后护理

（1）饮食护理

术后禁食，肠蠕动恢复胃管拔出后，可给流质、半流质饮食，再逐步过渡到普通饮食，分流术后患者应限制蛋白质和肉类摄入，蛋白质每日摄入量不能超过30g，避免诱发和加重肝性脑病。忌食粗糙和过热食物、禁烟酒。

（2）体位与活动

脾切除术后患者血压平稳后可取半卧位，分流术后患者48小时内取平卧位或15°低坡卧位，避免过多活动，翻身时动作宜轻柔，手术后不宜过早下床活动，一般需卧床1周，以防血管吻合口破裂出血。

（3）病情观察

①密切监测生命体征、神志变化。②保持伤口敷料干燥固定，一旦敷料渗湿，及时通知医师更换。③保持引流管通畅，观察并准确记录引流液量、色及性质，发现异常及时报告医师处理。④腹水患者定时测量腹围和体重并记录，遵医嘱监测血电解质和记录24小时尿量或出入水量，维持水电解质及酸碱平衡。

（4）日常护理

术后给予吸氧，满足肝脏、心、脑、肾的需氧量，增强肝细胞活性，促进肝功能的恢复。禁用或少用吗啡、巴比妥类、盐酸氯丙嗪等有损肝脏的药物。遵医嘱使用抗生素、护肝药物及分流术患者的抗凝药物等。协助患者翻身、拍背，及时清除呼吸道分泌物，痰液黏稠者予以雾化吸入，每日2~3次，并指导患者有效咳嗽排痰。

（5）腹腔内大出血的观察与处理

腹腔内大出血多发生在术后24~48小时，多为凝血机制障碍或血管缝线滑脱等原因引起。因此术后应密切监测生命体征及病情观察，如伤口敷料要保持干燥固定，观察、记录腹腔引流液的量、色及性质。如短时间内引流出大量血性液，且进行性增加，并含有血凝块，在排除补液不足的情况下，伴随着脉细数、血压下降、患者躁动不安等休克症状，则提示为腹腔内大出血，此时应立即通知医师及时处理。

（6）肝性脑病的观察与处理

观察患者是否有神志淡漠、嗜睡、谵妄，发现异常立即通知医师。遵医嘱测定血氨浓度，对症使用谷氨酸钾、谷氨酸钠，降低血氨水平。限制蛋白质的摄入，减少血氨的产生；忌用肥皂水灌肠，减少血氨的吸收。

（7）膈下脓肿的观察与处理

脾切除后1~2周内，患者常有低温，一般不超过38.5℃，如术后高热不退，或术后1周后，体温降而复升，左季肋部叩击痛或局部膨隆，提示膈下脓肿形成，通知医师做进一步处理。

（8）血栓形成的观察与处理

血栓形成主要是由于全脾切除术后血小板计数升高，凝血能力增强，因此术后一旦血小板计数升高，则遵医嘱停用止血药，使用抗凝药物，给患者按摩肢体，如病情允许鼓励其早期下床活动，预防血栓形成。

（9）脾切除术后暴发感染综合征（OPSI）的观察与处理

脾切除术后患感染性疾病的危险增加，又称易感（染）性增加。OPSI可发生于术后数周乃至数年，死亡率极高，与原发疾病的种类密切相关。特别是对于年龄小的儿童，如术后骤起高热、头痛、恶心、呕吐等不适，应高度警惕OPSI的发生。为了减少术后感染性并发症的发生，当腹腔引流管引流液<20~30ml/d时，即可拔管，如引流液淀粉酶增高，提示可能存在胰尾损伤，则应当延迟拔管。留置尿管的患者，一旦排尿功能恢复后，则尽早拔管。

【健康教育】

1. 饮食护理

严格参照原发病的饮食护理，以食营养丰富、清淡、易消化食物为主。

2. 休息

适量运动，注意休息。

3. 复诊

遵医嘱按时复诊，或不适时及时就诊。

第十八章　胆道疾病患者的护理

第一节　胆囊结石

胆囊结石是指发生在胆囊和胆管的结石，是胆道系统最常见的疾病，胆囊结石的发病率高于胆管结石。

胆囊结石主要为胆固醇结石或以胆固醇为主的混合型结石，常与急性胆囊炎并存。主要见于成年人，女性多于男性，随年龄增长发病率增加，故多见于中老年人。

胆囊结石是综合性因素作用的结果，主要与胆汁中胆固醇过饱和、胆固醇成核过程异常及胆囊功能异常有关。这些因素引起胆汁的成分和理化性质发生变化，使胆汁中的胆固醇呈过饱和状态，沉淀析出、结晶而形成结石。

【临床表现】

1. 症状

（1）慢性结石性胆囊炎时右上腹隐痛，餐后感上腹闷胀不适。

（2）结石嵌顿于胆囊颈部或胆囊管可引起剧烈胆绞痛，常在饱食或吃油腻食物后，部分患者夜间发作。常伴有恶心、呕吐，如嵌顿结石因体位的变动或解痉药物解除了梗阻，则绞痛即可缓解；如发病时间短，无感染，可无发热、寒战。当结石梗阻不解除或伴感染时，则引起急性胆囊炎。

（3）小的结石排至胆总管时，形成继发胆总管结石症，引起皮肤、巩膜黄染、发热及剧烈右上腹疼痛。

2. 体征

（1）一般无阳性体征，许多无症状的胆囊结石只是在体检或因其他疾病做B超检查时才被发现。

（2）当结石嵌顿于胆囊颈管时，右上腹胆囊区域有压痛，有时可扪及肿大的胆囊，Murphy征阳性。

【辅助检查】

1. B 超检查

是诊断胆囊结石的首先检查方法，能较清晰显示胆囊大小、壁厚及胆囊结石所特有的高密度强光团回声。

2. CT 检查

可显示胆囊结石，但易于漏诊。不作为常规检查。

3. MRI 检查

MRI 可结合超声检查应用于胆囊结石的诊断，主要优势在于可判断胆管内是否存在结石，从而避免遗漏胆管结石，而超声检查用于胆总管下段结石的检查时，极易受肠气干扰而失败。

【治疗原则】

1. 手术治疗

胆囊切除术是治疗胆囊结石的最佳选择。无症状的胆囊结石不需积极手术治疗，可观察和随访。

（1）适应证：①结石反复发作引起临床症状。②结石嵌顿于胆囊颈部或胆囊管。③慢性胆囊炎。④无症状，但结石已充满整个胆囊。

（2）手术方式：包括腹腔镜胆囊切除术（LC）、开腹胆囊切除术（OC）、小切口胆囊切除术（OM），首选 LC 治疗。LC 是指在电视腹腔镜窥视下，通过腹壁的 3~4 个小戳孔，将腹腔镜手术器械插入腹腔行胆囊切除术。LC 与经典的 OC 相比效果同样确切，且具有伤口小、恢复快、瘢痕小等优点，已得到迅速普及。没有腹腔镜条件下可做 OM。

行胆囊切除术时，若有下列情况应同时行胆总管探查术：①术前病史、临床表现或影像检查证实或高度怀疑胆总管有梗阻者。②术中证实胆总管有病变、胆总管扩张直径超过 1cm、胆管壁明显增厚、发现胰腺炎或胰腺肿块、胆管穿刺抽出脓性或血性胆汁或胆汁内有泥沙样胆色素颗粒。③胆囊结石小，有可能通过胆囊管进入胆总管。术中应争取行胆道造影或胆道镜检查，避免盲目的胆道探查。

2. 非手术治疗

包括溶石治疗、体外冲击波碎石治疗、经皮胆囊碎石溶石等方法，但这些方法危险性大、效果不肯定。

【护理评估】

1. 健康史

评估患者是否经常吃高糖、高胆固醇、高脂肪饮食；有无胆道寄生虫感染，如蛔虫、肝吸虫病等；是否肥胖；是否有糖尿病史；有无类似疾病家族史。

2. 身体状况

（1）局部情况：评估患者右上腹是否有压痛和肌紧张，是否有胆绞痛和放射痛，是否出现 Murphy 征阳性。

（2）全身情况：评估患者在进油腻食物后是否出现上腹部或右上腹部隐痛不适、饱胀、伴嗳气、呃逆等消化道症状，巩膜、皮肤有无黄染。

3. 心理-社会状况

评估患者对本次发病的心理状态，如有无烦躁不安、焦虑等恐惧情绪变化。其应对能力如何，患者及家属对疾病的认知程度。

【护理诊断】

1. 急性疼痛

与胆囊结石突然嵌顿、胆汁排空受阻致胆囊强烈收缩有关。

2. 知识缺乏

缺乏胆石症和腹腔镜手术的相关知识。

3. 潜在并发症

胆瘘。

【护理措施】

1. 术前护理

（1）疼痛的护理

评估疼痛的程度，观察疼痛的部位、性质、发作时间、诱因及缓解的相关因素，评估疼痛与饮食、体位、睡眠的关系，为进一步治疗和护理提供依据。对诊断明确且剧烈疼痛者，遵医嘱予消炎利胆、解痉镇痛药物，以缓解疼痛。

（2）LC 术前的特殊准备

①皮肤准备：腹腔镜手术进路多在脐部附近，嘱患者用肥皂水清洗

脐部，脐部污垢可用松节油或液状石蜡清洁。

②呼吸道准备：LC 术中需将 CO_2 注入腹腔形成气腹，达到术野清晰并保证腹腔镜手术操作所需空间的目的。CO_2 弥散入血可致高碳酸血症及呼吸抑制，故术前患者应进行呼吸功能锻炼；避免感冒、戒烟，以减少呼吸道分泌物，利于术后早日康复。

（3）饮食的护理

进食低脂饮食，以防诱发急性胆囊炎而影响手术治疗。

2. 术后护理

（1）体位护理

协助患者取舒适体位，有节律地深呼吸，达到放松和减轻疼痛的效果。

（2）LC 术后的护理

①饮食指导：术后禁食 6 小时。术后 24 小时内饮食以无脂流质、半流质为主，逐渐过渡至低脂饮食。

②高碳酸血症的护理：表现为呼吸浅慢、$PaCO_2$ 升高。为避免高碳酸血症的发生，LC 术后常规予低流量吸氧，鼓励患者深呼吸，有效咳嗽，促进机体内 CO_2 排出。

③肩背部酸痛的护理：腹腔中 CO_2 可聚集在膈下产生碳酸，刺激膈肌及胆囊床创面，引起术后不同程度的腰背部、肩部不适或疼痛等。一般无需特殊处理，可自行缓解。

（3）并发症的观察与护理

观察生命体征、腹部体征及引流液情况。若患者出现发热、腹胀和腹痛等腹膜炎表现，或腹腔引流液呈黄绿色胆汁样，常提示发生胆瘘。一旦发现，及时报告医师并协助处理。

【健康教育】

1. 休息

劳逸结合，适当休息，一般休息 1~2 周后即可正常工作。不要过度劳累，保持心情舒畅。

2. 饮食指导

低脂饮食、选择易消化清淡饮食，一般 1 个月后恢复正常饮食，且以少量多餐为原则，忌食高胆固醇、高脂肪饮食，忌暴饮暴食。

3. 复诊

告诉中年以上胆囊结石患者，应定期复查或尽早行胆囊切除术，以防胆囊癌发生。

4. 用药护理

遵医嘱坚持服用利胆药物。

5. 定期门诊随访

出院后 6 个月、12 个月来院检查 1 次，以后每年复查 1 次。凡是再次出现腹痛、黄疸、消化不良等情况，要立即去医院就诊，不能掉以轻心，以免延误病情。

第二节 胆管结石

肝管结石是指发生在肝内、肝外胆管的结石。根据病因不同，可分为原发性和继发性胆管结石。

在胆管内形成的结石，称为原发性胆管结石，其形成与肝内感染、胆汁淤积、胆道蛔虫有密切关系，以胆色素结石或混合性结石为主。

胆管内结石来自于胆囊者，称为继发性胆囊结石，以胆固醇结石多见。

根据结石所在部位，分为肝外胆管结石和肝内胆管结石。

胆管结石所致的病理生理改变与结石的部位、大小及病史长短有关。结石主要可导致肝胆管梗阻、胆管炎、胆源性胰腺炎及肝胆管癌等。

【临床表现】

1. 肝外胆管结石

平时无症状或仅有上腹不适，当结石阻塞胆道并继发感染时，可表现为典型的 Charcot 三联征，即腹痛、寒战与高热及黄疸。

(1) 腹痛

发生在剑突下或右上腹，呈阵发性绞痛或持续性疼痛阵发性加剧，疼痛可向右肩背部放射，常伴恶心、呕吐。系结石嵌顿于胆总管下端或壶腹部刺激胆管平滑肌或 Oddi 括约肌痉挛所致。

(2) 寒战、高热

胆管梗阻并继发感染后引起全身中毒症状，多发生于剧烈腹痛后，体温可高达 39~40℃，呈弛张热。

(3) 黄疸

胆管梗阻后胆红素逆流入血所致。黄疸的程度取决于梗阻的程度、部位和是否继发感染。部分梗阻时黄疸较轻，完全性梗阻时黄疸较重；合并胆管炎时，胆管黏膜与结石的间隙随炎症的发作及控制而变化，黄疸呈现间歇性和波动性。出现黄疸时，患者可有尿色变黄、大便颜色变浅和皮肤瘙痒等症状。

2. 肝内胆管结石

可多年无症状或仅有上腹部和胸背部胀痛不适。绝大多数患者因寒战、高热和腹痛就诊。梗阻和感染仅发生在某肝叶、肝段胆管时，患者可无黄疸；结石位于肝管汇合处时可出现黄疸。体格检查可有肝大、肝区压痛和叩击痛等体征。并发肝脓肿、肝硬化、肝胆管癌时则出现相应的症状和体征。

【辅助检查】

1. 实验室检查

血常规检查白细胞计数及中性粒细胞比例明显升高；血清胆红素升高，其中直接胆红素升高明显，转氨酶、碱性磷酸酶升高。尿胆红素升高，尿胆原降低或消失。糖链抗原（CA19-9）明显升高时需进一步检查排除胆管癌的可能。

2. 影像学检查

B 超可发现结石并明确其大小和部位，作为首选检查。CT、MRI 或 MRCP 等可显示梗阻部位、程度及结石大小、数量等，并能发现胆管癌。PTC、ERCP 为有创性检查，仅用于诊断困难及准备手术的患者。

【治疗原则】

胆管结石以手术治疗为主。原则为尽量取尽结石，解除胆道梗阻，去除感染病灶，通畅引流胆汁，预防结石复发。

1. 肝外胆管结石的治疗

肝外胆管结石应积极外科手术治疗。

（1）胆总管切开取石、T管引流术

为首选方法，此法可保留正常的Oddi括约肌功能。术中尽量取尽结石，必要时用胆道镜探查取石，防止结石残留。胆总管下端通畅者取石后放置T管，其目的为：①引流胆汁和减压：防止胆汁排出受阻，导致胆总管内压力增高、胆汁外漏引起腹膜炎；②引流残余结石：使胆道内残余结石，尤其是泥沙样结石通过T管排出体外；亦可经T管行造影或胆道镜检查、取石；③支撑胆道：防止胆总管切开处粘连、瘢痕狭窄等导致管腔变小。

（2）胆肠吻合术

又称胆肠内引流术，该术式因废弃了Oddi括约肌功能，使用逐渐减少。胆总管下端严重的良性狭窄或梗阻，狭窄段超过2cm，无法用手术方法在局部解除梗阻者，应行胆总管空肠Roux-en-Y吻合术，同时切除胆囊。

（3）Oddi括约肌切开成形术

适用于胆总管结石合并胆总管下端短段（<1.5 cm）狭窄或胆总管下端嵌顿结石的患者。

（4）微创外科治疗

ERCP检查的同时行内镜括约肌切开，然后向胆总管送入取石篮取石。合并胆道感染时，可临时在内镜下安置鼻胆管引流或支撑管，此法操作简便，创伤小，尤其适用于结石数量不多、高龄或伴有重要脏器疾病不能耐受手术者。残余结石可在手术6周后用胆道镜取石。

2. 肝内胆管结石

反复发作胆管炎的肝内胆管结石主要采用手术治疗。无症状、无局限性胆管扩张的3级胆管以上的结石，一般可不做治疗。

(1) 肝切除术

肝切除术是常用的、最有效的手术方法。手术切除范围包括：结石所在部位、狭窄的胆管、远端扩张的胆管。因肝内胆管结石最多见于左肝外叶，左肝外叶切除术是最多采用的方法。

(2) 胆管切开取石术

肝内胆管结石行单纯胆管切开取石术很难完全取尽结石，该术式仅对肝内胆管无扩张、未合并狭窄、结石在较大胆管或并发急性胆管炎，做胆道减压和引流时采用。

(3) 胆肠吻合术

是治疗肝内胆管结石合并胆管狭窄、恢复胆汁通畅的有效手段。多行肝管空肠Roux-en-Y吻合。Oddi括约肌有功能时，尽量避免行胆肠吻合术。

(4) 肝移植术

适用于全肝胆管充满结石无法取尽，且肝功能损害威胁患者生命时。肝内胆管结石合并全肝胆管硬化性胆管炎、囊性扩张症、肝硬化及门静脉高压，仅治疗肝内结石难以纠正全肝病理改变时，也应考虑行肝移植术。

【护理评估】

1. 健康史

评估患者有无上腹隐胀不适、呃逆、嗳气或因此而引起腹痛发作史；有无蛔虫病史。

2. 身体状况

（1）局部情况：评估患者有无右上腹疼痛，及其诱因、部位、性质及有无放射痛。

（2）全身情况：评估患者有无食欲减退、恶心、呕吐、寒战高热、黄疸等症状。

3. 心理-社会状况

评估患者对本次发病的心理状态及对疾病的认识。

【护理诊断】

1. 急性疼痛

与结石嵌顿致胆道梗阻、感染及Oddi括约肌痉挛有关。

2. 体温过高

与胆管结石梗阻导致急性胆管炎有关。

3. 营养失调：低于机体需要量

与疾病消耗、摄入不足及手术创伤等有关。

4. 有皮肤完整性受损的危险

与胆汁酸盐淤积于皮下，刺激感觉神经末梢导致皮肤瘙痒有关。

5. 潜在并发症

出血、胆瘘、感染等。

【护理措施】

1. 非手术治疗及术前准备

（1）心理护理

观察了解患者及家属对手术的心理反应，有无烦躁不安、焦虑、恐惧的心理。耐心倾听患者及家属的诉说。根据具体情况给予详细解释，说明手术的重要性、疾病的转归，以消除顾虑，积极配合手术。

（2）饮食护理

入院后即准备手术者，禁食、休息、补充液体和电解质，以维持水、电解质、酸碱平衡。非手术治疗者根据病情决定饮食种类。鼓励患者进高蛋白、高碳水化合物、高维生素、低脂的普通饮食或半流饮食，改善全身营养状况。

（3）病情观察

密切观察患者病情变化，若出现寒战、高热、腹痛加重、腹痛范围扩大等，应考虑病情加重，及时报告医师，积极进行处理。

（4）缓解疼痛

针对患者疼痛的部位、性质、程度、诱因、缓解和加重的因素，有针对性地采取措施以缓解疼痛，但在疼痛原因不明确或腹部症状观察期间禁用镇痛药。

（5）保护皮肤完整性

指导患者修剪指甲，不可用手抓挠皮肤，防止破损。保持皮肤清洁，用温水擦浴，穿棉质衣裤。瘙痒剧烈者，遵医嘱使用外用药物和（或）其他药物治疗。

（6）并发症的预防

①拟行胆肠吻合术者，术前3日口服甲硝唑等肠道抑菌药，术前1日晚行清洁灌肠。②注射维生素K_1 40mg，2次/天，纠正凝血功能障碍。

2. 术后护理

（1）体位护理

术后平卧6小时，血压平稳后取半卧位。

（2）病情观察

观察生命体征、腹部体征及引流情况，评估有无出血及胆汁渗漏。对术前有黄疸的患者，观察和记录大便颜色并监测血清胆红素变化。

（3）T形管引流的护理

胆总管探查或切开取石术后，在胆总管切开处放置T形管引流，其目的是引流胆汁、引流残余结石、支撑胆道，便于今后胆道镜治疗。

①妥善固定：术后除用缝线将T形管固定于腹壁外，还应用胶布将其固定于腹壁皮肤，但不可固定于床上，以防因翻身、活动搬动时牵拉而脱出。对躁动不安的患者应有专人守护或适当加以约束，避免将T形管脱出，一旦T形管脱出应立即报告医师及时处理。

②保持有效引流：T形管不可受压、扭曲、折叠，平卧时引流管的高度不能高于腋中线，站立或活动时应低于腹部切口，以防胆汁逆流引起感染。引流管应经常予以挤压，保持引流通畅，若术后1周内发现阻塞，可用细硅胶管插入管内行负压吸引1周后，可用生理盐水加庆大霉素8万U低压冲洗。

③观察并记录引流液的量、色和性质：正常胆汁色泽呈黄或黄绿色，清亮无沉渣。术后引流量由多到少，恢复饮食后，可增至每日600~700ml，以后逐渐减少至每日200ml左右。术后1~2日胆汁呈混浊的淡黄色，以后逐渐加深清亮呈黄色。若胆汁突然减少甚至无胆汁流出，则可能有受压、扭曲、折叠、阻塞或脱出，应立即检查，并通知医师及时处理。若引流量多，提示胆道下端有梗阻的可能。

④预防感染：严格无菌操作，定期更换无菌引流袋。长期带T形管者，应定期冲洗。行T形管造影后，应立即接好引流管进行引流，以减少造影后反应和继发感染。

⑤拔管：一般术后2周，患者无腹痛、发热，黄疸消退，血常规、血清黄疸指数正常，胆汁引流量减少至200ml，清亮，胆管造影或胆道镜证实胆管无狭窄、无结石、无异物、胆道通畅，夹管试验无不适时，可考虑拔管。拔管前引流管应开放2~3日，使造影剂完全排出。

（4）并发症的观察和处理

1）出血：可能发生在腹腔或胆管内。腹腔内出血，多发生于术后

24~48 小时内，可能与术中血管结扎线脱落、肝断面渗血及凝血功能障碍有关。胆管内出血，术后早期或后期均可发生，多为结石、炎症引起血管壁糜烂、溃疡或术中操作不慎引起。胆肠吻合口术后早期可发生吻合口出血，与胆管内出血的临床表现相似。护理措施：①严密观察生命体征及腹部体征：腹腔引流管引流大量血性液体超过 100ml/h、持续 3 小时以上并伴有心率增快、血压波动时，提示腹腔内出血；胆管内出血表现为 T 管引流出血性胆汁或鲜血，粪便呈柏油样，可伴有心率增快、血压下降等休克表现。及时报告医师，防止发生低血容量性休克。②改善和纠正凝血功能：遵医嘱予以维生素 K_1 10mg 肌内注射，每日 2 次。

2）胆瘘：胆管损伤、胆总管下端梗阻、T 管脱出所致。患者若出现发热、腹胀和腹痛等腹膜炎表现，或腹腔引流液呈黄绿色胆汁样，常提示发生胆瘘。护理措施：①引流胆汁：将漏出的胆汁充分引流至体外是治疗胆瘘最重要的原则。②维持水、电解质平衡：长期大量胆瘘者应补液并维持水、电解质平衡。③防止胆汁刺激和损伤皮肤：及时更换引流管周围被胆汁浸湿的敷料，给予氧化锌软膏涂敷局部皮肤。

（5）饮食护理

肠蠕动恢复以后，应补充热量和维生素，能进食者，鼓励进低脂、高蛋白、高维生素饮食，少量多餐。

（6）心理护理

鼓励患者保持乐观情绪，生活上给予关心照顾，鼓励其主动配合治疗，提高生活质量。

【健康教育】

1. 饮食指导

注意饮食卫生，进低脂、高碳水化合物、高蛋白、高维生素、易消化的饮食，忌油腻食物及饱餐。

2. 休息

养成良好的工作、休息和饮食规律，避免劳累及精神高度紧张。

3. 定期复查

非手术治疗的患者遵医嘱坚持治疗，按时服药，定期复查。若出现腹痛、黄疸、发热、厌油腻等症状时，应立即到医院就诊。出现腹痛、黄疸、发热、厌油等症状时，及时就诊。

4. T 形管家庭护理

向带T形管出院的患者解释T形管的重要性，做好家庭护理，告知出院后的注意事项。尽量穿宽松柔软的衣服，以防引流管受压。沐浴时采用淋浴，用塑料薄膜覆盖引流管处，以减少感染的机会。日常生活中避免提举重物或过度活动，以免牵拉T形管而致其脱出。在T形管上标明记号，以便观察其是否脱出。定时更换引流袋，并记录引流液的量、色和性质。观察夹管后的反应。若发现引流液异常或身体不适，肝区胀痛等，应及时就医。

第三节　急性胆囊炎

急性胆囊炎是胆囊发生的急性化学性和（或）细菌性炎症，是一种常见的急腹症，女性多见。约95%的患者合并胆囊结石，称为结石性胆囊炎，另外的5%不合并胆囊结石，称为非结石性胆囊炎。前者常导致病情反复发作，最终成为慢性胆囊炎；后者病情严重，常见于长期禁食、妊娠时，穿孔发生率高。

【临床表现】

1. 症状

（1）腹痛

为右上腹阵发性绞痛或胀痛，常在饱餐、进食油腻食物后或夜间发作，疼痛可放射至右肩、肩胛、右背部。

（2）消化道症状

腹痛发作时常伴有恶心、呕吐、厌食、便秘等消化道症状。

（3）发热

根据胆囊炎症反应程度不同，可有轻度至中度发热。如出现寒战、高热，提示病变严重，可能出现胆囊化脓、坏疽、穿孔或合并急性胆管炎。

2. 体征

右上腹可有不同程度的压痛或叩痛，炎症波及浆膜时可出现反跳痛和肌紧张。将左手压于右侧肋缘下，嘱患者腹式呼吸，如出现突然吸气暂停称为 Murphy 征阳性，是急性胆囊炎的典型体征。

【辅助检查】

1. 实验室检查

血常规检查可见白细胞计数及中性粒细胞比例升高，一般在（10~15）$\times 10^9$/L，在急性化脓性胆囊炎和胆囊坏疽时，可达 20$\times 10^9$/L 以上。部分患者血清胆红素、转氨酶或淀粉酶常呈不同程度的升高。

2. B 超检查

诊断急性胆囊炎最常用的检查方法。可见胆囊肿大，壁厚呈双边征，结石光团和声影，胆汁淤积。

3. X 线腹平片检查

有时可显示胆囊区结石影，在急性气肿性胆囊炎时，可见胆囊壁及胆囊周围积气。合并胆囊十二指肠瘘时，胆囊内有可能见气体。

4. CT 检查

对合并胆管继发结石，怀疑合并胆囊肿瘤时诊断价值优于 B 超。

5. MRI 和 MRCP 检查

对胆囊结石和胆管结石诊断特异性、敏感性均佳，合并黄疸、怀疑并存胆管继发结石时，诊断意义大。

【治疗原则】

1. 非手术治疗

包括全身支持，纠正水电解质和酸碱平衡紊乱，禁食和胃肠减压，解痉镇痛，使用抗生素。治疗伴发疾病。急性结石性胆囊炎经非手术治疗，60%~80%的患者可获缓解。

2. 择期手术

经非手术治疗，病情稳定并缓解者，在度过急性期后宜择期手术。此项适用于大多数患者。

3. 急诊手术

（1）手术指征：①寒战，高热，体温升达 39℃以上，白细胞计数 20$\times 10^9$/L 以上。②黄疸持续加重。③胆囊肿大，张力高，出现局部腹膜刺激征并有扩大趋势。④60 岁以上老人及合并糖尿病患者宜早期手术治疗。⑤急性非结石性胆囊炎，应尽早手术。

（2）手术方式选择：不但要考虑手术的彻底性，更为重要的是要保证患者手术的安全性。根据患者的全身情况和局部病变情况，并考虑到医院和手术医生的条件，可以选择开腹胆囊切除、腹腔镜胆囊切除或胆囊造瘘术。近来有观点认为，急性胆囊炎合并胆囊结石可首选急诊腹腔镜胆囊切除术。但其中转开腹手术率较高。

【护理评估】

1. 健康史

评估患者有无糖尿病史。

2. 身体状况

（1）局部情况：评估患者右上腹有无不同程度、不同范围的压痛、反跳痛及肌紧张，Murphy 征是否阳性。能否扪及肿大而有触痛的胆囊。

（2）全身情况：评估患者有无突发的右上腹阵发性绞痛、疼痛有无放射至右肩部、肩胛部和背部。疼痛是否在饱餐、进油腻食物或饮酒后，或在夜间发作；疼痛时是否伴有恶心、呕吐、厌食等非特异性消化道症状。

（3）中毒症状：评估患者有无不同程度的体温升高、脉搏加速等感染征象，甚至出现弥漫性腹膜炎表现。

3. 心理-社会状况

了解患者及家属对所患疾病的认知程度和求医的态度。

【护理诊断】

1. 急性疼痛

与结石突然嵌顿、胆汁排空受阻致胆囊强烈收缩或继发感染有关。

2. 营养失调：低于机体需要量

与不能进食和手术前后禁食有关。

3. 潜在并发症

胆囊穿孔、出血、胆瘘等。

【护理措施】

1. 术前护理

（1）病情观察

严密监测生命体征，观察腹部体征变化。若出现寒战、高热、腹痛加重、腹痛范围扩大等，应考虑病情加重，及时报告医师，积极处理。

（2）缓解疼痛

嘱患者卧床休息，取舒适体位；指导患者进行有节律的深呼吸，达到放松和减轻疼痛的目的。对诊断明确且疼痛剧烈者，给予消炎利胆、解痉镇痛药物，以缓解疼痛。

（3）控制感染

遵医嘱合理运用抗生素，选用对革兰阴性细菌及厌氧菌有效的抗生素并联合用药。

（4）改善和维持营养状况

对非手术治疗的患者，根据病情决定饮食种类，病情较轻者可予清淡饮食；病情严重者需禁食和（或）胃肠减压。不能经口进食或进食不足者，可经肠外营养途径补充和改善营养状况。拟行急诊手术的患者应禁食，经静脉补充足够的水、电解质、热量和维生素等，维持水、电解质及酸碱平衡。

2. 术后护理

（1）体位护理

协助患者取舒适体位，有节律地深呼吸，达到放松和减轻疼痛的效果。

（2）LC 术后的护理

①饮食指导：术后禁食 6 小时。术后 24 小时内饮食以无脂流质、半流质为主，逐渐过渡至低脂饮食。

②高碳酸血症的护理：表现为呼吸浅慢、$PaCO_2$ 升高。为避免高碳酸血症的发生，LC 术后常规予低流量吸氧，鼓励患者深呼吸，有效咳嗽，促进机体内 CO_2 排出。

③肩背部酸痛的护理：腹腔中 CO_2 可聚集在膈下产生碳酸，刺激膈肌及胆囊床创面，引起术后不同程度的腰背部、肩部不适或疼痛等。一般无需特殊处理，可自行缓解。

（3）并发症的观察与护理

观察生命体征、腹部体征及引流液情况。若患者出现发热、腹胀和腹痛等腹膜炎表现，或腹腔引流液呈黄绿色胆汁样，常提示发生胆瘘。一旦发现，及时报告医师并协助处理。、

【健康教育】

1. 合理饮食

指导患者选择低脂、易消化的饮食1个月以上，且以少量多餐为原则，忌油腻食物及饱餐。

2. 合理作息

养成良好的工作、休息和饮食规律，避免劳累及精神高度紧张。

3. 定期复查

非手术治疗或行胆囊造口术的患者，遵医嘱服用消炎利胆药物。按时复查，以确定是否行胆囊切除手术。出现腹痛、发热和黄疸等症状时，及时就诊。

第四节　慢性胆囊炎

慢性胆囊炎是持续、反复发作的炎症过程，大多数继发于急性胆囊炎，也有一部分患者没有急性发作病史。约90%的慢性胆囊炎患者合并胆囊结石。

胆囊的病理改变可以从轻度的胆囊壁的慢性炎性细胞浸润直至胆囊的组织结构破坏、纤维瘢痕增生、完全丧失其生理功能，甚至合并有胆囊外的并发症。慢性胆囊炎可表现为一些特殊的形态，如胆固醇沉积症、瓷器样胆囊等。

【临床表现】

1. 症状

慢性胆囊炎的症状常表现为上腹部或右季肋部隐痛，胀痛或右腰背部不适，程度不一，类似上消化道症状，常误诊为胃病。进食油腻食物

时上述症状明显或可诱发。可有或无胆绞痛史。胆绞痛典型表现为右上腹绞痛发作，放射至右肩背部，伴恶心呕吐，持续数分钟至数小时。临床上具有反复发作的特点。部分患者可无任何症状，仅在B超检查时发现。

2. 体征

可无任何体征，部分患者有上腹部或右上腹部压痛。有时可扪及肿大的胆囊。

【辅助检查】

1. 实验室检查

只有在慢性胆囊炎急性发作时，白细胞计数、中性粒细胞分类及肝功能才会明显变化。当胆红素、谷氨酰转肽酶（GGT）或碱性磷酸酶（ALP）升高时，应警惕胆管结石或Mirizzi综合征的可能。

2. B超检查

为首选检查，检查正确率达95%。

3. CT检查

用于明确本病诊断并不比B超检查优越，怀疑胆囊合并其他病变时选用。

4. MRI检查

临床怀疑继发胆总管结石时选用。

【治疗原则】

1. 非手术治疗

无症状的胆囊结石，或并存严重器质性疾病确实不能耐受手术者，可以暂不手术治疗，定期随访即可。忌食油腻食物，可服消炎利胆药物和熊去氧胆酸。

2. 手术治疗

（1）适应证：有症状的慢性胆囊炎胆囊结石应手术治疗。或虽无症状但合并糖尿病，严重心肺疾病，或其他严重系统性疾病，应在合并的系统性疾病病情平稳可控，手术耐受力最佳时手术切除胆囊。胆囊无功能，胆囊钙化者，胆囊壁明显增厚不能除外恶变时应采取手术治疗。

（2）手术治疗方法：①腹腔镜胆囊切除术：与经典开腹胆囊切除手术同样有效，而且痛苦小，恢复快，住院时间短，适用于大部分患者。已经成为无严重局部合并症胆囊切除的首选术式。合并急性胆囊炎时中转开腹手术的概率升高。合并胆囊穿孔，胆囊内瘘及怀疑胆囊癌时不宜采用。②开腹胆囊切除术：也是治疗本病的常用方法。预计腹腔镜胆囊切除不能完成手术，或术前判断不宜采用腹腔镜进行手术，或腹腔镜胆囊切除术中遭遇不可克服的困难时需采用开腹胆囊切除。③经皮胆镜胆囊切开取石术：顾忌术后可能的结石复发，一度不为主流外科界接受。长期前瞻性的研究正在进行中。术后长期服用利胆药物和改变饮食习惯可能对延缓结石复发有帮助。

【护理评估】

1. 健康史

了解患者家族中有无类似疾病史。

2. 身体状况

（1）局部情况：评估患者右上腹胆囊区有无发胀、隐痛、压痛和不适感。

（2）全身情况：评估患者有无饱胀不适、厌食油腻、嗳气、反酸等“消化不良”的症状。

3. 心理-社会状况

了解患者对本次发病的心理状态。

【护理诊断】

1. 舒适度的改变

与结石和慢性炎症的刺激有关，主要表现为上腹胀痛，急性发作时为持续性右上腹疼痛、阵发性加剧。

2. 知识缺乏

缺乏疾病与手术前后相关知识。

3. 焦虑、恐惧

与担心手术效果有关。

【护理措施】

参见“急性胆囊炎”的相关内容。

【健康教育】

1. 指导患者进低脂饮食，忌油腻食物，宜少量多餐，避免过饱。避免劳累及精神高度紧张。

2. 胆囊癌与慢性胆囊炎关系密切，长期的结石机械刺激和慢性胆囊炎症可使黏膜上皮发生癌变。因此，对有症状的慢性胆囊炎患者，应通过健康教育，促使他们与医师合作，争取早期行手术治疗。

3. 年老体弱不能耐受手术的慢性胆囊炎患者，应严格限制油腻饮食，遵医嘱服用抗炎利胆及解痉药物。若出现腹痛、发热和黄疸等症状时，应及时就诊。同时，较多的慢性结石性胆囊炎患者主要症状为上腹部饱胀、隐痛感或有恶心、呕吐、厌油等胃部不适症状，并长期按胃病就诊，对于此类患者，应耐心解释疾病相关知识，增加患者和家属对诊断和治疗的理解与配合。

第五节　急性梗阻性化脓性胆管炎

急性梗阻性化脓性胆管炎（AOSC）是以胆管梗阻和感染为主要病因的一种危重胆道疾病，又称急性重症胆管炎。是结石性梗阻伴细菌感染发展的严重阶段，具有发病急、病情重、变化快、并发症多和死亡率高等特点。是肝内肝外胆管结石最凶险的并发症。

急性胆管炎和 AOSC 是胆管感染发生和发展的不同阶段和程度。引起 AOSC 的最常见原因是胆管结石，次之为胆道蛔虫和胆道狭窄。胆管、壶腹部肿瘤、原发性硬化性胆管炎、胆肠吻合术后、经 T 形管造影或 PTC 术后也可引起。

【临床表现】

1. 症状

（1）病史

常有反复发作的胆绞痛、胆道感染病史或胆道手术史。

(2) 腹痛

突发剑突下或右上腹胀痛或绞痛，伴恶心、呕吐。

(3) 寒战、高热

体温升达39℃以上，呈多峰弛张热型。

(4) 黄疸

患者多有不同程度的黄疸。

(5) 休克

病程晚期出现脉搏细数、血压下降、发绀。进展迅速者，甚至在黄疸之前即出现。少尿。

(6) 精神症状

于休克出现前后出现烦躁不安、嗜睡、谵妄、神志恍惚，甚至昏迷等中枢神经系统症状。

(7) 出血征象

以上症状中，腹痛、寒战高热、黄疸、休克和精神症状称为Reynold五联征。

2. 体征

腹部检查可见右上腹及剑突下明显压痛和肌紧张，肝肿大，压痛，肝区叩击痛，有时可触及肿大的胆囊。皮肤巩膜可见明显黄疸，严重时皮肤可见散在出血点。休克时出现循环系统不稳定的临床表现，神志可淡漠、谵妄、恍惚或昏迷。

【辅助检查】

1. 实验室检查

白细胞计数可高于$20\times10^9/L$，升高程度与胆道感染的严重程度呈正比。中性粒细胞比值明显升高。肝功能常异常，血清胆红素不同程度升高。代谢性酸中毒和低血钾较常见。尿中可有蛋白和颗粒管型。

2. B超检查

可见胆管明显增粗，管壁增厚，有时可见胆囊肿大及胆道内结石。

3. CT和MRI检查

对诊断有价值，同时可以了解梗阻部位和原因。

4. PTC检查

可以明确梗阻部位，对了解胆道内部情况十分重要。病情严重时可同时行PTCD引流胆汁，缓解症状。

5. ERCP检查

对了解胆道病变有帮助，并可同时进行经内镜胆道置管引流。

【治疗原则】

立即解除胆道梗阻并引流。当胆管内压降低后，患者情况能暂时改善，利于争取时间进一步治疗。

1. 非手术治疗

既是治疗手段，又是手术前准备。

（1）抗休克治疗

补液扩容，恢复有效循环血量。休克者使用多巴胺维持血压。

（2）抗感染治疗

选用针对革兰阴性菌及厌氧菌的抗生素，联合、足量用药。

（3）纠正水、电解质及酸碱平衡

常见为等渗或低渗性缺水、代谢性酸中毒。

（4）对症治疗

包括降温、解痉镇痛、营养支持等。

（5）其他治疗

禁食、胃肠减压。短时间治疗后病情无好转者，应考虑使用肾上腺皮质激素保护细胞膜和对抗细菌毒素。

2. 手术治疗

主要目的是解除梗阻、降低胆道压力，挽救患者生命。手术力求简单、有效，多采用胆总管切开减压、T管引流术。在病情允许的情况下，也可采用经内镜鼻胆管引流术或PTBD治疗。急诊手术常不能完全去除病因，待患者一般情况恢复，1～3个月后根据病因选择彻底的手术治疗。

【护理评估】

1. 健康史

了解患者既往是否有胆道疾病发作史和胆道手术史。

2. 身体状况

（1）局部情况：评估患者有无肝区肿大及肝区疼痛，能否扪及胆囊；有无突发性剑突下或右上腹部胀痛或绞痛或腹膜刺激征等。

（2）全身情况：评估患者是否发病急、进展快，有无胆道感染的Charcot三联征（腹痛、寒战高热、黄疸），是否伴有休克症状以及中枢神经系统受抑制的表现，即Reynolds五联征。

3. 心理-社会状况

了解患者对疾病的认知情况和家庭经济承受能力。

【护理诊断】

1. 体液不足

与呕吐、禁食、胃肠减压和感染性休克等有关。

2. 体温过高

与胆管梗阻并继发感染有关。

3. 低效性呼吸型态

与感染中毒有关。

4. 潜在并发症

胆道出血、胆瘘、多器官功能障碍或衰竭。

【护理措施】

1. 术前护理

（1）心理护理

由于急性梗阻性化脓性胆管炎发病急骤，一些患者就诊时间较晚，来院时往往病情复杂而危重，可有恶心呕吐寒战高热等症状，患者表现为痛苦、烦躁、焦虑不安或精神萎靡，重者意识不清。必须对患者进行精心的心理护理，消除思想顾虑，以取得配合。

（2）病情观察

急性梗阻性化脓性胆管炎一般具有胆道感染的 Charcot 三联征，还可出现 Reynolds 五联征。有时在尚未出现黄疸之前就发生了神志淡漠，昏迷症状，甚至短期内发生感染性休克。在准备手术的同时，必须：①严密观察生命体征的变化，注意腹痛、发热、黄疸三大症状的发展趋势。②对症治疗：降温，吸氧，迅速建立静脉输液通道，留置胃管行胃肠减压以防误吸，留置尿管并观察每小时尿量。③全身支持疗法：积极抗休克，补充血容量，改善微循环，纠正代谢性酸中毒，维持水电解质平衡，必要时使用肾上腺皮质激素、维生素、血管活性药物等以维持主要脏器功能。④配血型，交叉核对同型血。⑤联合使用足量、有效的抗生素控制感染。⑥防治急性呼吸衰竭和肾衰竭。⑦注意患者有无出血倾向，血小板是否下降。

(3) 术前准备

做好术前准备，及时完成各项术前准备工作。

2. 术后护理

(1) 加强监护

包括神志、生命体征、腹部体征的变化，以及观察有无全身中毒症状及心、肺、肝、肾等重要器官的功能状况，发现异常及时报告医师处理。

(2) 体位护理

术后去枕平卧，麻醉苏醒后，约术后 6 小时取半坐卧位，使呼吸更顺畅；降低切口张力，利于切口愈合；使引流更彻底；局限炎症。

(3) 饮食指导

手术后禁食、禁饮，肠蠕动恢复后改进流食、半流质饮食，逐步过渡到普食。

(4) 活动指导

术后第 1 日帮助患者翻身与拍背，促进血液循环，促进肺换气及胃肠蠕动，减少肺部并发症、防止腹部胀气、防止压疮发生。

(5) 切口护理

保持伤口敷料干燥、清洁、固定，有渗血、渗液随时更换。

(6) 心理护理

病情复杂，心理负担重，应有针对性地做好患者的心理护理。

(7) 引流管的观察和护理

术后往往有多根引流管，有胃肠减压管，T形管、尿管、中心静脉置管和腹腔引流管，对这些引流管的正确观察和护理非常重要，做到：①妥善固定各引流管，以防滑脱，定期检查引流管的通畅情况，防止管道堵塞造成引流不畅，要确保有效引流。②准确观察和记录24小时各引流管的引流量、色和性质。早期引流液较浓后渐淡，如有严重感染颜色依然较浓，手术后1~2日量在200~250ml，以后渐多至400~600ml，10日后远端胆总管水肿消退，部分胆汁直接流入十二指肠，致引流量逐渐减少。一旦短期内引流出大量血液，应高度警惕腹腔内出血的可能，应及时通知医师处理。③普通引流袋应每日更换，抗反流引流袋则每周更换1~2次，更换时务必严格无菌操作，谨防逆行性感染。④尽早拔除尿管，减少尿路感染的机会。⑤注意中心静脉置管的护理，避免导管相关性感染。

（8）皮肤护理

黄疸患者往往因胆盐刺激使皮肤奇痒，宜用温水擦洗，避免使用碱性强的皂液擦洗，以免加重病情；帮助患者修剪指甲，并嘱患者不要抓挠皮肤，以免皮肤破损；加强皮肤护理，协助翻身，预防压疮。

【健康教育】

1. 饮食指导

低脂易消化的饮食，忌油腻食物。

2. 休息

劳逸结合，避免劳累。

3. T形管家庭护理

向带T形管出院的患者解释T形管的重要性，做好家庭护理，告知出院后的注意事项。尽量穿宽松柔软的衣服，以防引流管受压；沐浴时采用淋浴，用塑料薄膜覆盖引流管处，以减少感染的机会。日常生活中避免提举重物或过度活动，以免牵拉T形管而致其脱出。在T形管上标明记号，以便观察其是否脱出。定时更换引流袋，并记录引流液的量、色和性质。观察夹管后的反应。若发现引流液异常或身体不适，肝区胀痛等，应及时就医。

4. 复查

1个月后回院复查，如出现局部疼痛或发热时随诊。

第六节 胆道蛔虫病

胆道蛔虫病是常见的外科急腹症之一，指肠道蛔虫上行钻入胆道后引起的一系列临床症状。多见于青壮年和儿童，农村发病率高于城市。

【临床表现】

1. 症状

胆道蛔虫症表现为突然发生剑突下方钻顶样绞痛，伴右肩或左肩部放射痛，痛时辗转不安、呻吟不止、大汗淋漓，可伴有恶心、呕吐或呕出蛔虫。疼痛可突然平息，又可突然再发，无一定规律。合并胆道感染时，可出现寒战、高热，也可合并急性胰腺炎的临床表现。

2. 体征

体征甚少或轻微，当患者胆绞痛发作时，除剑突下方有深压痛外，无其他阳性体征，此点为本病的特点。体温多不增高。少数患者可有轻微的黄疸。

【辅助检查】

1. 实验室检查

血常规检查可见白细胞计数和嗜酸性粒细胞比例升高。

2. 影像学检查

B 超为首选方法，可显示蛔虫体影。ERCP 可用于检查胆总管下段的蛔虫。

【治疗原则】

1. 非手术治疗

（1）解痉镇痛：疼痛发作时可注射阿托品、山莨菪碱等，必要时可用哌替啶。

（2）利胆驱虫：发作时口服食醋、乌梅汤、驱虫药、33%硫酸镁或经胃管注入氧气可有驱虫作用。

（3）控制胆道感染：多为大肠杆菌感染，选择合适的抗生素预防和控制感染。

（4）纤维十二指肠镜驱虫：ERCP 检查如发现虫体，可用取石钳取出虫体。

2. 手术治疗

经积极非手术治疗未能缓解、合并胆管结石或有急性重症胆管炎、肝脓肿、重症胰腺炎等并发症者，可行胆总管切开探查、T 管引流术。术后驱虫治疗，防止胆道蛔虫复发。

【护理评估】

1. 健康史

了解患者既往是否有胆道系统感染或蛔虫病史。

2. 身体状况

（1）局部情况：评估患者有无阵发性剑突下钻顶样绞痛、是否向右肩背部放射，局部体征不典型。

（2）全身情况：评估患者疼痛发作时是否伴有恶心、呕吐或吐出蛔虫，是否辗转不安、呻吟不止、大汗淋漓，一旦疼痛缓解，是否宛如常人。

3. 心理-社会状况

了解患者及其家属对所患疾病的认识程度和求医的态度。

【护理诊断】

1. 急性疼痛

与蛔虫刺激致 Oddi 括约肌痉挛有关。

2. 知识缺乏

缺乏饮食卫生保健知识。

【护理措施】

1. 非手术治疗及术前护理

（1）心理护理

多与患者沟通，消除紧张情绪。

（2）药物护理

非手术治疗者，遵医嘱解痉镇痛，利胆驱虫，抗菌药物控制感染。

2. 术后护理

(1) 饮食护理

指导低脂饮食。

(2) 体位护理

术后取半坐卧位，以利于引流。

(3) 活动指导

术后6小时可以床上活动。

(4) 切口护理

保持伤口敷料干燥、清洁。

(5) 管道护理

妥善固定引流管，确保有效引流，观察引流的量、色和性质并如实记录。

【健康教育】

1. 养成良好的饮食及卫生习惯

不喝生水，蔬菜要洗净煮熟，水果应洗净或削皮后吃，饭前便后要洗手。

2. 正确服用驱虫药驱虫药

应于清晨空腹或晚上临睡前服用，服药后注意观察大便中是否有蛔虫排出。

第七节 胆囊息肉样病变

胆囊息肉样病变又称胆囊隆起样病变，是指向胆囊内突出的局限性息肉样隆起性病变的总称，以良性多见。病理上分为肿瘤性息肉样病变和非肿瘤性息肉样病变之分。肿瘤性息肉包括腺瘤、腺癌、血管瘤、脂肪瘤、平滑肌瘤、神经纤维瘤等；非肿瘤性息肉包括胆固醇息肉、炎性息肉、腺肌性增生等。因术前难以确诊病变性质，统一称为胆囊息肉样病变。

【临床表现】

胆囊息肉样病变常无特殊临床表现，部分患者有右上腹部疼痛或不适，偶尔有恶心、呕吐、食欲减退等消化道症状；极个别患者可引起阻塞性黄疸、无结石性胆囊炎、胆道出血等。

【辅助检查】

B超和CT检查可协助诊断本病。B超检出率高，可见向胆囊内隆起的回声光团，不伴声影，但很难分辨是良性还是恶性。

【治疗原则】

1. 无明显临床症状的直径5mm左右的多发性息肉，不需手术，可继续观察。

2. 无明显临床症状的直径10mm以下的单发性息肉，定期（3个月）随访观察，若病变有增大趋势，应行手术。

3. 直径10mm以上的息肉样病变并有增大趋势；合并有胆囊疾病，如胆囊结石、急性或慢性胆囊炎，有明显临床表现；疑有早期胆囊癌的可能，均应施行胆囊切除术。

【护理评估】

1. 健康史

了解患者既往是否有胆囊息肉样病变史。

2. 身体状况

（1）局部情况：评估患者有无上腹部疼痛或不适、有无压痛。

（2）全身情况：评估患者有无腹胀、恶心、呕吐、消化不良。

3. 心理-社会状况

了解患者及其家属对所患疾病的认知程度和求医的态度。

【护理诊断】

参见“胆囊结石”的相关内容。

【护理措施】

参见“胆囊结石”的相关内容。

【健康教育】

参见“胆囊结石”的相关内容。

第八节 胆 囊 癌

胆囊癌指发生在胆囊的癌性病变，较少见，但却是胆道系统恶性肿瘤最常见的一种。无明确病因，但大多数患者合并胆囊结石，其他可能的致癌因素包括有胆囊腺瘤、“瓷化”胆囊、多年前的胆囊空肠吻合等。90%的患者发病年龄超过 50 岁，女性多于男性。

【临床表现】

1. 症状

早期胆囊癌缺乏典型特异性的临床症状。合并胆囊结石的胆囊癌患者常表现为胆石症的临床症状，程度加重或持续存在，或疼痛性质、发作频率改变。晚期胆囊癌主要症状是右上腹痛、黄疸、体重下降、幽门梗阻等。

2. 体征

早期胆囊癌无明显阳性体征，晚期胆囊癌查体可有右上腹包块，皮肤黏膜黄染等。

【辅助检查】

1. 实验室检查

血清癌胚抗原（CEA）或肿瘤标志物 CA19-9、CA125 等均可升高，但无特异性。

2. 影像学检查

B 超、CT 检查可见胆囊壁不同程度增厚或显示胆囊内新生物，亦可发现肝转移或淋巴结肿大；增强 CT 或 MRI 可显示肿瘤的血供情况；B 超引导下细针穿刺抽吸活检，可帮助明确诊断。

【治疗原则】

1. 手术切除

是胆囊癌惟一有效的治疗方法。对于 T_1 期的胆囊癌患者，胆囊切除术即已足够。术前怀疑胆囊癌的患者应开腹行胆囊切除。肿瘤侵犯超过胆囊肌层的患者（Ⅱ期和Ⅲ期）有较高的局部淋巴结转移率，应行扩大的胆囊切除术。包括清除胆囊周围、胆管周围、门静脉周围、胰十二指肠后方的淋巴结。手术目的是要达到 R_0 切除。胆囊管切缘阳性的患者，需切除胆总管，然后行 Roux-en-Y 重建；扩大的胆囊切除术需包括肿瘤边缘 2cm 范围的肝脏。肿瘤较小时，可行肝脏的楔形切除术。对于较大的肿瘤，则需行解剖性的肝切除来获得切缘的组织学阴性。

手术前应行腹腔镜探查为肿瘤进行临床分期。根据术前病变分期和术中所见，可行单纯胆囊切除加区域淋巴结清扫；胆囊和临近肝组织切除加区域淋巴结清扫；胆囊切除加区域肝段、肝叶切除或半肝切除并区域淋巴结清扫。

2. 姑息治疗

无法手术切除时应考虑姑息治疗。可通过内镜或经皮穿刺途径放置支架来解除胆道梗阻；经皮穿刺腹腔神经节阻滞可缓解疼痛，并能减少麻醉药的用量。

3. 放疗化疗

通常胆囊癌的放疗化疗效果有限。

【护理评估】

1. 健康史

了解患者既往有无胆囊息肉、胆囊结石史。

2. 身体状况

（1）局部情况：评估患者有无右上腹痛、右上腹肿块的症状。

（2）全身情况：评估患者有无食欲不振，恶心、呕吐、黄疸、发热、腹水的症状。

3. 心理-社会状况

了解患者及其家属对所患疾病的认知程度和求医的态度。

【护理诊断】

1. 焦虑、恐惧

与担心手术效果有关。

2. 疼痛

与胆囊结石突然嵌顿、胆汁排空受阻致胆囊强烈收缩有关。

3. 知识缺乏

缺乏疾病相关知识和手术后注意事项。

【护理措施】

1. 术前护理

(1) 心理护理

观察了解患者及家属对手术的心理反应，有无烦躁不安、焦虑恐惧的心理，耐心倾听患者及家属的倾诉，说明手术的重要性，以解除思想顾虑，消除不良情绪，积极配合手术。

(2) 饮食护理

高热量、高蛋白、丰富维生素的均衡饮食。

(3) 体位护理

指导患者卧床休息，采取舒适体位。

2. 术后护理

(1) 饮食指导

肠蠕动恢复后可进流质、半流质饮食，逐步过渡为普通饮食，宜进食高蛋白饮食。

(2) 体位护理

血压平稳后改半卧位。

(3) 活动指导

术后第1日可床上活动。

(4) 切口护理

保持伤口干燥。

(5) 管道护理

保持通畅和有效引流。

【健康教育】

1. 饮食

低脂易消化的饮食，忌油腻食物。

2. 带管出院的家庭护理

向带T形管出院的患者解释T形管的重要性，做好家庭护理，告知出院后的注意事项。尽量穿宽松柔软的衣服，以防引流管受压；沐浴时采用淋浴，用塑料薄膜覆盖引流管处，以减少感染的机会。日常生活中避免提举重物或过度活动，以免牵拉 T 形管而致其脱出。在 T 形管上标明记号，以便观察其是否脱出。定时更换引流袋，并记录引流液的量、色和性质。观察夹管后的反应。若发现引流液异常或身体不适，肝区胀痛等，应及时就医。晚期癌症患者 T 形管为终身带管，应嘱咐患者及家属保护好 T 形管，防止脱出。

3. 复查

每 1~3 个月复查 1 次，如出现不适随诊。

第九节 胆 管 癌

胆管癌指原发于左、右肝管至胆总管下端的肝外胆管癌，以 60 岁以上男性多见。包括肝内胆管细胞癌、肝门胆管癌和胆总管癌 3 种。其中，肝内胆管细胞癌是发生在肝内胆管的恶性肿瘤；肝门胆管癌是指发生在左、右肝管及肝总管的恶性肿瘤；胆总管癌是发生在胆总管的恶性肿瘤。

【临床表现】

1. 症状

（1）黄疸

为进行性无痛性黄疸，包括巩膜黄染、尿色深黄、大便呈灰白色或陶土样、皮肤巩膜黄染及全身皮肤瘙痒等。

（2）腹痛

少数无黄疸者有上腹部饱胀不适、隐痛、胀痛或绞痛。

（3）其他

可有恶心、厌食、消瘦、乏力等；合并感染时出现急性胆管炎的临床表现。

2. 体征

（1）胆囊肿大

肿瘤发生在胆囊以下胆管时，常可触及肿大的胆囊，Murphy 征可呈阴性；当肿瘤发生在胆囊以上胆管和肝门部胆管时，胆囊常缩小且不能触及。

(2) 肝大

部分患者出现肝大、质硬，有触痛或叩痛；晚期可在上腹部触及肿块，可伴有腹水和下肢水肿。

【辅助检查】

1. 实验室检查

血清总胆红素、直接胆红素、AKP、ALP显著升高，肿瘤标志物CA19-9也可能升高。

2. 影像学检查

B超可见肝内、外胆管扩张或查见胆管肿瘤，作为首选检查。MRCP能清楚显示肝内、外胆管的影像，显示病变的部位效果优于B超、PTC、CT和MRI。

【治疗原则】

手术切除是本病主要的治疗手段，化学治疗和放射治疗的效果不肯定。肝门胆管癌可行肝门胆管癌根治切除术；中、上段胆管癌在切除肿瘤后行胆总管-空肠吻合术；下段胆管癌多需行胰十二指肠切除术。肿瘤晚期无法手术切除者，为解除梗阻，可选择胆总管-空肠吻合术、U形管引流术、PTBD或放置支架引流等。

【护理评估】

1. 健康史

了解患者既往有无胆管结石，先天性胆管扩张症。

2. 身体状况

(1) 局部情况：评估患者上腹部有无隐痛、胀痛和绞痛、放射痛。

(2) 全身情况：评估患者有无恶心、呕吐、食欲不振、消瘦、乏力、全身皮肤瘙痒、尿色深黄、白陶土色粪便、进行性加重的梗阻性黄疸。

3. 心理-社会状况

了解患者及其家属对所患疾病的认识程度。

【护理诊断】

1. 焦虑	2. 急性疼痛
与担心肿瘤预后及病后家庭、社会地位改变有关。	与肿瘤浸润、局部压迫及手术创伤有关。

3. 营养失调：低于机体需要量

与肿瘤所致的高代谢状态、摄入减少及吸收障碍有关。

【护理措施】

1. 术前护理

（1）减轻焦虑	（2）营养支持
根据患者的心理特点及心理承受能力提供相应的护理措施和心理支持：①积极主动关心患者，鼓励患者表达内心的感受，让患者产生信赖感。②说明手术的意义、重要性及手术方案，使患者积极配合检查、手术及护理。③及时为患者提供有利于治疗及康复的信息，增强战胜疾病的信心。	①营造良好的进餐环境，提供清淡饮食。②对于因疼痛、恶心、呕吐而影响食欲者，餐前可适当用药控制症状，鼓励患者尽可能经口进食。③不能经口进食或摄入不足者，根据其营养状况，给予肠内、肠外营养支持，以改善患者的营养状况，提高对手术及其他治疗的耐受性，促进康复。

（3）缓解疼痛

根据疼痛的程度，采取非药物或药物方法镇痛。

2. 术后护理

参见“胆囊结石”和“胆管结石”的相关护理。

【健康教育】

1. 饮食指导	2. 休息
低脂易消化的饮食，忌油腻食物。	劳逸结合，避免劳累。

3. T 形管家庭护理

向带 T 形管出院的患者解释 T 形管的重要性，做好家庭护理，告知出院后的注意事项。尽量穿宽松柔软的衣服，以防引流管受压；沐浴时采用淋浴，用塑料薄膜覆盖引流管处，以减少感染的机会。日常生活中避免提举重物或过度活动，以免牵拉 T 形管而致其脱出。在 T 形管上标明记号，以便观察其是否脱出。定时更换引流袋，并记录引流液的量、色和性质。观察夹管后的反应。若发现引流液异常或身体不适，肝区胀痛等，应及时就医。

4. 复查

1 个月后回院复查，如出现局部疼痛或发热时随诊。

第十九章　胰腺疾病患者的护理

第一节　急性胰腺炎

急性胰腺炎是指胰腺分泌的消化酶被激活后对自身器官产生消化所引起的炎症，是外科急腹症中较常见的疾病，易发生各种严重并发症。病因比较复杂，常见的为胆道疾病、酒精中毒或饮食不当、代谢异常以及某些药物和毒性物质、手术损伤胰腺等原因导致胆汁、胰液逆流，胰酶损害胰腺组织。

与饮酒有关的胰腺炎首次发作的患者大多数是男性，其高峰年龄是18~30岁，而由胆道因素引起的急性胰腺炎患者多数是女性，发病高峰年龄是50~70岁。重症患者的病情凶险，并发症发生率及死亡率很高。

急性乳腺炎按病理分类分为单纯性（水肿性）和出血坏死性（重症）胰腺炎两种。前者病变较轻微，预后好；后者病情发展快，并发症多，死亡率高。

【临床表现】

1. 症状

（1）腹痛

突发性上腹剧痛，多向左腰背部放射，腰部可呈束带样疼痛，胆源性胰腺炎腹痛也可起源于左侧，多数患者有暴饮暴食、酗酒、高脂饮食的诱因。

（2）腹胀

腹胀与腹痛同时存在，程度多较严重，其对患者困扰程度甚至超过腹痛。

（3）恶心、呕吐

开始较早，呕吐后不能使疼痛缓解。

（4）发热

开始在38℃左右，若继发感染，常出现弛张型高热；若合并胆道感染，可有寒战高热。

(5) 休克

部分严重患者有不同程度的休克表现。

(6) 呼吸困难

严重患者可表现为呼吸频率增快、呼吸浅快等呼吸困难的临床表现。

(7) 少尿

严重患者可出现少尿甚至无尿。

2. 体征

（1）患者有不同程度的腹膜刺激症状，压痛、反跳痛和肌紧张多位于左上腹，严重者可波及全腹。

（2）出血性坏死型胰腺炎患者表现为脐周皮下出现淤斑（Cullen 征）或者腰胁部皮下出现淤斑（Grey-Turner 征）。

（3）患者多有明显肠胀气，肠鸣音减弱，部分病例移动性浊音阳性。

（4）合并胆道梗阻或者胰头水肿压迫胆道可出现黄疸。

（5）水肿型胰腺炎血压、脉搏、呼吸多无变化；出血坏死性胰腺炎时可有血压下降、脉搏和呼吸加快，甚至出现休克。

【辅助检查】

1. 血、尿淀粉酶测定

是实验室检查中主要的诊断手段。血清淀粉酶在发病 2 小时后开始升高，24 小时达高峰，持续 4~5 日；尿淀粉酶在发病 24 小时后开始升高，48 小时达高峰，持续 1~2 周，下降较缓慢。一般认为血清淀粉酶（正常值 40~180U/dl，Somogyi 法）或尿淀粉酶（正常值 80~300U/dl，Somogyi 法）超过正常上限 3 倍才具有诊断价值，淀粉酶值越高诊断正确率越大。但淀粉酶升高的幅度和病变严重程度不一定成正比，如严重的坏死性胰腺炎，因胰腺腺泡广泛破坏，胰酶生成减少，血清淀粉酶测得值反而不高。

2. 血脂肪酶测定

急性胰腺炎发病后，血清脂肪酶和淀粉酶平行升高，两者联合测定可增加诊断的准确性。

3. 血钙测定

血钙降低与脂肪组织坏死后释放的脂肪酸和钙离子结合，形成钙皂有关。若血钙低于2.0mmol/L，常预示病情严重。

4. 血糖测定

早期血糖轻度升高，与肾上腺皮质应激反应、胰高血糖素代偿性分泌有关；后期血糖升高与胰岛细胞破坏、胰岛素分泌不足有关。

5. 其他检查

白细胞计数升高、肝功能异常、血气分析指标异常等。诊断性腹腔穿刺若抽出血性渗出液，所含淀粉酶值高，对诊断很有帮助。

6. 腹部B超检查

主要用于诊断胆源性胰腺炎，了解是否存在胆囊结石和胆道结石，对诊断急性胰腺炎继发假性囊肿也有很大帮助。

7. CT、MRI检查

是急性胰腺炎重要的诊断方法，能鉴别水肿性和坏死性急性胰腺炎，在鉴别胰腺坏死液化、胰腺囊肿、胰腺假性囊肿时有困难，需结合临床或借助MRI来加以判断。磁共振胰胆管造影（MRCP）有助于判断胆管及胰管的情况。

【治疗原则】

1. 非手术治疗

是急性胰腺炎的基础治疗，目的是减少胰液分泌、防止感染及MODS的发生。包括：①禁食、胃肠减压；②补液、防治休克；③镇痛和解痉；④抑制胰液分泌及抗胰酶疗法；⑤营养支持；⑥预防感染；⑦中药治疗。

2. 手术治疗

（1）适应证：①不能排除其他急腹症；②胰腺和胰周组织继发感染；③经非手术治疗，病情继续恶化；④重症胰腺炎经短期（24小时）非手术治疗，多器官功能障碍仍不能得到纠正；⑤伴胆总管下端梗阻或胆道感染；⑥合并肠穿孔、大出血或胰腺假性囊肿。

（2）手术方法：最常用胰腺及胰周坏死组织清除引流术，若为胆源性胰腺炎，则应同时解除胆道梗阻，畅通引流。术后胃造瘘可引流胃液，减少胰腺分泌；空肠造瘘可留待肠道功能恢复时提供肠内营养。

【护理评估】

1. 健康史

了解患者有无胆道疾病、酗酒、暴饮暴食史、腹部手术、胰腺外伤、感染及用药等诱发因素。

2. 身体状况

（1）局部情况：评估患者有无腹痛、腹胀，腹痛是否与饮酒或饱餐有关，腹痛的性质及程度如何，疼痛是否放射至背部或呈腰带状向腰背部放射；疼痛时是否伴有呕吐，如有则了解呕吐的次数、量及性质；有无腹膜刺激征。

（2）全身情况：评估患者生命体征及意识有无改变，皮肤黏膜有无黄染，是否合并有休克，以及休克程度如何；有无呼吸增快、呼吸音减弱、发绀等呼吸窘迫综合征（ARDS）的征象。

3. 心理-社会状况

了解患者及其家属对所患疾病的认知程度和心理承受能力及经济状况。

【护理诊断】

1. 急性疼痛

与胰腺及其周围组织炎症、胆道梗阻有关。

2. 有体液不足的危险

与炎性渗出、出血、呕吐、禁食等有关。

3. 营养失调：低于机体需要量

与呕吐、禁食、胃肠减压和大量消耗有关。

4. 体温过高

与胰腺坏死、继发感染或并发胰腺脓肿有关。

5. 潜在并发症

出血、胰瘘、肠瘘、休克、感染、MODS 等。

【护理措施】

1. 非手术治疗及术前护理

（1）心理护理

由于起病急、病情重，大多需在重症监护室（ICU）监护、治疗，常会产生恐惧心理；病程长，容易产生悲观消极情绪。一旦需要手术治疗，担心手术效果和昂贵的费用，对预后缺乏足够的信心。针对患者不稳定的心理状况，我们应耐心细致地与其沟通交流，解除思想顾虑，消除不良情绪，帮助患者树立战胜疾病的信心。

（2）饮食护理

早期禁食和胃肠减压，其目的是排空胃内容物，使胃处于空虚状态，以减少胃液对Oddi括约肌收缩的刺激，从而使胆囊和胰腺不做功而得以休息。此期可给予TPN支持。急性期过后病情好转可进食，宜清淡、易消化、富含营养的饮食，禁喝牛奶、浓茶和咖啡，忌辛辣刺激性食物及烟酒。

（3）体位护理

绝对卧床休息，协助患者取半卧位，利于肺扩张；利于胰腺炎性渗出物的局限、吸收，从而减轻中毒症状。若出现休克，取休克卧位。

（4）病情观察及护理

密切观察、记录患者神志、生命体征、尿量、肢端末梢循环和腹部体征的变化。

（5）防治呼吸衰竭

观察呼吸状态、监测血气分析、吸氧，必要时使用呼吸机维持有效呼吸型式。

（6）防治肾衰竭

观察并记录24小时尿量及尿常规检查，监测肾功能，维护肾功能。

（7）解痉镇痛

诊断明确，腹痛较重的患者给予阿托品、溴丙胺太林等药解痉。应用哌替啶镇痛时应与解痉药合用。勿用吗啡，以免引起Oddi括约肌收缩，加重病情。

（8）减少毒素吸收

口服或胃管内注入液状石蜡、33%的硫酸镁或甘遂，利用其利胆、降压、镇静、导泻等作用，清除肠内容物，减少毒素吸收，使肠道空虚而得以休息，从而减轻腹痛、腹胀及全身中毒症状。

（9）维持水电解质平衡

补充液体、能量及电解质，纠正水、电解质失衡。

（10）防治感染

遵医嘱使用敏感抗生素，并进行效果评价。

（11）防治护理并发症

指导并协助患者每2~4小时翻身、拍背一次，常擦澡、常更换衣裤，防止皮肤破损及压疮发生；做好口腔护理，保持口气清新，防止口腔并发症的发生；做好肛周皮肤护理，大便后及时清洗、抹干，必要时涂液状石蜡或鞣酸软膏保护，以防皮肤破损、糜烂或脓肿形成。

2. 术后护理

（1）营养护理

由于长时间禁食，留置胃管持续胃肠减压，以减少胰酶的产生及分泌，多根引流管引流，体液丧失过多，机体消耗过大，应及时补充营养，使机体达到正氮平衡，以利于组织修复。营养支持要注意：①有深静脉营养导管者，按中心静脉常规护理，给予肠外营养（PN）支持。配制营养三升袋时要严格执行无菌操作原则，输注速度要注意保持匀速给予。②肠蠕动恢复后（术后5日左右），从空肠造瘘管给予要素饮食或富含营养的汤汁进行肠内营养（EN）支持，遵循由少到多、由低浓度到高浓度的渐进原则，注意“三度”（温度、浓度、速度）要适宜。

（2）管道护理

管道有胃管、尿管、T形管、空肠造瘘管、胰周引流管、腹腔双套管、盆腔引流管等，术后引流通畅是手术成功的关键，护理上要注意：①了解每根导管的名称（将导管贴上标签、放置部位及其作用）。防止错误使用导管引起并发症。②维持管道的正常位置，妥善固定，防止折叠、受压、扭曲、堵塞及滑脱。③保持通畅，正确处理各种堵塞而致引流不畅的情况。④保持无菌，防止污染，定期更换引流袋、引流瓶，更换时注意无菌原则。普通引流袋每日更换1次，尿袋和抗反流引流袋每周更换1~2次。⑤准确记录各种引流液的量、色和性质。⑥术后腹腔冲洗引流管要准确记录出入量，原则上出量多于入量，冲洗液、灌洗液要现配现用。

（3）体位护理

全麻术后清醒，约术后6小时血压脉搏呼吸平稳者，改为半卧位，使呼吸顺畅，可减少腹壁张力，减轻切口疼痛，局限炎症，使引流更彻底。

（4）拔管指征

术后1周可根据引流管的部位，引流液的多少逐渐拔管。具体指征如体温正常、血常规正常、引流量每日少于5ml且引流液淀粉酶正常等。

（5）切口的护理

①观察切口敷料有无渗液、渗血及切口裂开，发现异常及时通知医师处理。②并发胰外瘘，要保持负压引流通畅，并用氧化锌软膏保护瘘口周围皮肤。

（6）术后并发症的观察与护理

①急性肾衰竭：详细记录每小时尿量、尿相对密度及24小时出入量。遵医嘱静脉滴注碳酸氢钠，使用利尿药，必要时行血液透析。

②术后出血：遵医嘱给予止血药物，定时监测血压、脉搏，观察患者的排泄物、呕吐物的色泽。

③胰瘘：可从腹壁渗出或引流管流出无色透明的腹腔液，合并感染时引流液可呈脓性。注意：保持负压引流通畅，保护创口周围皮肤，防止胰液对皮肤的浸润和腐蚀。

④胰腺脓肿或假性囊肿：急性胰腺炎患者术后2周出现发热，腹部肿块，应检查并确定有无胰腺脓肿或腹腔脓肿的发生。

⑤肠瘘：腹部出现明显的腹膜刺激征，切口处有粪性内容物流出，即可明确诊断。应注意保持局部引流通畅、保持水电解质平衡、加强营养支持。

⑥监测血糖水平：血糖值的控制直接关系到急性胰腺炎的治疗效果。血糖值如>11mmol/L，应予以高度的重视，调节血糖。

⑦压疮：由于病情重，且长期卧床，管道多，极易产生压疮，置患者于气垫按摩床上，勤翻身、拍背、按摩，保持皮肤干净、干燥，预防压疮。

【健康教育】

1. 告知患者及家属正确认识胰腺炎易复发的特性，强调预防复发的重要性。
2. 有胆道结石者积极手术治疗，消除诱发胰腺炎的因素。
3. 宜进食低脂饮食以减少胆石的形成，少量多餐，避免暴饮暴食。
4. 告知患者饮酒与胰腺炎的关系，强调戒酒的重要性。

5. 告知患者及家属易引发胰腺炎的药物，指导患者遵医嘱服药及服药须知，并强调勿乱服药的重要性。

6. 指导并发糖尿病的患者怎样控制血糖和控制血糖的重要性，进行饮食控制，并遵医嘱用药。

7. 半个月后复查，若出现腹痛、呕吐等症状，及时就诊。

8. 出院后 4~6 周内，避免举重物和过度疲劳。

第二节　慢性胰腺炎

慢性胰腺炎又称慢性复发性胰腺炎，是由各种不同病因引起胰腺实质慢性渐进性坏死与纤维化，致使其内、外分泌功能减退的疾病。常伴有胰管狭窄及扩张，以及胰管结石或胰腺钙化。多见于中年男性，以 30~60 岁为主。

最主要的病因是长期酗酒，此外，还与胆道疾病、营养不良和毒素摄入等因素有关。

【临床表现】

1. 症状

（1）腹痛

是最主要症状之一，平时为隐痛，发作时剧烈，持续性无阵发加剧。疼痛位于上腹部剑突下或稍偏左，向腰背部放射呈束腰带状。发作渐频繁至疼痛持续不止。有些患者长期用强烈镇痛剂而成瘾。

（2）腹胀、不耐油腻和脂肪泻

是疾病发展到胰外分泌减少所致。脂肪泻特征是粪便不成形，粪便有油光、恶臭，有时可见油滴浮在水面。

（3）消瘦

患者体重明显减轻，与发作次数和持续时间有明显关系。

（4）糖尿病

疾病后期，因内分泌腺大量破坏，胰岛素分泌减少所致。

（5）黄疸

少数患者出现黄疸，为胰头纤维增生压迫总胆管下端所致。

2. 体征

慢性胰腺炎患者多无典型体征，患者为缓解疼痛，喜取蜷曲体位。部分胰头炎性包块又伴明显消瘦者可于上腹触及包块。

【辅助检查】

1. 急性发作期的实验室检查

可见血清淀粉酶升高，如合并胸腔积液、腹水，其中的淀粉酶含量往往明显升高。血糖测定及糖耐量试验可反映胰腺内分泌功能。CP 也可出现血清 CA19-9 轻度增高。

2. 胰腺外分泌功能试验

胰腺外分泌功能检查多为无创性检查，是诊断的参考依据，但目前开展的试验敏感性较差。

3. 其他相关检查

有条件可行 IgG4、血钙、血脂、甲状旁腺素、病毒等检查以明确 CP 的病因。

4. 腹部超声检查

根据胰腺形态、回声和胰管变化可作为 CP 的初筛检查，但诊断的敏感性不高。

5. X 线检查

部分患者可见胰腺区域的钙化灶、阳性结石影。

6. 内镜逆行胰胆管造影术（ERCP）检查

是诊断 CP 的重要依据，可见胰管狭窄及扩张、结石。

7. CT、MRI、MRCP 检查

CT 显示胰腺增大或缩小、轮廓不规则、胰腺钙化、胰管不规则扩张或胰腺假性囊肿等改变。MRI 对 CP 的诊断价值与 CT 相似，但对钙化和结石的显示不如 CT。MRCP 可显示胰管扩张的程度和结石位置，并能明确部分 CP 的病因。

8. 内镜超声（EUS）检查

对 CP 的诊断优于腹部超声，诊断敏感性约 80%。主要表现为胰实质回声增强、主胰管狭窄或不规则扩张及分支胰管扩张、胰管结石、假性囊肿等。

【治疗原则】

目的是减轻疼痛，改善消化功能，促进胰液引流通畅，防止胰腺内、外分泌功能进一步减退。

1. 非手术治疗

（1）病因治疗

治疗胆道疾病，戒酒。

（2）饮食控制

避免暴饮暴食，进食高蛋白、高维生素、低脂饮食。

（3）补充胰酶

消化不良，尤其是出现脂肪泻时，补充胰酶制剂。

（4）镇痛

应用长效抗胆碱能药物或镇痛药物控制腹痛。

（5）治疗糖尿病

血糖异常者按糖尿病饮食要求控制糖摄入，并采用胰岛素替代疗法。

（6）营养支持

可短期间歇、有计划的采用肠外营养或肠内营养支持。

2. 手术治疗

目的在于减轻疼痛，延缓疾病进展，但不能根治。

（1）胆道手术

适用于有胆管结石或 Oddi 括约肌狭窄者。

（2）胰管空肠侧-侧吻合术

适用于胰管有多处狭窄者。

（3）胰腺切除术

适用于胰腺纤维化严重但胰管未扩张者。

（4）内脏神经破坏手术

仅用于其他方法不能缓解的顽固性疼痛者，或作为其他手术方法的辅助手术。

【护理评估】

1. 健康史

了解患者有无饮酒、疲劳、暴饮暴食、胆道疾病等诱发因素。

2. 身体状况

（1）局部情况：评估患者腹痛的部位、性质，有无背部放射痛。

（2）全身情况：评估患者有无多饮、多尿、消瘦等糖尿病的表现，有无脂肪泻，体重是否下降。

3. 心理-社会状况

了解患者及其家属对疾病的认知情况。

【护理诊断】

1. 焦虑

与病程迁延，反复疼痛、腹泻等有关。

2. 营养失调：低于机体需要量

与恶心、呕吐、食欲减退和消耗有关。

3. 急性疼痛

与胰腺及其周围组织炎症、胆道梗阻和狭窄等有关。

【护理措施】

1. 非手术治疗及术前护理

（1）心理护理

因病程迁延，反复腹痛、腹泻等症状，患者常有悲观的消极情绪。应耐心进行疏导，解除其思想顾虑，消除不良情绪，力争其主动配合治疗护理。

（2）饮食疗法

戒酒。少量多餐，高蛋白、高维生素、低脂饮食。对脂肪泻患者，适当补充胰酶制剂以助消化。

（3）疼痛护理

遵医嘱应用镇痛药，禁用吗啡和可卡因，以免引起 Oddi 括约肌收缩。

（4）血糖控制

糖尿病患者，应饮食控制，在监测血糖、尿糖的情况下合理使用胰岛素，避免发生低血糖。

（5）营养支持

除饮食疗法外，可间断给予肠外和/或肠内营养支持。

2. 术后护理

参见“急性胰腺炎”的相关内容。

【健康教育】

1. 饮食指导

低脂膳食，戒烟酒，限茶、咖啡，忌辛辣食物及过量饮食。

2. 治疗指导

积极治疗胆道疾病，消除诱发胰腺炎的因素。

3. 饮食指导

伴有糖尿病患者，按糖尿病饮食进餐。

4. 休息指导

出院后4~6周内，避免负重和过度疲劳。注意劳逸结合，避免过度劳累。

5. 随诊复查

半个月后复查，若出现腹痛、呕吐等症状，及时就诊。

第三节 胰腺囊肿

胰腺囊肿多继发于胰腺炎或上腹部外伤后，包括真性囊肿、假性囊肿和囊性肿瘤。真性囊肿，囊肿内壁覆有上皮包括有先天性单纯囊肿、多囊病、皮样囊肿、潴留囊肿等。假性囊肿的囊壁为纤维组织构成，不覆有上皮组织，临床上胰腺囊肿以假性囊肿最多见，多继发于胰腺闭合性损伤或急性胰腺炎。

【临床表现】

1. 腹痛常为最早出现和最主要的临床表现，可在餐后加重或伴有腹胀，上腹不适等。
2. 上腹部可有压痛，程度不一，多不伴有肌紧张。
3. 上腹部可扪及无痛的肿块，稍活动，可出现腹水和脾肿大。
4. 肿瘤压迫胆管、十二指肠，可以出现相应器官的梗阻表现。

【辅助检查】

1. 实验室检查

常无异常结果。

2. B超检查

肿块多呈圆形，可见包膜高回声，内部回声可呈多房性，也可为局限性蜂窝状。

3. CT和MRI检查

可了解肿瘤的大小、部位、内部情况和比邻关系。胰腺浆液性囊腺瘤典型表现为半球状肿物，内含水样密度物质，中央可见钙化斑；胰腺黏液性囊腺瘤表现为体积较大的多房性囊性占位。

【治疗原则】

手术切除是胰腺囊腺瘤（癌）的唯一治疗方法。肿瘤一般与周围组织粘连较少，切除不难。因囊腺瘤（癌）的囊腔较大及多房性，故切不可做外引流术和内引流术，而引发感染或遭遇恶性病变而贻误治疗时机。

1. 手术方式

位于胰体尾者，可做胰体尾切除，一般同时行脾切除术；术中冰冻切片为良性者，可考虑行保留脾脏的胰体尾切除术；位于胰头者，可行胰十二指肠切除术或单纯肿瘤摘除术（限术中冰冻切片良性者）。

2. 手术注意

术中探查并病理检查，如疑胰腺囊腺瘤恶变应多处取材病检，注意局部恶变之可能。

【护理评估】

1. 健康史

了解患者有无胰腺炎史或上腹部外伤史。

2. 身体状况

（1）局部情况：评估患者有无上腹部疼痛；有无恶心、呕吐、腹胀等症状；局部可否触及肿块，性质如何。

（2）全身情况：评估患者腹痛是否伴有发热，血清淀粉酶是否升高。

3. 心理-社会状况

了解患者及其家属对所患疾病的认知程度和心理承受能力及经济状况。

【护理诊断】

1. 焦虑/恐惧	2. 急性疼痛
与不了解疾病的发展及预后、对疾病的治疗效果没有信心、担心手术治疗以及术后生活方式改变等因素有关。	与胰腺及其周围组织炎症、胆道梗阻有关。
3. 营养失调：低于机体需要量	**4. 皮肤完整性受损。**
与呕吐、禁食、胃肠减压和大量消耗有关。	与胆汁酸盐淤积于皮下，刺激感觉神经末梢导致皮肤瘙痒有关。

【护理措施】

术后护理

1. 心理护理	2. 饮食护理
因病程迁延、反复疼痛、腹胀等症状，患者常有消极悲观的情绪反应。关心患者，讲解疾病知识，帮助患者树立战胜疾病的信心。	肠蠕动恢复后，可逐步进流质、半流饮食，再过渡为普食，饮食宜营养丰富、清淡易消化。
3. 体位护理	**4. 活动指导**
术后宜去枕平卧6小时，血压平稳后改半坐卧位，使各引流管引流通畅，减少并发症的发生。	鼓励并协助患者早期活动，预防并发症的发生。
5. 切口护理	**6. 管道护理**
保持伤口清洁、干燥。	参见“胆管结石”的相关内容。

【健康教育】

1. 注意休息，避免劳累。
2. 定期复查，不适随诊。

第四节 胰 腺 癌

胰腺癌是一种恶性程度非常高的消化道恶性肿瘤，发生于胰腺导管上皮（少数起源于腺泡）。其中约70%发生在胰头，其余在胰腺体尾部，个别病例肿瘤占据全胰。40岁以上好发，男性比女性多见。胰腺癌的恶性程度很高，5年生存率仅10%~15%。胰腺癌包括胰头癌、胰体尾部癌和胰腺囊腺癌等。早期诊断困难，手术切除率低，预后差。

吸烟是唯一公认的胰腺癌的危险因素；高蛋白、高胆固醇饮食可促进胰腺癌的发生；糖尿病和慢性胰腺炎也被认为是胰腺癌的危险因素；家族性胰腺癌极为罕见。

【临床表现】

1. 症状

（1）上腹饱胀不适和上腹痛

是最早出现的症状。由于胰管梗阻而引起胰管内压力增高而出现上腹饱胀不适或上腹痛并向肩背部或腰胁部放散。胰体尾部癌出现腹痛症状往往已属晚期，由癌肿侵及腹膜后神经所致。晚期胰腺癌呈持续性腹痛，并出现腰背痛，常取膝肘位以求缓解。

（2）消化道症状

早期上腹饱胀、食欲缺乏、消化不良，可出现腹泻。腹泻后上腹饱胀不适并不消失。后期肿瘤浸润或压迫胃十二指肠，可出现：恶心、呕吐、呕血或黑便。

（3）黄疸

胰头癌常首先出现梗阻性黄疸，黄疸呈进行性加重，尿呈红茶色，大便呈陶土色，出现皮肤瘙痒。

（4）消瘦乏力

是胰腺癌患者主要临床表现之一，与消耗过多、饮食减少、消化不良、睡眠不足和恶性肿瘤消耗能量密切相关。随着病程的进展，患者消瘦乏力、体重下降症状越来越严重，同时伴有贫血、低蛋白等营养不良症状。

其他：患者可出现发热、胰腺炎发作、糖尿病、脾功能亢进以及游走性血栓性静脉炎。

2. 体征

半数以上患者可摸到肿大的胆囊，个别晚期患者在上腹部可触及肿块。有腹水者可出现移动性浊音。

【辅助检查】

1. X线钡餐造影

50%胰头癌患者有十二指肠曲增宽，仅3%~5%的患者在十二指肠降部可出现“倒3征”。

2. B超检查

可了解肿物部位、大小，以及胆道、胰腺情况，了解有无转移。

3. CT检查

对明确临床诊断，了解肿瘤和周围组织器官的关系、有无转移，对手术有指导价值。

4. MRI和MRCP检查

价值与CT相似，并可同时显示胆道和胰管梗阻受累情况，了解有无转移。

5. ERCP检查

可显示胰管狭窄变形、阻塞、造影剂漏出管外等，对鉴别诊断有一定的价值。必要时可同时置入支架引流胆道。

6. PTC检查

可显示胆总管下端梗阻及其近侧扩张情况，但易引起胆道感染故应慎重选择病例。必要时可行PTCD或置入支架引流胆道。

7. 胰腺针吸细胞学检查

在B超引导下进行，可在不同部位，不同方向和深度穿刺，有助于确诊。

8. ^{75}Se标记蛋氨酸或^{67}Ga胰腺扫描

有占位性病变。

【治疗原则】

1. 手术治疗

手术切除是治疗胰腺癌最有效的方法。尚无远处转移的胰头癌，均应采取手术切除。

（1）胰十二指肠切除术（Whipple 手术）：是腹部外科最复杂的手术之一，胰头癌可施行胰十二指肠切除术。手术切除范围包括胰头（含钩突部）、胆囊和胆总管、远端胃、十二指肠及空肠上段，同时清除周围淋巴结，再做胰、胆和胃肠吻合，重建消化道。

（2）保留幽门的胰头十二指肠切除术（PPPD）：即保留全胃、幽门和十二指肠球部，其他切除范围和经典胰十二指肠切除术相同。适用于无幽门上下淋巴结转移、十二指肠切缘无癌细胞残留的壶腹周围癌。PPPD 保留了胃的正常容量和生理功能，减少了手术创伤，避免了胃大部切除并发症，有利于改善术后营养状态。

（3）胰体尾部切除术：适用于胰体尾部癌，因确诊时多属晚期，故切除率很低。

2. 姑息性手术

对不能手术切除的胰腺癌，可行胆-肠内引流术或经内镜放置内支架，以解除黄疸；伴有十二指肠梗阻者可做胃-空肠吻合术，以保证消化道通畅；对不能切除者还可做区域性介入治疗。

3. 辅助治疗

目前已被证实对胰腺癌有效的化疗药物中，氟尿嘧啶和吉西他滨最为常用；还可选择介入治疗、放射治疗、基因治疗及免疫治疗等。

【护理评估】

1. 术前评估

（1）健康史

①一般情况：评估患者饮食习惯，是否长期进食高蛋白、高脂肪饮食；是否长期接触污染环境和有毒物质；有无吸烟史或（和）长期大量饮酒；②既往史及家族史：有无糖尿病、慢性胰腺炎等；有无胰腺肿瘤或其他肿瘤家族史。

（2）身体状况

①局部情况：评估患者腹痛部位及特点，影响疼痛的因素及药物镇痛效果；有无恶心、呕吐或腹胀；腹部是否触及肿大的肝和胆囊；有无移动性浊音；②全身情况：评估患者有无消化道症状，如食欲减退、上腹饱胀等；大便次数、颜色和性状；有无黄疸及黄疸出现的时间、程度，是否伴有皮肤瘙痒；③辅助检查：了解检查结果，评估疾病性质及对手术的耐受力。

(3) 心理-社会状况

评估患者有无焦虑、恐惧、悲观等心理反应；患者家庭经济承受能力；家属对患者的关心和支持程度。

2. 术后评估

(1) 手术情况

了解麻醉方式和手术类型、范围，术中出血量、补液量及引流管安置情况。

(2) 身体状况

评估患者生命体征及引流管情况；手术切口愈合情况；有无并发症发生，如出血、胰瘘等；术后疼痛程度及睡眠情况。

(3) 心理-社会状况

评估患者对疾病和术后有无各种不适心理反应，患者及家属对术后康复过程及出院健康教育知识的掌握程度。

【护理诊断】

1. 焦虑

与诊断为癌症、对手术治疗缺乏信心及担心预后有关。

2. 急性疼痛

与胰管梗阻、癌肿侵犯腹膜后神经丛及手术创伤有关。

3. 营养失调：低于机体需要量

与食欲下降、呕吐及癌肿消耗有关。

4. 潜在并发症

感染、胰瘘、胆瘘、出血、血糖异常等。

【护理措施】

1. 术前护理

(1) 心理护理

胰腺癌无特异症状，上腹痛和上腹饱胀不适，是常见的首发症状，常被患者忽视，因此大多就诊晚，预后差，对治疗缺乏信心，应耐心沟通，讲解与疾病和手术相关的知识，使患者树立战胜疾病的信心。

（2）疼痛护理

腹痛剧烈，及时给予有效的镇痛剂镇痛和非药物镇痛的方法，如取膝肘位可缓解疼痛。

（3）血糖控制

对合并高血糖者，应调节胰岛素剂量。密切观察血糖的变化，若有异常，及时报告医师处理。

（4）营养支持

监测相关营养指标，如血清白蛋白水平、皮肤弹性、体重等。指导患者进食高热量、高蛋白、高维生素、低脂饮食。营养不良者，可经肠内和（或）肠外营养途径改善患者营养状况。

（5）改善肝功能

遵医嘱予保肝药、复合 B 族维生素等；静脉输注高渗葡萄糖加胰岛素和钾盐，增加肝糖原储备；有黄疸者，静脉输注维生素 K_1，改善凝血功能。

（6）控制感染

有胆道梗阻继发感染者，遵医嘱给予抗生素。有黄疸者，静脉补充维生素 VK_1。

（7）肠道准备

术前 3 日开始口服抗生素抑制肠道细菌，预防术后感染；术前 2 日给予流质饮食；术前晚清洁灌肠，减少术后腹胀及并发症的发生。

2. 术后护理

（1）病情观测

密切观察生命体征、腹部体征、伤口及引流情况，准确记录 24 小时出入液量，必要时监测 CVP 及每小时尿量。

（2）营养支持

术后早期禁食，禁食期间给予肠外营养支持，维持水、电解质平衡，必要时输注人血清白蛋白。拔除胃管后予以流质、半流质饮食，逐渐过渡至正常饮食。术后因胰外分泌功能减退，易发生消化不良、腹泻等，应根据胰腺功能予消化酶制剂或止泻药。

（3）控制血糖

监测血糖、尿糖和酮体水平。血糖控制在 8.4～11.2mmol/L。

（4）防治感染

严格无菌操作。

（5）引流管护理

术后往往有多根引流管，包括胃肠减压管、T 形管、尿管、中心静脉置管和腹腔引流管等，对这些引流管的正确观察和护理非常重要，应做到：①妥善固定各引流管，以防滑脱，定期检查引流管的通畅情况，防止管道堵塞造成引流不畅，要确保有效引流。②准确观察和记录24小时各引流管的引流量、色和性质。早期引流液较浓后渐淡，如有严重感染颜色依然较浓，其量手术后1~2日在200~250ml，以后渐多至400~600ml，10日后远端胆总管水肿消退，部分胆汁直接流入十二指肠，致引流量逐渐减少。一旦短期内引流出大量血液，应高度警惕腹腔内出血的可能，应及时通知医师处理。③普通引流袋应每日更换，抗反流引流袋则每周更换1~2次，更换时务必严格无菌操作，谨防逆行性感染。④尽早拔除尿管，减少尿路感染的机会。⑤注意中心静脉置管的护理，避免导管相关性感染。

(6) 常见并发症的观察和护理

①胰瘘：表现为腹痛、腹胀、发热、腹腔引流液内淀粉酶增高。可从伤口流出清亮液体，腐蚀周围皮肤，早期持续吸引引流，周围皮肤涂以氧化锌软膏保护。

②胆瘘：一般术后5~10日，出现发热、腹痛及胆汁性腹膜炎症状，T形管引流量突然减少，沿腹腔引流管或腹壁渗出胆汁样液体。保持引流通畅，做好观察和记录。

③术后出血：遵医嘱使用止血药物。

④胆道感染：多为逆行感染，若胃肠吻合口离胆道吻合口较近，进食后平卧时则易发生。故应指导患者进食后宜坐位15~30分钟以利于胃肠内容物引流。

【健康教育】

1. 自我监测

年龄40岁以上者，短期内出现持续性上腹部疼痛、腹胀、黄疸、食欲减退、消瘦等症状时，需行胰腺疾病筛查。

2. 合理饮食

少量多餐，均衡饮食，补充脂溶性维生素。

3. 戒烟

告知患者吸烟与胰腺癌的关系，强调戒烟的重要性。

4. 按计划化疗

化疗期间定期复查血常规，白细胞计数低于4×10^9/L者，暂停化疗。

5. 定期复查

术后每3~6个月复查一次，若出现贫血、发热、黄疸等症状，及时就诊。

第五节 胰岛素瘤

胰岛素瘤是来源于胰岛B细胞的一种罕见肿瘤，为胰岛B细胞分泌胰岛素增多导致的低血糖综合征。在胰腺内分泌瘤中最常见。其中，90%以上为良性，85%为单发，也可多发。任何年龄均可发病，但男性多于女性。肿瘤位于胰头、体、尾部分别占27.7%，35%和36%。

【临床表现】

典型症状为Whipple三联征。

1. 自发性、周期发作的低血糖症状、昏迷及神经精神症状，每于空腹或劳累后发作。

2. 空腹或发作时血糖低于2.8mmol/L。

3. 口服或静脉注射葡萄糖后，症状可立即消失。

【辅助检查】

1. Whipple三联征检查

即空腹时低血糖症状发作，空腹或发作时血糖低于2.8mmol/L，口服或静脉注射葡萄糖后症状缓解。经典Whipple三联征对诊断具有重要意义。

2. 空腹血糖测定

反复测空腹血糖可低至2.2mmol/L以下。

3. 葡萄糖耐量试验

可呈低平曲线。

4. 胰岛素与血糖比值测定

正常值<0.3，胰岛素瘤患者可>1。

5. 血清胰岛素水平检查

正常情况下空腹免疫活性胰岛素水平很低，几乎测不到，90%胰岛素瘤患者空腹免疫活性胰岛素水平>15~20μU/ml。

6. 影像学检查

B超、CT、MRI对直径>2cm的肿瘤诊断率较高，当肿瘤<1cm时难以发现。增强CT可提高小瘤灶检出率；EUS对小的胰腺内分泌肿瘤定位阳性率可达80%~90%；术中超声能有效发现不能触及的肿瘤，弥补单纯触诊的不足。

【治疗原则】

1. 内科治疗

内科治疗适于术前准备期间、术中未能发现的隐匿性胰岛细胞瘤患者，以及切除不了的恶性胰岛细胞瘤和无法手术治疗的患者。

（1）饮食治疗

及时进食，增加餐次，多食含糖食物；随身携带糖果，当感到即将发作时即可服用，可防止发作。

（2）药物治疗

长效生长抑素类药物。

2. 外科治疗

（1）术中定位

①触诊检查：正确率在75%~95%。只有少数位于胰头或胰尾的仅几毫米直径的小肿瘤易于漏诊。②术中B超：可发现胰头钩部的小肿瘤，且有助于手术时避免损伤大血管及主胰管。③细针穿刺细胞学检查：对胰组织深部的可疑小结节行细针穿刺涂片细胞学检查是简单、安全而可靠的确诊方法，正确率在90%以上。

（2）术式选择

①肿瘤摘除术：为最常用方法，对单发或散在的、不大而表浅的肿瘤，不论在何种部位均宜采用。②胰腺或远侧胰切除术：对胰体或胰尾较大而深在的肿瘤、多发瘤及胰岛增生病例可行胰体尾或胰尾切除术。③胰腺局部切除术：切除肿瘤和肿瘤周围的一部分正常胰腺组织。该法对胰腺损伤大，术后并发症多，已较少采用。④胰十二指肠切除术：只适于巨大的胰头钩部肿瘤和恶性胰岛素瘤。

【护理评估】

1. 健康史

了解家族中有无类似的患者。评估患者有无进餐延误、运动、发热、精神刺激或月经来潮等诱发因素。

2. 身体状况

（1）有无典型的低血糖发作症状，在清晨或傍晚空腹时或劳累后出现。

（2）有无 Whipple 三联征：低血糖症状、发作时血糖低于 2.8mmol/L、给予葡萄糖后症状缓解。

（3）有无因低血糖引起的儿茶酚胺的代偿性反应：冷汗、面色苍白、心慌、四肢发凉、手足震颤、饥饿无力等。

（4）有无由于神经低血糖引起的神经方面的症状：头痛、头晕、视物模糊、焦虑不安、精神恍惚、意识不清、反应迟钝、举止失常、昏睡不起等。

3. 心理-社会状况

评估患者有无焦虑、恐惧、悲观等心理反应；患者家庭经济承受能力，家属对患者的关心和支持程度。

【护理诊断】

1. 焦虑

与低血糖引起的全身症状及缺乏疾病相关知识有关。

2. 营养失调：高于机体需要量

与血糖水平降低后过量进食有关。

3. 有血糖水平不稳定的危险

与术前过量胰岛素释放、术后应激反应有关。

【护理措施】

1. 术前护理

（1）心理护理

向患者及家属讲解低血糖症状及处理方法。

(2) 饮食护理

详细了解患者已有的加餐规律，督促患者按时加餐，避免低血糖发作。

2. 术后护理

一般护理同术前，并发症（高血糖或低血糖）的观察及护理如下：术后部分患者因正常胰岛分泌未及时恢复，加上机体出现应激反应，可发生血糖升高；也可因肿瘤未切净而出现低血糖。术后应动态监测血糖，血糖升高时遵医嘱使用胰岛素，维持血糖在正常范围；若术后仍有低血糖，应查明原因，必要时使用药物治疗。

【健康教育】

1. 指导患者学会自我观察，讲解低血糖发作时会出现的症状，嘱其随身携带含糖食品，如糕点或糖果等，可在发生低血糖时及时补充。

2. 改善生活方式，调整饮食，应以高糖、低蛋白饮食为宜，增加进餐次数同时增加一次夜间进食，戒烟酒。

3. 注意劳逸结合，避免劳累，注意休息，减少活动量。

4. 指导家属学会观察患者低血糖发作的症状及频率，不让患者单独外出，避免低血糖发生而发生意外，同时可以在患者身边备诊断小卡，可在突发低血糖的情况下，让旁人及时了解信息，使患者在最短的时间内得到救治。

5. 若患者出现乏力、大汗淋漓、神志淡漠等低血糖症状时，应及时送医院救治。

第六节　胃泌素瘤

胃泌素瘤又称卓-艾综合征（ZES），是胰腺的一种非 B 胰岛细胞瘤，它产生大量的胃泌素使胃液分泌亢进，导致严重顽固的消化性溃疡、反复出血、穿孔，常有多次胃大部切除史。在胰腺内分泌瘤中发病率仅次于胰岛素瘤。

本病中年人多见，男性多于女性。2/3 的患者表现为散发形式，50%以上位于十二指肠，约 30%位于胰腺内，胰头多见，常为单发。30%~50%患者确诊时已发生转移。

【临床表现】

1. 顽固性消化性溃疡

典型的胃泌素瘤临床表现为上消化道多发性溃疡，溃疡以少见部位（十二指肠降段、横段或空肠近端）及难治性（经正规药物或手术治疗后仍反复发生的消化性溃疡）为特点，溃疡治疗后容易复发，并易合并出血、穿孔及梗阻。

2. 腹泻

50%的患者常有不明原因且不同程度的腹泻，腹泻与高胃酸分泌密切相关，给予抑酸药物腹泻症状可缓解。大多数患者都合并有反流性食管炎症状。

3. 与 MEN-1 型相关的表现

多发内分泌瘤病Ⅰ型（MEN Ⅰ）综合征的临床首发症状可能就是 ZES，并且其病情严重程度和转归均与 ZES 的临床表现相关。

【辅助检查】

1. 实验室检查

（1）胃酸分析

测定基础胃酸分泌量（BAO）和最大胃酸分泌量（MAO），并比较 BAO 和 MAO 的比值。BAO ≥ 15 mmol/h；BAO/MAO > 0.6 则可确诊。

（2）胃泌素测定

正常人空腹血清胃泌素浓度<150pg/ml，血清胃泌素浓度>1000pg/L，胃酸 pH<2 即可确诊。对于血清胃泌素浓度>200pg/L，但<1000 pg/L 者，应进行胰泌素或钙离子激发试验。即注入 2μg/kg 的胰泌素后 30 分钟内胃泌素水平上升幅度超过 200pg/L；或 3 小时内静脉滴注葡萄糖酸钙，每小时 54mg/kg，胃泌素>395pg/L，即可诊断胃泌素瘤。

（3）测定血清钙、PTH、胃泌素、PRL 等激素水平

以排除 MEN Ⅰ型。

2. 定位诊断

(1) 上腹部薄层 CT 或 MR 平扫加增强

扫描间距 3～5mm，可发现 80%的胰腺内肿瘤及直径>2cm 的肿瘤，在明确胰腺病变的同时可注意有无肝脏转移性病灶。

(2) 内镜超声（EUS）检查

EUS 作为一种较为敏感的定位方法，对发现胰头与十二指肠的胃泌素瘤有一定价值，尤其是位于十二指肠较小的、多发肿瘤。

(3) 生长抑素受体同位素显像

可对患者全身核素扫描，有利于发现位置特殊的胃泌素瘤原发灶及微小的转移灶。

(4) 无创检查

不能明确定位的病例，可进行选择性静脉取血（ASVS）测定胃泌素水平。

(5) 行十二指肠镜检查

排除十二指肠内病灶。

【治疗原则】

胃泌素瘤患者的治疗目标是控制溃疡，防止并发症及控制肿瘤发展。

1. 内科治疗

胃泌素瘤患者内科治疗的主要目的是减轻临床症状、抑制胃酸分泌和防止消化性溃疡，治疗的基础是抑制胃酸分泌药物的使用。所有胃泌素瘤患者都应周期性测定胃酸浓度以决定抑酸药的用量，应达到在下一次给药前将胃酸分泌降至低于 10mmol/h 水平。常用的药物有质子泵抑制剂、中长效生长抑素类药物。

2. 手术治疗

对散发病例首选手术切除，以开腹手术为主，辅以术中超声，十二指肠纵行切开 3cm 左右直视观察整个黏膜面，根据病变数量以及涉及的部位选择不同的手术方式。位于胰头的肿瘤，如直径≤5cm、为非浸润性，可行肿瘤摘除；如直径>5cm 或为浸润性，则应行胰头十二指肠切除术。胰体尾部的肿瘤可行肿瘤摘除术或远端胰腺切除术。十二指肠的病灶多位于降部，常为多发性，需切开十二指肠，逐个摘除；如有多枚位于壶腹部的肿瘤，宜做胰头十二指肠切除术。所有手术均需清扫胃泌素三角区的淋巴脂肪组织。

全胃切除术不是常规的治疗方法，但是有效的姑息治疗方法。

3. 化疗

由于 MEN Ⅰ型相关的胃泌素瘤大多是多发的、恶性的，术后有很高的复发率，应做化疗，常用的化疗药物包括链脲霉素、氟尿嘧啶和多柔比星（阿霉素）等。

【护理评估】

1. 健康史

了解患者有无难治性消化性溃疡和原因不明的腹泻。家族中有无类似患者。

2. 身体状况

评估患者是否有上腹部疼痛、反酸、胃灼热或其他消化道症状如呕吐、甚至呕血。

3. 心理-社会状况

了解患者及其家属对所患疾病的认识程度和接受治疗的信心程度。

【护理诊断】

1. 焦虑/恐惧

与低血糖引起的全身症状及缺乏疾病相关知识有关。

2. 营养失调：高于机体需要量

与血糖水平降低后过量进食有关。

3. 皮肤完整性受损

与胃切除引起的器官不完整有关。

4. 潜在并发症

出血、穿孔、幽门梗阻。

5. 知识缺乏

缺乏出血处理知识。

【护理措施】

1. 心理护理

患者出现呕血时，常会产生恐惧心理，应予关心、安慰，解除心理压力，树立战胜疾病的信心，以保持情绪稳定，避免加重出血。

2. 饮食护理

胃部分或全切除后，待肠功能恢复后，可进少量水，逐渐改为流质，过渡到普食。饮食以富含营养、易消化，少量多餐为原则，忌食产气及刺激性食物。

3. 体位护理

绝对卧床休息，如出现休克，取休克体位。

4. 对症治疗

吸氧，迅速建立两条静脉通道，持续胃肠减压。

5. 皮肤护理

卧床时间较长，应经常协助患者翻身、拍背，预防压疮。

【健康教育】

1. 无论是采取何种方法治疗，患者都应放松心情，避免精神紧张，要告诫患者长期精神紧张会通过大脑皮质影响自主神经系统，使胃黏膜血管收缩、胃功能紊乱、胃酸和胃蛋白酶分泌过多，而加重病情。

2. 避免过度劳累，包括脑力劳动，长期过度劳累会使消化器官供血不足，而导致病情加重。

3. 合理饮食，饮食应定时、定量，宜清淡、易消化饮食，避免生、冷、硬、辛辣酒等刺激饮食，细嚼慢咽，避免饥饱不均。对全胃切除的患者还应少量多餐，进食时尽量少喝水，尽量不要吃高糖饮食，进食后最好能平卧30分钟左右，可以较好地防止倾倒综合征。

4. 养成良好的生活习惯，忌烟酒、浓茶、咖啡等，避免不良刺激物对胃黏膜的损害。

5. 对全胃切除术后的患者由于术后内因子缺乏，维生素 B_{12} 吸收障碍，需每月肌内注射维生素 B_{12}，防止产生巨幼细胞性贫血。同时为避免发生营养不良，如骨质疏松等，应及时口服补充钙剂和维生素D。

第二十章　周围血管疾病患者的护理

第一节　周围血管损伤

周围血管损伤是由机械力引起的血管损伤，常见于生产、交通意外及各种暴力行为。根据致伤因素可分为：①直接损伤：包括锐性损伤，如刀伤、刺伤、枪弹伤、手术及血管腔内的操作等；钝性损伤，如挤压伤、挫伤、外来压迫等。②间接损伤：包括动脉强烈的持续痉挛；过度伸展引起的血管撕裂伤；快速活动中突然减速造成的血管震荡伤。主干血管的损伤，可能导致永久性功能障碍或肢体丢失，甚至死亡。

【临床表现】

1. 症状	2. 体征
创伤部位伤口大量出血，肢体明显肿胀、疼痛。	动脉损伤表现为搏动性出血，呈鲜红色，动脉搏动消失并伴有远端缺血征象，局部血肿进行性扩大。静脉出血表现为自伤口深部持续涌出暗红色血液，局部出现缓慢增大的非搏动性血肿。病情急剧而危重者，易发生休克。

【辅助检查】

1. 超声多普勒检测	2. 动脉造影
在创伤远侧部位行超声多普勒检测，若出现单相低抛物线波形，提示近端动脉阻塞。	若动脉压低于10~20mmHg，需做动脉造影。动脉造影是诊断四肢动脉损伤的金标准，可明确血管损伤部位和范围，为手术方式的选择提供依据。

【治疗原则】

1. 急救止血

方法主要有：创口垫以纱布，局部加压包扎；创伤近端用止血带或空气止血带压迫止血，必须记录时间；损伤血管暴露时可用血管钳钳夹。

2. 防治休克和感染

立即建立静脉通路输液、输血是防治休克的主要措施；给予有效足量的抗生素预防感染。

3. 手术处理

其基本原则是：止血清创，处理损伤血管。

（1）止血清创：用无损伤血管钳钳夹，或经血管断端插入 Fogarty 导管并充盈球囊阻断血流，修剪无活力血管壁，清除血管腔内的血栓、组织碎片和异物。

（2）处理损伤血管：主干动、静脉损伤在病情和技术条件允许时，应积极争取修复重建，方法有：①侧壁缝合术。②补片成形术。③端-端吻合术。④血管移植术。非主干动、静脉损伤或患者不能耐受血管重建术等情况下，可行血管结扎术。

【护理评估】

1. 健康史

评估患者是否有外伤史，凡在主干动、静脉行程中任何部位的穿通伤、严重的骨折以及关节脱位等创伤，均应考虑到血管损伤的可能。

2. 身体状况

评估患者是否创伤部位有大量出血、肢体明显肿胀、远端动脉搏动消失等症状；是否伴有神经损伤的症状，有无不能用已知创伤解释的休克；是否观察到静脉损伤的临床症状，如自伤口深部持续涌出的暗红色血液或出现缓慢增大的非搏动性血肿等。

3. 心理-社会状况

了解患者及其家属对所患疾病的认识程度和接受治疗的信心程度。

【护理诊断】

1. 急性疼痛

与创伤、手术刺激有关。

2. 体液不足

与大量失血有关。

3. 潜在并发症

感染、筋膜间隔综合征。

【护理措施】

1. 术前护理

（1）心理护理

突然的损伤易造成患者恐惧的心理，并担心截肢。因此，要与患者多交流沟通，加强对患者的关怀，了解其心理活动，精神需求，消除不良情绪，使其积极配合治疗。

（2）评估伤情

根据患者的外伤史、受伤部位和生命体征变化，进行初步检查，快速评估伤情。及时发现危及生命的创伤，并给予对症处理，如急救止血、积极抢救休克；给予氧气吸入，昏迷患者头偏向一侧，保持呼吸道通畅，防止窒息；对有骨折或疑有骨折的患者应妥善固定患肢。

（3）安全转移

迅速排除造成继续损伤的原因，让患者安全快速地脱离危险环境。

（4）建立静脉通路

迅速建立静脉通路，遵医嘱尽快输血、输液，使用血管活性药物时注意观察其副作用，同时注意勿使液体从近侧损伤静脉漏出。

（5）监测生命体征

密切观察生命体征、意识、瞳孔、肢端皮肤颜色及温度、尿量变化；病情危重者，给予中心静脉压监测，以调整液体入量，维持循环稳定。

（6）术前准备

备血，需植皮者做好植皮区的皮肤准备。

2. 术后护理

（1）体位护理

置患肢于平心脏或略高于心脏平面 10cm 的水平，过低静脉回流不畅，过高则动脉供血困难，并注意保持肢体体位的舒适度，0.5~1 小时可变换体位 1 次。

（2）保温

室温保持在25℃左右，并注意局部保暖，避免寒冷刺激。如室温过低可用60W灯泡置于距离患肢50cm处加温，注意勿引起灼伤。

（3）病情观察

①严密监测生命体征：注意是否有无法解释的发热和心率加快。

②严密观察血供情况：术后3日内每半小时观察1次，包括：远端动脉的搏动、皮温、色泽、按压患肢趾（指）甲床并与健侧对比，观察肢体有无肿胀，有无血管痉挛及筋膜间隙综合征的表现。

③定期做超声多普勒检测，可观察重建血管是否通畅。

（4）并发症的观察与护理

1）感染：①保持皮肤清洁、干燥，观察切口敷料有无渗血、渗液，浸湿后予及时更换；②每隔24~48小时观察创面，一旦发现感染，及时通知医师并协助处理；③遵医嘱应用抗生素预防感染。

2）筋膜间隔综合征：四肢血管损伤患者术后，如出现肢体剧痛、明显肿胀、颜色苍白、感觉、运动障碍及无法解释的发热和心率加快，应警惕筋膜间隔综合征的发生，立即通知医师并做好深筋膜切开减压的准备。

（5）抗凝护理

在抗凝过程中注意观察口腔黏膜、皮肤、牙龈及伤口有无出血点和渗血，观察大小便的颜色。

（6）基础护理

术后患者主动活动障碍，应保持床铺整洁，2小时翻身拍背并按摩骨隆突处1次，预防压疮、肺炎等并发症。

【健康教育】

1. 疾病预防

应尽量避免外伤和末梢组织受压；注意安全生产，加强劳动保护等。

2. 饮食指导

嘱患者戒烟，因尼古丁能刺激血管痉挛造成栓塞。鼓励患者多吃水果和蔬菜，防止便秘，避免用力排便。

3. 功能锻炼

指导患者正确的功能锻炼方法。并遵循从被动运动到主动运动，从小肌群到大肌群，由局部到整体，量由小到大的原则，循序渐进，不可操之过急或丧失信心。

4. 定期复查

出院1~2个月后门诊行彩色多普勒超声检查，了解血管通畅情况；如有不适，及时就诊。

第二节　血栓闭塞性脉管炎

血栓闭塞性脉管炎又称为Buerger病，是一种以中、小动脉节段性，非化脓性炎症和动脉腔内血栓形成为特征的慢性动脉闭塞性疾病。主要侵袭四肢，尤其是下肢的中、小动脉和静脉，引起患肢远侧段缺血性病变。病变呈多节段性，长短不一，腔内血栓形成，可发生机化。晚期管壁和血管周围组织呈广泛纤维化。多见于亚洲，欧美少见。我国北方多见。好发于男性青壮年。

本病的病因不明，普遍认为是多因素所致，与性别、年龄、吸烟、寒冷、感染、免疫、遗传等因素有关。对烟草过敏、寒冷、潮湿刺激使血管持续处于痉挛状态，可能是本病的主要病因。

【临床表现】

1. 肢体疼痛

开始时肢体疼痛源于动脉痉挛，因血管壁和周围组织中的神经末梢感受器受刺激所引起，此时疼痛多不严重。当动脉内膜发生炎症并血栓形成导致动脉闭塞后，可产生肢体缺血性疼痛，逐步加重，从行走后发生疼痛导致间歇性跛行，继而发展至静息痛。

2. 肢体发凉和感觉异常

早期肢体发凉、怕冷，逐步出现肢体皮温下降，也可以出现肢体针刺感、烧灼感和麻木等感觉异常。

3. 皮肤色泽改变

因肢体缺血导致皮色苍白，还可出现皮肤潮红或青紫。

4. 患肢游走性浅静脉炎

约一半患肢可反复发生游走性浅静脉炎。

5. 肢体营养障碍性病变

因肢体缺血可引起程度不同的皮肤干燥、脱屑、汗毛脱落、患肢肌肉萎缩、肢体变细等。

6. 动脉搏动减弱或消失

下肢主要是足背或胫后动脉，而上肢主要是尺动脉和桡动脉。

7. 肢体坏疽或溃疡

这是肢体缺血的最严重后果，先发生于趾或指端，逐步向上发展。

【辅助检查】

1. 多普勒超声检查

可以评价缺血程度，检查动静脉是否狭窄或者闭塞，还能测定血流方向、流速和阻力。

2. CTA 检查

能在整体上显示患肢动脉、静脉的病变节段及狭窄程度，但对四肢末梢血管的显像常出现假阴性。

3. DSA 检查

主要表现为肢体远端动脉的节段性受累，有时近端动脉也有节段性病变。病变的血管狭窄或闭塞，而受累血管之间的血管壁光滑平整。DSA 检查还可显示闭塞血管周围有无侧支循环，能与动脉栓塞鉴别。

【治疗原则】

1. 一般处理

（1）严格戒烟。

（2）避免患肢受凉、受潮、外伤及过紧鞋袜的挤压。

（3）坚持行走锻炼，延长跛行距离，促进侧支循环建立。

2. 药物治疗

（1）丹参、毛冬青等中草药，可扩张血管，改善微循环。

（2）阿司匹林、双嘧达莫等抗血小板药物可改善患者生存率。

（3）前列腺素及钙离子阻断剂等药物也有一定疗效。

（4）高压氧治疗：患者置于高压氧舱内，1 次/日，3~4 小时/次，10 次为一疗程。

3. 高压氧疗法

通过提高血中氧含量，增加肢体的供氧量。

4. 手术治疗

目的是重建动脉血流通道，增加肢体血供，改善肢体缺血情况。常用的手术方法包括：①腰交感神经节切除术，适用于早期发病的患者，近期内可解除皮肤血管痉挛，缓解疼痛，但远期疗效不确切；②自体大隐静脉或人工血管旁路术，适用于动脉节段性闭塞，远端存在流出道者；③动静脉转流术，临床实践表明此方法可缓解静息痛，但并不降低截肢率；④截肢术：适用于肢体溃疡无法愈合或坏疽无法控制者。

【护理评估】

1. 健康史

了解患者的年龄、性别，有无长期嗜烟史，有无感染、外伤史，有无长期在湿冷环境下工作史。

2. 身体状况

评估患者患肢有无疼痛，早期表现为间歇性跛行，晚期发展为静息痛；有无皮温降低、感觉异常、皮色苍白或发绀；患肢有无远侧动脉搏动减弱或消失；有无出现反复发生的游走性浅静脉炎；有无肢端溃疡或干性坏疽。

3. 心理-社会状况

评估患者及其家属对疾病的认识及其对治疗的态度。

【护理诊断】

1. 慢性疼痛

与患肢缺血、组织坏死有关。

2. 组织完整性受损

与肢端坏疽、脱落有关。

3. 潜在并发症

出血、栓塞。

【护理措施】

1. 非手术治疗及术前护理

（1）心理护理

对患者寄予同情，加强耐心的解释工作，使其振作精神，消除紧张和恐惧心理，增强战胜疾病的信心，保持良好的心理状态，积极配合治疗。

(2) 病情观察

①观察体温及脉象的变化，积极防治感染。②观察肢体血液循环改善情况，包括患肢皮肤颜色、疼痛程度、温度、动脉搏动等情况。③记录间歇性跛行距离的改变，帮助判断病情的变化。

(3) 饮食护理

加强营养，提高组织修复、抗感染能力，忌食过冷、辛辣等刺激性食物。

(4) 加强肢体功能锻炼

对轻患者鼓励早期下床活动，进行力所能及的体育锻炼；不能下床者应经常进行肢体屈伸活动，以促进肢体侧支循环，防止关节挛缩和肌肉萎缩。

(5) 镇痛护理

采用口服中药、针刺、穴位封闭等镇痛。一般镇痛药效果不佳时，适当使用吗啡类镇痛剂。

(6) 预防压疮

患者长期抱足而坐或卧床易发生压疮和足跟部压迫性坏死。应协助患者经常改变体位，并用红花乙醇按摩受压部位，改善局部血液循环以预防压疮的发生。

(7) 保护患肢

注意患肢保暖，避免受寒、受潮，防止外伤。

2. 术后护理

(1) 体位护理

平卧 4 小时后开始翻身和按摩，预防压疮。

(2) 病情观察

密切观察生命体征的变化和切口渗血情况；观察患肢远端的皮肤温度、色泽、感觉和脉搏强度以判断血管重建后的通畅度。

(3) 预防感染

遵医嘱合理使用抗生素，密切观察患者的体温变化和切口情况，若切口有红、肿等征象，应及时处理。

(4) 并发症的观察与护理

若切口处、穿刺点出现渗血或血肿，提示切口处出血；若动脉搏动消失、皮肤温度降低、颜色苍白、感觉麻木，提示动脉栓塞；若动脉重建术后出现肿胀，皮肤颜色发紫、温度降低，可能为重建部位的血管发生痉挛或继发性血栓形成。一旦出现，立即通知医师并协助处理。

【健康教育】

1. 饮食指导

注意饮食调养，多吃新鲜蔬菜、水果，少吃或不吃高脂高热量饮食，宜食高蛋白食物。

2. 心理指导

保持情绪稳定，精神愉快，树立战胜疾病的信心。

3. 适当活动

但不宜过多，避免长时间行走，注意全身保暖，避免下肢受寒，宜穿松软保暖的鞋子。

4. 功能锻炼

指导患者掌握正确的功能锻炼方法，如伯尔格（Buerger）运动法，即患者平卧，先抬高患肢45°以上，维持1～2分钟，再在床边下垂2～3分钟，然后放置水平位2分钟，并做足部旋转、伸屈活动。反复活动20分钟，每日数次。

5. 自我保健

遵医嘱服药，定期门诊复查。

第三节　动脉硬化性闭塞症

动脉硬化性闭塞症（ASO）为一种全身性疾患，是动脉粥样硬化引起的全身大、中动脉的慢性闭塞性疾病，好发于腹主动脉下端，髂动脉、股动脉、腘动脉远侧的主干动脉。本病多见于男性，发病年龄50岁以上。在动脉粥样硬化60岁以上人群发病率高达79.9%，是我国仅次于血栓闭塞性脉管炎的常见周围动脉疾病。

【临床表现】

症状的轻重与病程进展、动脉狭窄及侧支代偿的程度相关。病程按

Fontaine 法分为 4 期。

1. Ⅰ期（轻微症状期）

多数患者无明显临床症状，或仅有患肢怕冷、行走易疲劳等轻微症状。

2. Ⅱ期（间歇性跛行期）

是 ASO 的特征性表现，主要症状为活动后出现间歇性跛行。患者在行走时，由于缺血和缺氧，小腿的肌肉产生痉挛、疼痛及疲乏无力，必须停止行走，休息片刻后，症状缓解后继续行走，症状反复出现。临床上常以跛行距离 200m 作为间歇性跛行期的分界，Ⅱ期常常被划分为Ⅱa 期（绝对跛行距离>200m）和Ⅱb 期（绝对跛行距离≤200m）。

3. Ⅲ期（静息痛期）

以静息痛为主要症状。随着病变进一步发展，病变动脉不能满足静息时下肢血供，因组织缺血或缺血性神经炎引起持续性疼痛，即静息痛，夜间更甚。疼痛时，迫使患者屈膝护足而坐，或辗转不安，或借助肢体下垂以减轻疼痛。此期患肢常有营养性改变，表现为皮肤菲薄呈蜡纸样，患足下地时潮红，上抬时苍白，小腿肌肉萎缩等。静息痛是患肢趋于坏疽的前兆。

4. Ⅳ期（溃疡和坏死期）

除静息痛外，症状继续加重，出现趾（指）端发黑、干瘪、坏疽或缺血性溃疡。如继发感染，干性坏疽转为湿性坏疽，出现发热、烦躁等全身毒血症状。病变动脉完全闭塞，侧支循环提供的血流不能维持组织存活。

【辅助检查】

1. Buerger 试验

患者平卧抬高下肢 45°，持续 60 秒，正常者指、趾皮肤保持淡红色或稍微发白，若呈苍白或蜡纸样色，则提示肢体供血不足；待患者坐起，将下肢垂于床旁，正常人皮色可以在 10 秒内恢复，如果恢复时间超过 45 秒，进一步提示下肢供血缺乏，可以明确肢体缺血存在。

2. 下肢节段性测压和测压运动实验

踝/肱指数（ABI），即踝部动脉与同侧肱动脉压比值，正常值≥

1.0。若 ABI<0.8 提示动脉缺血，患者可出现间歇性跛行；ABI<0.4 提示严重缺血，患者可出现静息痛。踝部动脉收缩压在 30mmHg 以下时，患者会很快出现静息痛、溃疡或者坏疽。

3. 多普勒超声检查

能显示血管形态、内膜斑块的位置和厚度等。利用多普勒血流射频分辨动脉、静脉，显示血流的流速、方向和阻力等。

4. CT 血管造影（CTA）

可得到动脉的立体图像。因其微创、血管显影清晰，已逐渐成为 ASO 首选检查方法。

5. 数字减影血管造影（DSA）

是诊断 ASO 的金标准，典型特征为：受累动脉严重钙化，血管伸长、扭曲，管腔弥漫性不规则“虫蛀状”狭窄或节段性闭塞。

【治疗原则】

控制易患因素、合理用药，症状严重影响生活和工作时，考虑手术治疗。

1. 非手术治疗

主要目的是降低血脂和血压，控制糖尿病，改善高凝状态，促进侧支循环的建立。一般治疗包括严格戒烟，进行适当的步行锻炼，注意足部护理、避免损伤。药物治疗适用于早、中期患者、术后患者和无法耐受手术的患者，可使用血管扩张药物、抗血小板药物和降脂药物等。

2. 手术治疗

目的在于通过手术或血管腔内治疗方法，重建动脉通路。临床上根据患者的动脉硬化部位、范围、血管流人道及流出道条件和全身情况，选择不同的手术方法。常见的手术方法有：①经皮腔内血管成形术（PTA）合并支架术（stenting），是目前治疗 ASO 的首选治疗方法；②动脉旁路手术；③血栓内膜切除术；④静脉动脉化；⑤截肢术。

【护理评估】

1. 术前评估

（1）健康史

了解患者有无心脏病、高血压、高胆固醇血症、糖尿病及长期大量吸烟史，有无感染史、外伤史，有无长期在湿冷环境下工作史。

（2）身体状况

患肢缺血情况：评估患肢皮肤温度、颜色及足背动脉搏动情况；评估疼痛程度、性质、持续时间，是否采取过镇痛措施及镇痛效果；患肢（趾、指）有无坏疽、溃疡与感染。

（3）心理-社会状况

评估患者的心理反应，有无抑郁、悲观心理，评估患者对预防本病发生的相关知识了解程度，患者的家庭及社会支持系统对患者的支持帮助能力。

2. 术后评估

（1）手术情况

了解麻醉方式、手术方式和范围。

（2）身体状况

局部伤口有无渗血、渗液等；患肢血液供应情况，评估患肢远端皮肤的温度、色泽和足背动脉搏动情况。

【护理诊断】

1. 慢性疼痛

与患肢缺血、组织坏死有关。

2. 有皮肤完整性受损的危险

与肢端坏疽、脱落有关。

3. 活动无耐力

与患肢远端供血不足有关。

4. 潜在并发症

出血、远端血管栓塞、移植血管闭塞、感染、吻合口假性动脉瘤。

【护理措施】

1. 非手术治疗及术前护理

（1）心理护理

由于病程较长，后期疼痛难忍，患者往往情绪低落，悲观忧郁，护理人员要关心、体贴患者的痛苦，耐心解释，正确引导，使其配合医护人员积极治疗，树立战胜疾病的信心。

（2）病情观察

①记录间歇性跛行距离、速度及患肢发凉、酸胀、麻木等情况，帮助判断病情变化。②记录左右下肢血压的变化和体重情况，便于前、后对照。

（3）饮食护理

膳食以低脂肪、低热量为宜，忌食辛辣、刺激性食物。少饮或不饮含咖啡因类的饮料，避免交感神经兴奋，导致血管收缩。

（4）禁止吸烟

因烟中的尼古丁可使动脉血与氧的结合力减弱，血黏稠度增加，肢体血流缓慢；尼古丁还能间接导致血管痉挛，致使肢体缺血疼痛加重，促使病情发展。

（5）功能锻炼

步行锻炼法：促进侧支循环建立，方法是缓步行走，在预计发生间歇性跛行疼痛之前停步休息，每日数次；Buerger 运动：即患者平卧，先抬高患肢 45°以上，维持 1～2 分钟，再在床边下垂 2～3 分钟，然后放置水平位 2 分钟，并做足部旋转、伸屈活动。反复活动 20 分钟，每日数次。

（6）预防压疮

协助患者经常改变体位，防止发生压疮。

（7）保护患肢

患肢应防寒保暖，但严重供血不足的患者应避免用热水洗浴，以免增加组织代谢，加重症状。

2. 术后护理

（1）体位护理

不同术式指导采取不同的体位，如股-腘动脉（膝下）人工血管转流术后的患者，应采用小腿抬高加屈膝位。患侧小腿抬高 15°～20°，有利于下肢静脉回流，可在术侧膝下垫一软垫，避免腘窝受压。

（2）病情观察

①严密监测生命体征及心、肺、肾功能：ASO 患者一般年龄较大，术前往往伴有心、肺功能不全，因此术后需进行心电血压监护，并严密观察呼吸情况，监测血氧饱和度，定期复查动脉血气、血电解质、肝肾功能。

②密切观察出血情况：严密观察切口渗出及引流管中引流液的量、

颜色和性质。

③术侧肢体情况：认真观察术侧肢体颜色、皮温、脉搏，测试皮肤感觉，特别注意有无进行性肿胀，压痛，以警惕严重缺血再灌注损伤的发生。

（3）抗凝治疗的护理

期间要严密观察有无出血倾向，如牙龈、鼻腔、皮肤、切口、针眼及消化道等，一旦发现上述部位有出血倾向，要及时告知医师。

（4）功能锻炼

鼓励患者早期在床上行肌肉收缩和舒张交替运动，通过肌肉的挤压运动，促进静脉血液的回流和组织间液重吸收，有利于减轻患肢肿胀，防止下肢深静脉血栓形成。

【健康教育】

1. 保护患肢

切勿赤足行走，避免外伤；选择宽松的棉制鞋袜并勤更换；旁路术后患者出院6个月内避免吻合口附近关节的过屈、过伸和扭伤，以防止移植物再闭塞或吻合口撕裂。

2. 饮食指导

进食低热量、低糖、低胆固醇及低脂食物，预防动脉粥样硬化；多摄取维生素，以维持血管平滑肌的弹性；戒烟。

3. 药物指导

旁路术后患者遵医嘱服用抗血小板聚集或抗凝、降血脂及降血压等药物，每1~2周复查凝血功能。

4. 定期复诊

出院3~6个月后到门诊复查，以了解血管通畅情况。

第四节 急性动脉栓塞

急性动脉栓塞是指因循环系统内脱落的血栓或动脉粥样硬化斑块等物堵塞动脉，血流受阻，造成器官或肢体急性缺血以至坏死的一种病理过程。本病起病突然，预后严重，如不及时处理，将致患者于终生残疾甚至危及生命。据统计，80%~90%的动脉栓塞发生在肢体动脉的分叉处。

动脉栓塞的栓子可由血栓、动脉硬化斑块或碎片、细菌性纤维素凝集物、肿瘤组织、脂肪、子弹、折断的导丝或导管之类、羊水等组成，但以血栓最为常见。血栓大多来自心血管系统，特别是左心房或左心室。

【临床表现】

动脉栓塞的肢体常具有特征性的所谓“5P”征，表现为：

1. 疼痛

突发剧痛，开始位于动脉栓塞处，以后累及整个患肢。

2. 苍白

患肢皮肤由苍白逐渐转变呈花斑状。皮温降低，皮温改变平面一般较栓塞平面低一横掌。

3. 无脉

栓塞部位以下动脉搏动消失。

4. 感觉障碍

栓塞远端肢体呈袜套状感觉丧失区，其近端有感觉过敏区。感觉减退平面低于栓塞平面。

5. 麻痹

手足活动困难或足下垂，提示已发生坏死。

【辅助检查】

1. 皮肤测温试验

能精确提示变温带的位置。

2. 超声多普勒检查

可以准确地测定出栓塞的部位。

3. 动脉造影

详细了解栓塞位置，远侧动脉是否通畅，侧支循环状况，有无继发血栓形成等情况。

【治疗原则】

由于病程进展快，诊断明确后，必须采取积极的治疗措施。

1. 非手术治疗

适应证：手术前准备；濒危患者及不能耐受手术者；小动脉栓塞，已有足够侧支循环形成。

2. 手术治疗

适应证：除濒危者外，患者一经诊断，全身条件许可，均应及早手术取栓，最好于8小时内手术。在组织未坏死前手术可降低截肢或肠切除平面，提高患者生活质量。

【护理评估】

1. 健康史

了解患者有无器质性心脏病史，既往有无栓塞史。

2. 身体状况

评估患者肢体的急性动脉栓塞，是否表现出典型的“5P”。

3. 心理–社会状况

评估患者及其家属对疾病的认识及其对治疗的态度。

【护理诊断】

1. 焦虑/恐惧

与不了解疾病的发展及预后、对疾病的治疗效果没有信心、担心手术治疗以及术后生活方式改变等因素有关。

2. 肢体急性缺血

与血块或进入血管的异物随着血流冲入并停顿在动脉内，造成动脉阻塞有关。

3. 剧痛

与创伤、手术刺激有关。

4. 潜在并发症

肢体坏死、截肢，甚至死亡。

【护理措施】

1. 非手术治疗及术前护理

（1）心理护理

肢体动脉栓塞患者，由于起病急骤，病情发展快及患肢剧烈疼痛，均表现为极度恐惧，必须让患者了解只有尽快手术重建血流才能挽救和保存肢体，并帮助患者认识手术的重要性和拖延的风险性，并向其介绍成功病例，增强战胜疾病的信心，配合医务人员，接受必要的治疗。

（2）体位护理

绝对卧床休息，患肢禁冷、热敷和按摩。

（3）术前准备

尽快做好术前准备，包括急查血常规、出凝血时间、凝血酶原时间、肝肾功能检查及手术野皮肤的清洁准备等。

2. 术后护理

（1）体位护理

患肢制动，安置在心脏平面以下的位置，一般下垂15°左右，以利于动脉血液流向肢体远端。

（2）抗凝护理

用药期间，应观察全身有无出血倾向，如鼻出血或牙龈出血、有无伤口渗血或出血、消化道出血等。根据用药时间，定时监测凝血酶时间和凝血时间。

（3）病情观察

①监测生命体征：急性动脉栓塞患者，多数伴有器质性心脏病病史，术后应给予心电监护仪监护，严密观察血压、脉搏、心率、血氧饱和度等变化。

②患肢观察：密切观察患肢足背动脉搏动，肢体远端皮肤的光泽、温度、感觉与变化，以了解血液循环有无改善，如术后肢体皮温升高，肤色由苍白、青紫转为潮红，动脉搏动良好，可以确认手术成功，如症状不缓解，体征无改善，肢体皮温由暖变凉，则考虑再栓可能。

（4）预防伤口感染的护理

术后在抗感染治疗同时应每日消毒伤口并更换敷料，观察手术伤口有无渗血，切口有无皮下血肿等。

（5）功能锻炼

早期功能锻炼可预防肢体静脉血栓形成，鼓励患者每日活动患肢及身体各部位肌肉，卧床患者要在床上进行肢体的主动或被动活动，防止肌肉萎缩，对能下床行走的患者，应有计划、循序渐进地进行行走训练。

【健康教育】

1. 知识宣传教育

对有心脏病、高血压、糖尿病及动脉硬化等原发病患者，应指导其积极治疗原发病，以防再发生栓塞和其他并发症。

2. 饮食

注意清淡饮食，多食新鲜蔬菜、瓜果及黑木耳等能降低血液黏稠度的食物，绝对戒烟。

3. 复查

按时服药，定期复查。

第五节　单纯性下肢静脉曲张

单纯性下肢静脉曲张是指深静脉无病理改变，仅为下肢浅静脉瓣膜关闭不全，使静脉内血液倒流，远端静脉淤滞，继而病变静脉扩张、变性、出现不规则膨出和扭曲。以大隐静脉曲张多见，单独的小隐静脉曲张较为少见，以左下肢多见，但双侧下肢可先后发病。

【临床表现】

1. 下肢浅表静脉曲张，即大、小隐静脉及其属支迂曲和扩张，站立时明显，平卧后消失。

2. 久立后患肢沉重，酸胀，易疲劳，平卧休息后可减轻；病情轻者可无明显不适。

3. 病情进展时，可出现患肢轻度肿胀但多局限于踝部和足背部，也可有足靴区皮肤营养障碍如皮肤色素沉着、皮肤和皮下组织硬结、湿疹甚至经久不愈性溃疡。

4. 合并浅静脉炎时可出现局部红、肿、热、痛，可扪及红肿的条索。

5. 部分患者可合并患肢的皮炎如湿疹或神经性皮炎。

6. Trendelenburg 试验可发现有无大隐静脉瓣膜功能不全，而 Perthes 试验可了解深静脉通畅情况。

【辅助检查】

通过下列检查可以进一步了解浅静脉瓣膜功能、下肢深静脉回流和交通静脉瓣膜功能。

1. 大隐静脉瓣膜功能试验

患者平卧，下肢抬高，使静脉排空，在大腿根部扎上止血带，压迫大隐静脉，然后让患者站立，10秒钟内释放止血带，如出现自上而下的静脉逆向充盈，提示瓣膜功能不全；如在未放开止血带前，止血带下方的静脉在30秒内已充盈，则表明有交通静脉瓣膜关闭不全。

2. 交通静脉瓣膜功能试验

患者仰卧，抬高受检下肢，在大腿根部扎止血带。然后从足趾向上至腘窝缠第一根弹力绷带，再自止血带处向下，扎上第二根弹力绷带。让患者站立，一边向下解开第一根弹力绷带，一边向下继续缠第二根弹力绷带，如果在二根绷带之间的间隙内出现曲张静脉，则提示该处有功能不全的交通静脉。

3. 深静脉通畅试验

用止血带阻断大腿浅静脉主干，嘱患者用力踢腿或做下蹬活动连续10余次。如在活动后浅静脉曲张更为明显，张力增高，甚至胀痛，提示深静脉不通畅。

4. 其他检查

如超声多普勒、容积描记、下肢静脉压测定和静脉造影等，可以更准确地判断病变性质。

【治疗原则】

1. 非手术治疗

绑弹力绷带或穿带压力差的弹力袜。此法适合于病变程度较轻；妊娠期妇女；不能耐受手术或不愿手术者。

2. 硬化治疗

仅作为手术后的辅助疗法，用于处理剥脱术后残余曲张静脉。

3. 手术治疗

是本病的根治方法。①高位结扎和剥脱曲张的大、小隐静脉。②结扎功能不全的交通支静脉。③新近还有以激光、射频或电凝法治疗静脉曲张的方法。

【护理评估】

1. 健康史

了解患者的工作性质，是否长期站立或久坐少动，有无家族史。

2. 身体状况

评估患者是否出现下肢浅静脉扩张、伸长、迂曲，局部有无皮肤萎缩、脱屑、色素沉着，有无皮下组织硬结、湿疹和溃疡形成。

3. 心理-社会状况

评估患者及其家属对疾病的认识及其对治疗的态度。

【护理诊断】

1. 焦虑/恐惧

与不了解疾病的发展及预后、对疾病的治疗效果没有信心、担心手术治疗以及术后生活方式改变等因素有关。

2. 患肢淤血：营养障碍

因患肢淤血引起下肢浅静脉扩张、伸长、迂曲，局部有皮肤萎缩、脱屑、色素沉着，皮下有组织硬结、湿疹和溃疡形成。

3. 潜在并发症

血栓性浅静脉炎、溃疡形成、曲张静脉破裂出血。

【护理措施】

1. 非手术治疗及术前护理

（1）心理护理

多与患者沟通，消除患者焦虑情绪。耐心向患者解释手术的目的，以缓解其症状、消除并发症，从而恢复正常的生理功能和改善外观，使其乐意接受手术治疗。

（2）体位护理

宜卧床休息，抬高患肢30°~40°，使患肢位置高于心脏水平，有利于静脉、淋巴回流，从而减轻患肢水肿，减轻下肢静脉内压力。

（3）饮食护理

宜进食清淡食品，忌辛辣、刺激性食物。

（4）生活护理

①保持大便通畅，避免长时间蹲位。②活动时穿弹力袜或使用弹力绷带，减轻患肢症状，避免外伤。③保持患肢皮肤清洁卫生，避免使用刺激性强的碱性肥皂或沐浴液洗澡，以免加重病情。④修剪指（趾）甲，

避免抓破皮肤。⑤每日用温水泡洗患肢 1~2 次，擦干后涂护肤脂保护。

（5）并发症的护理

①并发血栓性浅静脉炎时，注意局部热敷和使用抗生素，控制感染。②并发溃疡时，溃疡处给予湿敷或清创后定期换药或用 1∶5000 的高锰酸钾溶液浸泡患处，每日 2~3 次。

2. 术后护理

（1）体位护理

术后 24 小时制动，用弹力绷带加压包扎，次日逐渐放松，同时进行足、趾活动。需卧床休息 7~10 日，患肢抬高略超过心脏水平。

（2）切口护理

保持切口敷料干燥，清洁。如切口渗血，给予局部加压包扎处理。

【健康教育】

1. 保护患肢，避免外伤。
2. 活动后将患肢抬高片刻，以促进静脉回流。

第六节 原发性下肢深静脉瓣膜关闭不全

原发性下肢深静脉瓣膜关闭不全是指深静脉瓣膜功能不能紧密关闭，引起血液逆流，是不同于深静脉血栓形成后瓣膜关闭功能不全及单纯性下肢静脉曲张的独立疾病。

【临床表现】

1. 患肢浅静脉曲张，同样存在患肢站立或行走后沉重，酸胀不适。
2. 与单纯性浅静脉曲张疾病不同的是常合并有患肢小腿肿胀。
3. 较易合并足靴区皮肤营养障碍性改变如色素沉着，溃疡形成。

【辅助检查】

1. 静脉测压

患肢足背静脉穿刺测压，正常值为125~135cmH_2O。直立活动下肢，静脉压下降50%以上，压力回升到原水平需时大于20秒；若活动后压力下降不明显，压力回升时间大于20秒，则说明深静脉瓣膜功能不全。此法简便、易行，不需特殊仪器。

2. 彩色多普勒超声波检查

可观察深静脉各对瓣膜的开放，关闭情况、瓣区血流方向，及血管扩张情况并可测定血流速度。

3. 静脉造影

分为顺行性造影、逆行性造影及经皮静脉穿刺造影3种方法。是目前检查下肢深静脉通畅情况和瓣膜功能最可靠有效的方法。能明确显示病变的类型、瓣膜功能状况。

【治疗原则】

1. 保守治疗

可穿循环驱动袜（弹力袜）或以循环驱动器治疗，此法适合于轻度病变患者，不愿手术或不能耐受手术者。也可药物辅助治疗如迈之灵、地奥司明片等。

2. 手术治疗

诊断明确，且深静脉瓣膜功能不全较重者可考虑手术治疗，方法有：

（1）静脉瓣膜修复术：主要针对患肢股浅静脉第一对瓣膜或腘静脉瓣膜。主要方法有戴戒术，股静脉切开瓣膜修复术和利用血管镜行瓣膜修复术。

（2）带瓣静脉段移植术：仅适合于无瓣者，或瓣膜已无法修复者。

（3）半腱肌-股二头肌腱袢腘静脉瓣膜替代术：此法术后并发症较多，已较少使用。

（4）浅静脉高位结扎和剥脱术：对于股静脉反流不超过膝下者可行此法，但术后应同时穿循环驱动袜。

【护理评估】

1. 健康史

了解患肢是否出现过浅静脉曲张病史。

2. 身体状况

评估患者有无下肢重垂不适、胀痛等症状，有无足靴区皮肤色素沉着，有无湿疹和溃疡。

3. 心理-社会状况

评估患者及其家属对疾病的认识及其对治疗的态度。

【护理诊断】

1. 焦虑/恐惧

与不了解疾病的发展及预后、对疾病的治疗效果没有信心、担心手术治疗以及术后生活方式改变等因素有关。

2. 患肢胀痛

是由于深静脉瓣功能不能紧密关闭，引起血液逆流形成。

3. 患肢静脉淤血：营养障碍

因患肢淤血引起下肢浅静脉扩张、伸长、迂曲，局部有皮肤萎缩、脱屑、色素沉着，皮下有组织硬结、湿疹和溃疡形成。

4. 潜在并发症

足靴区溃疡、出血。

【护理措施】

1. 术前护理

（1）心理护理

通过传授本病的相关知识及进行必要的健康教育使其能正确认识本病，树立战胜疾病的信心，自觉自愿地配合治疗。

（2）体位护理

患肢应抬高约 30°，保持位置高于心脏水平，以利于静脉回流和减轻水肿。

（3）术前准备

①为避免术后感染，术前一日需沐浴，备皮时要特别注意，切勿刮皮肤，备皮完毕后，要反复用肥皂水刷洗干净。②对并发有慢性溃疡者，术前每日至少两次换药，并更换消毒敷料严密包扎，以免渗液污染周围皮肤，并于术前 2~3 日就用络合碘消毒周围皮肤，每日 1~2 次。

2. 术后护理

(1) 体位护理

术后去枕平卧位6小时，患肢抬高30°，使患肢位置高于心脏水平，且腘窝部不应垫枕，以利于下肢静脉回流。鼓励患者做足背伸屈动作，术后次日即鼓励患者下地行走。

(2) 病情观察

①生命体征的监测：术后严密监测生命体征的变化，警惕血压、脉搏的变化。②局部血液循环的观察：术后密切观察患肢远端皮肤颜色、温度、感觉、脉搏强度，如出现肢体肿胀、皮色淤紫、皮温下降，则应考虑血管痉挛或血栓形成，及时告知医师。

【健康教育】

1. 避免久站，适当进行体育锻炼。
2. 休息时尽量抬高患肢。
3. 定期复查。

第七节 深静脉血栓形成

深静脉血栓形成（DVT）是指血液在深静脉内不正常的凝结，多发生于下肢深静脉，其发病率约是上肢的10倍。急性期如不及时诊断和治疗，可因血栓脱落而造成肺栓塞，甚至威胁生命。如果治疗效果不够理想，晚期因下肢深静脉阻塞或静脉瓣膜功能小而遗留后遗症。常发生于长期卧床或手术后患者。

【临床表现】

主要表现为血栓静脉远端回流障碍的症状，具体如下。

1. 患肢肿胀

是下肢静脉血栓形成后最常见的症状。急性期患肢组织张力高，呈非凹陷性水肿。皮色泛红，皮温较健侧高。肿胀严重时，皮肤可出现水疱。血栓部位不同，肿胀部位也有差异：①髂、股静脉血栓形成者，整个患侧下肢肿胀明显。②小腿静脉丛血栓形成者，肿胀仅局限在小腿。③下腔静脉血栓形成者，双下肢均出现肿胀。

2. 疼痛、压痛和发热

疼痛的原因主要有两方面：①血栓在静脉内引起炎症反应，使患肢局部产生持续性疼痛。②血栓堵塞静脉，使下肢静脉回流受阻，患侧肢体胀痛，直立时疼痛加重。压痛主要局限在静脉血栓产生炎症反应的部位，如股静脉或小腿处。小腿腓肠肌压痛又称 Homans 征阳性。急性期因局部炎症反应和血栓吸收可出现低热。

3. 浅静脉曲张

属于代偿性反应，当主干静脉堵塞后，下肢静脉血通过浅静脉回流，浅静脉代偿性曲张。

4. 股青肿

是下肢静脉血栓中最严重的一种情况。临床表现为剧烈疼痛，患肢皮肤发亮，伴有水疱或血疱，皮色呈青紫色，皮温冷，足背动脉、胫后动脉搏动不能扪及。患者全身反应强烈，伴有高热、神志淡漠，有时有休克表现。

【辅助检查】

1. 彩色多普勒超声

无创性检查，可显示下肢深静脉是否有血栓和血栓部位，能区别静脉阻塞是来自外来压迫还是静脉内血栓形成，对小腿静脉丛及静脉血栓再通的患者也有满意的检出率。

2. 下肢静脉造影

可直接显示下肢静脉的形态、有无血栓、血栓的形态、位置、范围和侧支循环。

3. 放射性核素检查

是一种无损伤检查方法，通过测定肺通气/血流比值，筛选有无肺栓塞的发生，也适合小腿静脉丛静脉血栓的检测，灵敏度高。

4. 电阻抗体积描记法

无创检查法，对髂-股静脉血栓形成诊断准确率较高，不适于小腿腓肠肌静脉丛血栓形成。

5. 血液检查

血液 D-二聚体是纤维蛋白复合物溶解时产生的降解产物。下肢深静脉血栓形成的同时纤溶系统也被激活，血液中 D-二聚体浓度上升。因此，血液中 D-二聚体浓度测定在临床上有一定的实用价值。

【治疗原则】

1. 急性期治疗

（1）一般治疗：卧床休息，抬高患肢。病情缓解后，可进行轻便活动。离床活动时，应使用弹力绷带或穿医用弹力袜。

（2）药物治疗：包括抗凝、溶栓、祛聚等治疗。

（3）手术治疗：髂-股静脉血栓病期不超过 48 小时者，可做导管取栓术，效果较好；股青肿者则常需手术取栓。

2. 慢性期治疗

主要是保守治疗，如穿弹力袜和间歇性腿部充气压迫法。

【护理评估】

1. 健康史

评估患者有无长期卧床史，是否有外伤、手术、妊娠分娩、感染史，有无出血性疾病。

2. 身体状况

由于静脉血栓形成的部位不同，局部表现也不同。评估患者是否有一侧肢体突然发生的肿胀、胀痛，手指（趾）有无活动受限。有无面颈部肿胀、头痛等。

3. 心理-社会状况

评估患者及其家属对疾病的认识及其对治疗的态度。

【护理诊断】

1. 急性疼痛

与深静脉回流障碍或手术创伤有关。

2. 自理缺陷

与急性期需绝对卧床休息有关。

3. 潜在并发症

出血、肺动脉栓塞。

【护理措施】

1. 非手术治疗护理及术前护理

（1）休息与缓解疼痛

急性期嘱患者10～14日内绝对卧床休息，床上活动时避免动作幅度过大；禁止热敷、按摩患肢，以防血栓脱落。患肢宜高于心脏平面20～30cm，可促进静脉回流并降低静脉压，减轻疼痛与水肿。必要时遵医嘱给予镇痛药物。

（2）病情观察

密切观察患肢疼痛的时间、部位、程度、动脉搏动、皮肤温度、色泽和感觉；每日测量、比较并记录患肢不同平面的周径，注意固定测量部位，以便进行对比。

（3）饮食护理

宜进食低脂、富含纤维素的食物，以保持大便通畅，尽量避免因排便困难引起腹内压增高而影响下肢静脉回流。

2. 术后护理

（1）病情观察

观察生命体征的变化；观察伤口敷料有无出血、渗血；观察患肢远端皮肤的温度、色泽、感觉和脉搏强度，以判断术后血管的通畅程度、肿胀消退情况等。

（2）体位护理

患肢宜高于心脏平面20～30cm，膝关节微屈，可行足背伸屈运动。恢复期患者逐渐增加活动量，如增加行走距离和锻炼下肢肌，以促进下肢深静脉再通和侧支循环的建立。

（3）用药护理

遵医嘱应用抗凝、溶栓、祛聚、抗感染等药物对症治疗。药物治疗期间避免碰撞及跌倒，用软毛刷刷牙，观察有无出血倾向。

（4）并发症的观察与护理

①出血：是抗凝、溶栓治疗最严重的并发症。因此，在应用抗凝血药物期间，观察患者有无创口渗血或血肿，有无牙龈、消化道或泌尿道出血等抗凝过度的现象，发现异常立即通知医师，并遵医嘱予以鱼精蛋白或维生素K_1静脉注射，必要时输注新鲜血液。

②肺动脉栓塞：若患者出现胸痛、呼吸困难、血压下降等异常情况，提示可能发生肺动脉栓塞，立即嘱患者平卧，避免深呼吸、咳嗽及剧烈翻动，同时给予高浓度氧气吸入，并报告医师，配合抢救。

【健康教育】

1. 保护患肢

指导患者正确使用弹力袜以减轻症状。避免久坐及长距离的行走，当患肢肿胀不适时及时卧床休息，并抬高患肢高于心脏水平20~30cm。

2. 饮食指导

进食低脂、高纤维素饮食；保持大便通畅，避免腹内压升高，影响下肢静脉血液回流；戒烟，防止烟草中尼古丁刺激引起血管收缩。

3. 适当运动

鼓励患者加强日常锻炼，促进静脉回流，预防静脉血栓形成。避免膝下垫硬枕、过度屈髋、用过紧的腰带和穿紧身衣物而影响静脉回流。

4. 定期复诊

出院3~6个月后到门诊复查，告知患者若出现下肢肿胀疼痛，平卧或抬高患肢仍不缓解时，及时就诊。

参 考 文 献

[1] 杨淑芬，李真，周玉珠．护理常规培训手册．北京：军事医学科学出版社，2006.
[2] 李乐之，路潜．外科护理学．第5版．北京：人民卫生出版社，2014.
[3] 方汉萍．外科新技术护理必读．北京：人民军医出版社，2007.
[4] 陈淑英，阮洪，程云．现代实用护理学．上海：复旦大学出版社，2007.
[5] 汪景兰．护理管理规范与操作必备．北京：军事医学科学出版社，2006.
[6] 吴在德，吴肇汉．外科学．第7版．北京：人民卫生出版社，2008.
[7] 陈孝平．外科学．北京：人民卫生出版社，2006.
[8] 李秀云，赵锋．临床护理指南．北京：科学出版社，2006.
[9] 黄宗海，刘雪琴．现代外科学与护理．北京：军事医学科学出版社，2005.
[10] 张晓萍，周立，钱培芬．临床护理要点备忘录．北京：人民军医出版社，2006.
[11] 曹允芳．临床护理技能．北京：军事医学科学出版社，2006.
[12] 王建荣．实用普通外科护理及技术．北京：科学出版社，2008.
[13] 路潜，李建民．外科护理学．北京：北京大学出版社，2006.
[14] 陈孝平．外科学．北京：人民卫生出版社，2013.